普通高等教育"十三五"规划教材
全国高等院校动物医学类专业系列教材

动物性食品卫生学

陈明勇　胡艳欣　主编

中国农业大学出版社
·北京·

内 容 简 介

"动物性食品卫生学"是全国高等农业院校动物医学类专业的专业必修课,本课程开设的目的是使学生掌握动物性食品卫生相关的基本知识和基本理论,培养和提高学生从事动物性食品安全研究和管理工作的基本技能。

本教材内容共分 3 篇 19 章。第一篇为动物性食品污染与控制,主要内容包括动物性食品污染与安全性评价,动物性食品的生物性污染、化学性污染、放射性污染与控制,动物性食品中兽药残留与控制等。第二篇为畜禽屠宰加工的兽医卫生监督与检疫检验,主要内容包括屠宰加工企业的建立与卫生要求,畜禽屠宰加工的兽医卫生监督,畜禽屠宰检疫,屠宰畜禽重要传染病和寄生虫病的检疫与处理,病变组织、器官和品质异常肉的检验与处理,市场肉类的兽医卫生监督与检验等。第三篇为各类动物性食品的加工卫生与检验,主要内容包括肉与肉制品、蛋与蛋制品、乳与乳制品、动物性水产品、蜂产品等的加工卫生与检验,以及动物性食品安全的认证和监管等内容。

本教材内容全面、结构完整、重点突出,既具有一定的理论性,又具有较强的实践性,可以作为高等院校动物医学、动植物检疫、食品科学与营养、生物科学以及相关专业的教材,也可供从事食品安全教学、科研、管理和生产经营等工作的人员参考使用。

图书在版编目(CIP)数据

动物性食品卫生学/陈明勇,胡艳欣主编.—北京:中国农业大学出版社,2020.7
ISBN 978-7-5655-2401-1

Ⅰ.①动…　Ⅱ.①陈…②胡…　Ⅲ.①动物性食品－食品卫生学－高等学校－教材
Ⅳ.①R155.5

中国版本图书馆 CIP 数据核字(2020)第 142206 号

书　名	动物性食品卫生学			
作　者	陈明勇　胡艳欣　主编			
策划编辑	潘晓丽		**责任编辑**	潘晓丽
封面设计	郑　川			
出版发行	中国农业大学出版社			
社　址	北京市海淀区圆明园西路 2 号		**邮政编码**	100193
电　话	发行部 010-62733489,1190		**读者服务部**	010-62732336
	编辑部 010-62732617,2618		**出 版 部**	010-62733440
网　址	http://www.caupress.cn		**E-mail**	cbsszs@cau.edu.cn
经　销	新华书店			
印　刷	北京鑫丰华彩印有限公司			
版　次	2020 年 9 月第 1 版　2020 年 9 月第 1 次印刷			
规　格	889×1194　16 开本　21 印张　650 千字			
定　价	62.00 元			

图书如有质量问题本社发行部负责调换

编写人员

主　　编　陈明勇　胡艳欣

副主编　李　郁　梅　堃　沈张奇

编写人员　（按姓氏笔画排序）

尹荣焕（沈阳农业大学）

古少鹏（山西农业大学）

包福祥（内蒙古农业大学）

严玉霖（云南农业大学）

杜雅楠（内蒙古农业大学）

杨泽晓（四川农业大学）

李　劼（石河子大学）

李　郁（安徽农业大学）

沈张奇（中国农业大学）

陈明勇（中国农业大学）

郝智慧（中国农业大学）

胡艳欣（中国农业大学）

姜艳芬（西北农林科技大学）

娄　华（佛山科学技术学院）

梅　堃（佛山科学技术学院）

雷红宇（湖南农业大学）

主　　审　张彦明（西北农林科技大学）

佘锐萍（中国农业大学）

前　言

随着我国高等农业院校创新创业教育的不断深化,动物医学类专业高等教育人才培养水平不断提高,动物医学类专业本科系列课程培养方案、培养内容发生了深刻的变化。为了满足全国高等农业院校动物医学类专业学生学习的要求,中国农业大学出版社启动了全国高等农业院校动物医学类专业"十三五"规划教材建设。

受中国农业大学出版社委托,我们精心组织了全国高等农业院校(涉农院校)的一线专业教师编写了《动物性食品卫生学》教材。《动物性食品卫生学》共分3篇19章,包括动物性食品污染与控制、畜禽屠宰加工的兽医卫生监督与检疫检验以及各类动物性食品的加工卫生与检验等内容。本教材具有内容全面、结构系统完整、实用性强、适应面广的特点,能适应各高等农业院校的教学需要。本教材以《中华人民共和国食品安全法》为基准,将我国最新的食品安全国家标准和行业标准引入教材中,以便师生在教学过程中查找应用,及时了解我国食品安全的发展动向。

本教材是国内十多位长期从事动物性食品卫生学教学的一线教师和专家集体智慧的结晶,各位编者结合自己的教学、科研和实践经验,以认真严谨的态度,保证了本书的编写质量和顺利出版,胡艳欣博士对全书进行了编排、校对和修改,西北农林科技大学张彦明教授和中国农业大学佘锐萍教授对书稿内容提出了宝贵的意见和建议,封面上的插图由中国农业大学动物医学院本科生刘天娇绘制。在此对所有编者表示感谢。在本教材的编写过程中,编者参阅了国内大量同行专家的相关著作,同时得到了中国农业大学出版社的关心和支持,在此一并致以诚挚的谢意。

由于动物性食品科学涉及众多的专业学科和众多新的科学技术知识,加之编者水平有限,教材中定存在不足和遗漏之处,恳切希望同行专家和读者提出宝贵意见,以便再版时修正提高。

编　者
2020 年 3 月

目　　录

绪　论

一、动物性食品卫生学的概念

动物性食品卫生学（animal derived food hygiene）是以兽医学和公共卫生学的理论为基础，研究肉、乳、蛋、水产品、蜂蜜等动物性食品的预防性和生产性卫生监督，产品卫生质量的鉴定、控制，及其合理的加工利用，以保证生产、经营的正常进行和保障人、畜的健康，防止疫病传播和增进人类福利的综合性应用学科。它主要研究如何保证人们获得符合卫生要求、适于人类消费的动物性食品，防止病原体和其他可能存在的有害因素经由动物性产品对人体健康造成危害，并防止动物疫病的传播，以达到既能保障食用者安全，又能充分利用动物产品资源和促进养殖业发展的目的。

动物性食品是人类食品的重要组成部分，因其富含优质的蛋白质和其他营养物质，适口性强，备受消费者青睐。但动物性食品易于腐败变质，来自不健康动物的产品常带有病原微生物或寄生虫，人们食用了不卫生或卫生处理不当的动物性食品时，常会导致人感染某种人兽共患病或发生食物中毒，从而损害人体健康。另外，随着工农业生产的快速发展，环境污染不断加重，给动物性食品带来了农药、工业化学物质和放射性物质的污染；由于抗微生物药物在兽医临床和预防动物疾病方面的滥用，以及外源性激素和其他药物用于动物的促生长，动物产品中抗微生物药和激素等药物的残留问题日益突出；还有食品添加剂的乱用、食品掺假等问题。以上这些有害因素除了引起人类疾病和急性中毒外，还可能引起慢性中毒和致癌、致畸、致突变，不但危害消费者本身的健康，而且会影响子孙后代。这些危害已成为当今世界最广泛的卫生问题和经济、生产力下降的主要原因之一，已经引起了人们的普遍关注。

世界各国日趋重视动物性食品的卫生监督管理工作，积极研究和制定食品质量安全法规和标准，寻找控制与消除食品危害的对策，改进生产方式、加工工艺、消毒和保藏方法，以便为人们提供优质和安全的动物性食品，这是人类社会寻求的共同目标，也是动物性食品卫生学要达到的目标。

二、动物性食品卫生学的任务和作用

动物性食品卫生学的宗旨是应用兽医学理论和实践直接为人类保健事业服务。这门学科无论在专业研究上或是在具体工作实践中，其目的都是保证动物性食品的质量安全，保障消费者的食用安全。因此，动物性食品卫生学的主要任务是改善公共卫生，防止人兽共患病和动物疫病的传播，防止农药、兽药、饲料添加剂、霉菌毒素及其他有毒有害物质对动物性食品的污染，促进养殖业的健康稳定发展，维护动物性食品出口的信誉，提高动物性食品加工企业的经济效益，防止食源性疾病的发生，保证食品安全，保障公众身体健康和生命安全。

（一）防止人兽共患病和动物疫病的传播

人兽共患病是指那些在人类和脊椎动物之间自然传播的疾病和感染。在动物的传染病和寄生虫病中约有60%可以传播给人，如炭疽、结核、布鲁氏菌病、沙门氏菌病、链球菌病、高致病性禽流感、狂犬病、野兔热（土拉杆菌病）、钩端螺旋体病、李斯特菌病、囊尾蚴病、旋毛虫病、弓形虫病等。动物性食品卫生学的重要任务之一，就是要把患有人兽共患病的病畜禽及其产品检验出来，按有关法规和标准进行处理，以防人兽共患病的传播。

患病畜禽的产品、副产品及加工废弃物常带有病原体。病畜禽及其产品的周转、流通往往是一些疫病流行的重要因素，有些畜禽传染病的暴发流行，往往可以追溯到病畜禽及其产品的流通上来。屠宰加工场所作为最集中的畜禽产品集散地，在防止畜禽疫病的传播和流行上占有重要的地位。因此，屠宰加工企业对商品畜禽及其肉品进行卫生检疫检验，实际上是对畜禽疫病起到了监察哨的作用。一旦在屠宰加工场所发现疫情，除及时控制和扑灭外，还可跟踪调查,找到疫源地,"早、快、严、小"地控制和扑灭疫情,以利于我国养殖业的健康发展。

(二)防止食源性疾病发生

某些微生物在畜禽抵抗力降低的情况下,乘机侵入机体内,畜禽被屠宰加工后,其肉及肉制品放在适宜的环境下,这些微生物就会大量生长繁殖;在屠宰加工、运输、贮藏、销售过程中,如果不严格执行卫生操作规程,畜禽肉就会被病原微生物污染;乳、蛋及其制品也会受到微生物的污染。其中某些微生物如沙门氏菌、变形杆菌、大肠埃希菌、副溶血性弧菌、小肠结肠炎耶尔森菌、空肠弯曲菌、志贺氏菌、金黄色葡萄球菌、肉毒梭菌、产气荚膜梭菌等污染了的食品,有可能引起人的食物中毒。动物性食品卫生学既要研究食品动物活体上是否带有上述各种细菌,又要重视动物性食品在加工、贮藏、运输、销售等过程中的卫生监督管理,防止动物性食品受到二次污染,以便有效地防止细菌性食物中毒的发生。

施用农药是杀灭病虫害、保护农作物生长的有效措施之一。但是,一些农药,如有机氯、有机磷、有机汞、有机砷、氨基甲酸酯类等通过饲料、饲草可残留在畜禽体内和牛乳、禽蛋中,如果人们食用了农药残留量超标的动物性食品,便会对机体产生危害作用。随工业"三废"排出的汞、铅、镉、砷等有害元素和氟化物、多氯联苯等有害化合物能广泛地污染环境,并经食物链进入动物体及其产品中,人们长期食用这种食品,就会对机体产生各种毒害作用。人们长期食用残留有亚硝胺、苯并[a]芘(3,4-苯并芘)、黄曲霉毒素的动物性食品后,有可能使人发生癌症。人们食入被放射性物质污染的动物性食品,可引起组织器官的损伤或癌变。因此,加强对这些有害因素的监督与检测,使人们避免食入含有有毒、有害物质的动物性食品,对于保障人类健康具有重要的意义。

(三)维护我国动物性食品贸易的信誉

随着我国养殖业的迅速发展,近年来我国的肉、蛋、鱼总产量均名列世界第一,其人均占有量也超过世界平均值。2018年我国肉类总产量达到8 624.6万t,其中猪肉5 403.7万t,牛肉644.1万t,羊肉475.1万t,禽肉1 993.7万t,兔肉46.6万t;禽蛋产量3 128.3万t;奶类产量3 176.8万t,其中牛奶产量3 074.6万t。2019年,受非洲猪瘟疫情的影响,全年猪牛羊禽肉产量7 649万t,比上年下降

10.2%。其中,猪肉产量4 255万t,下降21.3%;牛肉产量667万t,增长3.6%;羊肉产量488万t,增长2.7%;禽肉产量2 239万t,增长12.3%。禽蛋产量3 309万t,增长5.8%。牛奶产量3 201万t,增长4.1%。年末生猪存栏31 041万头,下降27.5%;生猪出栏54 419万头,下降21.6%。动物性食品产量的快速增长,促进了国内市场空前活跃,大大提高了我国人民的生活水平。在这种大好形势下,养殖业的可持续发展需要进一步开拓国际市场,加大我国动物性食品的出口量。我国已加入世贸组织,参加世界贸易竞争,只有提高贸易信誉,才能为国家创造更多的外汇,并且促进我国养殖业的发展。然而,我国的动物性食品生产还存在疫病多、农药和兽药残留量高、工业"三废"污染严重,加工水平低、产品质量差、掺杂使假,以及卫生监督与检验手段跟不上形势发展等诸多问题,常使我国广大消费者蒙受损失,也使我国的国际贸易信誉受到损害。在国内,群众对动物性食品的卫生质量问题反应强烈;在国际上,则可能失去竞争力,致使我国动物性食品出口受阻。这些严峻的形势都有赖于建立健全兽医卫生监督机制和采用先进的检疫检验手段予以解决。

(四)提高动物性食品加工企业的经济效益

在动物性食品加工和经营的各个环节中,兽医卫生检验工作对于保证产品卫生质量、提高经济效益起着不可低估的作用。收购时的检疫和运输中的监督检查,可以避免购进病畜禽和次劣乳、蛋;通过宰前检疫,做到病、健分宰,可防止患病畜禽产品对健康畜禽产品的污染;加工过程中的卫生监督和产品的卫生质量检验,可以反映加工过程中存在的卫生质量问题,以便及时纠正,避免因卫生质量问题造成次品或废品而使企业蒙受经济损失。

(五)执行和完善食品安全法规

目前我国已经颁布施行的《食品安全法》《动物防疫法》《农产品质量安全法》《生猪屠宰管理条例》和各种食品卫生标准等,是根据我国当前的国情和实际需要而制定的。2017年6月22日,为应对动物源细菌耐药的挑战,提高兽用抗菌药物科学管理水平,保障养殖业生产安全、食品安全、公共卫生安全和生态安全,维护人民群众身体健康,促进经济社会持续健康发展,农业部(现农业农村部)制定了《全国遏制动物源细菌耐药行动计划(2017—2020

年)》。2019年7月10日,农业农村部发布194号公告,该公告规定:自2020年1月1日起退出除中药外的所有促生长类药物饲料添加剂品种,兽药生产企业停止生产、进口兽药代理商停止进口相应兽药产品,同时注销相应的兽药产品批准文号和进口兽药注册证书;自2020年7月1日起,饲料生产企业停止生产含有促生长类药物饲料添加剂(中药类除外)的商品饲料。以后,随着社会的进步和科学的发展,将逐步建立和完善整个动物性食品卫生法规体系。本学科在动物性食品质量安全监督管理、检验和卫生评价上,将与国家的法规和食品安全标准保持同步,并且在科学研究的基础上为完善相关法规和标准方面作出应有的贡献。

三、我国动物性食品卫生工作的发展历史

食品卫生工作是建立在一定的经济、文化和科学技术基础之上的,随着经济、文化和科学技术的不断发展,食品卫生工作也在不断发展。

在原始社会,人们穴居野外,茹毛饮血,以渔猎为主。当时虽日日以鱼兽之肉为食,却不知讲卫生。有时因食用不卫生的肉而致病,则归之于鬼神作怪。到了距今3 000多年前的周朝,已在官府设有专职机构进行肉品检验,尽管其检验技术原始简陋,但毕竟是肉品检验最早的起源。周朝的卫生检验机构称为"庖人",其中有"膳人、医师、食医、兽医",他们的职责,一是提供六畜(马、羊、牛、猪、犬、鸡)、六兽(麋、鹿、狼、麇、野猪、野兔)、六禽(雁、鹑、鹦、雉、鸠、鸽),并辨别其名称;二是辨别肉的品质,哪些可吃,哪些不能吃。东汉张仲景著的《金匮要略》中就有记载:"六畜自死,皆疫死,则有毒,不可食之""肉中有如米点者,不可食之"。《唐律》(公元624—737年)规定了有关食品卫生的法律准则,如"脯肉有毒,曾经病人,有余者速焚之,违者杖九十;若故予人食,并出卖令人病者徒一年;以故致死者,绞"。还有南北朝的《养生要集》《食经》《皇帝杂饮食忌》,唐代孙思邈的《急备千金要方》,元代忽思慧的《饮膳正要》等著作,都记载了有关动物性食品卫生方面的内容。我国自南北朝以来,历代王朝都设有光禄寺卿,为统治者的肉食安全服务,宫廷御膳房中有专职人员检验肉品,有时还利用侍从人员进行试验性品尝。在几千年的封建社会里,我国积累的动物性食品卫生检验方面的知识都是用来作为上层统治阶级的养生之道,从来没有真正为广大人民群众服务过。

在近代,帝国主义列强侵占我国领土,开辟租界,并在上海、南京、青岛、武汉和哈尔滨建立了较大规模的屠宰场、蛋品厂,加工牛肉和蛋品,掠夺我国的畜产资源。在这些加工厂里,帝国主义者按照他们国家的规定,由他们派来的卫检人员进行卫生检验,使我国的动物性食品卫生检验工作一开始就带有半殖民地的色彩。1928年,虽然国民党政府卫生部颁布了《屠宰场规则》和《屠宰场规则施行细则》,但是,没有组织、人员和经费的保证,不过是一纸空文。1935年又公布了《实业部商品检验局肉类检验施行细则》,但也只是对部分出口的鲜肉、冷藏肉等进行检验。实际上,我国广大人民消费的动物性食品,一直没有进行卫生检验。因此,在古代和近代,我国一直没有建立起公共的食品卫生事业。

我国真正建立为人民大众服务的食品卫生检验工作是从1949年中华人民共和国成立后开始的。当时,由于生产关系的变革,我国畜牧业生产和动物性食品加工得到了迅速发展。为了保障人民的健康,1950年就建立了多级卫生防疫站,对食品加工企业进行卫生管理。各地农业部门建立了畜牧兽医站,广泛开展了动物疫病防治工作。国家大力兴建、扩建了许多大、中型肉类联合加工厂、蛋品厂、乳品厂、水产品加工厂,县级有了符合卫生要求的屠宰场。并且统一了组织管理,将肉类联合加工厂、蛋品厂、屠宰场统一划归原商业部中国食品公司领导;同时规定中国食品公司要在农业部门、卫生部门和原国家商品检验局的监督下,组织好肉品、蛋品的卫生检验工作。乳品、动物性水产品因生产比较集中,其产品仍由企业自行检验,由卫生部门进行市场卫生管理。近年来食品冷冻加工有了迅速发展,基本上形成了全国范围的冷链系统,基本上实现了冷藏运输和冷藏销售。这一切都为开展动物性食品卫生工作奠定了物质基础。

在组织机构上,从中央到地方,已建立起各级卫生监督管理机构和卫生监督体制,先后成立了国家级的中国医学科学院营养与食品卫生研究所和卫生部食品卫生监督检验所。县(区)级以上的卫生行政部门都设有卫生防疫站,有专门负责食品行业和饮食企业的卫生监督机构。农业部下设畜牧兽医司,县(区)级以上的畜牧兽医行政部门都有专门负责动物及动物性食品卫生的监督检验机构。国境口岸也设有食品卫生监督机构,负责进出境食品的卫生检验与监督工作。起初,我国出口食品的卫生监督与检验工作由商品检验局负责,后来转交国境口岸的卫生检疫局负责。为了精简机构并协调出入境检验

检疫工作,从1998年起,我国将原农业部直属的动植物检疫局、外贸部直属的进出口商品检验局和卫生部直属的卫生检疫局合并,成立中华人民共和国出入境检验检疫局,各省(直辖市、自治区)口岸的3个检验检疫单位也合并,成立相应的出入境检验检疫局,全面负责进出境动物及动物产品、进出口食品的检验检疫和出入境人员的卫生检疫工作。为适应加入WTO的需要,2001年6月,中华人民共和国出入境检验检疫局与国家质量技术监督局合并,组建中华人民共和国国家质量监督检验检疫总局。

2002年12月,中央机构编制委员会批准成立农业部农产品质量安全中心。2017年4月,经中央机构编制委员会办公室(简称中央编办)批准、农业部党组研究决定,原农业部农产品质量安全中心与农业部优质农产品开发服务中心整合组建为新的农业部农产品质量安全中心(农业部优质农产品开发服务中心),将农业部科技发展中心承担的农业标准、农业质检机构考核评价管理和国际食品法典委员会有关工作职责划入,进一步强化对农产品质量安全监管的业务技术支撑。2018年3月,随着国务院机构改革更名为农业农村部农产品质量安全中心(农业农村部优质农产品开发服务中心)。根据中央编办、农业农村部批复,农业农村部农产品质量安全中心(农业农村部优质农产品开发服务中心)主要负责开展农产品质量安全政策法规、规划标准研究,参与农产品质量安全标准体系、检验检测体系和追溯体系建设等农产品质量安全监管支撑保障,组织实施农产品质量安全风险评估,开展名特优新农产品发展规划研究和地方优质农产品发展指导等工作。

2003年4月16日,国家食品药品监督管理局挂牌成立。国家食品药品监督管理局是国务院综合监督食品、保健品、化妆品安全管理和主管药品监管的直属机构,负责对药品的研究、生产、流通、使用进行行政监督和技术监督;负责食品、保健品、化妆品安全管理的综合监督、组织协调和依法组织开展对重大事故查处;负责保健品的审批。

经中央编委批准,农业部兽医局于2004年7月成立。新成立的农业部兽医局将依法履行国家兽医行政管理职责。兽医局内设综合处、医政处、防疫处、检疫监督处、药政药械处5个职能机构。兽医局还下设动物疫病预防控制中心、中国兽医药品监察所、中国动物卫生与流行病学中心等技术单位,开展相关的执法与监督工作。从分工上来讲,兽医行政部门负责生鲜动物性食品的卫生监督与检验工作,

卫生防疫部门负责熟食品和饮食业的卫生监督与检验工作。但是,动物性食品卫生工作具有内容复杂、涉及面广、环节多和政策性强等特点,要保证动物性食品的卫生质量和安全性,必须加强兽医部门与卫生部门的联系与合作。

2011年10月13日,经中央机构编制委员会办公室批准,成立了国家食品安全风险评估中心(China National Center for Food Safety Risk Assessment,CFSA),系直属于国家卫生健康委员会的公共卫生事业单位。作为负责食品安全风险评估的国家级技术机构,紧密围绕"为保障食品安全和公众健康提供食品安全风险管理技术支撑"的宗旨,国家食品安全风险评估中心承担着"从农田到餐桌"全过程食品安全风险管理的技术支撑任务,服务于政府的风险管理,服务于公众的科普宣教,服务于行业的创新发展。国家食品安全风险评估中心从边组建、边工作,到创事业、谋发展,紧紧围绕"食品安全风险监测-评估-标准制定修订"技术支撑主线,努力提升依法履职能力,在决策咨询、科技研发、标准制定、示范指导、信息交流等方面不断取得新进展,人员队伍得到锤炼,能力素质逐步提升,加快建设中国食品安全领域的智库和技术资源中心。国家食品安全风险评估中心承载着各方热切的期望。该机构将继续务实创新,认真履职,按照党中央、国务院的要求,努力把国家食品安全风险评估中心建设成为人才结构合理、技术储备充分、具有科学公信力和国际影响力的食品安全权威技术支持机构。

从动物性食品卫生检验人员的组成来看,高等、中等农业院校培养了大批高、中级专业人才,他们中的一部分从事着动物性食品卫生监督与检验工作,各地业务部门也经常举办动物性食品卫检人员培训班,提高在职卫检人员的业务水平,同时也不断地培养新生力量,基本上形成了具有多层次人员的动物性食品卫生检验队伍。20世纪80年代起,陆续在一些高等农业院校的动物医学系新设了肉品卫生检验专业或兽医公共卫生专业,为我国培养出了一批批动物性食品卫生监督与检验方面的高级人才。

四、动物性食品卫生学面临的形势和发展前景

由古至今,动物性食品卫生学的概念、内容和手段都发生了很大变化,这门学科是随着社会生产力的发展、人类社会的不断进步、科学技术的不断发展及人类物质生活水平的不断提高而逐渐向前发展

的。改革开放以来,我国的社会生产力得到了空前的解放,国民经济持续、稳定增长,人民的物质生活水平得到了很大的提高,动物性食品的消费量大大增加,从而有力地促进了我国养殖业的发展。我国养殖业的快速发展,极大地促进了我国动物性食品卫生学的发展。市场经济的运作方式将计划经济时期的由国营肉联厂、屠宰场"一把刀"屠宰和内部兽医卫生检验变成了现在的"定点屠宰,集中检疫",定点屠宰包括国营肉联厂、县级和乡镇屠宰场,以及个体屠宰场;动物性食品的经营方式由过去的国营食品公司独家经营,变成了现在的国营、集体、个体的多渠道经营方式。为了适应这些重大的改革,我国逐渐完善了以农牧系统为主的对肉类进行卫生检验与监督的体系,在各省(直辖市、自治区)、市、县都设有动物卫生监督所,负责动物防疫的监督、动物产品安全和兽药监管等执法工作,实施动物及动物产品检疫和管理、动物及动物产品生产、加工、流通等环节的监督及违法违规行为的查处等工作,使我国动物性食品卫生工作步入了法制化道路。但是,我国动物性食品卫生工作涉及面广,管理部门较多,工作过程复杂,管理效率不高,动物性食品卫生工作仍然面临着艰巨的任务,还有很多待解决的问题。

(一)畜禽疫病和人兽共患病种类较多,疫情比较严重,对其检疫检验任重而道远

1. 畜禽疫病错综复杂,防疫检疫任务艰巨

大市场、大流通以及大数量的病原宿主群体(人和动物)大范围、快速度交互流动给病原体提供了更多的增殖机会,客观上为动物疫病流行创造了有利条件。畜禽疫病的复杂性表现为:①近30年来,我国从国外大量引进种畜禽和动物产品,由于缺乏有效的诊断与监测手段,加之配套措施不得力,一些新的动物传染病传入并在我国发生;②病原受到环境或免疫压力的影响,有些病原毒力减弱或增强,出现新的变异株或血清型,加上畜禽群中免疫水平不高或不一致,导致某些畜禽病在流行症状和病理等方面出现非典型变化,原有的旧病以新的面貌出现,引起非典型发病,给诊断和有效防控带来了很多困难;③随着集约化养殖场的增多和规模的不断扩大,养殖场环境污染更加严重,加上长期不合理使用抗生素和滥用含抗菌药物的饲料添加剂,导致耐药菌株不断出现,使细菌性疾病的控制难度增加;④畜禽并

发病、继发感染和混合感染的病例不断增多,特别是一些条件性、环境性病原微生物所致的疾病更为突出。有两种病毒病同时发生,有病毒病与细菌病同时发生,或两种细菌病、细菌病与寄生虫病、病毒病与寄生虫病,甚至与普通病同时发生。这些多病原的混合感染给诊断和防控工作带来了很大困难,虽然采取了一系列措施,但效果常不理想,使兽医防疫工作陷入被动的局面。

2. 人兽共患病变化多端,难以有效防控

目前,人兽共患病变化特点如下:老的人兽共患病(如狂犬病、结核病、布鲁菌病、炭疽、流行性乙型脑炎等)重新抬头,并呈蔓延之势;一些新的人兽共患病不断出现。1983年发现的人类艾滋病可能是一种人兽共患病,其传播媒介是一种吸血的马厩蝇。1985年疯牛病在英国发现,引起了全世界的震动,使欧洲特别是英国的养牛业和牛肉市场陷入了严重的危机。已经发现的人和动物感染朊病毒所致的疾病还包括库鲁病(Kuru disease),或称震颤病、克-雅病(CJD,或称为早老性痴呆)、吉斯特曼-斯召斯列综合征(GGS)、致死性家族型失眠症(FFI)、羊瘙痒病(Scrapie)、大耳鹿慢性消耗病(CWD)、猫传染性海绵状脑病(TSE)、传染性雪貂白质脑病(TME)。1997年中国香港发生高致病性禽流感,患病18人,其中4人死亡,销毁150万只活鸡;2004年暴发的高致病性禽流感疫情,给亚洲各国造成了巨大的经济损失,同时造成数百人死亡,更加深了人们对禽流感病毒感染和危害人类健康方面的担忧。2003年传染性非典型肺炎(SARS)的暴发,给世界上众多的国家和地区均造成了严重的损失,SARS在我国部分地区的暴发和蔓延,严重威胁着人民的身体健康与生命安全。研究结果表明,其病原为新型冠状病毒,并且起源与野生动物有着密切的关系。在SARS还未完全消失的时候,一种新型的人兽共患病猴痘又随之而来,人猴痘病毒是一种罕见的、散发的、天花样的动物源性病毒,目前已知猴、啮齿类动物、兔、人均可患病。2020年,新型冠状病毒(COVID-19)暴发,在全国各地乃至全世界蔓延,严重威胁着人类的健康,大量研究表明该病毒可能来自野生动物。近年来,戊型肝炎病毒、尼帕病毒、西尼罗热病毒等其他潜在的致病因子已经在我国出现或者大范围存在。这些动物源性疾病频频突袭,影响之大令人始料不及。

因此,在当前和今后相当长一段时期内,动物性食品中动物疫病和人兽共患病病原体的检疫检验与

控制是动物性食品卫生学的重要任务。

(二)动物性食品源头污染严重,有毒有害物质残留量超标,检验工作任务艰巨

1．滥用兽药

我国的兽药生产、流通和使用虽有严格管控,但因发展不平衡和部分从业者片面追求经济效益,一些不符合质量要求的兽药或已被淘汰的兽药仍有一定的市场。兽药在预防和治疗畜禽疾病中滥用现象十分严重,给食品动物使用禁用兽药现象仍然存在,用药后的休药期制度执行不严,结果造成防治效果较差和兽药在动物性食品中残留量严重超标的双重危害,不但对我国广大消费者的健康构成极大的威胁,而且由于兽药残留问题严重影响我国动物性食品的出口。由于动物性食品中兽药残留超出限量而被退货、销毁,甚至中断贸易往来的报道常常见诸报端。

2．饲料添加剂使用混乱

在我国法制和管理制度还不健全的情况下,一些投机生产经营者不顾广大消费者的身体健康,把一些不允许作为饲料添加剂的物质〔如安眠酮类药物、性激素(如己烯雌酚等)、克伦特罗(俗称瘦肉精)和抗微生物、抗寄生虫药物〕添加到饲料中。有些则把只需加入微量或只准加入微量的微量元素(如锌、硒、铜、砷等)大量加入饲料中。同时又不遵守休药期的规定,致使这些物质在动物产品中大量残留,不仅对国内广大消费者的身体健康造成危害,而且严重地损害了我国畜产品的出口信誉,造成很大的负面影响。

3．农药残留难以控制

农药在控制粮食作物、饲料和饲草病虫害方面起着重要的作用,部分农药还可用于公共卫生杀虫、灭蝇和杀灭畜禽体内外寄生虫,在控制人兽共患病和动物疫病方面也有重要的作用。然而,我国在种植业和养殖业中滥用农药的现象非常严重,造成农药通过食物链或动物养殖过程在动物性食品中残留。动物性食品中农药残留量超标已成为影响我国人民群众身体健康的重要因素,也成为我国农产品、畜产品、水产品和蜂产品出口的重要限制因素之一。

4．产地环境污染严重

近30年来,我国的工农业发展很快,但由于对工业"三废"治理的监督管理不严,造成有毒金属(如

汞、铅、镉、砷等)、非金属化合物(氟及氟化物、芳香烃类等)等有害物质通过食物链在畜禽体内蓄积,动物性食品中环境污染物残留量超标,已成为影响我国动物性食品卫生质量的重要因素之一。

5．食品加工滥用食品添加剂

食品工业应用的各类添加剂日新月异,滥用现象严重,致使一些食品添加剂使用量超限,有些食品添加剂质量达不到要求,使用后有害成分在动物性食品中残留,对消费者的健康构成威胁。

综上所述,对动物性食品进行兽药、饲料添加剂、农药、环境化学有害物质残留量及食品添加剂的检验与监督处理,是动物性食品卫生学研究的重要内容。

(三)畜禽屠宰混乱,检疫环节薄弱,肉品卫生难以保障

1．私屠滥宰屡禁不止,病害猪肉流入市场

国务院颁发的《生猪屠宰管理条例》施行以来,初期对私屠滥宰起到了很大的抑制作用,但随着市场化的不断深入和管理环节的薄弱,监督和执法受到较大影响,有法不依、执法不严、违法不纠的现象比较严重,导致私屠滥宰现象屡禁不止。据估算,每年私屠滥宰的1亿多头生猪中有150万~200万头的病害猪未经无害化处理而流入市场。

2．故意违规,检验监督不力

由于屠宰市场管理混乱,一部分定点屠宰场已经成为私宰、注水的场所。有些检疫人员根本不到屠宰现场进行同步检疫,只是对去皮,无头、蹄和内脏的片肉上象征性地划上几刀,盖上检疫验讫印章了事,检疫环节形同虚设,致使市场上病害肉、注水肉、有害物质超标的肉品屡见不鲜,直接威胁消费者的健康。

3．定点屠宰场参差不齐,卫生条件得不到保障

目前,我国定点屠宰场的条件差别很大,有相当一部分定点屠宰场生产条件和环境卫生差,检疫检验水平低,达不到食品安全管理的起码要求。从这些定点屠宰场屠宰出来的肉品,其卫生质量难以得到保障。

因此,规范畜禽屠宰加工条件和卫生管理,严格进行宰前检疫、屠宰加工过程中的卫生监督、宰后检验及按章处理,既是动物性食品卫生检验工作的主

要任务,又是保证广大人民群众吃上"放心肉"的重要职责。

(四)违规加工,流通环节混乱,假冒伪劣产品泛滥

随着我国市场经济的发展,畜禽屠宰加工及其他动物性食品加工和经营的多元化,使动物性食品生产和交易中出现了制伪、作假、欺诈等现象,假冒伪劣产品泛滥。部分企业加工环境和产品检验不符合规定条件,制定的产品标准指标过低,生产管理不严格,产品出厂不检验,这是导致不合格动物性食品流入市场的主要原因。更有甚者,一些人见利忘义,公然践踏法律,市场上屡有病、死畜禽肉和注水肉销售;乳与乳制品的掺假物有上百种之多,尤其是2008年国内多个奶粉生产厂家生产的婴儿奶粉检出三聚氰胺,震惊国内外;一些不法分子还将普通的甚至是被污染的肉类食品,通过包装贴上有机食品、绿色食品、无公害食品、安全食品的标签,或假冒著名品牌进入超市高价出售;有些企业将过期的变质食品重新包装,更改日期,欺骗顾客,危害消费者健康。

这些违法乱纪的现象已经到了令人发指的地步,引起了社会普遍的不满。因此,如何采取先进的手段快速检测病、死畜禽肉和掺假的动物性食品,是动物性食品卫生监督与检验工作的一项长期而艰巨的任务。

(五)转基因食品的安全性亟待研究

随着生物技术的发展,转基因动物性食品也陆续出现。转基因动物有生产性能好、生长快、经济效益好等优点,具有良好的发展前景。但转基因食品的安全性问题至今尚无结论,这是当前和今后食品卫生学研究的热点和重点问题。

综上所述,动物性食品卫生学研究的内容和工作范畴与动物性食品的安全性息息相关,在国计民生中占有重要的地位。随着我国经济的快速稳步发展,人民群众的生活水平不断提高,动物性食品的需求量不断增加,推动着我国养殖业的快速发展,人们对动物性食品卫生质量的要求也越来越高。与此同时,为了提高我国动物性食品在国际贸易中的地位,要求我国必须尽快实现动物及动物产品检疫检验工作的正规化、程序化和法制化。这一切都给动物性食品卫生学提出了新的更高的要求,推动着动物性食品卫生学不断向前发展。因此,动物性食品卫生学需要研究和解决的问题很多,有着广阔的发展前景。

(陈明勇　张彦明)

第一篇

动物性食品
污染与控制

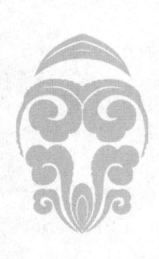

第一章　动物性食品污染与安全性评价

第一节　动物性食品污染概述

一、食品污染的概念和特点

(一)食品污染的概念

食品污染(food pollution),按世界卫生组织的定义是指"食物中原来含有或者加工时人为添加的生物性或化学性物质,其共同点是对人体健康有急性或慢性的危害"。广义地说,食品在生产(种植、养殖)、加工、运输、贮藏、销售、烹饪等各个环节(食品链),混入、残留或产生不利于人体健康,影响其使用价值与商品价值的因素,均称之为食品污染。动物性食品污染(animal derived food pollution),是指肉、乳、蛋、水产、蜂蜜及其制品受到了生物性或化学性物质的污染,对人体健康造成不同程度的危害、甚至危及生命。

(二)食品污染的特点

食品污染具有以下特点:污染源除了直接污染食品原料和制品外,多半是通过食物链逐级富集的;人类食用了污染的食品,除引起急性疾患外,污染物往往在体内残留或蓄积,造成长久的慢性损害,构成潜在的威胁;被污染的食品,除少数表现出感官变化(如细菌污染引起的腐败变质),大多不能被感官所识别,从而不易被食用者发现;常规的冷热处理不能达到绝对无害化,特别是化学性物质造成的污染。

二、动物性食品污染的分类

动物性食品污染性质复杂、种类繁多,按污染的来源与方式可分为内源性污染和外源性污染两大类;按污染源的特性可分为生物性污染和非生物性污染两大类。目前,一般按污染物性质的不同,将其分为生物性污染、化学性污染及放射性污染三大类。

(一)生物性污染

生物性污染(biological pollution)是指微生物、寄生虫、有毒生物组织和昆虫等生物对动物性食品的污染。

1. 微生物污染

细菌与细菌毒素、霉菌与霉菌毒素和病毒是造成动物性食品生物性污染的最重要因素。动物性食品是各种微生物生长繁殖的良好基质,在生产、加工、运输、贮藏、销售及食用过程中,都有可能被各种微生物所污染。造成动物性食品污染的微生物,包括人兽共患传染病的病原体,以食品为传播媒介的致病菌及病毒,以及引起人类食物中毒的细菌、真菌及其毒素,如炭疽杆菌、沙门氏菌、布鲁菌、葡萄球菌及其肠毒素、黄曲霉菌及黄曲霉毒素、口蹄疫病毒、禽流感病毒等,此外,还包括大量引起食品腐败变质的非致病性细菌。

2. 寄生虫污染

寄生虫污染主要是指能引起人兽共患寄生虫病的病原体,通过动物性食品使人发生感染。常见的有猪囊尾蚴、牛囊尾蚴、旋毛虫、弓形虫、棘球蚴、细颈囊尾蚴、姜片吸虫、卫氏并殖吸虫、华支睾吸虫、肉孢子虫等。这些人兽共患寄生虫病的病原体,一直是动物性食品卫生检验的主要对象。

3. 有毒生物组织污染

有毒生物组织污染主要指本身含有毒素的生物组织,如甲状腺、肾上腺以及有毒鱼、贝类,食用后对人体健康产生不良影响。

4. 昆虫污染

昆虫污染主要是指在肉、鱼、蛋等动物性食品中存在蝇蛆、酪蝇、皮蠹、螨、甲虫等,被污染的食品感官性状不良、营养价值降低,甚至不能食用。

（二）化学性污染

化学性污染（chemical pollution）是指各种有毒有害化学物质对动物性食品的污染，包括各种有害的金属、非金属、有机化合物和无机化合物等。这些污染物常以微小的剂量残留在动物性食品中，被人食用后引起急性或慢性中毒。化学性污染所涉及的范围广、情况复杂，按污染来源，可分为以下几类。

1. 兽药残留

食品动物在应用兽药后，兽药的原形及其代谢物、与兽药有关的杂质等有可能蓄积或残存在动物的细胞、组织或器官内，或进入动物性产品（乳和蛋）中，称为兽药在动物性食品中的残留，简称兽药残留（veterinary drug residue）。由于兽药的广泛应用，肉、蛋、乳及水产品中的各种兽药残留情况不断增加。动物性食品中的兽药残留量虽然很低，但对人体健康的潜在危害却甚为严重，而且影响深远，因而已引起人们的广泛关注。造成药物残留的主要原因如下。

（1）不正确地应用药物　如用药剂量、给药途径、用药部位和用药动物的种类等不符合用药规则，这些因素有可能延长药物残留在体内的时间，从而需要增加休药的天数。

（2）不遵守休药期规定　在休药期结束前屠宰动物。

（3）逃避检疫　屠宰前用药掩饰临诊症状，以逃避宰前检疫。

（4）违规使用药物作为添加剂　以未经批准的药物作为添加剂饲喂动物。

（5）药物标识不当　药物标签上的用法指示不当，造成违章药物残留。

（6）饲料污染　饲料粉碎设备受污染或将盛过抗菌药物的容器用于贮藏饲料。

（7）污（废）水管理不当　肉用动物饮入厩舍粪尿池中含有抗生素等药物的废水和排放的污水（如猪经常摄入这种污水）。

2. 农药残留

农药残留（pesticide residue）是指使用农药后在农作物、土壤、水体、食品中残存的农药原形、衍生物、代谢物、降解物等。农药是指用于控制和消灭危害动植物的害虫、病菌、病毒、鼠类、除草和调节植物生长的各种药物。农药被广泛用于农业、林业、畜牧业、渔业、卫生等多个领域，对促进增产丰收、除害灭病、保护人类健康起着重要的作用。多数农药对人畜都有不同程度的毒性，引起一系列的毒副作用（有机氯农药、有机磷农药）。

农药的生产和使用过程中均可污染环境，如农药厂的废气、废水、废渣的排放和农药的使用均可对空气、水和土壤造成污染，然后通过农作物的吸收，粮食或畜禽饲料、饲草中的农药浓度大大提高。如果农药使用不当，或保管不严，直接或间接地污染了食品，人们食用后，有可能发生急性中毒；或者是家畜、家禽长期食用含有农药的饲草、饲料，农药就会在畜禽体内蓄积，这些畜禽作为人类的食品时，就会对人体健康造成危害，引起慢性中毒或慢性损害（有机氯农药）。

3. 工业"三废"污染

在工业生产的过程中，产生大量的工业"三废"（即废气、废水、废渣）。其中有许多有害的化学物质，随着"三废"的排放，使水、土壤和空气等自然环境受到污染。随着工业的快速发展，很多种类的有毒化学物质进入了人类的生活和环境中。据统计，美国每年进入市场的新化学物已超过500多种，其中包括药物和其他环境化学物质。还有被称为"世纪之毒"的二噁英就是焚烧垃圾不充分过程中产生的有毒物质。肉用畜禽以及水生动物在这样的环境中，长期受到有毒物质污染，这些有毒物质就会在其体内蓄积，造成动物性食品污染。工业"三废"中排出的有害物质主要有汞、铅、镉、铬、砷等金属毒物和氟化物、多氯联苯等非金属毒物。

4. 食品添加剂污染

食品添加剂（food additive）是指在食品生产、加工、贮藏等过程中，为了改善食品的感官性状，延长保存时间，满足食品加工工艺的需要而加入食品中的天然物质或化学合成物质。

食品添加剂分为天然与合成两类。前者主要来自动、植物组织或微生物的代谢产物，后者系人工化学合成物质。一部分化学合成的食品添加剂具有一定的毒性或致癌性，有时在其生产加工过程中也有可能混入或产生有毒物质。因食品添加剂可随食品长期作用于人体，在一定条件下可能对人体健康造成危害。例如，漂白剂甲醛次硫酸钠可产生甲醛、亚硫酸等有毒物质，这些物质已严禁添加于食品中。有些化学合成添加剂，虽然毒性很小，但长期摄入后也可能对人体造成慢性危害，故使用中必须严格限量。

(三)放射性污染

自从地球形成以来,自然界就存在着放射性核素(radionuclide)。这些天然放射性核素构成了自然界的天然辐射源,其中参与外环境和生物体之间的物质交换,并存在于动植体内的放射性核素,就构成了食品的天然放射性本底。食品吸附吸收外来的放射性核素,当其放射性高于天然放射性本底时,称为食品的放射性污染(radioactive pollution)。

近几十年来,原子能的利用在逐年增加,放射性核素在医学和科学实验中的广泛应用,使人类环境中放射性物质的污染急剧增加,通过食物链进入人体,威胁着人类的健康。因此,调查研究和防止放射性物质对食品的污染,已成为食品卫生学的重要研究领域。

三、动物性食品污染的来源和途径

动物性食品来自畜禽、水生动物及其他经济动物,受各种污染的机会很多,其污染的方式、来源及途径也是多方面的,总的来说可分为两个方面,即内源性污染和外源性污染。

(一)内源性污染

食用动物在养殖过程中受到的污染,称为内源性污染(endogenous pollution),又称第一次污染。根据污染物的不同,内源性污染又可分为以下3种。

1. 内源性生物性污染

食品动物在养殖过程中,由动物本身携带的微生物或寄生虫而造成食品污染的,称为内源性生物性污染。引起动物性食品内源性生物性污染的原因有以下几个方面。

(1)动物感染了人兽共患病　动物能够传染给人类的细菌性疾病、病毒性疾病和寄生虫病多达200余种,这些病原体不仅可以存在于畜禽的肉中,还可以进入畜禽产品中,如分枝杆菌、布鲁菌等可以通过乳腺进入牛羊的乳汁中,沙门氏菌和大肠埃希菌可以通过生殖系统污染禽蛋。受到病原体污染的肉、蛋、乳以及水生生物就成了人类感染人兽共患病的传播媒介。

(2)动物感染了固有的疫病　动物在生长过程中感染的固有疫病虽不感染人,但由于患病动物机体抵抗力降低,引起继发性感染,发生病变的组织或器官可能产生有毒有害物质。人们食入了这种动物

性食品后,有可能发生食物中毒。如果对这些病畜禽肉及其废弃物处理不当,则会引起动物疫病的流行,给畜牧业造成极大的危害。

(3)动物感染了条件性致病微生物　在正常情况下,一些微生物(如大肠埃希菌等)可存在于动物体的某些部位(如消化道、呼吸道、泌尿生殖道等),在正常生理条件下,这些微生物对于维持机体消化道、呼吸道等的微生态平衡起着很重要的作用。但是,当动物在屠宰前处于不良条件(如长途运输、过劳、饥饿等),机体抵抗力降低时,这些微生物便侵入肌肉、肝脏等部位,造成肉品的污染,在一定条件下又成为肉品腐败变质和食肉中毒的重要原因。

2. 内源性化学性污染

由于化学工业的发展,大量的化学物质在工业、农业、医疗卫生以及日常生活等各个方面的广泛应用,一些有毒的化学物质,它们常以液体(液滴)、气体(气雾)或固体(颗粒)的形式存在于周围环境中,再通过食物链,最终进入人体。由于食物链中每一环节的生物,都有蓄积和浓集环境化学毒物的作用,这些食品被人摄入后,即会产生毒性作用。如农药污染农作物、湖水(鱼、虾可使滴滴涕浓集150万~300万倍,当这种鱼、虾被水鸟食入体内后,又可浓缩12万倍以上)、医药用的化学制剂、抗菌制剂与工农业生产用的重金属毒物都能在畜禽及水生动物生活期间蓄积于体内,造成动物性食品的内源性化学性污染。

3. 内源性放射性污染

环境中放射性核素通过牧草、饲草、饲料和饮水等途径进入畜禽体内,并蓄积在相应的组织器官中,使动物性食品受到放射性污染。

(二)外源性污染

动物性食品在其加工、运输、贮藏、销售、烹饪等过程中受到外界环境中微生物或有害化合物的污染,称为外源性污染(exogenous pollution),又称第二次污染。

1. 外源性生物性污染

动物性食品在加工、运输、贮藏、销售、烹饪等过程中,不遵守操作规程,使其受到微生物等的污染,称为外源性生物性污染,这是动物性食品受微生物污染的主要途径之一,其污染的来源和原因如下。

(1)通过水的污染　食品的生产和加工都离不开水。各种天然水源(包括地下水和地表水),除含

有自然的水栖微生物外,还受周围环境的影响,如生活区污水、医院污物、厕所、动物圈舍等的污染,致使水中出现致病性微生物,这样的水就成了动物性食品微生物污染的主要来源之一。不论何种食品加工企业或经营部门,其生产用水必须符合《中华人民共和国国家标准 生活饮用水卫生标准》(GB 5749—2006),并对用后的污水进行无害化处理。

(2)通过空气的污染　空气中的微生物分布不均匀,受气候和周围环境的影响。动物性食品受空气中微生物污染的数量,与空气污染的程度成正比关系。空气中的微生物随着风沙、尘土飞扬或沉降,而附着于动物性食品上;或者,污染水源、土壤造成间接污染。尤其在卫生状况差的条件下生产,原料、设备和人员的移动,都会引起微生物的污染。此外,在讲话、咳嗽或打喷嚏时,带有微生物的痰沫、鼻涕与唾液的飞沫,可以随空气直接或间接地污染动物性食品。

(3)通过土壤的污染　在自然界中,土壤是含微生物最多的场所,1 g 表层泥土可含有微生物 $10^7 \sim 10^8$ 个,常为动物性食品污染的主要来源。土壤中除正常的自养型微生物外,还可由于患病动物的排泄物、动物尸体,以及屠宰加工废弃物、污水等使土壤中带有各种致病性微生物。此外,土壤本身还存在着能够较长期生活的致病性微生物,如肉毒梭菌等。

肉品在加工、运输、贮藏、烹调的各个环节中,如果直接落地接触土壤,就会造成微生物污染。这些沾上土壤中腐物寄生菌群的肉品,很容易发生腐败变质。若污染上病原微生物,则可对人体健康造成危害。

(4)生产加工过程的污染　生产加工过程对动物性食品的污染是多方面的,几乎每个生产加工环节都能造成动物性食品的微生物污染。如动物皮毛上的微生物、肠内容物中的微生物,如果加工过程中操作不当就会污染肉品。挤乳过程中牛体表及乳房未经清洗、挤乳工人的手或挤乳器在挤乳前未经严格清洗和消毒,就可能将微生物带入乳汁中。另外,若食品加工人员患有呼吸道或胃肠道传染病等,也有可能在食品加工过程中造成动物性食品的污染。此外,食品添加剂的不合理使用也会造成食品污染。

(5)运输过程的污染　在运输过程中常常由于违反操作要求而造成微生物的严重污染。如运输车辆不清洁、用前未经彻底清洗和消毒以及运输途中包装破损或没有盖紧奶桶等,致使食品在运输过程中受到微生物的污染。

(6)保藏过程的污染　由于保藏环境被微生物污染而造成动物性食品的污染。例如,将肉类贮存于阴冷潮湿、霉菌滋生的仓库内,致使肉品受到霉菌的污染;或动物性食品露天存放,会使肉品受到风尘中微生物的污染。

(7)病媒害虫的污染　苍蝇、老鼠、蟑螂等均带有大量的微生物,特别是致病性微生物。有学者证实,一只家蝇,身体表面可带细菌达数百万个,而其肠道内可含细菌达数千万个。另有学者证实,有80%的苍蝇肠道内带有志贺氏菌,甚至在苍蝇肠道内有炭疽杆菌存在。鼠类的粪、尿中常有沙门氏菌、钩端螺旋体等病原微生物。因此,动物性食品在加工、运输、贮藏、销售、烹饪过程中,受到病媒害虫的咬噬或接触,就会造成食品的污染。

2. 外源性化学性污染

动物性食品在加工、运输、贮藏、销售和烹饪过程中受到有毒有害化学物质的污染,称为动物性食品外源性化学性污染。造成这类污染的原因诸多,造成污染的有毒有害物质种类更为繁多。

(1)空气中有毒化学物质对动物性食品的污染　人类生产生活中燃料燃烧所排出的废气、工厂生产中的有毒化学物质随工业废气排入空气,这些有害气体在气流的作用下,逐渐向周围扩散,自然沉降或随雨滴降落在动物性食品上,就有可能造成动物性食品的污染。

(2)水中有毒化学物质对动物性食品的污染　水中不仅存在着生物性污染,而且也存在着严重的化学性污染。水的化学性污染来源主要是未经处理的工业废水、屠宰废水和生活污水的排放,油轮漏油,农药及沉积于水源底的一些重金属毒物等。如无机物(汞、镉、铅、砷、钡、铬、钒等重金属类及氧化物、氟化物等);有机物(有机氯农药、有机磷农药、多氯联苯、合成洗涤剂、多环芳烃、酚类等)。此外,食品加工用水受到污染,也是造成动物性食品化学性污染的重要原因。

(3)土壤中有毒化学物质对食品的污染　土壤是各种废弃物的天然收容所,所以土壤的污染与动物性食品卫生也有着密切的关系。土壤中污染的有毒化学物质主要来源于工业"三废"、农药、化肥、垃圾、污水等。当动物性食品在加工、运输、贮藏过程中,接触了这种被污染的土壤,或风沙、尘土沉降于食品表面,就会造成化学性污染。如汞、铅、镉、铬、铜、锌、锰、镍、砷等重金属元素和有机氯、有机磷等。

(4)运输过程中造成有毒化学物质对动物性食

品的污染　食品的运输应有专门的食品专用车辆,如果将食品与化学药品、农药等同车混装运输,则容易造成食品的污染。同时,在市内短途运输多用三轮车、平板车运输,无防护设备,易受灰尘、泥沙、雨水中化学物质的污染。

(5)生产加工过程造成有毒化学物质对动物性食品的污染　主要是食品添加剂的不合理使用,从而造成有毒化学物质对动物性食品的污染。绝大多数食品添加剂都是化学物质,对人或多或少都有一定的毒性。另外,在食品加工过程中,也会产生像苯并[a]芘、N-亚硝基化合物之类的有毒化学物质。除此之外,食品包装材料选择不当,也会造成动物性食品的污染。

第二节　动物性食品的安全性评价

动物性食品的安全性评价是指对动物性食品及其原料进行污染源、污染种类和污染量的定性和定量评定,确定其食用安全性,并制定切实可行的预防措施的过程。其评价体系包括各种检验规程、卫生(安全)标准的建立,以及各种污染因子对人体潜在危害性的评估、进口动物性食品的风险评估。动物性食品的安全性评价体系完善与否,是一个国家社会文明程度和经济发达程度的标志。

一、动物性食品卫生质量评价体系

(一)中国食品卫生标准

2009年6月1日《食品安全法》实行之前,我国实行的是食品卫生标准。食品卫生标准是指对食品中具有安全、营养和保健功能意义的技术要求及其检验方法和评价规程所作的规定。制定和实施食品卫生标准的目的是保障消费者的健康,所以食品卫生标准紧紧围绕食品的安全、营养、保健功能制定了一系列的技术规定。

在我国,从食品卫生标准的制定和管理上看,可分为国家标准(用GB表示)、行业标准[用SB(商业行业标准)、NY(农业行业标准)、QB(轻工业行业标准)、SN(商检标准)等表示]、地方标准(DB+省级行政区划代码前两位)和企业标准(Q+企业代号)

4种类型。《中华人民共和国标准化法》第六条规定:"对需要在全国范围内统一的技术要求,应当制定国家标准。国家标准由国务院标准化行政主管部门制定。对没有国家标准而又需要在全国某个行业范围内统一的技术要求,可以制定行业标准。行业标准由国务院有关行政主管部门制定,并报国务院标准化行政主管部门备案,在公布国家标准之后,该项行业标准即行废止。对没有国家标准和行业标准而又需要在省、自治区、直辖市范围内统一的工业产品的安全、卫生要求,可以制定地方标准。地方标准由省、自治区、直辖市标准化行政主管部门制定,并报国务院标准化行政主管部门和国务院有关行政主管部门备案,在公布国家标准或者行业标准之后,该项地方标准即行废止。企业生产的产品没有国家标准和行业标准的,应当制定企业标准,作为组织生产的依据。企业的产品标准须报当地政府标准化行政主管部门和有关行政主管部门备案。已有国家标准或者行业标准的,国家鼓励企业制定严于国家标准或者行业标准的企业标准,在企业内部适用。"

从标准的法律效力上看,标准可分为强制性标准和推荐性标准,《中华人民共和国标准化法》第七条规定:"保障人体健康,人身、财产安全的标准和法律、行政法规规定强制执行的标准是强制性标准,其他标准是推荐性标准。"《中华人民共和国标准化法实施条例》第十八条规定:"药品标准、食品卫生标准、兽药标准为强制性标准"。

(二)中国食品安全标准

《食品安全法》(2018年修正)第二十四条规定:"制定食品安全标准,应当以保障公众身体健康为宗旨,做到科学合理、安全可靠。"《食品安全法》于2009年6月1日施行到现在,食品安全标准工作取得了新进展。一是完善食品安全标准管理制度。公布实施食品安全国家标准、地方标准管理办法和企业标准备案办法,明确标准制定、修订程序和管理制度,组建食品安全国家标准审评委员会,建立健全食品安全国家标准审评制度。二是加快食品标准清理整合。重点对粮食、植物油、肉制品、乳与乳制品、酒类、调味品、饮料等食品标准进行清理整合,废止和调整了一批标准和指标,初步稳妥处理现行食品标准间交叉、重复、矛盾的问题。三是制定公布新的食品安全国家标准。目前已制定公布了1 200多项食品安全国家标准,覆盖了2万多项食品安全指标。四是推进食品安全国家标准顺利实施。积极开展食品安全国家标准宣传培训,组织开展标准跟踪评价,指导食品行业严格执行新的标准。五是深入参与国际食品法典事务。担任国际食品添加剂和农药残留法典委员会主持国,当选国际食品法典委员会亚洲区域执行委员,主办国际食品添加剂法典会议、农药残留法典会议,充分借鉴国际食品标准制定和管理的经验。

(三)国际标准化组织与ISO 9000系列标准

国际标准化组织(The International Standard Organization,ISO)是一个国际标准研究和发布组织,正式成立于1947年2月23日。我国于1978年申请恢复加入ISO,同年8月被ISO接纳为成员国。ISO制定的国际标准全部用"ISO"加标准顺序号来标称。它成立以来已制定发布了数万个标准,ISO 9000系列标准就是这个ISO国际标准大家族中的成员序列之一。

1.ISO 9000系列标准的产生背景

为适应国际经济合作和进出口贸易的需要,消除技术壁垒,并统一各国的质量保证标准,ISO成立了质量管理和质量保证技术委员会(ISO/TC176),总结了各国质量管理经验,在英国标准BS 5750和美国标准ANSI/ASQC21.15的基础上,参照其他国家的一些标准,经过数年的努力和各国质量管理专家的反复协商和修改,终于在1987年3月制定并发布了ISO 9000质量管理和质量保证系列标准。经过数年实践与应用,在总结经验的基础上并征求各成员国意见,于1994年7月1日发布了1994版ISO 9000系列标准。目前,在全世界已形成了一股强劲的ISO 9000浪潮,已有约30万家企业获得了ISO 9000认证,大多数获证企业都来自欧美等西方发达国家。随着国际贸易的发展以及WTO的诞生和发展,国际贸易中关税壁垒逐渐削弱,而非关税壁垒日趋发展,ISO 9000认证正逐步成为各国市场准入的必备条件之一。因此,为使我国出口企业特别是畜禽产品加工企业进一步走向国际、参与市场竞争,大力推行ISO 9000认证,提高管理水平,提高产品质量,已成为当务之急。

2.ISO 9000系列标准体系的结构组成

ISO 9000系列标准自1987年发布以来,不断完善,现已发展为一个大的标准家族,ISO 9000族。在ISO 9000-1标准中将ISO 9000族定义为"由ISO/TC 176制定的所有的国际标准"。ISO 9000族中有5类标准:一类为术语标准,ISO 08402—1994共67个词条;二类为质量管理、质量保证两类标准的使用和实施指导,共有4个分标准;三类为质量保证标准,共有3种不同的模式;四类为质量管理标准,共有4个分标准,用于企业内部建立质量体系,组织管理;五类为支持性标准,编号为10000~10020,俗称"一万系列"。上述5类标准中质量管理和质量保证这两类标准是ISO 9000族的核心。

(四)食品法典委员会与国际食品标准

1962年,联合国粮农组织(Food and Agriculture Organization,FAO)和世界卫生组织(World Health Organization,WHO)召开全球性会议,讨论建立一套国际食品标准,指导日趋发展的世界食品工业,保护公众健康,促进公平的国际食品贸易发展。为实施FAO/WHO联合食品标准规则,两组织决定成立食品法典委员会(Codex Alimentarius Commission,简称CAC),通过制定推荐的食品标准及食品加工规范,协调各国的食品标准立法并指导其建立食品安全体系。到1995年为止,CAC的成员国已经达到163个。我国于1984年正式成为CAC成员国。

1.食品法典的范围

食品法典以统一的形式提出并汇集了国际已采用的全部食品标准,包括所有向食品消费者销售的加工、半加工食品或食品原料的标准。有关食品卫生、食品添加剂、农药残留、污染物、标签及说明、采样与分析方法等方面的通用条款及准则也列在其中。另外,食品法典还包括了食品加工的(codes of practice)和其他推荐性措施等指导性条款。

2.法典标准的性质

法典标准对食品的各种要求是为了保证消费者获得完好、卫生、不掺假和正确标识的食品。所有食品法典保证都是依据保证格式制定并在适当条款中列出各项指标。一个国家可根据其领土管辖范围内销售食品的现行法令和管理程序,以"全部采纳""部分采纳"和"自由销售"等几种方式采纳法典标准。

食品法典汇集了各项法典标准、各成员国或国际组织的采纳意见以及其他各项通知等。但食品法典绝不能代替国家法规,各国应采用相互比较的方式总结法典标准与国内有关法规之间的实质性差异,积极地采纳法典标准。

3. 食品法典的内容及作用

食品法典委员会(CAC)自 1962 年成立以来,已制定了许多标准、导则和规范。现行有效标准为 297 项,经过分类汇编成 13 卷,分别是:第 1 卷 A 一般要求,第 1 卷 B 一般要求(食品卫生);第 2 卷 A 食品中的农药残留(通用文本),第 2 卷 B 食品中的农药残留(最高残留限量);第 3 卷食品中的兽药残留;第 4 卷特殊膳食食品(包括婴儿和儿童食品);第 5 卷 A 经过加工和速冻的水果和蔬菜,第 5 卷 B 新鲜水果和蔬菜;第 6 卷果汁;第 7 卷谷物、豆类及其制品和植物蛋白;第 8 卷油脂、食油及其相关产品;第 9 卷鱼类及鱼产品;第 10 卷肉类及肉制品、各类汤料;第 11 卷糖、可可制品、巧克力及其混合产品;第 12 卷乳与乳制品;第 13 卷取样和分析方法。

二、动物性食品生物性污染的评价指标

在动物性食品的生物性污染中,微生物污染占主要方面,而微生物污染中又以细菌性污染为主。由于食品的理化性质、所处的外界条件与加工处理等因素的限制,在食品中可能存在的细菌只是自然界中的一部分,这部分细菌称为食品细菌。它包括致病菌、条件致病菌和非致病菌。致病菌当然重要,但在食品卫生学中,非致病菌也很重要,它们是评价食品卫生质量的重要指标,也是食品腐败变质的主要研究对象。动物性食品生物性污染的主要评价指标如下。

(一)食品的细菌菌相及其食品卫生学意义

1. 概念

食品被细菌污染后,共存于食品中的细菌种类及其相对数量的构成,统称为食品的细菌菌相。其中数量较大的细菌被称为优势菌种(属、株)。

食品在细菌作用下所发生的变化程度和特征,主要取决于菌相,特别是优势菌种。菌相又因细菌污染的来源、食品的理化性质、环境条件和细菌间共生与抗生等因素的影响而不同。

来自健康或者无污染的动物性食品,一般没有或者很少有细菌存在。在规定条件下生产的食品,

其细菌菌相有相对的稳定性。一般常温下放置的肉类早期主要是球菌,其次是需氧芽胞菌。随着存放时间的延长或温度的升高,细菌逐渐向肉的深部蔓延,除了肠杆菌科中的细菌增加外,厌氧性芽胞杆菌优势逐渐明显。

2. 食品的正常菌相和细菌数量

(1)新鲜畜禽肉　鲜肉的细菌主要是嗜温菌,包括大肠菌群、肠球菌、金黄色葡萄球菌、魏氏梭菌和沙门氏菌等。新鲜肉类的细菌相以嗜温菌为主,在温度适宜时,嗜温菌会大量繁殖造成肉的变质,同时产生臭味;在冷藏条件下,嗜温菌生长很慢甚至不生长,嗜冷菌开始大量繁殖,逐渐成为优势菌,最终会导致肉表面形成黏液并产生气味;在冷冻条件下,所有的细菌都不再生长繁殖,因而可以较长期保存而不变质。加工良好的鲜肉细菌数约为 10^3 个/g,如加工不良则会达到 10^6 个/g,肉制品的细菌数为 $10^3 \sim 10^4$ 个/g,大肠菌群 MPN 为 $10 \sim 10^2$ 个/100 g,金黄色葡萄球菌为 $10 \sim 10^2$ 个/g。

(2)鲜蛋和液体蛋品　鲜蛋的细菌相以革兰阳性球菌为主,革兰阴性杆菌数量很少。液体蛋品的细菌相主要是革兰阴性菌,包括假单胞菌属、产碱杆菌属、变形菌属和埃希菌属等。细菌数量一般为 $10^4 \sim 10^6$ 个/g,大肠菌群为 $10^3 \sim 10^5$ 个/100 g,沙门氏菌为 $1 \sim 100$ 个/g。

(3)鲜鱼的细菌相　以嗜冷菌为主,有假单胞菌属、黄色杆菌属和弧菌属等。

(二)食品中细菌数量及其卫生学意义

1. 食品中污染的细菌数量

食品中污染的细菌数量指单位数量(g、mL 或 cm^2)食品中细菌的数目,并不考虑其种类(杂菌计数)。

2. 食品中细菌数量的测定方法

食品中细菌数量的测定方法有两种,即:菌落总数法和细菌总数法。

菌落总数:指在严格规定的条件下(样品处理、培养及其 pH、培养温度与时间、计数方法等),经处理的食品样品直接用平皿培养或经微孔滤器过滤再进行培养,使适应培养条件的每一个活菌细胞必须而且只能生成一个肉眼可见的菌落,这种计数结果称为该食品的菌落总数。菌落总数的单位为个/g,

（个/mL 或个/cm²）、CFU/g（菌落形成单位）。

细菌总数：指将食品样品适当处理（溶解和稀释）后，经涂片染色或放入托马氏血细胞计数室，在显微镜下对细菌细胞直接计数，其中包括活菌，也包括尚未消失的死菌，其结果称该食品的细菌总数。目前，包括我国在内的许多国家的食品卫生标准中采用菌落总数计数法。

3. 食品中细菌数量的食品卫生学意义

检测食品中微生物数量主要体现了以下三个方面的卫生学意义：第一，作为食品被微生物污染程度的标志（或食品清洁状态的标志）。如果食品中的总菌数较高，说明食品被微生物污染较严重，反映食品的加工卫生状况差，检出病原菌的概率大；反之，则说明食品卫生质量好。因此，菌数高低也是评定食品卫生质量等级的重要标准。在我国食品卫生标准中，针对各类不同的食品分别制定了最高允许限量值，借以控制食品被污染的程度。第二，预测食品储存期。第三，估测食品在贮藏过程中细菌繁殖的动态，反映食品的新鲜程度，是否发生变质。

检测总菌数指标还要配合其他微生物学指标（如大肠菌群等）才能正确判断食品卫生质量。

（三）大肠菌群及其食品卫生学意义

1. 概念

大肠菌群是指一群在 37℃、24 h 下能够发酵乳糖产酸产气的无芽胞、革兰氏染色阴性需氧与兼性厌氧的杆菌。包括肠杆菌科中的 4 个属，即埃希菌属、柠檬酸杆菌属、肠杆菌属、克雷伯菌属。

大肠菌群中以埃希菌属为主，称之为典型大肠杆菌，其他三属习惯上称为非典型大肠杆菌。大肠菌群的细菌主要来源于人和温血动物的粪便，食品中检出大肠杆菌，表示食品受到粪便污染，其中典型大肠杆菌作为粪便近期污染的标志，其他菌属则为粪便陈旧污染的标志。这主要由于典型大肠杆菌常存在于排出不久的粪便中，非典型大肠杆菌主要存在于陈旧的粪便中，故以此作为粪便污染指标来评价食品的卫生质量，具有广泛的卫生学意义。要求动物性食品中完全不存在大肠菌群，实际上是不可能的，重要的是其污染程度。

2. 食品中大肠菌群的食品卫生学意义

第一，以大肠菌群作为食品被人与动物粪便污染的指示菌：食品中粪便含量只要达到 10^{-3} mg/kg 即可检出大肠菌群。大肠菌群数的高低，表明了食品被粪便污染的程度。如食品中检出大肠菌群，表明食品曾受到人与动物的粪便污染，说明食品不卫生或食品厂卫生条件差。一般用大肠菌群作为食品被人与动物粪便污染的指示菌，来评价食品的卫生质量。

第二，以大肠菌群作为食品被肠道致病菌污染概率大小的指示菌：如果食品中检出大肠杆菌，说明食品中可能存在肠道致病菌。食品安全性的主要威胁是肠道致病菌，如沙门氏菌、致病性大肠杆菌、志贺氏菌等。若对食品逐批逐件或经常检验肠道致病菌有一定的困难，特别是致病菌的数量极少时，更不易检测。由于大肠菌群在粪便中的数量较多，容易检测，且与肠道致病菌来源相同，在外界环境中的生存时间、繁殖速度以及对不良因素的抵抗力与主要肠道致病菌相近，故常作为肠道致病菌污染食品的指示菌，可避免直接检查食品中的致病菌所造成的人力、物力与时间的浪费。

3. 食品中大肠菌群的检测

食品中大肠菌群的数量，我国和许多国家均采用"最可能数（most probable number，MPN）"来表示食品中大肠菌群的菌落总数，是指 100 g 或 100 mL 食品中大肠菌群的最近似数，简称为大肠菌群MPN 值。

（四）致病菌

致病菌主要是指肠道致病菌和致病性球菌，主要包括沙门氏菌、志贺氏菌、致泻大肠埃希菌、副溶血性弧菌、小肠结肠炎耶尔森菌、空肠弯曲菌、金黄色葡萄球菌、溶血性链球菌、肉毒梭菌及其肉毒毒素、产气荚膜菌、蜡样芽胞杆菌、变形杆菌等。

从污染动物性食品的微生物种类来看，在较长的时间内，沙门氏菌是全世界引起食源性疾病的最重要病原，特别是在禽蛋产品中广泛存在。金黄色葡萄球菌是动物性食品中的另一类常见致病菌。副溶血性弧菌、单核细胞增生李斯特菌引起的食源性疾病在近几年呈快速增长趋势，它们往往通过水产品进行传播，副溶血性弧菌在我国许多沿海地区已成为引起食源性疾病的第一号致病菌。食品的种类不同，检验何种致病菌各有侧重。我国规定，在食品中不得检出致病菌。

（五）寄生虫

从食品卫生角度来讲，在食品中不得检出寄生虫虫体和虫卵。在《病害动物和病害动物产品生物安全处理规程》《畜禽屠宰卫生检疫规范》《生猪屠宰检疫规程》《家禽屠宰检疫规程》《牛屠宰检疫规程》和《羊屠宰检疫规程》中规定了屠宰检疫对象和进行生物安全处理的寄生虫病害动物产品。

三、动物性食品化学性污染的评价指标

(一)相关术语

1. 药物或化学物质残留

通过各种途径进入并残留于动物组织中的药物或化学物质以及代谢物，称为药物或化学物质残留(residue of drug or chemicals)。药物或化学物质残留一般包括药物和化学物质的原形及其在动物体内的代谢降解产物。残留量以质量分数或质量浓度表示，例如：mg/kg 或 mg/L(曾用 ppm 表示)；μg/kg 或 μg/L(曾用 ppb 表示)；ng/kg 或 ng/L(曾用 ppt 表示)。

2. 安全系数

人和实验动物对某些化学物质的敏感性有较大的差异，为安全性考虑，由动物数值换算成人的数值(如以实验动物的无作用剂量来推算人体每日允许摄入量)时，一般要缩小到 1/100，这就是安全系数(safety factor)。

3. 靶动物

检测某种药物的安全性和药效，必须在药物说明书中规定的动物种类中进行。如治疗牛酮血病的药物必须用牛进行药效试验，并作出安全评价，而不是用大鼠或其他动物。此时牛即为靶动物(target animal)。食品动物用药的安全性检测和组织中药物残留的研究，也必须在靶动物上进行。

4. 无意残留

无意残留(unintentional residue)是指在饲料或食物中发生的某一种或几种非用于控制传染性疾病或改善生产性能，或提高产量的药物或化学物的残留。例如，在生长、生产、加工或贮存等过程中，带入饲料或食品中的化学物残留。无意残留也包括因环境污染而产生的药物或化学物的残留。然而，有意或直接应用的添加剂是指为防治疾病或促进畜禽生长为目的，将药物或化学物加入日粮中，所以无意残留与实际应用的药物或化学物(指药物添加剂)的残留不同，但无意残留又无法与实际应用的药物或化学物的残留相区分。

5. 未观察到损害作用剂量(最大无作用剂量)

大多数毒物都有其无作用剂量或未观察到损害作用剂量(no-observed adverse effect level, NOA-EL)。无作用剂量是指在一定时间内对机体不产生有害作用的最大剂量。若稍超过最大无作用剂量，则化学物质可使机体呈现一定的生物学变化，这种剂量称为阈剂量或阈值(threshold value)。由此可见，阈剂量是指使机体产生超出维持其稳定状态能力的生物学变化的最低剂量，若低于此剂量，机体就不会出现任何损害。严格来说，无作用剂量一词不够确切，因为只是人们没有观察到损害作用，并非绝对无作用，所以后改称为未观察到作用的剂量。目前无作用剂量等名词仍有人应用。

(二)化学性污染评价指标

1. 每日允许摄入量(日许量,ADI 值)

每日允许摄入量(acceptable daily intake, ADI)是指人每日摄入某种化学物质(食品添加剂、农药等)，对健康无任何已知不良效应的剂量。ADI 以相当于人或动物每千克体重的毫克数表示，单位一般是 mg/kg 或 g/kg。例如，某化学物质对人体的 ADI 值为 5 mg/kg，按体重 50 kg 计算，则每日摄入该化学物质在 250 mg 以内是安全的。ADI 值越高，说明该化学物质的毒性越低。

$$\text{ADI(mg/kg 人体重)} = \frac{\text{无作用剂量(mg/kg 动物体重)}}{\text{安全系数}}$$

2. 最高残留限量

最高残留限量(MRL)指允许在食品表面或内部残留药物或化学物的最高量(或浓度)，即指在屠宰以及收获、加工、贮存和销售等特定时期，直到被动物和人消费时，饲料或食品中药物或化学物残留的最高允许量或浓度。MRL 的表示单位与残留量相同，即：mg/kg 或 mg/L；μg/kg 或 μg/L 和 ng/kg 或 ng/L。1976 年 WHO 决定将 tolerance level(允许残留量)改称为 maximum residue limit(MRL,最高残留限量)，并确定用 mg/kg 表示，不再用其他单位(如 ppm、ppb 和 ppt)表示。MRL 计算公式：

$$\text{MRL} = \frac{\text{ADI(mg/kg)} \times \text{平均体重(kg)}}{\text{人每日食物总量(kg)} \times \text{食物系数(\%)}}$$

3. 休药期

休药期（withdrawal time）也称廓清期（clearance period）或消除期（depletion period），指畜禽停止给药到许可屠宰或它们的产品（乳、蛋等）许可上市的时间间隔。

凡食品动物应用的药物或其他化学物质，均需规定休药期。休药期的规定是为了避免供人食用的动物组织或产品中残留药物超出最高残留限量。在休药期间，动物组织中存在的具有毒理学意义的残留物可逐渐消除，直至达到"安全浓度"，即低于"最高残留限量"。

复习思考题

1. 解释下列名词：细菌菌相，菌落总数，大肠菌群，ADI，MRL，休药期。

2. 食品污染的特点有哪些？食品污染是如何分类的？

3. 国际食品标准的内容包括哪些？

4. 动物性食品生物性污染的评价指标有哪些？

5. 动物性食品化学性污染的评价指标有哪些？

（沈张奇　郝智慧）

第二章　动物性食品的生物性污染与控制

动物性食品在生产、加工、运输、销售、烹调等各个环节中，都可能受到环境中各种生物性致病因子（包括微生物、寄生虫、虫卵和昆虫）的侵入，以致降低食品的卫生安全质量与营养价值。由于这些生物性致病因子具有预测难、潜伏期长、危害性大等特点，故使生物性污染成为动物性食品三大类型污染中的重要因素。人们食用了被微生物、寄生虫等生物性致病因子污染的食品，就会引发食源性疾病或食物中毒，如果得不到及时的诊治，则可能危及生命。因此，预防和控制动物性食品的生物性污染是动物性食品卫生学的重要任务之一。

第一节　食源性疾病概述

一、食源性疾病的概念与分类

（一）食源性疾病的概念

食源性疾病（food-borne disease）是指通过摄食方式进入人体内的各种致病因子引起的通常具有感染或中毒性质的一类疾病。这是一种涵盖范围非常广泛的疾病，在全世界范围内都是一个日益严重的公共卫生问题，但不包括一些与饮食有关的慢性病、代谢病，如糖尿病、高血压等。

（二）食源性疾病的分类

1. 按致病因子分类

（1）细菌性食源性疾病（bacterial food-borne disease）　是指由于摄入了被致病菌或其毒素污染的食物而引起的感染。引起食源性疾病的病原菌包括沙门氏菌、致病性大肠杆菌、金黄色葡萄球菌、副溶血性弧菌、变形杆菌、肉毒梭菌、蜡样芽胞杆菌、产气荚膜梭菌、小肠结肠耶尔森菌、单核细胞增生李斯特菌、志贺氏菌、空肠弯曲菌等。

（2）病毒性食源性疾病（viral food-borne disease）　是指由于摄入了被病毒污染的食物而引起的感染。与细菌和真菌相比，食品中病毒的存在或污染是相当少的，人们对食品中病毒的情况了解也较少，其原因有多方面。一是病毒是严格细胞内寄生，故不能像细菌和真菌那样以食品为培养基进行繁殖；二是由于病毒不能在食品中繁殖，故在食品中的数量少，提取病毒必须采用一些分离和浓缩的方法，目前还难以有效地从食品中提取 50% 以上的病毒颗粒；三是并非食品中所有病毒都能用当前已有的方法进行增殖，科研实验室中的病毒技术尚未能应用到食品微生物检测实验室中，即现有技术难以满足对一些食品中病毒的检测需要。引起食源性疾病的病毒包括诺如病毒、轮状病毒、肠腺病毒、嵌杯样病毒、冠状病毒、甲型肝炎病毒、戊型肝炎病毒、脊髓灰质炎病毒、柯萨奇病毒、埃可病毒、禽流感病毒、口蹄疫病毒、朊病毒等。

（3）寄生虫性食源性疾病（parasitic food-borne disease）　是指因生食或半生食含有感染期寄生虫的食物而引起的感染。引起食源性疾病的寄生虫包括水源性寄生虫（隐孢子虫、蓝氏贾第鞭毛虫），鱼源性寄生虫（华支睾吸虫、异形吸虫、棘口吸虫、棘颚口线虫、肾膨结线虫、异尖线虫、肠毛细线虫、阔节裂头绦虫等），肉源性寄生虫（旋毛虫、带绦虫、弓形虫、肉孢子虫、裂头蚴等），淡水甲壳动物源性寄生虫（卫氏并殖吸虫、斯氏狸殖吸虫、异盘并殖吸虫等），螺源性寄生虫（广州管圆线虫、兽比翼线虫、棘口吸虫、拟裸茎吸虫等）和植物源性寄生虫（布氏姜片虫、片形吸虫等）。

（4）化学性食源性疾病（chemical food-borne disease）　是指在经口摄入了正常数量、感官无异常但含有较大量化学性有害物的食物后而引起的中毒。引起化学性食物中毒的有害物包括重金属及其化合物（砷、铅、汞、镉等），农药（有机磷、有机氯、氨基甲酸酯类等），兽药（盐酸克伦特罗等），工业用有毒物质（甲醇、甲醛等）。

（5）真菌毒素性食源性疾病（mycotoxin food-borne disease）　是指由于摄入了含有产毒真菌产生的大量真菌毒素的食物而引起的中毒。引起真菌毒素性食物中毒的真菌毒素包括黄曲霉毒素、赭曲霉毒素、麦角生物碱、单端孢酶烯族毒素、玉米赤霉烯酮、伏马菌素等。

（6）动物毒素性食源性疾病（animal toxins food-borne disease）　是指将天然含有有毒成分的动物或动物的某一部分当作食品，如河豚、麻痹性贝类、鱼胆（青鱼、草鱼、鲤鱼、鲢鱼、绍鱼）、动物甲状腺和肾上腺等；或者摄入在一定条件下产生了大量的有毒成分的可食的动物性食品（如含高组胺鱼类等）而引起的中毒。

（7）植物毒素性食源性疾病（phytotoxin food-borne disease）　是指摄入含有有毒成分的植物或其加工制品（如桐油、大麻油等）、在加工过程中未能破坏或除去有毒成分的植物（如木薯、苦杏仁等）、在一定条件下产生大量的有毒成分的可食的植物性食品（如发芽马铃薯等）后而引起的中毒。

2. 按发病机制分类

（1）食源性感染（food-borne infection）　主要是由食品中生物性致病因子（细菌、病毒、寄生虫）引起的感染性疾病，如腹泻、脑膜炎、心肌炎、肝炎、孕妇流产、溶血性尿毒综合征等。

（2）食源性中毒（food-borne intoxications）　主要是由食品中生物性或化学性致病因子（细菌、毒素、金属污染物、农药等）引起的中毒性疾病，如急性胃肠炎、神经症状（视力模糊、抽搐等）等。

二、食源性疾病的流行与危害

（一）食源性疾病的流行

食源性疾病是当今世界上分布最广泛、最常见的疾病之一，它关系到每一个消费者的健康和利益，对国家的经济发展和社会稳定具有重大意义，因此它是一个重要性日益提高的公共卫生问题。尽管现代科技已发展到了相当水平，但由于国际旅游和贸易增加、人口和环境变化、人类生活方式及行为改变等原因，食源性疾病的流行病学正在迅速变化，一些早已被人们认识的食源性疾病发病率不断上升，新的食源性病原体感染不断出现。目前食源性疾病不论在发达国家还是发展中国家，都没有得到有效的控制。

据世界卫生组织统计报告，全球每年食源性疾病患者达数亿人，并估计实际发病数要比报告的病例数多300～500倍。有数据显示，发达国家食源性疾病漏报率在90％以上，而发展中国家在95％以上，我国可能更高。2012年上半年，我国一项涉及9个省份的主要食源性疾病监测发现，估计每年有2亿人次罹患食源性疾病，平均每6.5人中就有1个。2015年12月3日，WHO公布了首份《全球食源性疾病负担的估算报告》，指出全球每年有多达6亿人或近十分之一的人口，因食用受到污染的食品而生病，每年造成42万人死亡，其中5岁以下儿童就有12.5万人，而非洲区域和东南亚区域存在高发病率和最高死亡率。尽管5岁以下儿童仅占全球人口的9％，但他们却几乎占食源性疾病死亡的30％。腹泻病构成全球食源性疾病的一半以上负担，造成每年5.5亿人患病和23万例死亡。儿童处于食源性腹泻病的特别危险状态，每年有2.2亿人患病和96 000人死亡。腹泻病通常是因为食用受到诸如病毒、弯曲杆菌、非伤寒沙门氏菌和致病性大肠杆菌污染的生的或未煮熟的肉、蛋、新鲜农产品和乳制品。导致全球食源性疾病负担的其他因素主要是伤寒、甲肝、猪带绦虫（绦虫）和黄曲霉毒素（产生于储存不当的粮食霉菌）。

致病性微生物是引起食源性疾病的主要因素。发达国家死于食源性疾病的儿童中有70％是由微生物性食物中毒所致，我国也存在着同样的问题，2001—2010年我国食源性疾病暴发共5 021起，发病140 101人，死亡1 427人，死亡率1.019％，其中微生物性暴发事件次数和发病人数最多，分别占总数的40.93％和56.39％。国家食品药品监督管理总局（CFDA）发布的《食品安全风险解析》指出，沙门氏菌居食源性疾病病原首位。2006—2010年间我国报告的病因明确的细菌性食源性疾病暴发事件中，70％～80％是由沙门氏菌所致。引起沙门氏菌中毒的食品种类多为动物性食品以及即食食品。欧洲食品安全局（EFSA）和欧洲疾病防控中心（EC-DC）报告，2014年欧盟由动物直接或间接传播的李氏杆菌病、弯杆菌病和沙门氏菌病的发病率均较上年增加，其中李氏杆菌病数量增加16％，弯杆菌病增加10％，沙门氏菌病发病率小幅上升。美国疾病控制与预防中心（CDC）2009—2010年食源性疾病的统计报告显示，由诺瓦克病毒引起的最为常见，约占总数的42％，其次为沙门氏菌，约占30％；而牛肉是最容易引起食源性疾病的食物（13％），其次为乳制品（12％）、鱼（12％）、禽肉（11％）；在引起299起食源性疾病的商品当中,鸡蛋引致了最多的病例(27%),其次为牛肉(11%)、禽肉(10%)。国家食品安全风险评估中心统计,2011—2016年我国发生共计1 987起由微生物引发的食源性疾病,发病38 687人,主要由沙门氏菌(34.2%)、副溶血性弧菌(33.6%)、金黄色葡萄球菌(肠毒素)(13.4%)和蜡样芽胞杆菌(11.2%)所致。

动物性食品是引发食源性疾病的高危食品,而动物性食品中微生物污染又是食源性疾病的主要问题。

(二)食源性疾病的危害

食源性疾病的起因是多因素的,在目前已知的致病因子中,大部分为细菌性、病毒性和寄生虫性,其他为化学性和动植物性。因此,食源性疾病对人类健康的危害是多方面的,不仅可引起短期症状,例如恶心、呕吐和腹泻,而且还能导致较长期疾病,例如癌症、肾或肝衰竭、大脑与神经失调等疾病,这些疾病可能在儿童、孕妇、老年人和免疫系统弱的人身上危害更严重。罹患一些较为严重的食源性疾病并存活的儿童,身体和智力发育可能延缓,他们的生活质量将受到永久影响。WHO公布的数据显示,含有有害细菌、病毒、寄生虫或化学物质的食品可导致从腹泻到癌症等200多种疾病,不安全食品每年约与200万人的死亡有关,其中多数是儿童。在美国,每年约有4 800万例食源性疾病患者,其中12.8万人入院治疗,3 000人死亡。英国每年有237万食源性疾病病人,占英国总人口的1/30。2011年德国暴发的肠出血性大肠杆菌(EHEC)O104:H4感染和溶血性尿毒综合征(HUS)疫情,患者以急性腹泻、腹痛起病,继发HUS,导致多器官受损,甚至死亡。此次疫情波及欧洲和北美洲的16个国家,共计4 137人患病,50人死亡。在我国,1988年上海市出现因食用不洁毛蚶造成近30万人食源性甲型肝炎大流行;1999年,江西赣南地区发生有毒猪油事件(有机锡污染猪油),造成百余人中毒,2人死亡;2001年江苏、山东、浙江、安徽等地暴发了肠出血性大肠杆菌O157:H7食物中毒;2004年阜阳大头娃娃事件,重度营养不良患儿100多名,死亡数十例;2006年北京暴发因生食福寿螺而引发广州管圆线虫病,患病人数达70余人;2008年河北三鹿婴幼儿奶粉三聚氰胺事件,数十万婴幼儿被迫进行体检筛查。

从公共卫生学的观点来看,人兽共患病是动物性食品的主要卫生问题之一,也是食源性疾病发生的重要原因之一。全世界已证实的人兽共患病有250多种,其中在公共卫生方面对人有重要意义的人兽共患病有90多种,在全世界许多国家存在并流行的有50多种,如炭疽、鼻疽、布鲁菌病、结核病、沙门氏菌病、野兔热(土拉杆菌病)、钩端螺旋体病、Q热、狂犬病、高致病性禽流感、日本乙型脑炎、弓形虫病、日本血吸虫病等。在我国所列的一、二、三类动物疫病中,人兽共患病至少有18种。随着医学和兽医学的发展,人兽共患病还在不断地增加,如牛海绵状脑病(疯牛病)、莱姆病和艾滋病等。人兽共患病不仅可通过动物性食品传染给人,危害人体健康,而且会因畜产品及其废弃物处理不当,造成动物疫病流行,影响畜牧业的发展。因此,为了保护人类健康,防止食源性疾病的发生,保障畜牧业的发展,必须加强对动物性食品的卫生检验与监督管理。

第二节　动物性食品的腐败变质

一、食品腐败变质的概念及影响因素

(一)食品腐败变质的概念

食品腐败变质(food spoilage)是指食品在一定的环境因素影响下、在以微生物为主的多种因素作用下,所发生的食品失去或降低食用价值的一切变化,包括食品成分和感官性质的各种变化。其中,腐败(spoilage)是指动植物组织由于微生物的侵入和繁殖而被分解,从而转变为低级化合物的过程。变质(spoil)是指物理、化学或生物因子的作用,使食品的化学组成和感官指标等品质发生改变的过程。

(二)食品腐败变质的影响因素

虽然微生物是引起食品腐败变质的决定因素,但是微生物能否引起食品腐败变质,以及发生腐败变质的性质和程度如何,还取决于影响微生物生长繁殖的因素,主要是指组织结构、营养成分、水分含量、pH、渗透压和酶等食品的自身因素,以及环境温度、湿度、氧的供应等食品的外在因素。

1. 食品的自身因素对微生物的影响

(1)食品的组织结构　食品本身固有的组织结构能够赋予食品应对微生物的入侵及在微生物破坏中起到极好的抵抗作用。若食品的组织破溃和细胞

破碎,结构的完整性一旦受到破坏,微生物即可以从破溃处入侵,促使了食品的腐败变质,这也是解冻的鱼、虾、肉及碎肉馅更容易发生腐败变质的原因。

(2)食品的营养组成 动物性食品的营养成分主要是蛋白质、脂肪、碳水化合物、矿物质及维生素等,其中可被微生物分解利用而引起食品腐败变质的营养成分主要是蛋白质,其次是碳水化合物和脂肪。由于肉、蛋、乳、鱼等动物性食品富含蛋白质,因而其具有易腐性的特点。

(3)食品的水分含量 食品中的水分是微生物赖以生存和食品成分物质分解的基础,所以水分含量是影响食品腐败变质的重要因素。微生物对水分的要求一般用水分活度(water activity,A_w)来表示。A_w 是食品中水蒸气压(P)与同温度条件下的纯水蒸气压(Q)的比值,即 $A_w = P/Q$。A_w 的最大值为1,表示为纯水,最小值为0,即食品不含游离水。每种微生物生长都需要一个最低的 A_w,细菌的生长比霉菌要求更高的 A_w,革兰阴性菌的生长要求的 A_w 比革兰阳性菌的高,在各种细菌中,生长要求最低 A_w 的是嗜盐菌。微生物的产毒性能与 A_w 也有密切的关系,随着 A_w 值的下降,其产毒能力下降或停止产毒,如金黄色葡萄球菌在 A_w 为 0.99~0.87 之间均能生长繁殖,但当 A_w 从 0.99 下降到 0.98 时,肠毒素的产生减少,下降到 0.96 时,肠毒素的产生完全停止。

(4)食品的pH pH 高低是制约微生物并影响腐败变质的重要因素之一。各种微生物生长繁殖所能适应的 pH 都有一定的范围,一般细菌的适应范围为 pH 4.0~10.0,最适为 pH 6.5~7.5,酵母菌和霉菌的适应范围为 pH 1.5~10,最适为 pH 3~6。一般来说,酸性食品(pH 在 4.5 以下)常可抑制多种微生物。而各种动物性食品的 pH 几乎都在7.0 以下、4.5 以上(表 2-1),适合绝大多数微生物的生长繁殖。

表 2-1 各种动物性食品的 pH

种类	pH
猪肉	5.3~6.9
牛肉	5.1~6.2
羊肉	5.4~6.7
鱼	6.6~6.8
鸡肉	6.2~6.4
蛤肉	6.5
蟹肉	7.0

续表 2-1

种类	pH
牡蛎肉	4.8~6.3
小虾	6.8~7.0
牛乳	6.5~6.7

(5)食品的渗透压 一切生物细胞,在其生命中,必须维持在一定的渗透压中,才能使其保持正常的形态和进行正常的代谢活动。细菌、霉菌、酵母菌等微生物细胞之所以有各自的基本形态,也正基于它们能维持在一定的渗透压中。若将其置于低渗的溶液中,细胞外水分渗透到细胞内,导致菌体膨胀,甚至破裂。相反,若将其置于高渗的溶液中,细胞内的水分渗透到细胞外,导致菌体脱水,质壁分离,直至死亡。一般而言,大多数微生物对低渗透压有一定的耐受性。细菌对低渗的耐受力比高渗强,而霉菌和酵母菌却能耐受较高渗透压,也有少数细菌(如嗜盐杆菌和嗜盐球菌)能耐较高的渗透压。

(6)食品中的酶 由于食品本身都含有一定量的酶,在适宜的条件下,酶促使食品中的蛋白质、脂肪和碳水化合物等物质分解。鱼、肉、禽、蛋、乳等动物性食品,蛋白质含量丰富,若保存不当,如宰后家畜胴体堆放,肉中热量散不出来,长时间保持高温度,就会致使肉中的组织蛋白酶活性增强,发生蛋白质的强烈分解,除产生多种氨基酸外,还放出硫化氢、硫醇等不良气味的挥发性物质,不仅带来肉的品质下降,而且为微生物的生长繁殖提供了良好的营养物质,进一步引发肉的腐败变质。

2. 食品的外在因素对微生物的影响

(1)环境温度 温度是影响微生物生长繁殖的重要因素之一。通常将微生物对温度的依赖程度分为三类:嗜冷性微生物、嗜温性微生物、嗜热性微生物(表 2-2)。不同种类的微生物有其最适宜的生长范围,在此温度下其生长繁殖速度最快最旺盛。但这三类微生物又都可以在 20~30℃ 之间生长繁殖,当食品处于这种温度的环境中,各种微生物都可生长繁殖而引起食品的变质。与食品腐败变质的关系最密切的是嗜温性微生物,人和动物的病原微生物也属于此类。然而有一些嗜温性微生物,如霉菌、酵母菌、细菌,在 5℃ 左右或更低的温度下仍能生长繁殖,使冷藏、冷冻食品发生腐败变质。这些微生物虽然能在低温条件下生长,但由于其新陈代谢活动极为缓慢,生长繁殖的速度也非常迟缓,因而引起食品变质的速度也较慢。

表 2-2　微生物生长的温度范围

类群	生长温度/℃			分布
	最低	最适	最高	
嗜冷性微生物	-10～5	10～20	25～30	水和冷库中的微生物
嗜温性微生物	10～20	37～40	40～45	腐生、寄生性微生物
嗜热性微生物	25～45	50～55	70～80	温泉、堆肥中微生物

（2）氧的供应　根据微生物对氧的需要与否,可以分为需氧性、厌氧性与兼性厌氧微生物 3 类。不同微生物影响食品腐败变质的类型不同。微生物与氧有着十分密切的关系。一般来讲,在有氧的环境中,需氧性微生物的生长、代谢速度快,引起食品腐败变质的过程很快,分解也较彻底;在缺乏氧条件下,由厌氧性微生物引起的食品腐败变质速度较慢,此时由于还原过程占优势,多形成具有恶臭味的中间分解产物;氧的存在与否决定着兼性厌氧微生物是否生长和生长速度的快慢,例如当 A_w 值是 0.86 时,无氧存在情况下金黄色葡萄球菌不能生长或生长极其缓慢,而在有氧情况下则能良好生长。

（3）环境湿度　空气中的湿度对于食品的 A_w 值和食品表面微生物的生长非常重要,每种微生物只能在一定的 A_w 值范围内生长,但这一范围的 A_w 值要受到空气湿度的影响,因此湿度对食品的腐败变质影响很大,尤其是未经包装的食品。

二、动物性食品腐败变质的菌相变化

微生物是引起食品腐败变质的重要原因,包括细菌、霉菌和酵母菌,但在一般情况下细菌常比霉菌和酵母菌占优势。动物性食品的腐败变质主要由细菌引起。动物性食品的内、外因素对相应的细菌生长具有重要的影响,细菌对不同种类食品也有相应的嗜好,具有相对固定的菌相。食品的细菌菌相是指共存在于食品中的细菌种类及其相对数量的构成。在菌相中相对数量较大的细菌为优势菌种。而食品的营养组成、pH 和 A_w 值的大小、环境温度和氧供应的高低都会对食品的菌相组成和优势菌种产生重要影响。

食品中细菌污染的来源包括原料的污染,产、储、运、销过程中的污染,从业人员的污染,以及烹饪加工过程中的污染。食品中常见的细菌有致病菌、非致病菌和条件致病菌。引起食品腐败变质的常见细菌见表 2-3。由于食品菌相及其优势菌种不同,食品的腐败变质也具有相应的特征。

表 2-3　引起动物性食品腐败变质的常见细菌

种类	特点	主要食品
假单胞菌属	典型腐败菌,分解食品各种成分,产生色素	在肉、鱼上易繁殖,多见于冷冻食品
微球菌属、葡萄球菌属	常见腐败菌,分解糖类,产生色素	肉、蛋、水产品中多见
芽胞杆菌与梭菌属	常见腐败菌,分布广泛	罐头食品腐败菌（肉、鱼中多见）
肠杆菌科各菌属	常见腐败菌	水产品、肉、蛋中多见
弧菌属与黄杆菌属	来自海水或淡水	水产品中多见
嗜盐杆菌属与嗜盐球菌属	高浓度（12%以上）食盐环境中可生长	盐腌制品
乳杆菌属	存在于乳制品中	乳制品中产酸酸败

（一）肉类的菌相变化

理论上,来自健康动物的肉品是没有微生物存在的。但实践中,由于屠宰加工、运输贮藏等过程以及环境中各种不良因素的作用,可使肉品受到不同程度的微生物污染。

常温下放置的肉类,早期常以需氧芽胞杆菌属、微球菌属和假单胞菌属等为主,而且局限于肉的浅表。随着腐败进程的发展,细菌向肉的深部入侵,需氧菌类逐渐减少,特别是球菌类的数量明显减少,到中后期,变形杆菌、厌氧性芽胞杆菌占很大的比例。由于具体条件不同,还可能伴随其他各种细菌和霉菌产生。冷冻肉品鲜冻早期多为嗜冷菌,如假单胞菌属、黄杆菌属和嗜冷微球菌等,随后肠杆菌科各菌属、芽胞杆菌属、球菌各菌属等逐渐增殖。非罐藏肉品的腐败通常始于表面,而且大多是需氧性微生物的作用,中间层的变质乃由兼性厌氧微生物所引起,深层腐败则是厌氧性微生物作用的结果,这样就形成了腐败过程的菌类或菌相交替现象。由于肉类菌相的不同,往往引起肉类腐败变质现象也各异。

(二)蛋类的菌相变化

来自健康家禽的新鲜蛋一般是无菌的,但事实上经常从新鲜蛋中检出多种细菌和霉菌。蛋被微生物污染,可通过两个途径:一是产前污染,即患病家禽生殖器官中的病原微生物或健康家禽生殖器官中的寄生菌,在蛋液形成过程中进入蛋内;二是产后污染,即当蛋产出后,外界微生物通过气孔进入蛋内。当微生物侵入鲜蛋后,在富有营养和适宜温度的条件下,便大量繁殖,进而使蛋内容物(尤其是蛋白质)分解而使蛋腐败变质。

蛋中的微生物比较复杂,有杆菌、球菌、芽胞杆菌、霉菌和酵母菌等。根据引起蛋腐败变质的不同微生物种类,将其主要分为细菌性腐败变质(简称蛋的腐败)和霉菌性腐败变质(简称蛋的霉变)两种类型。此外,还有以腐败为主、兼有霉变或以霉变为主、兼有腐败的混腐蛋。

1. 细菌性腐败变质(蛋的腐败)

引起蛋内蛋白质发生腐败变质的细菌有梭菌、变形杆菌、假单胞菌、液化链球菌、蜡样芽胞杆菌以及肠杆菌属的细菌。引起蛋内脂肪发生变质的细菌,除上述细菌外,还有产碱杆菌、沙雷菌和微球菌等。引起蛋内碳水化合物分解的细菌,还有枯草杆菌、丁酸梭菌等。

细菌侵入蛋内后,往往先分解蛋清,再分解蛋黄。蛋清变质的初期,一般小部分呈淡绿色,以后逐渐扩大到全部蛋清,变成稀薄状,并具有腐败气味;继而系带液化、断裂,蛋黄上浮,贴附于蛋壳上而逐渐干涸,最终使蛋黄膜失去韧性和弹性而破裂,导致蛋清与蛋黄混合,形成一种混浊的液体,并很快变黑。用照蛋器检查时,这种蛋完全不透光而呈黑色,故称之为黑腐蛋。

2. 霉菌性腐败变质(蛋的霉变)

引起蛋腐败变质的霉菌主要有青霉菌、蜡叶芽枝霉菌,其次是白霉菌、褐霉菌等。

在适宜的条件下(温度较高、湿度较大),蛋壳上污染的霉菌生长繁殖,其菌丝经气孔进入蛋壳内,在硬蛋壳与壳内膜之间生长繁殖,形成霉点和霉斑,此时蛋清并未受到影响,为轻度霉变蛋。继而菌丝穿过壳内膜的屏障,进入蛋清内,迅速生长繁殖,使蛋清发生霉变而呈胶冻状。蛋液内霉菌丝进一步密集,蛋壳下霉斑逐渐融合增大,最后整个蛋壳下被密集的霉菌斑覆盖,为重度霉变蛋,具有一种特有的霉气味以及其他的酸败气味。

(三)乳类的菌相变化

乳在乳房中并不是无菌的,如健康乳牛的乳房内乳汁中普遍含有细菌 500～1 000 个/mL。乳房中的正常菌群主要是葡萄球菌和链球菌,在有外界污染的情况下,乳中常见的细菌包括乳酸链球菌、乳酸杆菌、产气杆菌、马铃薯杆菌、枯草杆菌等,也常见到霉菌和酵母菌。乳在室温(10～21℃)中的菌相变化可分为以下几个时期。

1. 混合菌相期

在乳的自体杀菌作用消失后,乳中各种细菌均生长繁殖。这个时期持续约 12 h。

2. 乳链球菌期

在此期间乳酸链球菌繁殖最快,成为乳中细菌的优势菌,分解乳糖产生乳酸,使乳的 pH 下降至 4.5,抑制了其他细菌的生长。这个时期如有产气类杆菌繁殖,会出现产气现象。

3. 乳酸杆菌期

继乳链球菌期后,更具耐酸性的乳酸杆菌则代替了乳酸链球菌,并产生大量乳酸,使乳的 pH 继续降到 3.0～3.5,其他细菌都受到抑制,甚至乳酸杆菌自身的生长也受到影响。这个时期乳液中会出现大量乳凝块,并有大量乳清析出。

4. 真菌期

虽然大量乳酸的存在使绝大多数的微生物被抑制甚至死亡,但酵母菌和霉菌尚能适应高酸性环境,并分解和利用乳酸及其他一些有机酸,成为优势菌。由于酸的利用,乳的 pH 不断上升接近中性。这个时期在乳汁的表面可见到浓厚的霉菌群体,乳失去了其固有的食用价值。

5. 腐败期(胨化菌期)

由于乳中的酵母菌和霉菌大量繁殖,而使乳酸逐渐消失、乳的 pH 不断升高,适宜于分解蛋白质和脂肪的腐败细菌在其中生长繁殖,此时的腐败细菌主要是假单胞菌属、芽胞杆菌属和变形杆菌属的一些细菌。这个时期乳凝块被消化(液化),乳成为澄清的液体,并有腐败的臭味产生。

(四)鱼类的菌相变化

新捕获的健康鱼类,其组织内部和血液中常常是无菌的。但在鱼体表面的黏液中、鱼鳃里以及肠内都存在着一定数量的微生物。据调查,鲜鱼体表附着的细菌数为 $10^2 \sim 10^7$ 个/cm^2,鱼肠液中的细菌数为 $10^3 \sim 10^8$ 个/cm^2。

鱼体微生物有两个来源:一是鱼在水中生活时就黏附在体表的微生物;由于鱼所处的水源、气温、地带不同,带有的细菌也不一致。海水鱼所带有的并可引起鱼体腐败变质的常见细菌有假单胞菌、无色杆菌、黄杆菌、摩根菌等。淡水鱼类除上述细菌外,还有产碱杆菌属菌类、气单胞菌、短杆菌等。二是来自捕获后外界环境的污染,鱼体表微生物的种类更多。

第三节 微生物性食物中毒

一、微生物性食物中毒概述

(一)微生物性食物中毒概念

因食用被中毒性微生物或微生物生物毒素污染的食品而引起的食物中毒称微生物性食物中毒。

正常情况下,一般食品并不具有毒性。经食品传播而引起食物中毒的致病性微生物,可来自土壤、空气、水以及人和动物体。当食品原料中含有这类微生物,或食品在加工、贮存、运输、销售等过程中被这类微生物污染,在一定条件下生长繁殖,以致食品中存在大量活菌或产生大量毒素,单独引发或共同导致食物中毒。

(二)微生物性食物中毒特点

1. 发病的暴发性

潜伏期短,一般为 $4 \sim 24$ h。来势急剧,短时间内可能有多数人发病,发病曲线呈突然上升的趋势。

2. 中毒的局限性

发病与食物有关,即患者在近期内都食用过同样食物,发病范围局限在食用该有毒食物的人群,停止食用这种食物后发病很快停止。发病曲线在突然上升之后即呈突然下降趋势。

3. 症状的特殊性

同时发病的人都有相似的临床表现,且与该致病性微生物引起的致病作用相符,并出现恶心、呕吐、腹痛、腹泻等急性胃肠炎的症状。

4. 不具有传染性

中毒病人对健康人不具传染性。

(三)微生物性食物中毒分类

1. 细菌性食物中毒

细菌性食物中毒是指因食入了被致病菌或其毒素污染的食物后所引起的急性中毒性疾病。细菌性食物中毒发生的特点如下。

①发病率高、病死率低。在各类原因的食物中毒中,细菌性食物中毒无论在发病次数,还是发病人数上均居首位。除肉毒梭菌毒素食物中毒外,大多数细菌性食物中毒病程短、恢复快、预后好、病死率低。

②发病的季节性强。细菌性食物中毒全年皆可发生,但绝大多数细菌性食物中毒发生在 4—11 月,6—9 月是高峰期,这与细菌在较高温度下易于生长繁殖或产生毒素的生物学特性相一致,也与机体在夏秋季节防御机能降低、易感性增高有关。

③动物性食品是引起细菌性食物中毒的主要食品。肉与肉制品、蛋与蛋制品、乳与乳制品及水产动物等动物性食品非常适合细菌的生长繁殖。

2. 真菌毒素性食物中毒

真菌毒素性食物中毒是指因食入了被产毒真菌及其毒素污染的食物而引起的中毒性疾病。真菌毒素性食物中毒具有如下的特点。

①产生毒素的真菌主要是霉菌。曲霉属包括黄曲霉、赭曲霉、杂色曲霉、烟曲霉、构巢曲霉、寄生曲霉等;青霉属包括岛青霉、橘青霉、黄绿青霉、红色青霉、扩张青霉、圆弧青霉、纯绿青霉、展开青霉等;镰刀菌属包括禾木镰刀菌、尖孢镰刀菌、雪腐镰刀菌、串珠镰刀菌、拟枝孢镰刀菌、木贼镰刀菌、茄病镰刀菌、粉红镰刀菌等。

②一种霉菌可以产生几种不同的毒素,如岛青霉可以产生黄天精、红天精和岛青霉素及环氯素等。同一种毒素可由几种霉菌产生,如黄曲霉毒素可由黄曲霉和杂色曲霉产生;橘青霉素由橘青霉和纯绿青霉产生;杂色曲霉素可由杂色曲霉、黄曲霉和构巢曲霉产生等。

③发生中毒具有明显的地区性和季节性。产毒霉菌产生毒素需要一定的条件,主要是基质(食品)、水分、湿度及空气流通情况等。如黄曲霉毒素等引起的食物中毒大多发生于我国南方地区高温、潮湿

的夏秋季节,而在华北、东北及西北地区除了个别地方外,发生黄曲霉毒素中毒者一般少见。赤霉菌中毒多发生于长江流域。霉变甘蔗中毒则多发生于春季。

④霉菌毒素对热不敏感,一般烹调加热处理不能将毒素破坏去除。

⑤真菌毒素性食物中毒的临床表现多种多样,较为复杂,有急性中毒,也有少量长期食入含有真菌毒素的食品而引起的慢性中毒,一些毒素还有致癌、致畸和致突变作用。

二、常见的细菌性食物中毒

(一)致病性大肠杆菌食物中毒

大肠杆菌(*Escherichia coli*)主要寄生在人和动物的肠道内,多为肠道的正常菌群,但在特定条件下可致病:一类是寄生部位发生改变,为机会致病菌;另一类具有致病性,与人和动物的大肠杆菌病密切相关。致病性大肠杆菌是指能引起人和动物发生感染和中毒的一群大肠杆菌。它与非致病性大肠杆菌在形态、培养和生化特性上不能相区别,只能用血清学方法按照抗原性质不同来区分。

1. 病原

致病性大肠杆菌一般分为6类:产肠毒素大肠杆菌(ETEC)、肠致病性大肠杆菌(EPEC),肠出血性大肠杆菌(EHEC)、肠侵袭性大肠杆菌(EIEC)、肠聚集型大肠杆菌(EAEC)、弥散黏附性大肠杆菌(DAEC)。大肠杆菌有O(菌体)、H(鞭毛)和K(被膜)3种抗原,是该菌血清型鉴定的物质基础。已确定的大肠杆菌O抗原173种,K抗原80种,H抗原56种。目前已知有近160个群和170多个血清型。

大肠杆菌为革兰阴性杆菌,大小为$(0.4\sim0.6)\ \mu m\times(2.0\sim3.0)\ \mu m$,有周身鞭毛,运动活泼,无芽胞,少数有荚膜。需氧或兼性厌氧,生长繁殖的最适温度为37℃,最适pH为7.2~7.4,对营养要求不高。在自然界中生存能力较强,在土壤、水中可存活数月,在寒冷干燥的环境中存活较久,而在潮湿温暖的环境中存活不到一个月。对热和消毒剂的抵抗力不强,60℃ 30 min即可被杀死,5%~10%漂白粉、3%来苏儿、5%苯酚等可迅速致死。对抗菌药的敏感性日益降低,耐药菌株越来越多,耐药谱也越来越广,不同国家和地区、不同动物源的菌株对抗生素类药物的感受性存在差异。

2. 流行病学

大肠杆菌存在于人和动物的肠道中,由于人和动物活动的广泛性,也就决定了该菌在自然界分布的广泛性。一般健康人肠道致病性大肠杆菌带菌率为2%~8%,高者可达44%;成人肠炎和婴儿腹泻患者的带菌率为29%~52.1%;家畜、家禽的带菌率为10%以上,其中猪、牛的致病性大肠杆菌检出率为7%~22%;这些都是该菌的贮存宿主和污染食品的来源。

引起致病性大肠杆菌食物中毒的食品主要是动物性食品,包括牛乳,家禽及禽蛋,猪、牛、羊等肉类及其制品,水产品等。引起致病性大肠杆菌食物中毒的原因主要是食入了被该菌污染的食品,食用前加热不彻底或生熟交叉污染和熟后污染。致病性大肠杆菌食物中毒主要发生在夏秋季节,苍蝇、蟑螂是重要的传播媒介。

3. 临床表现

致病性大肠杆菌的病原性是许多致病因子综合作用的结果,包括黏附因子、宿主细胞的表面结构、侵袭素和许多不同毒素及分泌这些毒素的系统。引起的食物中毒分为急性胃肠炎型、急性菌痢型和出血性肠炎型。

(1)急性胃肠炎型 潜伏期一般10~15 h,由ETEC所致,是致病性大肠杆菌食物中毒的典型症状。主要表现为腹泻、上腹痛、呕吐、发热。每天腹泻可达4~5次,多为水样便或米汤样便。部分患者腹部绞痛明显。体温在38~40℃之间。呕吐、腹泻严重者可出现脱水,乃至循环衰竭。病程3~5 d。

(2)急性菌痢型 潜伏期一般48~72 h,由EIEC所致。主要表现为血便、脓便、脓黏液血便,里急后重,腹痛、发热,部分患者有呕吐。体温在37.8~40℃之间。病程7~10 d,一般预后良好。

(3)出血性肠炎型 潜伏期一般3~4 d,由EHEC(特指血清型为O157:H7)所致。主要表现为突发剧烈腹痛、腹泻,先水样便后血便,甚至全部为血水。严重者出现溶血性尿毒综合征、血小板减少性紫癜等,老人、儿童多见。病程10 d左右,病死率为3%~5%。

4. 诊断方法

根据流行病学特点和临床表现作出临床诊断。病因诊断必须通过实验室检验,由可疑食品、患者粪便和呕吐物中均检出生化特性及血清学型相同的大肠杆菌,即可作出确诊。实验室检验方法参见《食品

安全国家标准　食品微生物学检验　致泻大肠埃希氏菌检验》(GB 4789.6—2016)，《食品安全国家标准　食品微生物学检验　大肠埃希氏菌 O157：H7/NM 检验》(GB 4789.6—2016)。

(二)沙门氏菌食物中毒

沙门氏菌食物中毒是一种常见的细菌性食物中毒。我国和世界各国的统计资料证明，沙门氏菌引起的食物中毒在细菌性食物中毒中占据首位。2006—2010 年间我国报告的病因明确的细菌性食物中毒暴发事件中，70%～80%是由沙门氏菌所致。美国每年大约有 140 万人感染沙门氏菌，16 000 人住院，400～600 人死亡，大部分病例是由沙门氏菌食物中毒引起。同样，在欧盟国家所有病因明确的食物中毒暴发事件中，由沙门氏菌引起的比例较高。该病原菌对人类健康影响风险较高、造成的经济损失和社会负担较大。

1. 病原

沙门氏菌属(Salmonella)是肠杆菌科中的一个大属，分为肠道沙门氏菌(S. enterica)和邦戈尔沙门氏菌(S. bongori)两个种。沙门氏菌具有 O(菌体)、H(鞭毛)、K(荚膜，又叫 Vi)和菌毛 4 种抗原，其中前 2 种是主要抗原。根据不同 O 抗原、Vi 抗原和 H 抗原将沙门氏菌分为不同的血清型。迄今为止，沙门氏菌已有 2 500 种以上的血清型，除了不到 10 种罕见的血清型属于邦戈尔沙门氏菌外，其余血清型都属于肠道沙门氏菌。在我国目前已发现有 300 多种血清型。虽然沙门氏菌血清型很多，但是多数国家从人体、动物和食品中分离出的沙门氏菌仅有 40～50 种血清型，而在一个国家一定时期内只有约 10 个血清型是比较常见的。在多数国家，沙门氏菌食物中毒多由鼠伤寒沙门氏菌(S. typhimurium)、肠炎沙门氏菌(S. enteritidis)、猪霍乱沙门氏菌(S. cholerae-suis)所引起，我国也是如此。

沙门氏菌为革兰阴性杆菌，大小为(0.7～1.5) $\mu m \times$ (2.0～5.0) μm，无芽胞和荚膜，除鸡白痢沙门氏菌和鸡伤寒沙门氏菌无鞭毛不运动外，其余各菌均以周生鞭毛运动。需氧或兼性厌氧，生长繁殖的最适温度为 37℃，最适 pH 为 7.2～7.4，对营养要求不高。对热、消毒剂及外界环境抵抗力不强。在 100℃ 时立即死亡，70℃ 经 5 min、65℃ 经 15～20 min、60℃ 经 1 h 可被杀死。在 5%苯酚、0.2%升汞液、2%烧碱水等消毒液中 5 min 即能致死。在水中能存活 2～3 周，在粪便和冰水中可生存

1～2 个月，在牛乳和肉类中可存活数月，在含有 12%～19%食盐的腌肉中可存活 75 d。通常情况下，对多种抗菌药物敏感，但由于长期滥用抗生素，导致耐药现象普遍存在，耐药菌株日益增多。

2. 流行病学

沙门氏菌广泛存在于自然界中，宿主范围也极其广泛。患病者和带菌者是主要传染源，并且带菌现象相当普遍。健康家畜沙门氏菌带菌率为 2%～15%，鸡的带菌率为 12%～14%，鼠的带菌率为 2%～14%。因此，沙门氏菌很容易在动物与动物、动物与人、人与人之间通过直接或间接途径传播，没有中间宿主，食物受到沙门氏菌污染的机会很多，易受沙门氏菌污染的食物种类也很多。

引起沙门氏菌食物中毒的食品主要是动物性食品，包括各种肉类、蛋类、乳类、水产品等。在不同地区，引起中毒的食品有所不同，我国以肉类为主，日本则以鱼类为主。引起沙门氏菌食物中毒的原因主要是动物生前受到沙门氏菌感染或宰后其产品受到该菌的污染，在食用前热处理不够，或虽经充分热处理，但之后再次受到生熟交叉污染或食品从业人员带菌者的污染。因沙门氏菌不分解蛋白质、不产生靛基质，污染食物后无感官性状的变化，故容易发生食物中毒。

沙门氏菌食物中毒全年皆可发生，但多见于夏秋季节，特别是 6—9 月最容易发生。发病率较高，一般为 40%～60%，高者可达 80%～90%。各年龄段的人都可发生，但婴幼儿、老人、体弱多病者则是易感性较高的人群，表现的临床症状也较重。

3. 临床表现

沙门氏菌食物中毒的发生多属于感染型，但某些沙门氏菌，如肠炎沙门氏菌、鼠伤寒沙门氏菌可产生肠毒素，在导致食物中毒中也起重要作用。潜伏期为 2～72 h，一般为 12～14 h。主要有五种表现类型，即胃肠炎型、类霍乱型、类伤寒型、类感冒型、败血症型，其中胃肠炎型最为常见。初期表现寒战、头痛、头晕、恶心与痉挛性腹痛，继之出现呕吐、腹泻、全身酸痛或发热。每天腹泻可达 7～8 次，以黄色或黄绿色水样便为主，有时带脓血和黏液，有恶臭。体温在 38～40℃之间。病程 3～7 d，预后良好。但严重者，特别是儿童，老年人和体弱者常因脱水、酸中毒、无尿、心力衰竭等，急救不及时而危及生命。病死率一般为 1%。

4. 诊断方法

沙门氏菌食物中毒的诊断包括临床诊断和病因

诊断两个方面。临床诊断的依据是患者的临床表现及流行病学特点。病因诊断则需要进行细菌学检查,检验方法参见《食品安全国家标准　食品微生物学检验　沙门氏菌检验》(GB 4789.4—2016)。由可疑食品、患者呕吐物或腹泻粪便中检出同一血清型沙门氏菌,即可作出确诊。如已无可疑食品,从几个患者呕吐物或腹泻粪便中检出同一血清型沙门氏菌,也可作出确诊。

(三)小肠结肠炎耶尔森菌食物中毒

小肠结肠炎耶尔森菌(*Yersinia enterocolitica*)是引起国际社会广泛关注的一种新发食源性致病菌,是少数能在冷藏温度下生长的几种肠道致病菌之一。该菌自1964年被证实与人类感染的关系后,世界各国报道的发病数逐年增多,特别是近十几年来,更有明显的上升趋势。

1. 病原

小肠结肠炎耶尔森菌属于肠杆菌科耶尔森菌属,具有O(菌体)、H(鞭毛)和K(被膜)抗原,O抗原有84个,H抗原有20个,K抗原只有1个。根据O抗原,结合H抗原和K抗原,将该菌分成50多个血清型。该菌血清型随地区、人群和动物种类不同而有差别,如美国、加拿大最常见的是O:8型,非洲国家和日本主要O:3型,其次是O:5和O:9型。我国发现的血清型有O:3、O:7、O:8、O:9、O:10、O:16、O:21型,与人类疾病有关的主要为O:3、O:5、O:8和O:9血清型。

小肠结肠炎耶尔森菌为革兰阴性杆菌,大小为(0.5～0.8)μm×(1.0～3.0)μm,有多形性倾向,不形成芽胞,无荚膜,有周鞭毛,但其鞭毛在30℃以下培养条件时形成,温度较高时即丧失。需氧或兼性厌氧,生长繁殖的最适温度为28～30℃,最适pH为7.2～7.4,可在普通培养基上生长,但生长缓慢。对热敏感,60℃ 30 min或65℃ 1 min即可被杀死。对低温有较强的耐受性,在4℃下可存活18个月,冷藏食品可防止其他病原菌繁殖,而该菌在0～4℃仍能继续繁殖并产生毒素,对人仍具有感染性。具有耐盐性,一般可耐受NaCl浓度达5%,甚至少数菌株在10% NaCl中仍能生长。

2. 流行病学

小肠结肠炎耶尔森菌几乎遍布世界各地,具有广泛的宿主,目前已从人及猪、牛、羊等哺乳类动物,鸡、鸭、鹅、鸽等多种禽类,鱼、虾等水生动物,蛙、蜗牛等冷血动物,以及昆虫中分离到该菌。动物的带菌现象普遍,如猪的带菌率为4.5%～21.6%,牛为11.0%,犬为4.1%,鼠为35.2%。由于食用动物的带菌率较高,通过食品加工过程造成对食品的污染也较严重,调查显示德国的猪肉带菌率为34.5%,鸡肉为28.9%,牛肉为10.8%,而我国的猪肉带菌率为10.8%,鸡肉为34.5%,牛肉为14.6%。

引起小肠结肠炎耶尔森菌食物中毒的食品主要是动物性食品,其中肉类、乳类食品常见,尤其是0～5℃低温运输或贮存的食品。患者和带菌者的粪、尿,眼睛和呼吸道的分泌物,以及伤口的脓液是主要传染源,可直接或间接污染食品,成为引起食物中毒的因素。由于小肠结肠炎耶尔森菌可在低温中生长繁殖并产生毒素,所以引发的食物中毒主要在秋冬、冬春季节。

3. 临床表现

小肠结肠炎耶尔森菌食物中毒的发生是该菌的侵袭性及产生的肠毒素的共同作用,多见于1～5岁幼儿。潜伏期一般为3～5 d,以腹痛、腹泻和发热为主要症状,脐部和右下腹部疼痛多见,胆汁绿色样水样便,体温38～39.5℃。其次是头痛、恶心、呕吐。病程1～2 d。该菌也可引起结肠炎、阑尾炎、关节炎、败血症等,若出现败血症,可致死亡,病死率高达34%～50%。

4. 诊断方法

小肠结肠炎耶尔森菌食物中毒的诊断依据包括流行病学特点、临床表现以及细菌学检查。在细菌学检查中,应从可疑食品、患者的腹泻物中分离出同一血清型的小肠结肠炎耶尔森菌,方可作出诊断。检验方法参见《食品安全国家标准　食品微生物学检验　小肠结肠炎耶尔森氏菌检验》(GB 4789.8—2016)。

(四)变形杆菌食物中毒

1. 病原

变形杆菌属(*Proteus*)是肠杆菌科中的一个属,现分为3个独立菌属,即变形杆菌属、摩根菌属和普罗菲登斯菌属。变形杆菌属包括普通变形杆菌(*P. vulgaris*)、奇异变形杆菌(*P. mirabilis*)、潘纳变形杆菌(*P. penneri*)和产黏液变形杆菌(*P. myxofaciens*)4个种。摩根菌属只有摩根变形杆菌(*P. morganii*)。与食物中毒有关的变形杆菌是普通变形杆菌、奇异变形杆菌和摩根变形杆菌。变形杆菌含有 O（菌体）、H（鞭毛）抗原，根据 O 抗原分群、H 抗原分型。现已发现，普通变形杆菌和奇异变形杆菌分别有 100 多个血清型，摩根变形杆菌有 75 个血清型。

变形杆菌为革兰阴性杆菌，大小为（0.4～0.6）μm×（1.0～3.0）μm，具有明显的多形性，无芽胞和荚膜，有周身鞭毛，运动活泼。需氧，兼性厌氧，生长繁殖的最适温度为 34～37℃，最适 pH 为 7.2～7.4，对营养要求不高。在固体培养基表面常形成一片薄膜状扩散的、甚至厚薄交替呈层层波状的同心环样菌苔，这种迁徙生长现象为变形杆菌的重要培养特征。对热、消毒剂及外界环境的抵抗力与沙门氏菌类似。

2. 流行病学

变形杆菌为腐物寄生菌，在自然界中分布广泛，土壤、水、腐败有机物及人和动物肠道中均有变形杆菌存在，所以食品受其污染的机会多。据调查，健康人的带菌率为 1.3%～10.4%，腹泻病人带菌率为 13.3%～52.0%，动物带菌率为 0.9%～62.7%，食品污染率为 3.8%～8.0%。食品中变形杆菌主要来自外界的污染。

引起变形杆菌食物中毒的食品主要是动物性食品，特别是煮熟的肉类和动物内脏。引起变形杆菌食物中毒的原因主要是生熟食品的交叉污染以及食品从业人员带菌者的污染，食用前未经热处理或热处理不够。变形杆菌不分解蛋白质，可分解多肽类，当食物中只带有大量变形杆菌时，其感官性质可能没有腐败的迹象，但食用后可引起食物中毒。变形杆菌若与其他细菌混合污染食品，则可使食品的感官性状发生明显的变化。变形杆菌食物中毒多发生于 5—10 月，以 7—9 月最多见。

3. 临床表现

变形杆菌食物中毒分为急性胃肠炎型和过敏型两种。急性胃肠炎型中毒的发生主要是大量变形杆菌活菌侵入肠道引起的感染型食物中毒，其次是某些能产生肠毒素的变形杆菌所形成的肠毒素引起的毒素型食物中毒。潜伏期一般为 10～12 h。主要表现恶心、呕吐、头晕、头痛、阵发性剧烈腹痛、腹泻、全身无力、发热。每天腹泻可达 10 余次，多为水样便，有恶臭，少数带黏液。体温在 37.8～40℃ 之间。病程 1～3 d，预后一般良好。过敏型中毒的发生主要是因为摩根变形杆菌产生很强的脱羧酶，使食品中的组氨酸脱羧形成组胺，组胺对成人的中毒量为

100 mg，相当于每千克体重 1.5 mg。潜伏期较短，一般为 30～60 min。主要表现颜面潮红、醉酒状、头痛、血压下降、心搏过速等。病程也较短，一般 1～2 d，预后好。

4. 诊断方法

根据变形杆菌食物中毒的流行病学特点和临床表现可作出临床诊断。通过实验室检验进行病因诊断，如由可疑食物、患者呕吐物或粪便检出占优势、生化及血清型相同的变形杆菌，或患者急性期和恢复期的血清凝集效价。检验方法参见《中华人民共和国卫生行业标准　变形杆菌食物中毒诊断标准及处理原则》（WS/T 9—1996）。

（五）志贺氏菌食物中毒

志贺氏菌（*Shigella*）是人类细菌性痢疾（简称菌痢）最为常见的病原菌，通称痢疾杆菌。据统计，全世界每年菌痢病例超过 2 亿，其中 500 万例需住院治疗，年死亡病例达 65 万，主要在发展中国家。志贺氏菌不仅能感染人引起痢疾，而且可感染猴、犊牛、仔猪、小鼠、豚鼠、鸡并引起相应的临床症状。因此，食品受到该菌污染极易引起食物中毒的发生。

1. 病原

志贺氏菌属于肠杆菌科志贺氏菌属，有 O 和 K 两种抗原，O 抗原是分群分型的基础。根据抗原构造的不同，可将该菌分为 4 个群 44 个血清型（包括亚型），即 A 群痢疾志贺氏菌（12 个血清型）、B 群福氏志贺氏菌（13 个血清型）、C 群鲍氏志贺氏菌（18 个血清型）及 D 群宋内氏志贺氏菌（1 个血清型）。

志贺氏菌为革兰阴性杆菌，大小为（0.5～0.7）μm×（2～3）μm，无芽胞，无荚膜，无鞭毛，有菌毛。需氧兼性厌氧，生长繁殖的最适温度为 37℃，最适 pH 为 7.2～7.4，对营养要求不高。对理化因素的抵抗力较大肠杆菌和沙门氏菌略低，在外界环境中的生存力，以宋内氏志贺氏菌最强，福氏志贺氏菌次之，痢疾志贺氏菌最弱，故志贺氏菌食物中毒主要是由宋内氏志贺氏菌引起，其次是福氏志贺氏菌。在冰中能生存 3 个月，10～37℃水中可生存 20 d，粪便中（15～25℃）可生存 10 d，阳光下 30 min 可被杀死，于 56～60℃ 10 min 即被杀死，对常用化学消毒剂（如新洁尔灭、过氧乙酸、石灰乳和酚等）均很敏感。

2. 流行病学

无论在国内、国外，至今菌痢在传染病中仍占重

要地位。我国每年均有志贺氏菌感染暴发的报道，每次暴发的发病人数在数十人到上千人不等，多数由于食物和饮水污染引起。食物型传播与水型传播是菌痢的主要传播方式。患者和带菌者是主要传染源，尤其是带菌者在菌痢的流行过程中起了重要作用。据调查，人群中的健康带菌率为1%～2%，患者接触者的带菌率为5%～7%，苍蝇的带菌率可高达8%～30%。引起志贺氏菌食物中毒的食品主要是熟制后的鸡、鸭、鱼、肉以及乳制品。引起志贺氏菌食物中毒的原因主要是从事食品行业的人员患菌痢或带菌者污染了熟制食品，然后在较高温度（20～30℃）下存放，使该菌大量繁殖，食前不再加热灭菌。志贺氏菌食物中毒多发生于7—10月。苍蝇是重要的传播媒介。

3. 临床表现

志贺氏菌食物中毒的发生是该菌的侵袭性及产生的内毒素和外毒素的共同作用。潜伏期一般为10～20 h。突然出现剧烈腹痛、恶心、呕吐和频繁腹泻，初期部分或全部水样便，之后混有血液和黏液。里急后重、恶寒、发热，体温38～40℃，严重者出现痉挛和休克。病程5～10 d，一般预后良好，但年老体弱、婴幼儿及免疫功能低下者，则预后严重。

4. 诊断方法

根据流行病学特点和临床表现，并结合细菌学检查，在可疑食品和患者的腹泻物中能够分离出相同血清型的志贺氏菌，即可作出诊断。检验方法参见《食品安全国家标准　食品微生物学检验　志贺氏菌检验》（GB 4789.5—2012）。

（六）副溶血性弧菌食物中毒

副溶血性弧菌（*Vibrio parahaemolyticus*）是常见的食物中毒病原菌，在细菌性食物中毒中占有相当大的比例。由于该菌是一种嗜盐性细菌，主要存在于海水和海产品中，因此，副溶血性弧菌食物中毒是沿海地区最常见的一种食物中毒。近年来随着海产食品的市场流通，内地也有副溶血性弧菌食物中毒的散在发生。

1. 病原

副溶血性弧菌属于弧菌科弧菌属的成员之一。有3种抗原成分：O（菌体）、K（被膜）和H（鞭毛）抗原，其中在血清学分类上有意义的是前两者。目前已知O抗原有13个群，K抗原有65种。

副溶血性弧菌为革兰阴性杆菌，大小为（0.5～0.8）μm×（3.0～4.0）μm，菌体多形性、弧状、杆状或丝状，多单在，无芽胞，一端鞭毛，运动活泼。该菌需氧性很强，生长繁殖的最适温度为30～37℃，最适pH为7.4～8.0，对营养要求不高，但在含盐3%～3.5%的培养基上生长最好。副溶血性弧菌在自然界不同水中生存的时间很不一致，在淡水中1 d左右即死亡，在海水中则能存活47 d以上。对热敏感，50℃ 20 min、65℃ 5 min、80℃ 1 min即可被杀死。对酸的抵抗力较弱，1%食醋处理5 min，或稀释一倍的食醋处理1 min均可将其杀灭。对常用消毒剂抵抗力很弱，可被低浓度的酚和煤酚皂溶液杀灭。

2. 流行病学

副溶血性弧菌广泛生存于近岸海水、海底沉积物和鱼贝类中。据调查，我国华东地区沿岸海水的副溶血性弧菌检出率为47.5%～66.5%，海产鱼虾的平均带菌率为45.6%～48.7%，夏季可高达90%以上。除海产品外，畜禽肉、咸菜、咸蛋、淡水鱼等都发现有该菌的存在。海水是副溶血性弧菌的污染源，海产品、海盐、带菌者等都有可能成为该菌的传染源。沿海地区餐饮业从业人员、健康人群及渔民副溶血性弧菌带菌率为11.7%左右，有肠道病史者带菌率可达31.6%～88.8%。带菌者也是传染源之一。副溶血性弧菌食物中毒的食品主要是海产品，其中以墨鱼、带鱼、虾、蟹最为多见；其次为盐渍食品，如咸肉、咸蛋、咸菜等。引起副溶血性弧菌食物中毒的原因主要是生食被该菌污染的海产品，或烹调加热不足，或熟食受到带菌者的污染或生熟交叉污染。副溶血性弧菌食物中毒主要发生在夏秋季节，尤其是7—9月最多见。

3. 临床表现

副溶血性弧菌食物中毒的发生多为大量活菌侵入肠道及其所产生的耐热性溶血毒素对肠道的共同作用。潜伏期一般为6～10 h。主要症状为腹痛、腹泻、呕吐、发热。腹痛是本病的特点，多为上腹部阵发性绞痛。每天腹泻可达5～6次，多者可达20次以上，粪便为水样，混有黏液或脓血。体温一般37.5～39.5℃。病程2～4 d，一般预后良好。重症患者可出现脱水、休克和意识障碍，若抢救不及时，呈虚脱状态，可导致死亡。

4. 诊断方法

根据中毒发生的流行病学特点，如中毒食品、食用方法以及临床表现等可作出临床诊断。病因诊断主要为实验室检验。由中毒食品、食品工具、患者腹泻便或呕吐物中检出生物学特性或血清型一致的副溶血性弧菌、动物（小鼠）试验具有毒性或患者血清有抗体反应，即可作出诊断。检验方法参见《食品安全国家标准　食品微生物学检验　副溶血性弧菌检验》（GB 4789.7—2013）。

（七）空肠弯曲菌食物中毒

空肠弯曲菌（*Campylobacter jejuni*）是一种人畜共患病病原菌，可以引起人和动物发生多种疾病。1973年，该菌由 Butzler 等从腹泻病人粪便中分离出来，目前已被认为是引起全世界人类细菌性腹泻的主要致病菌之一，并且是一种食物源性病原菌。

1. 病原

空肠弯曲菌为弯曲菌属的一个种。含有耐热的 O 抗原和不耐热的 H、K 抗原。目前国际上主要有两种血清学分型方法，一是以 O 抗原为基础的间接血凝分型法，可将该菌分为 64 个血清型；二是以 H、K 抗原为基础的玻片凝集分型法，可将该菌分为 56 个血清型。

空肠弯曲菌为革兰阴性杆菌，大小为（0.2～0.5）$\mu m \times$（1.5～3.0）μm，多形性，呈弧状、海鸥形、S 形、螺旋形等。无芽胞，一端或两端有鞭毛，运动活泼，有荚膜。微需氧菌，在正常大气或无氧环境中均不能生长，而在含 2.5%～5% O_2 与 10% CO_2 的环境中生长最好，最适生长温度为 42～43℃，最适 pH 为 7.2，对营养要求较高，在普通培养基上难以生长。抵抗力较弱，易被干燥、直射日光及一般消毒剂所杀灭。对热和酸敏感，56℃ 5 min 可被杀死。对红霉素、新霉素、庆大霉素、四环素、氯霉素、卡那霉素等抗生素敏感，而对青霉素类、万古霉素、杆菌肽、多黏菌素和磺胺药等产生耐药性。

2. 流行病学

空肠弯曲菌不仅可引起羊流产，猪、犬、猫、猴等动物肠炎，牛乳房炎、禽类肝炎及人类腹泻和败血症等，而且还可以作为致病菌和正常菌群成员存在于动物肠道中，尤其是鸡和猪的带菌率很高，可以达到 80%～100%，随粪便排出体外，污染环境和水源。

空肠弯曲菌食物中毒的食品主要是包括禽肉、畜肉、牛乳等在内的动物性食品，其中禽肉受该菌的污染比较严重。引起空肠弯曲菌食物中毒的原因主要是食用生的或未煮透的禽肉，或饮用未经巴氏消毒的牛乳。空肠弯曲菌食物中毒全年都可发生，但高发期多在夏秋季节。

3. 临床表现

空肠弯曲菌食物中毒的发生部分是大量活菌侵入肠道引起的感染性食物中毒，部分与其产生的热敏肠毒素有关。各种年龄的人均可发病，但儿童发病率显著高于成年人。潜伏期一般 3～5 d。主要表现是突然发生腹痛和腹泻，发热。上腹部绞痛，每天腹泻 4～5 次，甚至多达 20 余次，水样便或黏液便，重症者有血便，带有腐臭味。体温在 38～40℃ 之间。还伴有头痛、呕吐、全身乏力等症状。病程多为 1 周左右，预后一般良好，偶有重症者死亡。

4. 诊断方法

根据空肠弯曲菌食物中毒的流行病学特点以及临床表现进行临床诊断。从可疑中毒食品和患者的腹泻物中分离到相同血清型的空肠弯曲菌，即可作出病因诊断。检验方法参见《食品安全国家标准　食品微生物学检验　空肠弯曲菌检验》（GB 4789.9—2014）。

（八）葡萄球菌食物中毒

葡萄球菌分为金黄色葡萄球菌、表皮葡萄球菌和腐生葡萄球菌。引起食物中毒的主要是金黄色葡萄球菌的产毒菌株。金黄色葡萄球菌食物中毒是世界性公共卫生问题。在我国，约占细菌性食物中毒事件的 25%，美国和加拿大则更高，分别为 33% 和 50%。

1. 病原特性

金黄色葡萄球菌（*Staphylococcus aureus*）属于葡萄球菌属，简称金葡菌，致病物质主要有毒素和酶，其中肠毒素（*S. aureus* enterotoxin，SE）在该菌的致病中起重要的作用。30%～50% 金葡菌可产生 SE，这是由血浆凝固酶阳性菌株产生的一类结构相关、毒力相似、抗原性不同的单肽链胞外蛋白，耐热、酸碱和蛋白酶。根据其抗原性可分为 SEA、SEB、SEC_1、SEC_2、SEC_3、SED、SEE、SEF 8 个型，其中 SEA、SED 型较多见，SEB、SEC 型次之。一株金葡菌产毒株可产 1 个型或 2 个型以上的 SE。最新证实，从血清学上已经鉴定出 23 种金葡菌超抗原（SAgs），包括 TSST-1（原为 SEF），SEA-E，新的肠毒素 SEG、SHE、SEI、SER、SES、SET，以及类肠毒素 SEIJ-Q、SEIU、SEIU2、SEIV。

金葡菌为革兰阳性球菌，呈圆形，直径 0.5～1.5 μm，排列成葡萄串状，无芽胞、鞭毛，有的形成荚膜或黏液层。需氧或兼性厌氧，生长繁殖的最适温度 37℃,最适 pH 7.4,具有耐盐性,在 10%～15% NaCl 培养基中仍能生长,对营养要求不高。对外界环境的抵抗力很强,在干燥环境下可存活 2～3 个月,80℃经 30 min 才被杀死,3%～5%石炭酸 3～15 min 致死,对磺胺类药物、青霉素、红霉素、土霉素、新霉素等抗生素敏感,但易产生耐药性。

2. 流行病学

金葡菌在自然界中无处不在,空气、水、土壤、物品,以及人和动物的体表、与外界相通的腔道和排泄物中都可找到,是最常见的化脓性球菌之一。因此,食品受到污染的机会很多。

金葡菌食物中毒的食品种类多,但以奶、肉、蛋、鱼及其制品等动物性食品多见。引起金葡菌食物中毒的原因主要是食品受到该菌污染,适宜条件下,菌体繁殖产生 SE。虽然食品中细菌大量繁殖并产生肠毒素,但其气味、外观和质地却无明显改变,加之 SE 耐热性强,一般的烹饪方法不能将其破坏,故易发生食物中毒。金葡菌食物中毒全年均可发生,但多见于夏秋季节。

3. 临床表现

金葡菌食物中毒属于毒素型。潜伏期一般为 2～4 h。主要表现为突然恶心,剧烈反复呕吐,常呈喷射状,有时呕吐物中含有胆汁、血液和黏液。上腹部痉挛性疼痛,腹泻多为水样便。体温正常或低烧。病程较短,1～2 d 即可恢复,一般预后良好。儿童对 SE 较成人敏感,故发病率较高、病情较严重。

4. 诊断方法

依据流行病学特点、临床表现以及实验室检查综合诊断。应从中毒食品中直接检测出 SE 或从中毒食品、患者吐泻物中检出金葡菌,并进一步确证检出同一型别的 SE。检验方法参见《食品安全国家标准 食品微生物学检验 金黄色葡萄球菌检验》(GB 4789.10—2016)。

(九)链球菌食物中毒

链球菌种类很多,在自然界分布甚广,水、尘埃、人和动物体表、消化道、呼吸道、泌尿生殖道黏膜、乳汁等都有该菌存在,有些是非致病菌,有些构成正常菌群,有些则是致病菌。

1. 病原

链球菌(*Streptococcus*),依其溶血现象,可分为 α、β、γ 共 3 类。引起食物中毒的多是 α 型溶血性链球菌中的粪链球菌(*S. faecalis*)。革兰阳性,呈圆形或卵圆形,直径 0.5～2.0 μm,常成链或成双排列,链的长短与菌种类及生长环境有关,无芽胞,少数菌株有荚膜和鞭毛。需氧或兼性厌氧,生长繁殖最适温度 37℃,最适 pH 7.4～7.6,对营养要求较高。对不良环境抵抗力大,在 1～2℃可生存数周,15～25℃可存活数月,干燥尘埃中生存数日,能在 6.5% NaCl 和 pH 9.6 的环境生长,可耐 65℃ 30 min。

2. 流行病学

粪链球菌正常寄生在人、畜、禽类的肠道中,多为机会致病菌,偶可致泌尿道、胆道、伤口感染及败血症、心内膜炎、腹腔脓肿等病症,易于污染食品,并易于在食品和食品加工设备上繁殖,往往与食物中毒有关。

引起链球菌食物中毒的食品主要是熟肉和乳类食品。引起链球菌食物中毒的原因主要是食品受到该菌污染后,烹调时未彻底加热,或虽加热充分,但熟后又被重新污染,并在高温下(20～40℃)存放较长时间,细菌大量繁殖,食前又未经再次加热,食后即可引起食物中毒。链球菌食物中毒全年均可发生,夏秋季节多见。

3. 临床表现

粪链球菌食物中毒属于感染型。潜伏期一般为 8～10 h。主要表现为上腹部不适、恶心、呕吐、腹痛、腹泻,水样便,体温略高。少数还有头痛、头晕、口渴、心慌、尿频等症状。病程为 1～3 d,预后良好。

4. 诊断方法

根据临床表现、进食情况和可疑食品流行病学调查,在可疑食品、患者吐泻物中检出同型链球菌即可作出诊断。检验方法参见《食品安全国家标准 食品微生物学检验 β型溶血性链球菌检验》(GB 4789.11—2014)。

(十)蜡样芽胞杆菌食物中毒

1950 年,蜡样芽胞杆菌食物中毒首次在挪威明确报告,之后许多国家,特别是北欧、东欧国家也报告了类似的中毒症。我国在 1973—2013 年报告该菌食物中毒 198 起,占所有细菌性食物中毒的 12.95%。

1. 病原

蜡样芽胞杆菌(*Bacillus cereus*)为需氧芽胞杆菌属成员,革兰阳性杆菌,大小为(1.0～1.3) μm×(3.0～5.0) μm,菌体两端较平整,多为链状排列。有芽胞,呈椭圆形,位于菌体中央,不突出于菌体横径。有鞭毛,能运动。无荚膜。需氧或兼性厌氧,生长繁殖的最适温度 30～32℃,最适 pH 7.2～7.6,对营养要求不高。在 4℃、pH 4.3、18% NaCl 条件下仍能存活或生长。繁殖体不耐热,100℃ 20 min 即可被杀死,而其芽胞则能耐受 100℃ 30 min。

蜡样芽胞杆菌可产生引起食物中毒的肠毒素,包括呕吐肠毒素和腹泻肠毒素。呕吐肠毒素耐热,126℃ 90 min 不被破坏,主要在米饭中形成。腹泻肠毒素不耐热,45℃ 30 min 或 56℃ 5 min 均可被破坏,可在各种食品中产生。

2. 流行病学

蜡样芽胞杆菌在自然界广泛分布,存在于土壤、灰尘、腐草、污水和空气中,食品在加工、运输、贮藏和销售过程中均易受到污染。污染源主要是泥土、灰尘、空气,其次是苍蝇、昆虫、不洁的用具和容器、不卫生的食品从业人员。

引起蜡样芽胞杆菌食物中毒的食品种类多,包括肉类、乳类、米饭淀粉类、甜点心等。引起蜡样芽胞杆菌食物中毒的原因主要是食品受到该菌污染后,在较高温度及通风不良条件下存放,其芽胞出芽、繁殖并产生毒素,食前未加热或加热不彻底,而大多数食品无感官性状变化,易引发食物中毒。蜡样芽胞杆菌食物中毒具有明显的季节性,以 6—10 月多发。

3. 临床表现

蜡样芽胞杆菌食物中毒属于混合型。呕吐型潜伏期短,一般 1～5 h,以恶心、呕吐、腹痛为主要症状,腹泻及体温升高者少见,病程多为 8～10 h,预后良好。腹泻型潜伏期较长,一般 8～16 h,以腹痛、腹泻为主要症状,多不发热,病程多为 16～36 h,预后良好。

4. 诊断方法

根据流行病学特点和临床表现作出临床诊断,通过细菌学检查和毒素鉴定进一步确定病因。检验方法参见《食品安全国家标准 食品微生物学检验 蜡样芽胞杆菌检验》(GB 4789.14—2014)。

(十一)肉毒梭菌毒素食物中毒

肉毒梭菌毒素中毒也称肉毒中毒,是因进食含有肉毒梭菌产生的外毒素(肉毒毒素)的食物而引起的中毒性疾病。该中毒目前虽属少见,但因肉毒毒素的毒力极强,致死率甚高,故必须注意。

1. 病原

肉毒梭菌(*Clostridium botulinum*)为厌氧芽胞杆菌属成员,革兰阳性杆菌,大小(4～6) μm×(0.9～1.2) μm,两端钝圆,多单在,有周鞭毛,能运动,无荚膜,有芽胞,呈卵圆形,常位于菌端,比菌体宽度稍大。严格厌氧,生长繁殖的最适温度 28～37℃,最适 pH 6.8～7.6,对营养要求不高。

肉毒梭菌在适宜条件下(无氧、20℃和必要的营养物质)可大量繁殖,产生一种以神经毒为特征的肉毒毒素,这是目前已知毒性最强的一种细菌毒素,对人的最小致死量为 0.1 μg。该毒素不能被胃液破坏,80℃ 30 min 或煮沸 10～20 min 可被破坏,在固体食物内则需要 2 h 才被破坏。依据抗原性的不同,可将肉毒毒素分为 A、B、C_1、C_2、D、E、F、G 8 个型,每一菌株仅能产生单一型毒素,引起人中毒的主要是 A、B、E、F 型,其中 A、B 型最为常见。肉毒梭菌抵抗力一般,80℃ 20～30 min 或 100℃ 10 min 即可被杀死,但其芽胞抵抗力强,可耐煮沸 1～6 h,在 180℃ 干热 5～15 min,或 121℃ 高压蒸汽 10～20 min,或 100℃ 5 h 才能将其杀死,5% 石炭酸或 20% 福尔马林经 24 h 可杀死芽胞,其中以产 A、B 型毒素菌的芽胞抵抗力最强。

2. 流行病学

肉毒梭菌是一种腐物寄生菌,在自然界中分布广泛,遍布于土壤、江河湖海淤泥沉积物、尘土及动物粪便中,粮谷、豆类等食品受其污染的机会很多。一般认为土壤是肉毒梭菌的主要来源。在我国肉毒中毒多发地区新疆土壤中,该菌的检出率为 22.2%,未开垦荒地的检出率 28.25%,粮谷、豆类及其发酵制品并有厌氧条件者的检出率分别为 12.6% 和 14.88%。

引起肉毒中毒的食品往往因饮食习惯、膳食组成以及制作工艺的不同而有差异,但绝大多数为家庭自制的食盐浓度低并有厌氧条件的加工食品或发酵食品。国外多为肉类及其制品、鱼类及其制品,以及豆类、蔬菜和水果罐头。在我国由肉类及罐头食品引起中毒的较少,主要是植物性发酵食品,如臭豆腐、臭豆豉、甜面酱、米松乎乎等。

肉毒中毒一年四季均可发生。发病范围是以含肉毒毒素食品的扩散范围而决定的。在我国肉毒中毒常有两种发病形式:一是集体性暴发,即在某一食堂里,多数职工及其家属共进同一含毒食品,而导致几十人或更多人的中毒。二是家庭院邻连锁式发病,往往某一家庭主妇将自制发酵豆制品或发酵面食品分别赠送给左邻右舍,导致邻居零散的发生中毒,这种发病形式仍是我国目前肉毒中毒最主要、最普遍的特征。

3. 临床表现

肉毒中毒属于毒素型。肉毒毒素是一种嗜神经毒素,主要作用于神经肌肉接点和植物性神经末梢,阻碍神经末梢乙酰胆碱的释放,引起肌肉麻痹。临床表现以对称性颅脑神经损害症状为主。潜伏期数小时至数天不等,越短,则病死率越高。早期瞳孔放大、全身乏力、眩晕,继而出现视力模糊,复视,瞳孔散大,眼睑下垂,越来越感到说话和吞咽困难,并可见呼吸困难。体温一般正常,胃肠道症状不明显。病程一般 2～3 d,病死率高,可达 30%～50%。主要死于呼吸麻痹和心肌瘫痪。

4. 诊断方法

根据流行病学特点和特有的对称性颅脑神经损害症状作出临床诊断,再对可疑食品、患者呕吐物和粪便进行肉毒梭菌的分离培养以及肉毒毒素的鉴定,作出病因诊断。检验方法参见《食品安全国家标准　食品微生物学检验　肉毒梭菌及肉毒毒素检验》(GB 4789.12—2016)。

(十二)产气荚膜梭菌食物中毒

产气荚膜梭菌食物中毒在国外较为常见,特别在美国和英国,是常见报道的食物中毒之一,目前在美国排名第二位,每年可导致食物中毒约 100 万例,而我国发生较少。

1. 病原

产气荚膜梭菌(Clostridium perfringens)也称魏氏梭菌(C. welchii),为厌氧芽胞杆菌属成员。革兰阳性大杆菌,大小为(0.6～2.4) μm×(1.3～19.0) μm,两端钝圆,单在或成双,呈链状。在机体内形成荚膜,无鞭毛,有芽胞,呈卵圆形,位于菌体中央或近端,小于菌体。厌氧但不十分严格,生长繁殖的最适温度 37～45℃,最适 pH 6.0～7.0,对营养要求不高。能产生强烈的外毒素和酶类,目前已发现的多达 17 种,并以 α、β、ε、ι 4 种毒素最为重要。根据外毒素性质和致病性的不同,可将该菌分为 A、B、C、D、E、F 6 个型,引起食物中毒的主要是 A 型,其次是 C 型。A 型和 C 型菌的某些菌株可产生肠毒素。

产气荚膜梭菌繁殖体对热抵抗力不强,但其芽胞耐热性很强,100℃ 90 min 仍有存活,有的可持续 3 h 不死,4～5 h 才能被杀死。毒素的耐热性中等,70℃ 35 min、80℃ 25 min、100℃ 瞬间即被破坏,不耐酸,但对胰蛋白酶、糜蛋白酶稳定。

2. 流行病学

产气荚膜梭菌在自然界分布广泛,存在于人和动物粪便、土壤、灰尘、污水中。健康人粪便带菌率 2%～15%,动物粪便带菌率 1.7%～18.4%,土壤、污水的检出率 50%～56%,在猪、鼠粪便中约有 20% 能找到该菌。因此,食品在生产、加工、贮藏、运输、烹调、销售等各个环节均可受到污染。

引起产气荚膜梭菌食物中毒的食品主要是肉类和水产品。引起产气荚膜梭菌食物中毒的原因是人和动物无症状带菌者的粪便直接或间接污染了食品,食品经一般烹调加热时温度和时间不能将耐热性芽胞全部杀灭,加热后的食品中氧气减少,又多放于密闭的容器中,在适宜的条件(厌氧,20～45℃)下,残存的芽胞出芽、繁殖,当食品中该菌增至 10^6/g 以上时,即可引起食物中毒。应特别注意,食品中虽有大量的活菌,但却无明显的感官变化。只有大量的活菌进入肠道,在小肠中形成芽胞,芽胞形成的同时产生肠毒素。产气荚膜梭菌食物中毒多见于夏、秋气温较高的季节。

3. 临床表现

产气荚膜梭菌食物中毒的发生是大量活菌随食物进入肠道,在小肠的碱性环境中形成芽胞并释放肠毒素所致。A 型食物中毒的潜伏期一般为 10～12 h,主要表现为急性胃肠炎,腹痛、水样腹泻,少有恶心、呕吐和发热。病程短,预后良好。

4. 诊断方法

根据流行病学特点和临床表现可作出初步诊断。病因诊断应从多数患者粪便中检出该菌肠毒素,或从多数患者的粪便与可疑食品中检出血清型相同且数量很多的产肠毒素性产气荚膜梭菌。检验方法参见《食品安全国家标准　食品微生物学检验　产气荚膜梭菌检验》(GB 4789.13—2012)。

(十三)李斯特菌食物中毒

李斯特菌属有 7 个种,包括单核细胞增生李斯特菌、伊氏李斯特菌、无害李斯特菌、韦氏李斯特菌、塞氏李斯特菌、格式李斯特菌和莫氏李斯特菌,其中单核细胞增生李斯特菌是目前发现的唯一能引起人类疾病的、引起食物中毒的致病菌。

1. 病原

李氏杆菌属具有菌体（O）、鞭毛（H）抗原，可组合成 16 个血清型。单核细胞增生李斯特氏菌（*Listeria monocytogenes*）具有 13 个血清型，分别为 1/2a、1/2b、1/2c、3a、3b、3c、4a、4ab、4b、4c、4d、4e 和 7，以 4b、1b、1a 多见。该菌为革兰阳性短杆菌，大小为 $(0.4\sim0.5)$ μm×$(0.5\sim2.0)$ μm，两端钝圆，多单在，无荚膜、芽胞，在 20～25℃时产生周鞭毛。需氧或兼性厌氧，生长繁殖的温度在 -1.5～45℃之间，典型的耐冷菌，最适温度 30～37℃，最适 pH 7.0～8.0，对营养要求不高。对理化因素抵抗力较强，在土壤、粪便、青贮饲料和干草中能长期存活，对酸和碱耐受性强大，在 pH 5.0～9.6 和 10% NaCl 溶液中仍能生长，对热有一定的抵抗力，100℃ 15 min、70℃ 30 min 才被杀死。与其他许多食品滋生的细菌不同，该菌能在冰箱的温度环境中生长繁殖。

2. 流行病学

单核细胞增生李斯特菌在自然界分布广泛，土壤、河水、污泥、青贮饲料中均可存在，也可寄生在蜱、蝇、昆虫、鱼及甲壳动物体内，还能存在于人和动物的胃肠道中。健康人粪便中带菌率为 0.6%～16%，4%～8% 的水产品、5%～10% 的奶及奶制品、30% 以上的肉制品以及 15% 以上的家禽均被该菌污染。食品成为该菌的主要载体，85%～90% 的病例是被污染的食品引起的。

引起单核细胞增生李斯特菌食物中毒的食品主要是乳及乳制品、肉制品、水产品、蔬菜及水果。引起单核细胞增生李斯特菌食物中毒的原因是食品受到污染后，在食用前未经彻底加热，特别是冰箱冷藏保存的即食食品，如熟食品、乳制品。单核细胞增生李斯特菌食物中毒全年均可发生，但发病率在夏、秋季呈季节性增长。

3. 临床表现

单核细胞增生李斯特菌食物中毒的发生是大量的活菌侵入肠道所致，此外也与溶血素 O 有关。腹泻型潜伏期 8～24 h，主要表现腹泻、腹痛和发热；侵袭型潜伏期 2～6 周，患者起初常有胃肠炎症状，但主要症状是发热、败血症、脑膜炎、脑脊髓炎，有时可引起心内膜炎。单核细胞增生李斯特菌进入人体是否发病、病情程度与菌量、宿主的免疫状态有关，因为该菌是一种细胞内寄生菌，宿主对它的清除主要靠细胞免疫功能，因此，易感者为新生儿、孕妇以及免疫功能低下者。致死率可高达 9%～44%。

4. 诊断方法

根据流行病学特点和临床表现作出初步诊断；由可疑食品和患者粪便中分离鉴定出同一血清型单核细胞增生李斯特菌作出病因诊断。检验方法参见《食品安全国家标准 食品微生物学检验 单核细胞增生李斯特氏菌检验》（GB 4789.30—2016）。

三、常见的真菌毒素性食物中毒

真菌广泛分布于自然界，种类多，数量庞大，与人类关系十分密切，绝大多数真菌是有益的，而有些则是有害的。自从发现黄曲霉毒素以来，霉菌与霉菌毒素对食品的污染日益引起重视。迄今为止，已知的霉菌毒素有 300 多种，其中有些与人畜急性或慢性中毒及产生肿瘤有关。因此，在食品卫生学中，将霉菌及霉菌毒素作为一类重要的食品污染因素。

在众多的霉菌毒素中，与食品关系密切且比较重要的有黄曲霉毒素、赭曲霉素、杂色曲霉素、岛青霉素、黄天精、环氯素、橘青霉素、黄绿青霉素、展青霉素、单端孢霉素类、玉米赤霉酮烯酮、丁烯酸内酯等，其中对人危害最大的是黄曲霉毒素。

（一）黄曲霉及其毒素

黄曲霉菌（*Aspergillus flavus*）为真菌门、半知菌亚门、丛梗孢科、曲霉属，在自然界分布十分广泛，其中 30%～60% 的菌株能够产生黄曲霉毒素，寄生曲霉也能产生。黄曲霉菌生长温度范围在 4～50℃之间，最适温度为 25～40℃。黄曲霉毒素形成的温度范围为 5～45℃，最适温度为 20～30℃（28℃）。环境的酸碱性对黄曲霉毒素的形成影响不大，在 pH 2～9 时均能生成，但在 pH 2.5～6.0 下毒素的生成量最大。黄曲霉菌能在含氧量极低的环境中生长，在缺氧环境中发酵，即使在充填 CO_2 的冷库中，其生长也不受影响，但能明显延缓黄曲霉毒素的形成。

黄曲霉毒素（aflatoxin，简称 AF）是一类结构类似的化合物，其基本结构都有二呋喃环和蚕豆素，在紫外线下都能发生荧光，根据荧光的颜色、R_f（representative fraction）值及结构等分别命名为（AF）B_1、B_2、G_1、G_2、M_1、M_2、B_{2a}、G_{2a}、R_O、B_3、GM_1、P_1 等 20 余种。其毒性与结构有关，凡二呋喃末端有双键者毒性较强，并有致癌性，如 AFB_1、AFG_1 和 AFM_1。在天然污染的食品中以 AFB_1 最多见，而且其毒性和致癌性也最强，故在食品监测中以 AFB_1

作为污染指标。AF 对热的抵抗力较强,一般烹饪加工温度不能将其破坏,裂解温度为 280℃,120℃高温处理 2 h 仅可降低含量 1/4～1/3,4 h 仅降低含量 1/2 左右。

AF 主要污染粮油及其制品,在鱼粉、咸干鱼、肉制品、奶与奶制品、动物肝脏中也有发现。将 AF 污染的饲料饲喂畜禽,毒素会在畜禽组织中蓄积,如饲料中 AFB_1 浓度约为 100 μg/kg 时,就会使牛奶含 AFB_1 浓度达到 1 μg/kg、鸡的肝脏和肌肉组织中有 AFB_1 残留。当人们经常进食每千克含有几微克 AF 的食品时,就足以引起原发性肝癌,这种威胁在我国南方地区较为严重。

(二)黄曲霉毒素中毒

1. 急性中毒

AF 属于剧毒物,毒性仅次于肉毒毒素,是目前已知真菌毒素中毒性最强的一种。AF 的毒性作用部位主要在肝脏,病理变化呈现肝细胞变性、坏死,肝脏出血等。临床表现为胃部不适,食欲减退,腹胀,肠鸣音亢进,恶心,无力,易疲劳。

2. 慢性中毒

因少量而持续摄入 AF 所致,更具有实际意义,因为此类中毒发生最多。病理变化为肝脏亚急性或慢性变性坏死,甚至发生肝硬化。中毒过程长,临床表现不明显,当发展到肝细胞大量变性坏死时,才出现肝炎症状。

3. 致癌作用

AF 是一种强致癌物质,少量而持续摄入可诱发肝癌。若在其他部位也可引发肿瘤,如胃腺癌、肾癌、肺癌、直肠癌及乳腺、卵巢、小肠肿瘤等。

(三)诊断方法

由动物性食品引起的 AF 急性中毒很少,多数是慢性中毒和致癌作用。因此,对 AF 中毒的诊断主要是在可疑食品中检查出超标的 AF。检验方法参见《食品安全国家标准　食品中黄曲霉毒素 B 族和 G 族的测定》(GB 5009.22—2016)和《食品安全国家标准　食品中黄曲霉毒素 M 族的测定》(GB 5009.24—2016)。

第四节　动物性食物中毒

食入动物性中毒食品引起的食物中毒即为动物性食物中毒。动物性中毒食品主要有两种,一是将天然含有有毒成分的动物或动物的某一部分当作食品,误食引起中毒反应;二是在一定条件下产生了大量的有毒成分的可食的动物性食品。

一、常见的有毒鱼贝类中毒

有毒鱼、贝类的种类较多,引起中毒的危害很大。详细内容见本书第十七章第四节。

二、常见的内分泌腺中毒

(一)甲状腺中毒

甲状腺是哺乳类动物体内的重要内分泌腺,其重要作用是合成和分泌甲状腺素,以促进全身组织细胞新陈代谢,保证机体的正常生长发育。甲状腺素过多或缺乏,都会引起机体代谢失调及功能紊乱。所以,当人体过量摄入甲状腺时,即可引起中毒。

1. 中毒原因

因食用未摘除甲状腺的肉或误将制药用甲状腺当肉食用而引起。由于甲状腺素的理化性质比较稳定,需加热至 600℃ 以上方能失去活性,故一般烹饪方法不能将其破坏。一般猪、牛、羊的新鲜甲状腺分别为 10.8、18、3.6 g 左右,当食入 1.8 g 新鲜甲状腺(相当于 1/2 羊甲状腺,1/6 猪甲状腺,1/10 牛甲状腺)时即可发生中毒。

2. 中毒表现

潜伏期一般为 12～24 h,主要表现头晕,头痛,四肢肌肉酸痛(尤以腓肠肌痛明显),胸闷,心悸,恶心,呕吐,腹痛,便秘或腹泻,部分患者于发病后 3～4 d 出现局部或全身的出血性丘疹,皮肤发痒,间有水疱、皮疹,水疱消退后普遍脱皮。摄入量大者出现高热,烦躁,衰竭,极度心动过速,多汗,10 多天后脱发。有的还出现抽搐、震颤和精神失常。可引起妇女月经失调,孕妇流产或早产,哺乳婴儿通过母乳也会发生中毒。发病率 70%～90%。病程 2～3 周。病死率可达 0.16%。

3. 预防措施

①屠宰家畜时应严格要求摘除甲状腺,并集中妥善处理摘除的甲状腺。

②严控采集用于制药的甲状腺流入市场,防止误食。

③向广大群众宣传甲状腺中毒的危害,禁止食

用甲状腺。

（二）肾上腺中毒

哺乳类动物体内的肾上腺也是一种内分泌腺，分泌肾上腺素的生理作用主要是强心升压、抑制内脏平滑肌活动和升高血糖。

1. 中毒原因

由于误食了未摘除或未摘净肾上腺的肾脏，或将肾上腺误认为碎肝食用而引起。

2. 中毒表现

潜伏期一般 15～30 min，主要表现血压急剧升高，恶心，呕吐，头晕，头痛，口感异常，舌发麻，上腹部疼痛，腹泻。严重者颜面苍白，心率增快，四肢麻木，瞳孔散大。病程较短，轻者 10 min，重者 1～2 d。重症患者多见于高血压、冠心病者，可因此诱发中风、心绞痛、心肌梗塞等，死亡率高。

3. 预防措施

①屠宰家畜时应严格要求摘除肾上腺，并集中妥善处理摘除的肾上腺。

②向广大群众宣传肾上腺中毒的危害，防止误食肾上腺。

第五节　生物性食物中毒的流行病学及预防措施

一、生物性食物中毒的流行病学

1. 食物中毒的发生

食物中毒的发生程度与公共卫生、兽医公共卫生的预防措施是否完善和正确有关，从而反映出食品安全形势。1999 年我国共发生食物中毒 97 起，死亡 103 人，2006 年上升到 596 起，死亡 196 人；2006—2014 年，中毒起数逐年下降，2014 年为 160 起，发病 5 657 人，死亡 110 人。

2. 食物中毒的原因

食物中毒的发生归因为食品不安全。食品不安全因素包括微生物性、化学性、有毒动植物及毒蘑菇和不明原因四类。在 2000—2014 年全国食物中毒事件中，微生物性和有毒动植物及毒蘑菇引起的食物中毒分别占全年中毒事件的 42.50% 和 38.13%，合计占全年中毒事件的 80.63%。

3. 微生物性食物中毒

微生物是诱致食物中毒事件发生的第一原因，是诱致中毒发病的主因。其中细菌性食物中毒最多见，常发生在高温高湿的夏秋季节，此时致病菌易于大量生长繁殖并/或产生毒素，造成中毒的发生，往往表现出急性中毒症状，如急性胃肠炎。致病菌种类繁多，但总体来说（2000—2014 年）副溶血性弧菌、沙门氏菌、蜡样芽胞杆菌、变形杆菌、葡萄球菌肠毒素、致泻性大肠杆菌所致食物中毒均较为常见，肉毒毒素、沙门氏菌食物中毒最危险。而真菌毒素性食物中毒则更多带来慢性中毒和致癌性。

4. 有毒动植物及毒蘑菇食物中毒

有毒动植物及毒蘑菇是诱致食物中毒事件发生的第二原因，是诱致中毒死亡的主因。在 2004—2013 年期间，虽然有毒动物（河豚、有毒贝类、高组胺鱼类）引起的食物中毒事件比例不高，但导致的死亡人数较高，如河豚引起中毒原因构成比为 4.56%，而导致死亡人数构成比则为 8.80%，仅次于毒蘑菇食物中毒。

5. 食物中毒与动物性食品

由于动物性食品自身具备适宜的 A_w、pH 及营养成分，成为细菌良好的天然培养基，中毒致病菌不仅容易污染食品，而且易于在食品中大量生长繁殖并/或产生毒素。因此，动物性食品是引起食物中毒的主要原因食品。

6. 食物中毒与食品生产、加工、贮存、运输、销售等

动物性食品在生产、加工、贮存、运输、销售等过程中，如不遵守相关的卫生法律、法规或规程，致使病、死畜禽肉流入市场，食品受到大量细菌的污染，而在烹饪过程中的加热温度和持续时间又不足以将细菌全部杀灭或将其产生的毒素破坏，食入后则可发生食物中毒。

二、生物性食物中毒的预防措施

1. 加强产地检疫，保证动物养殖健康

这是控制由病原微生物引起的动物传染病、减少畜禽产品质量安全隐患、减轻屠宰检疫环节压力的重要措施，应严格按照国家制定的产地检疫规程（包括猪、牛、羊、家禽）进行。

2. 加强屠宰检疫，确保肉品上市安全

这是防止不安全畜禽产品进入流通领域的关键

环节。应依据国家制定的屠宰检疫规程(包括猪、牛、羊、家禽),加强畜禽宰前管理,严格执行宰前检疫制度,做到病、健分宰;加强宰后检验,严格控制病畜禽肉出厂(场)。

3. 加强市场监督检疫,杜绝病死畜禽

这是防止不合格的畜禽产品上市交易,控制人兽共患病的传播和流行,保证消费者食用安全的重要举措,法律依据是国家制定的《动物防疫法》和《动物检疫管理办法》。

4. 加强食品加工和流通环节的卫生监督

食品企业应搞好食品加工、存放、器具消毒、环境卫生和个人卫生,做好产品质量和安全检验工作。在贮存、运输、销售等环节中也应做好防蝇、防尘、防腐、防霉、防晒、防鼠工作,确保原料与成品、生肉与熟制品互不交叉,防止受到污染。在烹饪或加工为熟制品时,热处理必须充分,同时要防止熟制品再受到微生物的污染。

5. 加强食品行业从业人员的培训

食品生产加工经营行为与食物中毒事件密切相关,应从法律法规、工艺规范、技术标准、行为要求等多方面进行培训,做到普及化、规范化和长效化,让从业人员充分认识食品安全的重要性,增强法制意识、责任意识和职业道德意识,从而提高食品行业从业人员的素质,保障食品安全。

6. 加强食品相关法规的指导宣传

重视非食品生产加工经营行为与食物中毒事件的关系,大力宣传《食品安全法》《动物防疫法》等法规,提高消费者食品安全意识,形成人人关心食品安全和监督食品安全、注意食品卫生的氛围,使不安全的食品失去市场。

复习思考题

1. 食源性感染与食物中毒有什么异同?
2. 应该从哪些方面预防细菌性食物中毒?
3. 常见的细菌性食物中毒有哪些? 主要中毒因子是什么? 有哪些临床表现?

(李郁　陈明勇)

第三章 动物性食品的化学性污染与控制

第一节 化学性污染概述

食品的化学性污染(chemical contamination in food)是指有毒有害化学物质对食品的污染,是食品污染的重要组成部分。现代农牧业生产和食品生产加工过程中,化学物质使用非常广泛,如原料生产中使用农药、化肥、兽药和产品加工中使用食品添加剂、包装材料等,加之环境污染,使越来越多的化学物质残留于动物性食品中,给动物性食品的安全性带来诸多问题。

一、动物性食品中有害化学物质的来源

食品中有害化学物质很多,根据其对食品产业链条的污染,可以分为农业种植、养殖阶段的源头污染,工业生产造成的食品化学污染,滥用及违规使用食品添加剂带来的污染,食品加工过程中生成的附带污染,以及食品包装引起的污染等。

(一)工业生产

工业生产中排放的废气、废水和废渣,称为工业"三废",若未经处理或处理不当、控制不严而排放到环境中,即可污染大气、水体、土壤以及农作物,通过空气、饮水和饲料进入动物体内并富集,造成动物性食品污染。主要污染物有铅、镉、汞、砷、氟、多氯联苯、多环芳烃、N-亚硝基化合物、二噁英等。

(二)农业生产

随着农药和化肥在种植业中的大量使用,尤其是杀虫剂、杀菌剂、除草剂、植物生长调节剂等有机农药的滥用、不遵守安全间隔期,或者使用违规农药,导致一些有害化学物质残留在环境、农产品和饲料中,通过食物链引起动物可食组织中农药残留、重金属以及相关化学物质的污染。

(三)畜牧生产

随着畜牧业的迅速发展,兽药与饲料添加剂的使用范围及用量不断增加,提高了动物的生产性能和产品产量,同时也带来此类物质在畜产品、水产品和蜂产品等动物性食品中的残留问题,尤其是不遵守休药期规定,超量、超范围使用或滥用,甚至使用违禁药物和化学物质,造成动物性食品兽药残留。目前动物产品中兽药、促生长剂、非法添加剂等残留较为严重,这已成为我国食品安全源头污染的主要来源之一。

(四)食品加工与贮运

1. 食品加工中产生有害物质

采用腌、熏、烤、炸等方法加工肉、鱼等,均可产生具有致癌、致突变作用的亚硝基化合物、多环芳烃、杂环胺等化合物。

2. 食品包装材料污染

动物性食品包装材料所含有害成分,可迁移到食品原料、半成品或产品中。例如,塑料制品、橡胶、涂料等高分子聚合物中聚合的单体、添加剂和裂解物残留,金属和含金属的包装材料中铅、镉、锑和铬等重金属可能迁移进入食品;回收塑料、回收包装纸中的有害化学物质等对食品的污染更为严重。

3. 食品贮运中污染

动物性食品在贮存或运输过程中,由于仓库和运输工具不洁,或与有害物质混装、混运而引起污染。

4. 食品加工中人为添加的有害物质

主要包括超范围、超剂量使用食品添加剂,或使用已淘汰的食品添加剂,使食品中有害物质增加,例如硝酸盐、偶氮类人工合成色素均具有致癌性,应严格控制使用。此外,在食品加工中使用非法添加物,例如,肉制品中添加工业卡拉胶,使用甲醛处理变质

肉和水产品,牛乳中添加防腐剂、中和剂、三聚氰胺等。

二、化学污染物进入动物性食品和人体的途径

化学污染物可以通过呼吸和饮水直接进入人体,但更多的是以食品残毒(指小剂量的化学污染物通过各种途径进入并残留于食物中的有毒物质)的形式,通过食物链的富集作用,间接进入动物和人体内。

(一)食物链

食物链(food chains)是指生物之间进行能量传递和物质转换的关系。自然界存在着各种食物链,几乎所有的动物都有自己的食物链,其中与人类有密切关系的食物链主要有两条:一条是陆生生物食物链,即土壤→农作物→畜禽→人类;另一条是水生生物食物链,即水→浮游植物→浮游动物→鱼贝类→人类(图 3-1)。如果大气、水体或土壤受到环境毒物的污染,这些污染物均可随着食物链逐级传递,最终影响到居于食物链顶端的人类。在自然界,各种食物链不是孤立存在和一成不变的,它们中的每个环节都可能与其他食物链相互关联,构成一个比较复杂的食物网(food cycle)。当环境改变影响到食物链的某个环节时,常常也影响到其他有关的食物链,从而使许多生物受到影响。环境中的化学污染物来源复杂,在环境中不断的迁移、转化和循环,可以通过呼吸和饮水直接进入人体,也可以通过食物链进入人体(图 3-2)。

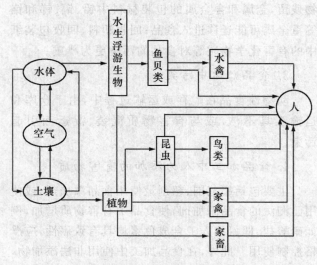

图 3-1　自然界与人类有关的食物链

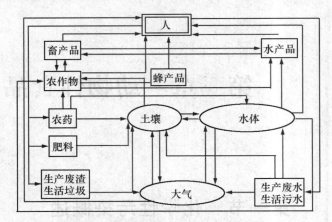

图 3-2　环境化学毒物在环境中的迁移及进入人体的途径

(二)生物富集与食品残毒

所谓生物富集(bio-concentration)是指生物机体将环境中的某种低浓度的物质,在体内蓄积达到较高浓度的能力,即食物链能使本身浓度很低的环境污染物富集到危险的高浓度水平。通过生物富集,某些化学性质稳定、难以分解或生物半衰期(biological half life)较长的有害物质进入生物体内后造成高浓度蓄积,达到环境中浓度的几倍、几十倍,甚至十万倍、百万倍。例如,多氯联苯难以溶解于水,它在河水或海水中的浓度只有 $10^{-5}\sim10^{-3}$ mg/L,这样微乎其微的物质不可能对人体造成危害,但经过食物链传递,发生生物富集后,其浓度可成千上万倍地增加,在鱼体内可富集到 $0.01\sim10$ mg/kg,食鱼鸟类体内可进一步富集到 $1.0\sim100$ mg/kg。当人食用被污染的鱼类后,人体也会富集多氯联苯,使其在脂肪内含量达 $0.1\sim10$ mg/kg,母乳中含量达 $0.01\sim0.1$ mg/L,通过哺乳,可将多氯联苯传递给子代。这些通过各种途径进入并残留于食物中的有毒物质,称为食品残毒(food residual toxicant)。一般而言,食物链越长,生物富集的程度越高,食品残毒量也就越大,危害性也就越明显。因此,有害物质通过生物富集,最后到达处于食物链顶端的某些动物及人体内,导致其中毒甚至死亡。

三、化学性污染的特点和危害

造成食品污染的化学物质来源复杂,种类繁多,危害严重,一般来说它们具有以下共同特点。

①污染途径复杂,多样,涉及范围广,存在于工业、农业、运输、医疗和日常生活中,由于对其使用和用后的处理不当或缺少经验致使许多化学物质扩散到环境中而进入食物链。

②性质稳定,难以降解,长期滞留在自然界中,对环境造成了广泛的污染和破坏,有些甚至引起公害病(public nuisance disease),如水俣病(minamata disease)、骨痛病(itai-itai disease)等。

③生物半衰期长,进入动植物或人体后,排出缓慢,并且在食物链中容易发生生物富集,使其浓度不断增加。

④毒性较大,中毒机理复杂,不仅能引起机体急性、亚急性和慢性中毒,而且具有致突变、致癌和致畸作用。

化学污染物对人的危害很严重。因此,要防止化学毒物对动物性食品的污染以及对食用者健康的影响,需要了解常见化学污染物的种类、污染来源、对人体的危害及食品中的限量指标和检测方法。

第二节 农药对动物性食品的污染

农药的使用大大地提高了现代农业经济效益,可以有效地控制病虫害,消灭杂草,提高作物的产量和质量。而且用于公共卫生和疾病防控等方面,在增加动物性食品产量、减少虫媒传染病和寄生虫病的发生、控制人畜共患病、保障人体健康等方面都起着十分重要的作用。大面积使用农药消灭蚊蝇、蟑螂、鼠类以及各类寄生虫,有效地改善了人类生存环境,同时也带来了环境污染和食品农药残留等问题,当食品中农药残留量超过最高残留限量时,则会对人体产生不良影响。目前食品中农药残留已成为全球性的共性问题和一些国际贸易纠纷的起因,也是当前我国农、畜和蜂产品出口的重要限制因素之一。因此,为了保证动物性食品安全和人体健康,必须控制农药的污染和食品中农药残留量超标。

一、农药的概念和分类

(一)农药的概念

农药(pesticides,agricultural chemicals)是指用于防治农林牧业生产的有害生物和调节植物生长的人工合成或者天然物质。根据《中华人民共和国农药管理条例》(2001)的定义,农药是指用于预防、消灭或者控制危害农业、林业的病、虫、草和其他有害生物以及有目的地调节植物、昆虫生长的化学合成或者来源于生物、其他天然物质的一种物质或者几种物质的混合物及其制剂。

有些国家农药的含义已超出了上述范围。日本把天敌生物商品也包括在农药范围之内,称为"天敌农药";美国环境保护局于1994年把抗病、虫、草的转基因作物也列入农药范畴,称为"植物农药";英国作物保护委员会还将活体系统,包含病毒、细菌、真菌、原生动物、线虫等列入生物农药范畴。传统上把防治蚊、蝇、蟑螂和鼠等有害动物的制剂称为"卫生农药"。目前,全世界每年要生产350万t农药,其中主要是化学农药。

(二)农药的分类

目前在世界各国注册的农药有1 500多种,其中常用的有500余种。我国现有农药原药250种和800多种制剂。根据农药的用途、成分、防治对象、作用机理等不同,分类的方法也不尽相同。

1. 按来源分类

按来源可将农药分为有机合成农药、生物源农药和矿物源农药三大类。有机合成农药是由人工研制合成,并由有机化学工业生产的一类农药,毒性较大,应用最广。按化学结构可分为有机氯、有机磷、氨基甲酸酯、拟除虫菊酯等。生物源农药是指直接用生物活体或生物代谢过程中产生的具有生物活性的物质或从生物体提取的物质作为防治病虫草害的农药,包括微生物农药、动物源农药和植物源农药三类;生物源农药具有毒性低、选择性强、低残留、高效且能迅速分解、不易产生抗药性,能极大降低传统农药的使用,而不影响作物产量等特点,为将来农药的发展方向。矿物源农药是指有效成分起源于矿物的无机化合物和石油类农药,包括硫制剂、铜制剂和矿物油乳剂等。

2. 按用途分类

按用途可将农药分为杀虫剂、杀螨剂、杀真菌剂、杀细菌剂、杀线虫剂、杀鼠剂、除草剂、杀螺剂、熏蒸剂和植物生长调节剂等。

二、动物性食品中农药残留的来源

农药残留(pesticide residue)是指残存于人类食物、畜禽饲料和饮用水中的农药原体、代谢物、降解物和其他转化物的总称。农药残留量一般是指农药本体物与具有毒性的衍生物(降解、代谢产物和反应产物的总称),以每千克食品或食品农作物中农药残留质量表示,单位是mg/kg。动物在生长期间或动物性食品在加工与流通中均可直接或间接受到农药的污染,引起原料、半成品和成品的农药残留。农药残留的主要来源可概括为以下几种。

(一)直接污染

直接污染是指对作为食品原料的农作物、畜、禽直接施用农药造成的污染。

①往农作物上直接施用农药,农药被作物吸收后,造成残留;或在食用作物收获后,为贮存期不受虫菌侵害,施用农药。这些均可在食品中产生农药残留。

②畜、禽场(舍)内施用农药,使畜禽接触或吸收农药;畜、禽疾病防治,如使用广谱驱虫和杀螨药物(如有机磷、拟除虫菊酯、氨基甲酸酯等制剂)杀灭畜禽体表寄生虫时,畜禽及其产品在一定时间内均可存在农药残留。治疗蜜蜂螨病,常在蜂箱直接施用杀虫脒等杀虫剂,可造成蜂蜜、蜂王浆等产品的污染。

(二)从环境中吸收

农田、果园、牧场和森林施药后,有40%～60%农药降落至土壤,5%～30%的药剂扩散于大气中,逐渐积累,通过多种途径进入生物体内,致使动物性食品出现农药残留问题(图3-3)。水体被污染后,鱼、虾、贝和藻类等水生生物对水体中农药有很强的富集作用。地下水也可能受到污染,畜禽从饮用水中吸收农药,引起畜产品农药残留。食品动物也可通过呼吸摄入空气中的农药。

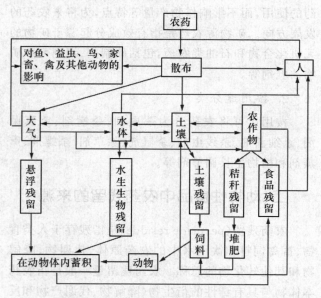

图3-3　农药进入食品和人体的途径

(三)通过生物富集

农药污染环境,经食物链传递可发生生物富集,致使农药的轻微污染而造成食品中农药的高浓度残留。饲料常以秸秆、谷实类的皮壳以及块茎、块根等部分加工而成,这些部分的农药残留量较高,饲喂畜禽、鱼虾,农药即可残留于这些动物的可食组织中。蜜蜂采食污染有农药的蜜源植物后,引起蜂蜜、蜂花粉、蜂王浆和蜂胶中农药残留。水生动物也可通过水生生物食物链,引起机体或水产品中农药的残留。

(四)其他途径

食品在加工、贮藏和运输中,使用污染有农药的容器、运输工具,或者食品与农药混放、混装等均可造成农药污染。有时也会因意外事故造成动物性食品污染。

三、常用农药对动物性食品的污染

(一)有机氯农药

有机氯农药(organochlorine pesticides,OCPs)是一类应用最早的高效广谱杀虫剂,大部分是含一个或几个苯环的氯素衍生物,是广泛存在于空气、水、土壤和沉积物等各类环境介质中的一类持久性有机污染物,具有生物富集性、生物放大性和高毒性等特点。主要品种有滴滴涕(DDT)和六六六(BHC,HCH),其次是艾氏剂、异艾氏剂、狄氏剂、异狄氏剂、毒杀芬(氯化茨烯)、氯丹、七氯、开篷、林丹(丙体六六六)等。1939年瑞典化学家Paul Meuller发现DDT的杀虫作用后,有机氯农药在植物保护和卫生防疫方面发挥了重要作用,20世纪60年代发现这类农药具有污染、高残留和毒性问题后,70年代在一些国家和地区相继限制使用和禁止使用。我国于1983年停止生产六六六和滴滴涕等有机氯农药,1992年禁止六六六、DDT、敌枯双、二溴氯丙烷等农药在农业方面的使用。目前仅有少数用于虫媒病(疟疾、登革热,黄热病等)的预防。

有机氯农药性质相当稳定,易溶于多种有机溶剂,在环境中残留时间长,不易分解,并不断地迁移和循环,从而波及全球的每个角落。有机氯农药一旦污染土壤,长期滞留,半衰期长达数年,最长达30年之久,如DDT生物半衰期为3～10年,毒杀芬10年,七氯7～12年,林丹5～10年。土壤中有机氯农药进入大气,可通过气流进行远距离扩散,进一步污染环境。河水中有机氯污染沿岸的土壤和生物,进入海洋后,浓度逐渐增加。目前有机氯农药仍是一类重要的环境污染物,是食品中重要的农药残留物之一。

1. 食品中的残留状况

有机氯农药通过食物链发生生物富集,生物浓缩系数(bioconcentration factor,BCF)藻类为 500 倍,鱼贝类可达 2 000～3 000 倍,食鱼鸟类高达 10 万倍以上。畜禽体内有机氯农药主要来源于被污染的饲料、饲草、饮水以及环境;非法使用有机氯农药治疗体内、外寄生虫(如使用毒杀芬),经皮肤吸收或被动物舔食;或误食拌过有机氯农药的种子。有机氯农药易溶于脂肪和有机溶剂,具有高度选择性,进入动物机体和组织后,主要蓄积于动植物脂肪或含脂肪较多的组织,不易排出。一般动物性食品残留量高于植物性食品,含脂肪多的食品高于含脂肪少的食品,猪肉高于牛肉、羊肉、兔肉,淡水鱼高于海产鱼。20 世纪 70～80 年代初我国有机氯农药残留较为普遍和严重,全面禁止使用后,这类农药的残留量逐渐降低。

2. 毒性及对人体健康的影响

有机氯农药以其蓄积性强和远期危害备受人们关注。农药通过食物链进入人体后,代谢缓慢,主要蓄积在脂肪组织,其次为肝、肾、脾和脑组织,还可随乳汁排出,并能通过胎盘,对人体产生各种影响。有机氯农药可影响机体酶的活性,引起代谢紊乱,干扰内分泌功能,降低白细胞的吞噬功能和抗体的产生,损害生殖系统,使胚胎发育受阻,导致孕妇流产、早产和死产。人急性中毒后表现为全身无力、流涎、呕吐、腹泻、头疼、头晕、焦躁不安、肌肉震颤、抽搐和麻痹等症状。

DDT 有较强的蓄积性,能损伤肝脏、肾脏和神经系统,引起肝脏肿大、贫血、白细胞增多,而且对免疫系统、生殖系统和内分泌系统也有显著的影响。有研究表明,用大剂量的 DDT 饲喂大鼠可诱发肝癌,对小鼠的致癌性较强。甲体六六六(α-666)对动物有致癌作用,乙体六六六(β-666)无致癌性,但可在人体内蓄积。六六六的蓄积量与男性肝癌、肺癌、肠癌以及女性的肠癌发病率有关。动物实验和人体流行病学发现六六六和 DDT 可引起血液细胞染色体畸变。艾氏剂、异艾氏剂、狄氏剂、异狄氏剂、七氯和林丹等氯化环二烯类化合物具有很强的急性毒性,能损害中枢神经和肝脏,导致神经中毒、肝脏肿大和坏死。慢性中毒主要可影响造血功能。氯丹和林丹是人类癌症的诱发剂;灭蚁灵有雌激素样作用和致畸性,且对大、小鼠有致癌性;艾氏剂、狄氏剂和异狄氏剂可引起食道癌、胃癌和肠癌,FAO/WHO 将艾氏剂列为极度危险性农药,FDA 将狄氏剂和异狄氏剂列为重要的监控农药。

3. 检验方法

按《动物性食品中有机氯农药和拟除虫菊酯农药多组分残留量的测定》(GB/T 5009.162—2008)或《动物肌肉中 478 种农药及相关化学品残留量的测定　气相色谱-质谱法》(GB/T 19650—2006)进行测定。食品中六六六和 DDT,按《食品中有机氯农药多组分残留量的测定》(GB/T 5009.19—2008)进行。

4. 允许限量

食品法典委员会(Codex Alimentarius Commission,CAC)推荐的丙体六六六的 ADI 值为 0.008 mg/kg,DDT 的 ADI 值为 0.02 mg/kg。我国食品安全国家标准(GB 2763—2019)规定了有机氯农药中的最大残留限量,见表 3-1。

表 3-1　我国动物性食品中有机氯农药再残留限量标准

食品类别/名称		指标/(mg/kg)		标准号
		六六六	DDT	
普通食品	哺乳动物肉类及其制品(海洋除外) 脂肪含量 10% 以下 脂肪含量 10% 及以上	0.1(以原样计) 1(以脂肪计)	0.2(以原样计) 2(以脂肪计)	GB 2763—2014
	水产品	0.1	0.5	GB 2763—2014
	蛋类	0.1	0.1	GB 2763—2014
	生乳	0.02	0.02	GB 2763—2014
绿色食品	蛋与蛋制品	0.05	0.05	NY/T 754—2011

注:再残留限量(extraneous maximum residue limit,EMRL):一些持久性农药虽已禁用,但还长期存在环境中,从而再次在食品中形成残留,为控制这类农药残留物对食品的污染而制定其在食品中的残留限量。

（二）有机磷农药

有机磷农药（organophosphorus pesticide）广泛用于农作物的杀虫、杀菌、除草。为我国使用量最大的一类农药，有些在兽医临床上被用作体外杀虫药。按经口的急性毒性，将有机磷农药分为高毒、中毒、低毒三类，高毒类主要有对硫磷（1605）、内吸磷（1059）、甲拌磷（3911）、甲胺磷等，中等毒类有敌敌畏、乐果、甲基内吸磷、倍硫磷、杀螟硫磷、二嗪磷（地亚农）等，低毒类有马拉硫磷（4049）和敌百虫等。

有机磷农药大部分是磷酸酯类或酰胺类化合物，多为油状，少数为黄白色固体；有特殊恶臭，挥发性大；不溶或微溶于水，易溶于有机溶剂；在碱性溶液中易水解破坏，毒力减弱。但敌百虫可溶于水，且在碱性溶液中分解为毒性较大的敌敌畏（DDVP）。有机磷的化学性质不稳定，分解快，在土壤中持续时间仅数天，个别长达数月。其生物半衰期短，不易在作物、动物和人体内蓄积残留，食物经洗涤、烹调加工后，残留的有机磷农药有不同程度削减。

1. 食品中的残留状况

在农业生产中，有机磷农药的用量大且频繁，反复多次用于农作物和土壤，因此对植物性食品的污染较严重，尤其是芳香族物质在植物中残留量高。将有机磷农药作为动物杀虫剂使用、畜禽采食拌过有机磷的种子、蜜蜂采集被污染的蜜粉源植物、动物饮用被有机磷污染的水，有机磷农药则可残留于动物体内。但有机磷在高等动物体内分解快，不易残留。

2. 毒性及对人体健康的影响

有机磷农药经皮肤、黏膜、呼吸道或随食物进入人体后，分布于全身各器官组织，以肝脏最多，其次为肾脏、骨骼、肌肉和脑组织。有机磷对人具有全身毒作用，这主要是由于它抑制胆碱酯酶的活性，使组织中乙酰胆碱不能分解而过量蓄积，使一系列以乙酰胆碱为传导介质的神经处于过度兴奋状态，最后转入抑制和衰竭。有机磷农药并无物质蓄积作用，而只有功能性蓄积，即反复多次接触有机磷后，胆碱酯酶活力的抑制有累计作用。有些有机磷化合物在体内经氧化作用后，毒性很大，如1605进入人体后，在肝脏中氧化为1600（对氧磷）毒性更大，被WHO列为危险性最大的有机磷农药。也有的进入人体后受到酶的水解作用而被破坏，毒性降低。人群流行病学调查和动物实验资料显示，有机磷农药具有慢性毒性和特殊毒性作用，能引起动物肝功能障碍、糖代谢紊乱和白细胞吞噬能力减退；有些具有胚胎毒作用，可引起胚胎畸形、发育不良，甚至死亡。动物实验表明，马拉硫磷本身不致癌，但能阻止抑癌因子发挥作用，而诱发动物肿瘤。有些有机磷有诱变作用，能损伤动物的DNA，如马拉硫磷和敌敌畏在Ames（埃姆斯氏）实验中呈现致突变性。

大量接触或摄入后可导致人的急性中毒，出现毒蕈碱样、烟碱样、中枢神经系统和交感神经系统中毒症状。轻者有头痛、头晕、呕吐、无力、多汗、胸闷、视力模糊等，瞳孔可能缩小；中度中毒时，除上所述表现加重外，还有肌肉跳动、大汗、流涎、腹痛、呼吸困难、肌肉震颤、运动障碍、语言失常、瞳孔缩小等症状；重度中毒出现肌肉抽搐、痉挛、昏迷、血压升高、呼吸困难，并能影响心、脑功能，可因呼吸麻痹而死亡。也有的在急性中毒症状消失后2~3周出现迟发型神经病，病人出现下肢无力、运动失调、记忆力下降，甚至神经麻痹。倍硫磷、敌敌畏、乐果、甲胺硫磷等中毒时可发生中间综合征（intermediate syndrome，IMS），也称为肌无力综合征。全血胆碱酯酶活性低于70%是诊断有机磷中毒的一项可靠标准。

3. 检验方法

按照《动物肌肉中478种农药及相关化学品残留量的测定　气相色谱-质谱法》（GB/T 19650—2006）或《动物性食品中有机磷农药多组分残留量的测定》（GB/T 5009.161—2003）进行测定。

（三）氨基甲酸酯农药

氨基甲酸酯（carbamates）农药是继有机磷和有机氯农药之后，开发出来的一类新型农药，具有高效、低毒、低残留的特点，广泛用于杀虫、杀螨、杀线虫、杀菌和除草等方面。高毒性的有呋喃丹（克百威）、涕灭威等，中等毒性的有西维因、速灭威等，多菌灵属低毒。呋喃丹引起动物和人类中毒较为常见，农业部发布的《食品动物禁用的兽药及其他化合物清单》（2002年）规定，禁止在所有食品动物中使用呋喃丹。该类农药易溶于有机溶剂，在酸性条件下较稳定，遇碱易分解失效；在环境和生物体内易分解，土壤中半衰期为8~14 d。

1. 食品中的残留状况

氨基甲酸酯农药不易在生物体内蓄积，在农作物中残留时间短，谷类中半衰期为3~4 d，畜禽肌肉和脂肪中残留量低，残留时间为7 d左右。尽管氨基甲酸酯农药的残留较有机磷农药轻，但随着其用量和使用范围的不断增大,食品中残留问题也逐渐突出。

2. 毒性及对人体健康的影响

大多数氨基甲酸酯农药对温血动物、鱼类和人的毒性较低。中毒机理和症状基本与有机磷农药类似,但它对胆碱酯酶的抑制作用是可逆的(除百克威外),水解后的酶活性可不同程度恢复,且无迟发性神经毒性,故中毒后恢复较快。氨基甲酸酯农药依种类的不同而毒性有所差异,急性毒性从剧毒到低毒甚至近于无毒。长、短期毒性试验表明,氨基甲酸酯除具有抗胆碱酯酶活性外,还对造血系统有影响,当剂量高时,还对肝、肾功能有不同程度的影响。给豚鼠连续饲喂大量氨基甲酸酯农药,可出现共济失调、肌肉无力、抽搐、瘫痪、厌食、生殖功能障碍。人急性中毒时,患者出现精神沉郁、流泪、肌肉无力、震颤、痉挛、低血压、瞳孔缩小,甚至呼吸困难等胆碱酯酶抑制症状;重者心功能障碍,甚至死亡。中毒轻时表现头痛、呕吐、腹痛、腹泻、视力模糊、抽搐、流涎、记忆力下降。涕灭威和克百威急性毒性较强,WHO将涕灭威列为极危险的有害农药。

氨基甲酸酯农药具有氨基,在环境中或胃内酸性条件下与亚硝酸盐反应易生成亚硝基化合物,致使氨基甲酸酯农药具有潜在的致癌性、致突变性。动物实验表明,西维因可诱发大鼠和小鼠肿瘤,并对豚鼠、犬、仓鼠、猪、鸡和鸭有致畸性,在 Ames 实验中显示较强的致突变性。但人群流行病学调查显示,至今未见氨基甲酸酯农药具有直接致癌性的有关报道,其安全性尚需进一步研究。

3. 检验方法

按《动物性食品中氨基甲酸酯类农药多组分残留高效液相色谱测定》(GB/T 5009.163—2003)进行测定。

(四)拟除虫菊酯农药

拟除虫菊酯(pyrethroids)农药是一类模拟天然除虫菊酯的化学结构而合成的杀虫剂和杀螨剂,具有高效、广谱、低毒、低残留的特点,广泛用于蔬菜、水果、粮食、棉花和烟草等农作物,也用于防治家畜和蜜蜂体外寄生虫及杀灭家庭害虫。目前常用 20多个品种,主要有氯氰菊酯、溴氰菊酯(敌杀死)、氰戊菊酯、甲氰菊酯、二氯苯醚菊酯、三氟氯氰菊酯等。这类农药不溶或微溶于水,易溶于有机溶剂,在酸性条件下稳定,遇碱易分解,在自然环境中降解快,但对水生动物(如鱼类)毒性大。

1. 食品中的残留状况

拟除虫菊酯农药半衰期短,不易在生物体内残留,农作物中残留期通常为 7～30 d。农产品中的拟除虫菊酯类主要来自喷施时直接污染,常残留于果皮。合成拟除虫菊酯农药在哺乳动物体内通过水解、氧化等代谢,在组织中无蓄积。

2. 毒性及对人体健康的影响

拟除虫菊酯属中等或低毒类农药,在生物体内不产生蓄积效应,因其用量低,一般对人的毒性不强。这类农药主要作用于神经系统,使神经传导受阻,出现痉挛和共济失调等症状,但对胆碱酯酶无抑制作用。动物试验表明,大剂量氰戊菊酯饲喂动物,有诱变性和胚胎毒性。人的急性中毒多因误食或在农药生产和使用中接触所致,中毒后出现恶心、呕吐、流涎、口吐白沫、多汗、运动障碍、言语不清、意识障碍、反应迟钝、视力模糊、肌肉震颤、呼吸困难等神经系统症状,严重时抽搐、昏迷、血压下降、心动过速、瞳孔缩小、对光反射消失、大小便失禁,最后因衰竭而死亡。

3. 检验方法

按《动物性食品中有机氯农药和拟除虫菊酯农药多组分残留量的测定》(GB/T 5009.162—2008)进行测定。

(五)其他农药

1. 杀螨剂

(1)杀虫脒　杀虫脒(chlordimeform,杀螨脒,克死螨)属于二甲基甲脒类广谱杀虫剂和杀螨剂,主要用于果树、家畜和蜂螨防治,中等毒性,防治对有机磷和氨基甲酸酯类具有抗药性的害虫效果很好,对害虫的天敌杀伤性小,对蜜蜂无影响,曾在我国大量使用,造成环境污染,导致蜂产品中杀虫脒残留量超标。研究表明,杀虫脒及其中间代谢产物对人体具有急性毒蓄积和致癌、致畸、致突变作用。该类药物还可通过食物链的传递对人体健康造成危害。1993 年我国禁止生产和使用杀虫脒。

(2)双甲脒　双甲脒(amitraz,螨克)是一种广谱杀螨剂,属中等毒性农药,主要用于防治果树、蔬菜等作物的有害螨虫,也可用于牛、羊等牲畜牲体外蜱螨。研究显示双甲脒对生殖系统和消化系统毒性较大。2013 年美国将蜂蜜中双甲脒残留限量标准设为 0.2 mg/kg,蜂巢中限量设为 9 mg/kg。蜂蜜中双甲脒残留量的测定按 GB/T 21169—2007 规定,用液相色谱法测定。

（3）三氯杀螨醇　三氯杀螨醇（dicofol）为广谱性杀螨剂，属低毒类杀螨剂，三氯杀螨醇的合成原料和代谢产物为滴滴涕，不易分解，残留量高。有资料显示三氯杀螨醇在环境中的暴露对鱼类、爬行类、鸟类、哺乳类和人类有毒性和雌激素效应。人中毒后有头疼、头晕、多汗、心悸、胸闷、视力模糊和胃肠炎等症状，严重者出现抽搐和意识障碍。FAO/WHO建议三氯杀螨醇的 ADI 值为每千克体重 0.025 mg。

2. 杀菌剂

（1）有机砷制剂　主要有甲基胂酸锌、甲基胂酸铵、富美胂等，含砷农药极易污染土壤和稻谷，有蓄积作用，影响人畜安全，是造成食品残毒的主要农药之一。有机砷进入人体可转化为毒性很强的三价砷，引起人的砷中毒，并有致癌作用。我国已禁止使用有机砷农药。

（2）苯并咪唑类　包括多菌灵、托布津、甲基托布津、苯菌灵、噻菌灵等，对人和动物毒性较低。有资料显示该类农药具有生殖毒性和致癌性。

（3）有机硫制剂　主要有代森锌、代森铵、代森锰锌等代森类和福美双、克菌丹、敌克松等，属中等和低毒类杀菌剂，对皮肤和黏膜有刺激作用。代森类属于含硫的氨基苯甲酸酯类农药，在代谢中易与亚硝酸盐生成亚硝胺。代森类进入环境和食品中，可转变为致癌物质乙基硫脲。克菌丹对哺乳动物具有免疫毒性和"三致"作用，当膳食中蛋白摄入不足时，其毒性更大。

3. 除草剂

除草剂（herbicide）又称为除锈剂，用以消灭和控制杂草生长，用量很大。主要有 2,4-D 丁酯、除草醚、敌草隆、灭草隆、丁草胺、莠去津、乙草胺、异丙甲草胺、地乐酚等。大多数毒性较低，不易在生物体内蓄积，对人和动物比较安全，危害小。但有些种类除草剂毒性较大，甚至有"三致"作用。如除草醚属二苯醚类，动物实验证实具有慢性毒性，对哺乳动物具有"三致"作用，我国已于 2001 年停止生产和使用。地乐酚属硝基苯酚类除草剂，可引起人疲乏、头疼、多汗、口渴、呼吸困难、发热、体重减轻、白内障、组织黄染、免疫功能降低和男性不育，甚至致癌、致畸。

4. 熏蒸剂

熏蒸剂是利用挥发时所产生的蒸气毒杀有害生物的一类农药，主要用于杀虫、防霉和灭鼠。按物理性质可分为固态、液态和气态 3 类。常用的有氯化苦、磷化铝、硫酰氟、溴甲烷等。熏蒸剂具有挥发性，

在粮食中残留量低，通过消化道对人体毒性较小。研究发现，二溴乙烯熏蒸剂可提高实验动物肿瘤的发生率，并有致突变性。

5. 植物生长调节剂

植物生长调节剂是人工合成的对植物生长有调节作用的物质，常用的有矮壮素、乙烯利、吲哚乙酸、多效唑、三十烷醇、赤霉素等化合物，矮壮素和乙烯利属含氯乙基农药，有诱癌、致畸和胚胎毒性，而且在代谢中能产生氯乙烯类致癌物质。

6. 生物农药

生物农药是指以微生物、动物、植物等生物活体或其代谢产物提取的具有杀虫、杀菌、除草以及生长调节作用的活性物质。包括细菌生物农药、真菌生物农药、病毒生物农药、微生物源农药、植物源农药、动物及动物源农药、转基因作物等种类。生物农药对人畜较为安全，可保护生态环境，不杀害天敌，也不易产生耐药性。但有些种类具有毒性，如阿维菌素为高效杀虫杀螨剂，属大环内酯类抗生素，存在药物残留问题。另外重组微生物农药可能存在潜在基因污染，需进一步研究。

第三节　有毒金属对动物性食品的污染

自然界中含有 80 多种金属和类金属元素，人体可以通过饮水、呼吸、食物及生产、生活接触摄入，进入人体的金属元素有些是人体生长发育所必需的常量元素，在一般膳食情况下不至对机体造成危害，如钾、钠和钙等；有些是必需的微量元素，如铜、锌、锡、铬、钴、镍、钡、锑等，但长期过量摄入，也会对机体组织器官生产潜在性危害，引起微量元素中毒病。通常引起人中毒的主要是重金属，其密度在 4.1 kg/m³ 以上，如汞、镉、铅等，称为有毒金属（poisonous metal）；砷也是常见的有毒元素，兼有金属与非金属的性质，故称为半金属元素。其中汞、铅、镉和砷等污染物是动物性食品安全监测的重点。

一、汞对动物性食品的污染

汞（mercury，Hg）又称水银，为银白色液体金属，是唯一在常温下呈液态的金属，具有挥发性，常温下可以形成汞蒸气。除金属汞外，汞化合物分为无机汞和有机汞两类。常用的无机汞化合物有硝酸汞

[Hg(NO₃)₂]、氯化高汞(HgCl₂)、甘汞(Hg₂Cl₂)、氰化汞[Hg(CN)₂]及雷汞[Hg(CNO)₂]等。有机汞曾用作杀菌剂,拌种或农田喷洒,目前已禁止使用。

汞在环境中可以迁移和转化,金属汞在常温下可以蒸发,气温增高蒸发量加大,从而污染环境和食品。在环境中或生物体内,无机汞可以通过微生物作用形成甲基汞(methyl mercury),也可以通过化学作用发生甲基化,使其毒性增强。研究发现大肠埃希菌、固氮菌类等多种微生物均可以使无机汞甲基化,水底淤泥及鱼体表微生物也可使污染的无机汞转变为甲基汞。甲基汞性质稳定,易溶于脂肪,通过食物链富集,难以排出体外。

(一)食品中汞的来源及污染状况

地壳的岩石中含有汞,通过火山喷发、岩石风化和雨水冲刷等自然现象向外界排出汞,至少有一半进入环境中。由于汞在自然环境中进行循环,故大气、土壤、水体中均含有汞,构成环境中汞的本底值。环境中的汞污染主要来源于工业生产和含汞农药的使用,金属汞及其化合物在冶金、化工、医药、印染、造纸、鞣革、涂料、电池、电器等生产中广泛使用。这些工业排放的"三废"中含有大量的汞,可以直接污染大气、水体及土壤,进而污染食品。据统计,全世界每年开采应用的汞约在1万t以上,其中绝大部分以"三废"形式进入环境,从废水中流失的汞占工业中汞用量的30%~50%。据估计,氯碱工业每生产1t氯,要流失100~200g汞。用含汞废水灌溉农田,造成饲料、饲草污染。20世纪使用有机汞农药(氯化乙基汞、醋酸苯汞、磺胺苯汞等)作为杀菌剂,造成了环境和食品的污染。

粮食和饲料受汞污染后,被畜禽采食,导致其产品残留有汞。也有报道,畜禽因误食有机汞农药处理的种子,或由于农药保管不严、使用不当等造成散毒直接污染饲料、饮水,从而引起动物可食组织中汞的残留。鱼体内的汞主要以甲基汞的形式存在(可占体内含汞总量的80%以上),主要来自水体,也可通过食物链富集使可食组织中的甲基汞浓度达到很高水平,是人体汞的主要来源。有资料显示,鱼对水体中汞的富集系数一般为1万~10万倍,有的高达100万倍以上,甲基汞在鱼贝类体内半衰期长达400~700d。1953—1956年日本熊本县水俣湾附近的渔村发生水俣病(Minamata disease)时,该地区鱼贝类体内汞含量高达20~40mg/kg。

(二)毒性及对人体的危害

人体内的汞主要来自受污染的食物,特别是鱼、贝类等水产品。汞的毒性与其存在形态和吸收率有关,金属汞几乎不被吸收,无机汞的吸收率也很低,5%~7%,而有机汞的吸收率高达90%以上。吸收的汞分布于全身,以肝、肾和脑等组织器官含量最高。通过食物摄入体内的汞主要是甲基汞,进入人体不易降解,代谢缓慢,蓄积性强,体内生物半衰期为70d左右,在脑组织中可长达180~250d,对脑细胞产生长期毒作用,使脑细胞产生退行性变;甲基汞还可以通过血脑屏障、血睾屏障及胎盘屏障,损害中枢神经系统、胎儿,并可损害肝和肾,引起肝、肾细胞变性和坏死,干扰蛋白质代谢和酶的活性。

汞蒸汽对人体有剧毒,可经呼吸道及皮肤进入人体内,引起皮肤、黏膜的腐蚀性病变,能与多种酶的疏基结合而抑制其活性。无机汞主要损害肝脏和肾脏,可能是精子的诱变剂,导致畸形精子的比例增高,其中硝酸汞的成人致死剂量为0.06~0.25g,升汞的致死剂量为0.3~0.5g。甲基汞毒性很强,成人中毒剂量为每千克体重20mg,胎儿为5mg。20世纪50年代发生于日本的公害事件"水俣病"是世界历史上首次发生重金属污染重大事件,其起因是水俣湾附近化工厂采用汞作为催化剂,将大量含汞的废水排入海湾,当地居民食用从该水域捕获的鱼类引起的甲基汞中毒。1964年日本新潟县也发生类似中毒病。20世纪70年代初,我国松花江流域也曾发生过甲基汞污染事件。甲基汞中毒主要表现为神经系统损害症状,急性中毒时有胃肠道和神经症状,患者迅速昏迷、抽搐、死亡。慢性中毒者初始表现为疲乏、头晕、失眠、肢体末端、嘴唇、舌齿等麻木刺疼,继而发展为运动失调、语言不清、耳聋、视力模糊、记忆力衰退,严重者可出现精神错乱、痉挛死亡。甲基汞可通过胎盘进入胎儿体内,引起流产、胎儿畸形,可引起新生儿发生汞中毒,表现发育不良、智力低下、脑瘫痪等"先天性水俣病"症状,甚至死亡。

(三)检验方法

按《食品安全国家标准　食品中总汞及有机汞的测定》(GB 5009.17—2014)测定。

(四)汞的允许限量

我国规定的动物性食品中汞的限量指标见表3-2。

表 3-2   动物性食品中汞的限量指标

食品		限量（以 Hg 计）/（mg/kg）		标准号
		总汞	甲基汞	
普通食品	水产动物及其制品（肉食性鱼类及其制品除外）	—	0.5	GB 2762—2017
	肉食性鱼类及其制品	—	1	
	肉及肉制品（肉类）	0.02		
	乳及乳制品 生乳、巴氏杀菌乳、灭菌乳、调制乳、发酵乳	0.01		
	蛋及蛋制品 鲜蛋	0.05		
绿色食品	蛋与蛋制品	0.03		NY/T 754—2011
	鱼糜制品		0.5	NY/T 1327—2007
	鱼罐头		1.0（食肉鱼）	NY/T 1328—2007
			0.5（非食肉鱼）	
	海水贝		0.5	NY/T 1329—2007
	畜禽肉制品	0.05		NY/T 843—2015

二、铅对动物性食品的污染

铅（lead，Pb）为灰白色金属，熔点低，性质稳定，延伸性好。铅在自然界分布很广，水、土壤、大气和各种食品中均含有微量的铅。铅及其化合物在工农业生产中广泛应用，造成的污染也很普遍，是常见的环境和食品污染物之一。

（一）食品中铅的来源及污染状况

铅为一种不降解的环境污染物，在环境中可以长期蓄积，通过食物链、水及空气进入人体。自然界中铅的本底值较低，人体内的铅主要来自环境污染，如采矿、冶金、铅粉、蓄电池、陶瓷、建筑材料、玻璃生产以及含铅的化合物，如颜料、杀虫剂等的使用，含铅物质的燃烧也可造成环境污染。

全世界每年消耗铅在 1 000 万 t 以上，很大一部分以废气、废水的形式排放到环境中，一些冶炼厂附近表层土铅含量高达 1 000 mg/kg。有资料显示部分工业区、公路两旁的土壤和空气中的铅浓度远高于其背景值。据报道，甘肃省徽县某有色金属冶炼公司由于长期超标排放含铅烟尘，造成厂区周围400 m 范围土壤已全部污染，截至 2006 年 9 月 13日，造成周边 368 人血铅超标，住院人数 258 人，其中儿童 250 人。四乙基铅曾被作为做防爆剂加入汽油中广泛使用，致使汽车通过尾气排放大量铅，据监测，公路附近的农作物含铅量可高达 3 000 mg/kg。

农业上使用的含铅农药、塑料薄膜或者不合理施用的化肥，畜牧业上使用的饲料等是动物性食品铅污染的主要来源之一。大气污染物以及含铅农药（如砷酸铅）和化肥（磷肥）可通过污染环境与牧草饲料，通过食物链引起动物性食品中铅的残留；据资料显示，一些炼铅厂附近的牧草铅含量可达 180 mg/kg，而甘肃某有色金属工业区所产的牧草、小麦中的铅含量高含量达 287.8 mg/kg 干质量，被畜禽采食后可引起动物组织中铅的残留而危害人类。而硫酸锰、氧化锌、石粉、磷酸氢钙等矿物质饲料自身就含有一定量的铅。研究显示，海产品可能是近海城市中儿童血铅的主要来源之一，由于酸雨的冲刷，河流湖泊中很大一部分重金属排入大海，在入海口地区不断累积，产生严重污染，被鱼和贝类富集而进入食物链。

此外，在动物性食品加工、贮藏以及运输过程中使用含铅的添加剂、包装材料、加工机械、运输管道和容器，均可使食品受到污染。罐头食品的马口铁焊锡中含铅 40%～60%，聚氯乙烯塑料管材常用铅作为稳定剂，在一定条件下铅均会迁移到食品中。陶瓷工业铅用量很大，其中有 1/5 的陶瓷为食品器具，陶瓷上的釉彩是铅污染的重要来源。而在传统皮蛋加工中添加的黄丹粉（氧化铅），引起铅污染。资料显示 2000—2003 年，广东省皮蛋抽检中铅合格率仅为 44.5%，最高含量可达 334 mg/kg，为限量指标的 117 倍。

（二）毒性及对人体健康的影响

铅及其化合物都具有一定的毒性，铅化合物的毒性取决于在体液内的溶解度，溶解度越大毒性越大。一般无机铅比有机铅毒性大，其中毒性最强的是作为汽油防暴剂的四乙基铅及其同系物，能溶于类脂化合物，也能被皮肤吸收而迅速作用于神经中枢。人体内的铅主要来自食物。铅经消化道吸收后，90%从消化道排出体外，婴幼儿吸收率高达30%～50%。铅在人体的生物半衰期为1 460 d，摄入体内的铅主要分布在肝、肾中，其次为脾、肺、脑和肌肉等组织，最后有90%～95%的铅以不溶性磷酸铅[$Pb_3(PO_4)_2$]的形式蓄积于骨骼中，半衰期长达5～20年，并可保持相对稳定。在体液中铅能形成可溶性盐或与某些蛋白质相结合，从而迅速地降低毒性或被排出，但蓄积于骨内则有着明显的毒作用。当缺钙或食入碱性药物而使血液酸碱平衡改变时，可导致骨内储存的磷酸铅转化为溶解度增大100倍的磷酸氢铅而进入血液，引起内源性铅中毒。铅能通过胎盘进入胎儿体内，入侵胎儿脑组织，危及后代。铅对机体各组织器官均有一定的毒性作用，主

要损害神经系统、造血系统和肾脏，还能使免疫功能降低，消化道黏膜坏死，肝脏变性坏死。动物试验证明，铅可引起精子畸形，具有致畸和致突变性。

引起人急性铅中毒的最低剂量为每千克体重5 mg，主要症状为口腔有金属味、出汗、流涎、呕吐、便秘或腹泻、阵发性腹绞痛、血压升高等，严重时痉挛、抽搐、瘫痪、昏迷、循环障碍，甚至死亡。慢性中毒以神经系统功能紊乱为主，出现食欲不振、头痛、头昏、失眠、记忆力下降等症状。重者表现为多发性神经炎，肌肉关节疼痛，牙龈有"铅线"，贫血，肾功能障碍乃至衰竭，视力模糊，记忆力减退，脑水肿，甚至发生休克或死亡。铅对婴幼儿的危害更大，能损害脑组织，导致儿童发育迟缓、智力低下、烦躁多动、癫痫、行为障碍、心理异常和脑性瘫痪等。

（三）检验方法

按《食品安全国家标准　食品中铅的测定》（GB 5009.12—2017）进行测定。

（四）铅的允许限量

我国规定动物性食品中铅的限量指标见表3-3。

表 3-3　动物性食品中铅的限量指标

食品		限量（以 Pb 计）/（mg/kg）	标准号
普通食品	肉及肉制品	肉类（畜禽内脏除外）	0.2	GB 2762—2017
		畜禽内脏	0.5	
		肉制品	0.5	
	水产动物及其制品	鲜、冻水产动物（鱼类、甲壳类、双壳类除外）	1.0（去除内脏）	
		鱼类、甲壳类	0.5	
		双壳类	1.5	
		水产制品（海蜇制品除外）	1	
		海蜇制品	2	
	乳及乳制品	生乳、巴氏杀菌乳、灭菌乳、发酵乳、调制乳	0.05	
		乳粉、非脱盐乳清粉	0.5	
		其他乳制品	0.3	
	蛋及蛋制品（皮蛋、皮蛋肠除外）		0.2	
	皮蛋、皮蛋肠		0.5	

续表 3-3

食品		限量（以 Pb 计）/(mg/kg)	标准号
绿色食品	蛋与蛋制品		0.1	NY/T 754—2011
	鱼糜制品	鱼贝类、头足类	1	NY/T 1327—2007
		其他水产品	0.5	
	鱼罐头		0.2	NY/T 1328—2007
	海水贝		1	NY/T 1329—2007
	畜禽肉制品	调制肉制品	0.1	NY/T 843—2015
		腌腊肉制品、酱卤肉制品、熏烧焙烤肉制品、肉干制品和肉类罐头制品	0.1	

注：巴氏杀菌全蛋粉、蛋黄粉和蛋白片表内数字相应增高 7.5 倍。

三、砷对动物性食品的污染

砷（arsenic，AS）属于类金属元素，有灰、黄、黑色 3 种异形体，其中灰色砷具有金属性。砷的化合物有无机砷和有机砷两类。无机砷多数为三价砷和五价砷化合物。常见的三价砷化合物有三氧化二砷（As_2O_3，砒霜）、亚砷酸钠（$NaAsO_2$）和三氯化砷（$AsCl_3$），五价砷化物有五氧化二砷（As_2O_5）、砷酸（H_3AsO_4）。有机砷主要是五价砷，如对氨基苯胂酸、甲胂酸和二甲次胂酸等。自然界中多以五价砷形式出现，环境污染的砷多以三价砷形式存在，食品中污染的砷以三价和五价存在。砷对环境的污染、毒性和对人体健康的危害仅次于铅。

（一）食品中砷的来源及污染状况

砷是地壳组成成分之一，广泛存在于土壤、水、空气和食物中。砷多以无机砷形态分布于许多矿石中，主要含砷矿有砷黄铁矿（FeAsS）、雄黄矿（As_4S_4）和雌黄矿（As_2S_3）。地壳中砷的含量为 1.5~2 mg/kg，比其他元素高 20 倍，天然的本底值为 0.2~40 mg/kg，有些地区土壤中砷含量平均为 5 mg/kg，某些煤中砷含量高达 1 000 mg/kg。我国台湾西南沿海某地泉水砷含量达 0.01~1.82 mg/L，新疆某地深井水砷含量达 0.6 mg/L，这两个地区曾有慢性砷中毒的报道。绝大多数食品中砷的含量在 1.0 mg/kg 以下。但海产品含砷量较高，海鱼可达 5 mg/kg，鱼贝类可达数十毫克/千克。

砷矿的开采和冶炼，有色金属的熔炼、煤的燃烧以及砷化物在工业中广泛应用，均可排放含砷的"三废"，污染环境、饲料、饮水，通过食物链进入动物体内。据报道，工业城市毗邻的沿海水域砷的含量可达 140~1 000 μg，而冶炼厂附近海底淤泥中高达 290~980 mg/kg，这些水域中的水生动植物均可受到污染。含砷农药过量使用，均会增加作物残留，通过饲料造成动物性食品的污染。在动物养殖中，一些砷化物常用作促生长剂或抗寄生虫药，以促进畜禽生长，提高饲料利用率和防止肠道感染。例如，氨基苯胂酸及其钠盐添加于猪饲料，3-硝基-4-羟基苯胂酸和 4-硝基苯胂酸主要用于家禽，若使用过量均可引起砷的残留。在食品加工中，如果使用的食品添加剂、加工助剂和包装材料含砷，则可造成食品污染。1956 年日本森永奶粉公司用磷酸氢二钠作为乳粉的稳定剂，因其含砷量过高，致使乳粉受到污染，引起 12 159 名婴儿中毒，其中 120 人因脑麻痹而死亡，即所谓的"森永奶粉"事件。水生动物特别是海产甲壳动物对砷有很强的富集能力，富集系数可达 3 300 倍。英国总膳食调查显示，膳食中砷的主要来源是鱼类，在 1997 年占全部饮食摄入量的 94%。我国调查发现，肉类、海产品和淡水鱼中的砷主要以有机砷的形式存在，海产品砷含量较高，甲壳类海蟹总砷含量高达 16.47 mg/kg。

（二）毒性及对人体健康的影响

元素砷和砷的硫化物不溶或很少溶于水，故不吸收或很少被吸收，基本无毒。但砷的氧化物、盐类及有机化合物可经过消化道、呼吸道和皮肤吸收，具有不同毒性，三价砷的毒性强于五价砷，无机砷的毒性大于有机砷，有机砷的毒性随着甲基数的增加而递减。砷可通过饮水、食物经消化道吸收分布到全身，最后蓄积在肝、肺、肾、脾、皮肤、指甲及毛发内，其中以指甲、毛发的蓄积量最高，超过肝脏的 50 倍。生物半衰期为 80~90 d，可通过胎盘进入胎儿体内。

砷化物易与体内酶的巯基(—SH)结合,形成稳定的复合物,使胃蛋白酶、胰蛋白酶、丙酮酸氧化酶、ATP酶等酶失去活性,阻碍了细胞正常的呼吸与代谢,使细胞变性坏死,从而损害神经系统、肾脏和肝脏,导致毛细血管通透性增强,并对消化道黏膜有腐蚀作用。砒霜(As_2O_3)可引起急性中毒,也可因蓄积而致慢性中毒,其经口中毒剂量为10~50 mg,致死剂量为100~300 mg,个别敏感者甚至1 mg即可中毒,20 mg就可致死。急性中毒多为经口进入胃肠引起,中毒后表现有恶心、呕吐、腹泻、兴奋、躁动、意识模糊、四肢痉挛等症状,重者意识丧失、昏迷、呼吸麻痹而死亡。慢性中毒主要为长期摄入被砷污染的食品引起,主要表现感觉异常、进行性衰弱、食欲不振、恶心、呕吐,并同时出现皮肤色素沉着、角化增生及神经末梢炎等体征。台湾地区西南部一些沿海地区居民发生的"黑足病"(black foot disease),即为长期饮用含砷过高的水而导致的一种地方病,主要表现为肢端中小血管循环障碍,导致患肢局部变黑、坏疽。山西、新疆、内蒙古、云南、贵州、吉林、宁夏等省均发生过饮水型地方性砷中毒。有资料显示印度和孟加拉国约6 000万至1亿人群目前处在饮水砷污染的风险中。砷及其化合物已被国际癌症研究机构(IARC)确认为致癌物,对其高摄入人群的远期危害不容忽视。人群流行病学调查资料表明,无机砷是肺癌和皮肤癌的诱因之一。据调查研究,长期饮用含砷高的水的居民,皮肤癌发病率高。一些研究指出,砷化物特别是无机砷有致畸作用和致突变性,有机砷在体内可转化为无机砷及其衍生物而产生相应的毒性作用。

(三)检验方法

按《食品安全国家标准　食品中总砷及无机砷的测定》(GB 5009.11—2014)进行测定。

(四)砷的允许限量

我国食品卫生标准规定动物性食品中总砷、无机砷的限量指标见表3-4。

表3-4　动物性食品中砷的限量指标

食品		限量(以 As 计)/(mg/kg)		标准号
		总砷	无机砷	
普通食品	水产动物及其制品(鱼类及其制品除外)	—	0.5	GB 2762—2017
	鱼类及其制品	—	0.1	
	肉及肉制品(肉类)	0.5	—	
	乳及乳制品生乳、巴氏杀菌乳、灭菌乳、调制乳、发酵乳	0.1		
	乳粉	0.5		
	蛋与蛋制品	—	0.05	NY/T 754—2011
绿色食品	鱼糜制品		0.1(鱼类) 0.5(其他水产品)	NY/T 1327—2007
	鱼罐头		0.1	NY/T 1328—2007
	海水贝		0.5	NY/T 1329—2007
	畜禽肉制品(调制肉制品、腌腊肉制品、酱卤肉制品、熏烧焙烤肉制品、肉干制品和肉类罐头制品	0.5	—	NY/T 843—2015

四、镉对动物性食品的污染

镉(cadmium,Cd)为银白色金属,质地柔软,有延伸性,耐磨。镉是相对稀有元素,在自然界中的含量很少,无单质存在,多以硫化物的形式与锌、铅、铜、锰矿一同存在。镉是一种毒性很强的重金属元素,在土壤中具有较强的代谢活性,极易为植物吸收而进入食物链。1972年,FAO/WHO把镉列为第三位优先研究的食品污染物。联合国环境规划署1984年提出12种具有全球意义的危险化学物质,镉被列为首位。

(一)食品中镉的来源及污染状况

食品中的镉主要来源于工业"三废"。冶炼、农药、化肥以及化学工业产生的含镉的"三废"直接污染土壤和水体,进而在植物、动物体内富集。20 世纪 50 年代日本暴发了由镉引起的"骨痛病"事件,就是食用了被镉污染的大米而发生的镉中毒。被镉污染的水体中的鱼、贝类等水生生物可将镉浓缩数千倍。甘肃白银矿区工业废水含有镉、铅、铜、锌等多种金属,该地区牧草中铅、镉的含量是正常值的 9 倍和 680 倍,并通过食物链系统导致马和羊发生 Pb-Cd 联合中毒,当地马、绵羊、鸡组织中 Pb、Cd 含量超过了最大允许含量许多倍,将直接危害食用者的健康。资料显示,贵州省开阳县某磷矿周边饲养的畜禽中,牛肾脏、牛肠、牛肺脏、羊脾脏、羊肌肉镉含量超过国家标准 1 倍至 10.54 倍。农业生产中广泛使用的化肥和农药中含镉,淤泥施肥也是土壤中镉的主要来源之一,这些镉污染环境或直接被作物吸收,通过饲料、饮水等进入动物体内,导致动物性食品镉残留。汽车尾气污染是城市空气受镉污染的主要原因之一。玻璃、搪瓷和金属容器等食品包装材料中含有镉,可溶于食品中的酸性物质,造成镉污染。

在镉污染区饲养畜禽或给畜禽饲喂高镉量的饲料时,可导致动物体内及畜产品中高镉量的残留。一般而言,畜禽产品中以肝、肾镉含量最高,为 $1\sim2\ mg/kg$,有的甚至达到 $5\ mg/kg$,其次是肌肉。镉在生物体内容易发生富集,尤其是海洋生物,富集系数高达 4 500 倍,甚至更高。鱼贝类肝脏镉浓度高于其他组织,在乌贼和贻贝中可达 $100\ mg/kg$。资料显示,我国海南近岸海域贝类镉的平均值为 $1.97\ mg/kg$;而厦门海区的菲律宾蛤仔中镉的含量最高可达 $10.4\ mg/kg$。

(二)毒性及对人体健康的影响

通过食物吸收的镉进入人体后主要分布在肝、肾中,少量贮存于甲状腺、骨和睾丸等组织。肝、肾中镉含量约占人体总蓄积量的 50%。镉在体内可长期蓄积,其生物半衰期可达 10～30 年。镉可通过胎盘屏障进入胎儿组织。进入体内的镉离子对巯基酶具有很强的抑制作用,损伤肝脏、骨骼和消化系统,降低免疫功能,干扰 Cu、Fe、Zn、Co 等元素的代谢,抑制骨髓血红蛋白的合成;损伤肾近曲小管和肾小球,造成肾小管重吸收功能降低,肾小球过滤下降;镉可抑制机体免疫功能,干扰免疫球蛋白的生成,并使红细胞的脆性增强,引起贫血;镉还可以造成钙代谢失调和骨软化症或骨质疏松,日本发生的"骨痛病"是以肾损伤和以代谢障碍为主的慢性镉中毒症。多种动物实验表明,镉及其化合物具有致畸、致癌和致突变作用。急性镉中毒多为吸入氧化镉的烟雾或误食引起,表现流涎、恶心、呕吐等消化道症状,重者可因衰竭而死。长期食用被镉污染的食品可引起慢性中毒,患者表现为骨质疏松、骨质软化、骨骼疼痛、容易骨折,出现高尿钙、肾结石、肾绞痛、高血压和贫血等。

(三)检验方法

按《食品安全国家标准 食品中镉的测定》(GB 5009.15—2014)进行测定。

(四)镉的允许限量

镉在食品中的允许限量非常严格。世界卫生组织(WHO)1972 年建议,镉的每日允许量(ADI)应为"无",而暂时允许每周摄入量为每个成人 0.4～0.5 mg,或每千克 0.008 3 mg。FAO/WHO 下属的食品添加剂联合专家委员会(JECFA)曾多次对镉进行评价,1988 年及 2000 年提出镉的每千克体重人每周可耐受镉摄入量为 7 μg。我国规定动物性食品中镉的限量指标见表 3-5。

食品器具中镉的限量标指标(mg/L):搪瓷食具容器≤0.05～0.07 mg/L(GB 4806.3—2016),陶瓷食具≤0.07～0.3 mg/L(GB 4806.4—2016),不锈钢食用容器≤0.02 mg/kg(GB 4806.9—2016)。

表 3-5 动物性食品中镉的限量指标

食品			限量(以 Cd)/(mg/kg)	标准号
普通食品	肉及肉制品	肉类(畜禽内脏除外)	0.1	GB 2762—2017
		畜禽肝脏	0.5	
		畜禽肾脏	1.0	
		肉制品(肝脏制品、肾脏制品除外)	0.1	
		肝脏制品	0.5	
		肾脏制品	1.0	

续表3-5

食品			限量(以 Cd)/(mg/kg)	标准号
普通食品	水产动物及其制品	鲜、冻水产动物	0.1(鱼类)	GB 2762—2017
			0.5(甲壳类)	
			2.0(双壳类、腹足类、头足类、棘皮类,除去内脏)	
		水产制品	0.2[鱼类罐头(凤尾鱼、旗鱼罐头除外)]	
			0.3(凤尾鱼、旗鱼罐头)	
			0.1[其他鱼类制品(凤尾鱼、旗鱼制品除外)]	
			0.3(凤尾鱼、旗鱼制品)	
	蛋及蛋制品		0.05	
绿色食品	蛋与蛋制品		0.05	NY/T 754—2011
	鱼糜制品	贝类、头足类	1.0	NY/T 1327—2007
		甲壳类	0.5	
		鱼类	0.1	
	鱼罐头		0.1	NY/T 1328—2007
	海水贝		1.0	NY/T 1329—2007
	畜禽肉制品		0.1	NY/T 843—2015

第四节 非金属有害化合物对动物性食品的污染

一、多环芳烃对动物性食品的污染

多环芳烃(polycyclic aromatic hydrocarbons,PAHs)是分子结构中含有两个或两个以上苯环以稠环的形式连接形成的一类典型持久性有机污染物(POPs),在环境中广泛存在。常见的化合物有萘、蒽、菲、苊、芴、芘、䓛等,多以混合物出现。PAHs多为无色或淡黄色结晶的非极性物质,熔点及沸点较高,蒸汽压很小,不溶于水,易溶于多种有机溶剂,具有亲脂性,化学性质稳定。迄今已发现有400多种PAHs,其中有200多种具有致癌性,其中有致癌作用的多环芳烃多含有4~6个环的稠环化合物,如苯并[a]芘、苯并[a]蒽、苯并[b]荧蒽等。其中3、4-苯并芘[3,4-benzopyrene,简称苯并[a]芘、B(a)P]是最重要的一种致癌物。目前许多国家已将PAHs列为食品有害物质监测的重要内容之一。

(一)污染来源及污染状况

PAHs可通过多种途径污染动物性食品,其来源复杂,大致可分为环境污染、加工过程污染和包装材料污染3个途径。环境污染指的是由于现代工业生产、垃圾燃烧等过程产生的PAHs类化合物,通过污染水源、土壤及空气等,通过食物链富集,对食品造成直接或间接污染;加工过程污染是指动物性食品在烤、炸、熏制等过程中直接与烟接触或高温导致食品自身成分转变产生一定量的PAHs,污染程度与熏制的燃料种类和时间有关,用煤炉、柴炉加工时产生的PAHs较多,而用电炉或红外线加工时产生的PAHs较少,燃料燃烧越不完全、熏烤时间越长、食品烧焦或碳化,产生的PAHs越多。由于PAHs脂溶性和极难降解的特点,会在人体中富集,对人体健康造成伤害。资料显示,传统的烧烤肉中PAHs污染程顺序为烤羊肉串>烤牛肉>烤鸭皮>烤乳猪>烤鸭肉>烤鹅。这些肉制品多为木柴、木炭明火炙烤,羊肉串和牛肉直接接触火焰,含PAHs的烟雾和肉中脂肪导致PAHs污染严重。据检测,炭火烧烤的羊肉串样品中B(a)P的量为 9.23~13.25 μg/kg,均高于国家允许标准一倍。肉肠中的PAHs含量依次为大腊肠

＞蛋清肠＞大肉肠＞华夏肠＞圆火腿。熏鱼、熏肉、熏奶酪等熏制品均可形成PAHs。据报道，熏鱼中多环芳烃的含量为 9.3～88.6 μg/kg，熏肉中达到 2.6～29.8 μg/kg，而被云杉木熏制的肉品中PAHs含量可达 47.94～470.91 μg/kg。此外，食品包装材料、印刷油墨中含有的微量PAHs也会转移到食品上，造成食品污染。

（二）毒性及对人体健康的影响

国际癌症研究中心（IARC）（1976年）列出的94种对实验动物致癌的化合物中有15种属于PAHs的范畴。大量的流行病学资料和动物实验证实苯并[a]芘是一个重要的致癌因素，后来证实苯并芘和多种PAHs可诱发皮肤、胃、肠、肺、乳腺和膀胱等多种组织器官发生肿瘤。长期食用熏制食品与某些癌症的发生有关，冰岛胃癌死亡率为 125.5/10 万人，可能与该地区居民喜欢食用烟熏食品有关。苯并芘还具有致畸性和致突变性，它能通过母体经胎盘影响子代，从而引起胚胎畸形或死亡，以及子代免疫功能下降等。此外，苯并[a]芘还可引起组织增生，使神经系统、免疫系统、肝脏、肾和肾上腺受到损害，降低生殖能力并破坏卵母细胞。

（三）检验方法

按《食品安全国家标准 食品中苯并[a]芘的测定》（GB 5009.27—2016）进行测定。

（四）允许限量

苯并[a]芘分布广泛，性质稳定，致癌性强，检测方法灵敏，且与其他PAHs有一定的相关性，故常以苯并[a]芘作为多环芳烃的研究代表和指示化合物。我国食品《食品安全国家标准 食品中污染物限量》（GB 2762—2017）规定，熏、烧、烤肉类和熏、烤水产品中的苯并[a]芘的限量为 5.0 μg/kg。而欧盟委员会发布 Regulation（EC）No 835/2011 法规，更新了食品中多环芳烃的残留限量标准，规定以食物中苯并[a]芘、苯并[a]蒽、苯并[b]荧蒽和䓛（chrysene）4种多环芳烃的总含量作为评价多环芳烃污染的指标，同时继续保留苯并[a]芘的含量为另一个评价指标，以确保之前数据与以后数据的可比性。

二、N-亚硝基化合物对动物性食品的污染

N-亚硝基化合物（N-nitroso-compound，NOC）是一类具有 R1（R2）＝N—N＝O 结构的广泛存在于食品和自然界中的致癌物质。根据其结构不同可分为两类。一类是 N-亚硝胺（N-nitrosamine），其中，R1、R2 可以是烷基或环烷基，也可以是芳香环或杂环化合物；另外氢元子可被其他元素取代。R1和 R2 可相同，称为对称性亚硝胺，如 N-二甲基亚硝胺（NDMA）、N-二乙基亚硝胺（NDEA）；R1 和 R2 可不相同，称为非对称性亚硝胺，如甲基苯基亚硝胺和甲硝基甲乙胺（NMEA）。另一类为 N-亚硝酰胺（N-nitrosamide），R1 为烷基或芳基，R2 为酰基，包括氨基甲酰基、乙氧甲酰基、硝脒基等，如亚硝基甲基乙酰胺、N-亚硝基脲和亚硝基氨基甲酸酯等。

（一）污染来源及污染状况

胺类和 N-亚硝基化剂是形成 N-亚硝基化合物的两种前体物质，广泛存在于自然界中，也存在于食品、药品、农药和工业产品中。可硝化的含氮物质种类多，有胺类、氨基酸、多肽、酰胺、呱啶、脲、脲烷、脒、肼、酰肼、腙等，食品中的蛋白质分解生成的氨基酸脱羧后可形成胺类。N-亚硝基化剂包括硝酸盐、亚硝酸盐和氮氧化物，广泛存在于自然环境中，硝酸盐和亚硝酸盐是主要的亚硝基化剂，可由化肥中的氮在土壤、水域中转化而来，不新鲜的蔬菜和瓜果中也含有大量的亚硝酸盐。硝酸菌可将在腌腊肉制品时用作增色剂和防腐剂的硝酸盐还原成亚硝酸盐。而胺类化合物是蛋白质代谢的中间产物，常存在于加工储存过程中的动物性食品中。当亚硝酸盐和胺相遇时，在一定条件下，即可在腌腊制品、烟熏制品、发酵食品、生物体内生成各种 N-亚硝基化合物。此外，化妆品、香烟烟雾、餐具清洁剂等也含有一定量的亚硝胺。

食品与食品容器或包装材料的直接接触，可以使挥发性亚硝胺进入食品。如橡胶制品（婴儿奶嘴）含有一定量的挥发性的亚硝胺，可向牛乳和婴儿食品中迁移，也可以从纸盒等包装材料向食品中迁移。此外，N-亚硝基化合物的前体物（亚硝酸盐、氮氧化物和胺等）广泛存在于食品中，在食品加工过程中易转化成亚硝胺和其他 N-亚硝基化合物。

1. 鱼及肉制品

鱼类和肉类食物在腌制过程中加入的硝酸盐和亚硝酸盐可与蛋白质分解产生的胺反应，可形成二甲基亚硝胺（NDMA）、二乙基亚硝胺（NDEA）、二丙基亚硝胺（NDPA）、二丁基亚硝胺（NDBA）、吡咯亚硝胺（NPYR）和哌啶亚硝胺（NPIP）等 N-亚硝胺

类化合物。因而腌制的鱼体及肉制品中亚硝胺含量一般比较高，且腌制的食品一旦再烟熏、烧烤和煎炸，则 N-亚硝基化合物的含量会更高。变质的鱼和肉类分解大量的胺，可与亚硝酸盐作用形成亚硝胺。

2. 乳制品

一些全乳制品，如干奶酪、奶粉和奶酒中也存在着微量挥发性 N-亚硝基化合物，其含量一般在 $0.5 \sim 5.2 \, \mu g/kg$。

3. 发酵食品

发酵食品中酱油、醋、酒、啤酒和酸菜中均可检测出含有 N-亚硝基化合物。

(二)毒性及对人体健康的影响

N-亚硝基化合物具有一定的急性毒性，表现为头晕、乏力、肝脏肿大、腹水、黄疸及肝脏病变，肝脏出血和坏死，慢性中毒以肝硬化为主；N-亚硝基化合物还可以引起摄入部位的损伤，如经胃、皮肤、皮下时则可分别使胃、皮肤、皮下组织损伤。N-亚硝基化合物具有致癌、致畸和致突变性。在已检测的300种亚硝胺类化合物中，已证实有 90% 至少可诱导一种动物致癌，且诱发肿瘤所需的剂量较低，对哺乳动物的器官致癌具有特异性，可引起机体组织出现广泛性肿瘤，包括神经系统、口腔、食道、胃、肠道、气管、肺、肝、肾、膀胱、胰腺、心脏、皮肤和造血系统等。如 N-亚硝基哌啶(NPIP)，能诱导哺乳动物的食管、鼻腔、肝和胃形成肿瘤；N-亚硝基二丁胺(NDBA)能诱导哺乳动物的肺、食管、前胃和膀胱形成肿瘤。亚硝基化合物也能通过胎盘，诱发后代出现肿瘤和畸形，亦可通过乳汁诱发子代产生肿瘤。据报道，日本人胃癌发病率高与居民喜欢吃咸鱼和咸菜有关。

(三)检验方法

按《食品安全国家标准　食品中 N-亚硝胺类化合物的测定》(GB 5009.26—2016)进行测定。

(四)允许限量

我国食品卫生标准(GB 2762—2017)规定了食品中 N-二甲基亚硝胺限量指标，肉制品(肉类罐头除外)为 $3.0 \, \mu g/kg$，水产制品(水产品罐头除外)为 $4.0 \, \mu g/kg$。

三、多氯联苯对动物性食品的污染

多氯联苯(polychlorinated biphenyls，PCBs)是一类由多个氯原子取代联苯分子中的氢原子而形成的氯代芳香烃类化合物，有 200 多种异构体。化学性质稳定，不溶于水，耐热绝缘，耐酸碱，耐腐蚀，抗氧化，不易燃烧和挥发，容易蓄积，具有难降解、致癌、生物累积、长距离迁移等特点，广泛存在于环境和食物中，是重要的持久性有机污染物(POPs)之一。PCBs 在工业中应用极为广泛，20 世纪 70 年代后停止生产和使用，据统计，到 1980 年为止，世界各国生产总量达 100 万 t，大量的 PCBs 通过工业"三废"进入环境中，并且将在很长的一段时间内对动植物及人类造成各种危害。

(一)污染来源及污染状况

含有 PCBs 的工业废水、废渣的排放是主要的污染源，增塑剂中的 PCBs 的挥发、含 PCBs 的工业液体的渗透以及废物处置不当均可造成环境污染，通过食物链污染动物性食品。随同工业废水进入水域环境的 PCBs 大部分沉积到淤泥中。有资料显示我国近海海域水体中 PCBs 的浓度在整体上要高于淡水水体，鱼体内富集的 PCBs 可以是生存环境水平的几万倍到几十万倍。PCBs 可经呼吸道、胃肠道或皮肤进入生物体，被吸收的部分主要蓄积在多脂肪的组织中，以肝脏中含量最高。据报道，鱼类中 PCBs 浓度高于畜类、禽类和软体类，鱼类 PCBs 的浓度水平：海水鱼＞淡水鱼，肉食性鱼＞杂食性鱼＞草食性鱼。1968 年日本发生的"米糠油"事件，为在米糠油生产中使用 PCBs 作为载热体而污染了油，引起 13 000 多人中毒。美国也曾发生鸡采食被 PCBs 污染的鱼粉中毒事件。食品包装材料，如与食品直接接触的包装纸、油墨再生纸甚至纸上的润滑油中的 PCBs 均可污染迁移到食品中，含油脂的动物性食品更易造成污染。

(二)多氯联苯对人体的危害

PCBs 经食物进入人体后，主要蓄积于脂肪组织中，毒性因种类不同而异。急性中毒表现为恶心、呕吐、腹胀、腹痛、眼皮肿胀、手掌出汗、皮肤溃疡、黑色痤疮、手脚麻木、肌肉疼痛等症状，严重者死亡。慢性中毒时，胃肠黏膜受损，肝脾脏肿大、坏死，胸腺和脾脏萎缩，体重下降，记忆力减退或丧失。PCBs 若由孕妇或哺乳期妇女吸收，可透过胎盘或乳汁导致早期流产、畸胎、婴儿中毒。多项研究显示 PCBs 具有生殖毒性、发育神经毒性、致癌性和干扰内分泌系统等生物毒性。

（三）检验方法

按《食品安全国家标准　食品中指示性多氯联苯含量的测定》（GB 5009.190—2014）进行测定。

（四）允许限量

我国食品卫生标准（GB 2762—2017）规定水产动物及其制品中多氯联苯的限量指标为 0.5 mg/kg，其中多氯联苯以 PCB28、PCB52、PCB101、PCB118、PCB138、PCB153 和 PCB180 总和计。

四、杂环胺类化合物对动物性食品的污染

杂环胺类化合物（heterocyclic aromatic amines，HAAs）是食品加工、烹调中由于蛋白质、氨基酸热裂解产生的一类化合物，包括氨基咪唑氮杂芳烃（amino-imidazo-azaarenes，AIAs）和氨基咔啉类（amino-carbolines）两大类。根据化学结构，AIAs 类杂环胺又可分为喹喔啉类（IQs）、喹啉类（IQ）和吡啶类等。氨基咔啉类 HAAs 可分为 α-咔啉类、β-咔啉类、γ-咔啉类、δ-咔啉类以及苯基吡啶类等。目前，已从烹调加工的肉和鱼制品中分离出 20 多种化合物，大多数具有致突变和致癌性。所以，此类物质对动物性食品的污染已引起高度重视并成为食品安全领域关注的热点问题之一。

（一）污染来源及污染状况

动物性食品中的杂环胺类化合物主要来自加工过程，少量来自环境污染。研究证实，食品在高温条件下（100～300℃）形成的杂环胺的主要前体是肌肉组织中的氨基酸和肌酸（或肌酸酐）。鱼和肉类在烤、炸、煎、烘、炙等加工过程中，由于表面温度迅速升高，其中的蛋白质、肽、氨基酸、肌酐、肌苷酸等含氮的化合物分解即可产生杂环胺，尤其是加热温度超过 250℃或食品直接明火接触时产生的杂环胺较多，水煮产生较少。因此，烹调的肉和鱼类食品是人类膳食中杂环胺类化合物的主要来源。

（二）杂环胺类化合物对人体的危害

所有的杂环胺都是前致癌、致突变物，需要在体内代谢活化后才有致癌、致突变性，活化后的终末致癌、致突变物为 N-羟基杂环胺。N-羟基杂环胺可以和细胞的 DNA 结合，形成杂环胺-DNA 加合物，使细胞的遗传物质发生改变，引起细胞突变。也有

研究显示杂环胺有心肌毒性，可损伤心血管系统。动物实验证实，色氨酸（Trp）热解产物 Trp-p-1、Trp-p-2，谷氨酸（Glu）热解产物 Glu-p-1、Glu-p-2，赖氨酸（Lys）热裂解产物 Lys-p-1，苯丙氨酸（Phe）热裂解产物 Phep-1 等均具有致突变性。Trp-p-1、Trp-p-2、2-氨基-3，4-二甲基咪唑［4，5-f］喹啉（MeIQ）、2-氨基-3，8-二甲基咪唑［4，5-f］喹喔啉（MeIQx）、2-氨基-1-甲基-6-苯基-咪唑［4，5-f］吡啶（PhIP）能够引发实验老鼠体内多种器官产生肿瘤。

（三）检验方法

动物性食品中杂环胺类化合物种类多，含量低（单位：μg/kg），因此，样品制备和纯化是分析检测的关键，且多采用多组分超痕量分析方法。国际上一些研究者建立了液相色谱-质谱法、气相色谱-质谱法、核磁共振法，特异性强，灵敏度高。也有学者用单克隆抗体免疫测定法、固相萃取-液相色谱法测定食品中杂环胺类化合物。目前我国制定并实施了《出口鱼肉香肠和香精中多种杂环胺的测定　液相色谱-质谱/质谱法》（SN/T 4140—2015）。

五、二噁英对动物性食品的污染

二噁英（dioxins，PCDD/Fs）为一类氯代含氧三环芳烃类化合物，根据氯原子的取代数目和位置不同，可分为多氯代二苯并二噁英（PCDDs）和多氯代二苯并呋喃（PCDFs）2 类。共有 210 种异构体，其中 75 种 PCDD，135 种 PCDF，其中 2，3，7，8-四氯代二苯并二噁英（2，3，7，8-TCDD）是目前所有已知化合物中毒性最大、毒性作用最多的物质，具有"世纪之毒"之称。二噁英化学性质极为稳定，耐热，没有极性，难溶于水，易溶于脂肪和有机溶剂，在环境中很难降解，在土壤中的半衰期可达 12 年，进入生物体代谢缓慢。因其具有极强的亲脂性，因而在食物链中通过脂质发生转移和生物积累，而存在于动物性食品中。二噁英有很强的致癌性和致畸性，是重要的持久性有机污染物（POPs）之一。自 1999 年比利时、荷兰、德国等一些西欧国家相继发生严重的禽类产品和乳制品污染事件以来，猪肉、牛肉中也相继检出二噁英。由于其毒性大，存在范围广，已成为全世界研究最多的化合物之一。

（一）二噁英的来源及其在食品中的污染状况

环境中的二噁英来源复杂，多样，其中有机物的

燃烧是其主要来源。如城市垃圾、固体废弃物焚烧时产生大量的 PCDD/Fs。木材、煤炭、汽油、香烟等有机物燃烧均可产生 PCDD/Fs。含氯和氯代有机物工业排放的废弃物也含有多种二噁英。农业生产中使用的有机氯农药杀虫剂，如氯代苯氧乙酸、氯酚、菌螨酚、氯代联苯醚除草剂和六氯苯使用中均可产生多种二噁英。造纸业中用氯气漂白纸张可产生 PCDD/Fs，可通过包装材料迁移到食品中。氯酚广泛用于木材防腐、杀菌，以及皮革和纺织品的防霉，也作为杀灭钉螺剂用来防治血吸虫病，其中含有的 PCDD/Fs 对水体和土壤造成污染。汽车尾气的排放、金属生产、含有 PCBs 的设备事故，含氯化合物通过光化学反应和生化反应等均会产生 PCDD/Fs。动物性食品内的二噁英主要来自被污染的饲料，二噁英进入动物体或人体的主要途径是通过污染的饲料、饮水和空气，经食物链的富集作用，可在动物性食品中达到较高的浓度，如比利时等国，因鸡饲料被二噁英污染，导致受污染鸡体内脂肪二噁英含量达到 $700 \sim 800$ pg/g。二噁英进入动物体或人体内，代谢缓慢，易在脂肪含量高的动物性食品中残留，污染肉类、蛋、乳水产品及其制品。

(二)二噁英对人体的危害

人体内的二噁英主要来源于食物，其中动物性食品是其主要来源。由于 PCDD/Fs 具有亲脂性，一旦被人体吸收后，很难排出体外，长期摄入对人体具有潜在的危害。动物试验表明，二噁英可引起废物综合征(waste syndrome)，使动物急性中毒死亡。非致死剂量的 PCDD/Fs 可以引起实验动物的胸腺萎缩，皮肤过度角化或色素沉着，出现痤疮；肝脏肿大坏死；抑制体液免疫和细胞免疫；抑制雌激素的活性，致使卵巢功能障碍；亦有明显的抗雄激素作用，导致睾丸形态发生改变，精子数量减少，血清睾酮水平和雄性生殖功能降低；PCDD/Fs 对多种动物具有发育毒性、致畸性和致癌性，可诱发多种组织器官的肿瘤。1997 年国际癌症研究机构(IARC)将 2,3,7,8-TCDD 确定为对人有致癌性的 I 类致癌物。

流行病学资料研究表明，人体中毒后的主要症状有神经衰弱、头疼、厌食、失眠、心力衰竭、行为异常、记忆力降低、皮肤氯痤疮和色素沉着、体重减轻等。

(三)检验方法

食品中二噁英的化学测定法属于超痕量、多组分和复杂的前处理技术，对特异性、选择性和灵敏度的要求极高。国际上公认的二噁英检测方法是高分辨气相色谱与高分辨液相色谱联用技术(HRGC-HRMC)。我国《食品安全国家标准　食品中二噁英及其类似物毒性当量的测定》(GB 5009.205—2013)规定了食品中 17 种 2,3,7,8-取代的多氯代二苯并二噁英(PCDDs)、多氯代二苯并呋喃(PCDFs)和 12 种二噁英样多氯联苯(DL-PCBs)含量及二噁英毒性当量(TEQ)的测定方法。

(四)允许限量

1990 年，WHO 建议人体暂定每日耐受量(tolerable daily intake，TDI)为每千克体重 10 pg，1998 年根据新的研究成果，又将 TDI 修订为每千克其中 $1 \sim 4$ pg。我国目前尚未制定食品中二噁英的最高允许限量标准。

第五节　食品添加剂对动物性食品的污染

一、食品添加剂概述

(一)食品添加剂的定义

食品添加剂(food additives)是指为改善食品品质和色、香、味，以及为防腐、保鲜和加工工艺的需要而加入食品中的人工合成或者天然物质。食品用香料、胶基糖果中基础剂物质、食品工业用加工助剂也包括在内。联合国粮农组织(FAO)和世界卫生组织(WHO)对食品添加剂的定义如下：食品添加剂是指生产、加工和保存过程中，有意识地添加到食品中，期望达到某种目的的物质。这些物质本身不作为食用目的，也不一定有营养价值，但必须对人体无害。食品添加剂可以是一种或多种物质的混合物，一般不能单独作为食品食用，使用量极少并且要严格控制。

(二)动物性食品中添加剂的种类

1. 按来源分类

食品添加剂按来源可分为天然和化学合成两大类。天然食品添加剂是指以动、植物或微生物代谢产物为原料，加工提纯获得的天然物质。一般来说，天然的食品添加剂比较安全,特别是来自果蔬等食物的传统食品添加剂安全性较高。化学合成的食品添加剂是采用化学手段,通过氧化、还原、缩合、聚合等化学反应合成的物质,目前应用较多,多具有一定的毒性。

2. 按功能分类

由于各国各地区的使用情况、特点和传统习惯不尽相同,而许多食品添加剂的作用是多方面的,如香料也有抗氧化作用,护色剂有防腐作用,因此国际上对食品添加剂的分类尚无统一的标准。我国在《食品安全国家标准　食品添加剂使用标准》(GB 2760—2014)中,将其分为酸度调节剂、抗结剂、消泡剂、抗氧化剂、漂白剂、膨松剂、胶基糖果中基础剂物质、着色剂、护色剂、乳化剂、酶制剂、增味剂、面粉处理剂、被膜剂、水分保持剂、防腐剂、稳定剂和凝固剂、甜味剂、增稠剂、食品用香料、食品工业用加工助剂及上述功能类别中不能涵盖的其他功能等22类。

3. 按安全性分类

将食品添加剂按其安全性进行分类,即以 ADI 值为判断食品添加剂毒性大小的标准。FAO/WHO 下设的食品添加剂和污染物法规委员会(CCFAC)根据安全性评价资料将食品添加剂分成 A、B、C 3 类,再按用途各分为两类。

食品法典委员会(CAC)下设的食品添加剂法典委员会(CCFA)根据 FAO/WHO 食品添加剂联合委员会(JECFA)提供的安全性评价资料,建议将食品添加剂分为如下四大类。

(1)第一类　GRAS 物质(general recognized as safe),即一般认为是安全的物质,可以按需要量使用,不需要建立 ADI 值者。

(2)第二类　A 类,又分为 A_1 和 A_2 2 类。

A_1 类:经 JECFA 评价,认为毒理学资料清楚,可以使用,已制定出 ADI 值。

A_2 类:JECFA 已制定暂定的 ADI 值,但毒理学资料不够完善,暂时允许用于食品。

(3)第三类　B 类,JECFA 曾进行过安全评价,由于毒理学资料不足,未建立 ADI 值。

(4)第四类　C 类,分为 C_1 和 C_2 两类。

C_1 类:JECFA 根据毒理学资料,认为在食品中使用不安全。

C_2 类:JECFA 根据毒理学资料,认为应严格控制在某些食品中做特殊应用者。

(三)食品添加剂的使用原则

1. 食品添加剂使用时应符合以下基本要求

①不应对人体产生任何健康危害。

②不应掩盖食品腐败变质。

③不应掩盖食品本身或加工过程中的质量缺陷或以掺杂、掺假、伪造为目的而使用食品添加剂。

④不应降低食品本身的营养价值。

⑤在达到预期效果的前提下尽可能降低在食品中的使用量。

2. 在下列情况下可使用食品添加剂

①保持或提高食品本身的营养价值。

②作为某些特殊膳食用食品的必要配料或成分。

③提高食品的质量和稳定性,改进其感官特性。

④便于食品的生产、加工、包装、运输或者贮藏。

3. 食品添加剂的管理和带入原则

食品添加剂的生产和使用应遵循《食品安全国家标准　食品添加剂使用标准》(GB 2760—2014)的相关规定。

二、防腐剂

防腐剂(preservative)是用于食品保藏的具有抑制或杀灭微生物作用的各种天然或合成的化学物质的总称。目前,美国批准使用的防腐剂有 50 种,日本有 40 种,我国有 32 种。其中动物性食品中允许使用的防腐剂主要有山梨酸、山梨酸钾、乳酸链球菌素、过氧化氢(或过碳酸氢钠)、稳定态二氧化氯、单辛酸甘油酯、ε-聚赖氨酸、ε-聚赖氨酸盐酸盐、纳他霉素、溶菌酶、双乙酸钠(又名二醋酸钠)、脱氢乙酸及其钠盐(又名脱氢醋酸及其钠盐)、硝酸钠和硝酸钾、亚硝酸钠和亚硝酸钾等。

(一)山梨酸及其钾盐

山梨酸为白色粉末或结晶,是一种不饱和脂肪酸,在体内可直接参与脂肪代谢,氧化成二氧化碳和水,因而几乎没有毒性。山梨酸属于酸性防腐剂,pH 低时防腐效果显著,由于山梨酸在水中溶解度低,吸湿性强,故多用山梨酸钾。山梨酸及其盐可破坏微生物的脱氢酶,阻止脂肪酸氧化、脱氢,而达到抑菌的目的。山梨酸的抗菌能力较弱,但对于霉菌、酵母及好气性菌等微生物有广谱抗菌能力,对厌氧菌和乳酸菌几乎无效。在动物性食品中常用于肉、鱼、蛋和禽类制品。

我国《食品安全国家标准　食品添加剂使用标准》(GB 2760—2014)规定干酪和再制干酪及其类似品、水产品、乳酸菌饮料中山梨酸最大使用剂量为1.0 g/kg，熟肉制品为0.075 g/kg，肉灌肠类为1.5 g/kg。

(二)苯甲酸及其钠盐

苯甲酸(C_6H_5COOH)又名安息香酸，为无味白色小叶状或针状结晶，对人体毒性小。苯甲酸属于酸性防腐剂，环境pH越低防腐效果越好。在体内苯甲酸与甘氨酸结合成马尿酸，或与葡萄糖醛酸结合形成葡萄糖苷酸，全部从尿液排出体外。在酸性条件下苯甲酸对细菌、酵母具有较强的抑制作用，pH 3.0时最强，但对霉菌和产酸菌抑制作用较弱。苯甲酸钠防腐剂是以其未离解的分子发生作用的，未离解的苯甲酸亲油性强，易通过细胞膜进入细胞内，干扰微生物细胞膜的通透性，阻碍细胞膜对氨基酸的吸收，进入细胞内的苯甲酸分子，酸化细胞内的储碱，抑制微生物细胞内呼吸酶系的活性，从而起到防腐作用。苯甲酸及其钠盐一般只限于蛋白质含量较低的食品。

(三)尼泊金酯类(对羟基苯甲酸酯类)

对羟基苯甲酸酯是苯甲酸的衍生物，包括对羟基苯甲酸甲酯、对羟基苯甲酸乙酯、对羟基苯甲酸丙酯、对羟基苯甲酸丁酯及其钠盐等，它们对细菌、霉菌及酵母均有抑制作用，但对革兰阴性杆菌及乳酸菌抑制较弱。其烷链越长抑菌作用越强。尼泊金酯类受pH影响较小，抑菌作用比苯甲酸强。此类化合物进入体内，代谢途径与苯甲酸基本相同，毒性低。尼泊金酯类的防腐机理是破坏微生物的细胞膜，使细胞内的蛋白质变性，并能抑制细胞的呼吸酶系和电子传递酶系的活性。

我国《食品安全国家标准　食品添加剂使用标准》(GB 2760—2014)规定热凝固蛋制品最大使用剂量为0.2 g/kg，蚝油、虾油、鱼露等为0.25 g/kg。

(四)过氧化氢

过氧化氢(H_2O_2)是一种强氧化剂，其水溶液俗称双氧水，为无色透明液体，其分解产物为氧和水。无毒的过氧化氢作为抑菌剂在食品工业中得到广泛应用，常用作食品及设备消毒。国外用它做全脂乳杀菌，即在乳中加入0.1%的H_2O_2，经历数分钟杀菌，再加入无菌的过氧化氢酶去除H_2O_2，之后通过加热使酶失活，立即无菌灌装。也可用类似方法进行鸡蛋白巴氏杀菌。我国《食品安全国家标准　食品添加剂使用标准》(GB 2760—2014)规定过氧化氢作为食品工业用加工助剂残留量不常限定。

三、抗氧化剂

抗氧化剂(antioxidant)是指能防止食品中油脂因分解氧化而导致变质的一类添加剂。氧化作用可导致油脂酸败，食品出现褪色、褐变和维生素被破坏。抗氧化剂主要用于油脂和富含油脂的食品，阻止和延迟氧化过程，提高食品的耐存性。我国允许用于动物性食品的抗氧化剂有丁基羟基茴香醚(BHA)、二丁基羟基甲苯(BHT)、没食子酸丙酯(PG)、甘草抗氧化物、4-己基间苯二酚、迷迭香提取物、特丁基对苯二酚(TBHQ)、植酸(又名肌醇六磷酸)、竹叶抗氧化物等。我国《食品安全国家标准　食品添加剂使用标准》(GB 2760—2014)详细规定了各类抗氧化剂的使用剂量。

四、护色剂

护色剂(colour fixative)又称为发色剂，是指能与肉及肉制品中呈色物质作用，使之在食品加工、保藏等过程中不致分解、破坏，呈现良好色泽的物质。我国在肉及肉制品加工过程允许使用的护色剂有硝酸钠(钾)、亚硝酸钠(钾)。硝酸盐在亚硝基化作用下还原为亚硝酸盐后，再与肌肉组织中的肌红蛋白结合形成亚硝基肌红蛋白(MbNO)，该物质为红色化合物，使肉制品呈稳定的鲜红色。同时还能加强食盐的防腐作用，并可抑制肉毒梭菌的生长，提高肉制品风味。

硝酸盐可在胃肠道被还原成亚硝酸盐，当人体摄入大量的亚硝酸盐，可将血红蛋白氧化为高铁血红蛋白，造成组织缺氧而引起中毒。亚硝酸盐还是形成亚硝胺的前体物质，在胃内与胺合成亚硝胺而具有潜在的致癌性。故在肉制品加工中必须严格控制护色剂的使用量，确保食用安全。我国《食品安全国家标准　食品添加剂使用标准》(GB 2760—2014)规定了各类肉制品中硝酸(钠)钾的最大使用剂量为0.5 g/kg，亚硝酸钠(钾)的最大使用剂量为0.15 g/kg。添加硝酸钠(钾)后，各类肉制品的允许残留量≤30 mg/kg[以亚硝酸钠(钾)计]；添加亚硝酸钠(钾)后，各类肉制品的允许残留量(以亚硝酸钠计)：西式火腿(熏烤、烟熏、蒸煮火腿)≤70 mg/kg，肉罐头类≤50 mg/kg，其他肉制品≤30 mg/kg。

五、着色剂

着色剂（colorant）又称为食用色素，是一类本身有色泽，能使食品着色以改善食品感官性质，增进食欲的物质。常用的食品着色剂有 60 种左右，按其来源分为天然着色剂和人工合成着色剂两类。

（一）天然着色剂

天然色素主要由动、植物提取或来自微生物培养物。我国允许使用的品种有 β-胡萝卜素、红曲米、辣椒红、姜黄、甜菜红、红花黄、紫胶红、高粱红、焦糖色、叶绿素铜钠盐等。天然色素比较安全，但色泽不稳定，且价格较高。天然色素成分复杂，在加工、提制过程中化学结构可能发生变化，也可能混入铅、砷等有害金属元素和其他杂质，故天然色素也需要经过毒理学鉴定。焦糖色、红曲米和红曲红等均可用于肉制品。红曲米可不受限制地用于腌腊肉制品类和熟肉制品。

（二）合成着色剂

合成着色剂是以人工方法合成的有机色素，主要以煤焦油类为原料制成，具有着色力强、色泽鲜艳、不易褪色、稳定性好、易溶解、成本低等优点，但大多具有毒性。按其结构可分为偶氮和非偶氮类。人工合成色素在合成过程可因原料不纯而受铅、砷等有害元素的污染，且偶氮化合物在体内代谢可形成萘胺和萘酚，具有潜在的致癌性。因此合成色素必须遵循《食品安全国家标准　食品添加剂使用标准》（GB 2760—2014）合理使用，不得超出允许的最大使用量。我国允许使用的种类主要由苋菜红、胭脂红、诱惑红、赤藓红、新红、柠檬黄、日落黄、靛蓝等。

六、其他常用食品添加剂

（一）水分保持剂

水分保持剂（humectant）为改善食品组织的一类物质，主要为磷酸盐类。磷酸盐在肉类制品中可保持肉的持水性，增强结着力，保持肉的营养成分及柔嫩性。我国允许使用的品种有磷酸、三聚磷酸钠、六偏磷酸钠、焦磷酸钠、磷酸二氢钠、磷酸氢二钠、焦磷酸四钾、焦磷酸钠、六偏磷酸钠、山梨糖醇等。磷酸盐类均可单独或混合使用用于预制肉制品、熟肉制品、冷冻水产品、冷冻鱼糜制品、预制水产品、水产品罐头、热凝固蛋制品等，山梨糖醇用于冷冻鱼糜制品。我国《食品安全国家标准　食品添加剂使用标准》（GB 2760—2014）对各类水分保持剂的最大使用剂量均作了详细规定。

（二）膨松剂

膨松剂（bulking agent）为受热分解产气能使面胚发起，使制品疏软或松脆的化学物质。我国许可钾明矾、铵明矾用于乳制品、水产品等动物性食品，使用时应注意按需要量加入，使用过多会使食品产生涩味，同时人体摄入过多铝会产生副作用。硫酸氢钠可用于羊乳去膻，用量为 $10 \sim 20$ mg/kg，过量摄入有碱中毒及损害肝脏的危险。其他如聚葡萄糖用于调制乳、风味发酵乳、肉灌肠类、蛋黄酱等，可不受限制使用。

（三）被膜剂

被膜剂（coating agent）是一种覆盖在食品表面能形成薄膜的物质，可防止微生物入侵，抑制水分蒸发或吸收和调节食物呼吸作用。食品被膜后，可防止腐败变质，保持新鲜度和延长保存时间，或形成光亮美观的外形。我国允许使用液体石蜡（白油）进行鸡蛋保鲜，最大用量为 5 g/kg，普鲁兰多糖用于预制水产品（半成品）保鲜，最大用量为 30 g/kg，脱乙酰甲壳素（又名壳聚糖）用于西式火腿和肉灌肠类，最大用量为 6 g/kg。

（四）食用香料和香精

食用香料（flavouring agent）是指能赋予食品以香味的具有挥发性的含香物质，香料能用于调配食品香精。食用香料按其来源不同分为天然香料、天然等同香料和人工合成香料三大类。天然香料是指完全用物理方法从天然芳香植物或动物原料中分离得到的物质，通常认为其安全性较高，包括如精油、酊剂、浸膏、净油和辛香料油树脂等。现在，一般认为用生物工艺手段从天然原料制得的香料以及由天然原料经过了供人类食用的加工过程，所得反应产物也划入天然香料范畴；天然等同香料是指从芳香原料中用化学方法离析出来的或是用化学合成法制取的香味物质，它们在化学结构上与供人类食用的天然产品中存在的物质相同；人造香料是指那些尚未从供人类食用的天然产物中发现的香味物质，用合成方法制得，多以石油化工产煤焦油产品为原料制成。因此,这类香料的安全性引起人们极大的关注。目前使用的食用香料有 2 600 余种,JECFA 已评价了约 1 800 种,它们都是化学结构明确的化合物。很多香料没有经过全面细致的毒理学试验,也有很多证据表明摄入香料会产生不良后果,如辣椒素、姜素和薄荷醇使用后发现过敏和特异性不耐受性。因此,食用香料的天然来源并不能保证其安全,同样传统的使用也不能成为安全性的可靠依据。目前,我国允许使用的天然香料有 392 种,允许使用的食品用合成香料 1 477 种,但多数尚未制定国家标准或行业标准,尚未明确规范各种食用香料的适用范围和使用量,需对其安全性相关资料进行深入研究。

食用香料、香精的安全性问题主要来自原料、加工工艺、储藏过程以及使用过程中是否安全。例如,香料的生产中使用未经许可的品种或化工原料的香料单体来替代食品级香料;一些以肉类为原料制备得到的热加工型肉类香精能产生丙烯酰胺和杂环胺类物质等有毒物质,植物水解蛋白作为天然调味香料在制备过程中可产生氯丙醇,从而具有生殖毒性、致癌性和致突变性;食用香精在储藏过程存在被微生物污染而引起变质的问题,在使用过程中,存在用量过大而影响安全性的问题,这些均需引起重视。

第六节　食品包装材料对动物性食品的污染

食品包装材料在保证食品安全质量、减少养分和水分损失、方便运输、促进销售、提高货架期和商品价值等方面发挥着极其重要的作用。但包装材料本身的化学成分有可能迁移到食品中去,如果迁移的量超过一定界限,就会影响到食品的安全。由此引发的食品安全事件屡见不鲜,给人体健康带来潜在的危害。因此,必须加强食品包装材料的卫生监督管理,使其在保证食品安全的前提下,力求经济美观、便于销售,并要求能源消耗最小化和可降解、可回收,以减轻环保压力。

用于食品的包装材料和容器,是指用于盛放食品的纸、竹、木、金属、搪瓷、陶瓷、塑料、橡胶天然纤维、化学纤维、玻璃、复合包装材料等制品和接触食品的涂料,包括食品在生产经营过程中接触食品的机械、管道、传送带、容器、其他用具、餐具等。包装材料中的溶出物是影响食品安全的关键,天然材质

(木、竹、布、纸、植物叶等)包装材料的主要问题是微生物和有害化学物质的污染;高分子聚合物包装材料(塑料、橡胶制品、涂料)是由化学原料或经过化学反应制成,可能残留有未聚合的单体、裂解物、添加剂等;金属和含有金属材质的包装材料,主要是重金属的污染;玻璃容器相对而言问题较少。

一、塑料制品

塑料制品是以合成树脂的单体为原料,再加入适量的增塑剂、稳定剂、着色剂、抗氧化剂等添加剂制成的一种高分子材料。食品包装常用的包装材料有聚乙烯(PE)、聚丙烯(PP)、聚苯乙烯(PS)、聚氯乙烯(PVC)、聚对苯二甲酸乙醇酯(PET)、聚碳酸酯(PC)、密胺树脂(三聚氰胺-甲醛树脂)和脲醛树脂等。根据其特性不同,可制作各种食具、容器、薄膜、编织袋、运输管道等。

塑料食品包装材料主要有三个方面的安全问题。其一,塑料中残留的单体、低聚物和老化产生的裂解物,例如聚氯乙烯的单体氯乙烯,密胺树脂和脲醛树脂游离出的甲醛,聚苯乙烯中未聚合的苯乙烯、乙苯、异丙苯和甲苯,聚酯酰胺中的己内酰胺单体,聚对苯二甲酸乙醇酯中的对苯二甲酸乙二醇酯低聚体以及聚碳酸酯中的双酚 A 等均有一定的毒性,容易透过包装向食品迁移而污染食品;其二,塑料制品制造过程中添加的增塑剂、稳定剂、抗氧剂等添加剂均具有一定的毒性,有的甚至具有"三致"作用;其三,包装材料中印刷油墨中的重金属、残留溶剂、有机挥发物以及多环芳烃等,这些有毒有害物质都可以产生迁移,从而使包装食品受到污染。此外,废旧回收塑料的再生制品,因来源复杂,不能用于食品包装或盛具。

塑料在食品包装领域应用极为广泛,且与食品直接接触,直接关系到人体健康。因此,塑料包装材料存在着潜在的安全风险引起众多国家和组织的关注。欧盟和美国规定食品接触的包装材料中的化学物质在获得批准使用之前都需要严格的评价程序。我国由国家卫生和计划生育委员会和国家标准化管理委员会联合发布的强制性国家标准《食品安全国家标准　食品接触材料及制品用添加剂使用标准》(GB 9685—2016)批准使用添加剂的品种 1 294 种,并列出了添加剂的使用原则、允许使用的添加剂品种、使用范围、最大使用量、特定迁移量(SML)或最大残留量(QM)、特定迁移总量限量及其他限制性要求。近几年来,国家相继制定和修订了多项与食

品塑料包装有关的法规和标准,出台了新版的《中华人民共和国食品安全法》,并对《食品容器、包装材料用添加剂使用卫生标准》《复合食品包装袋卫生标准》《食品包装用聚乙烯成型品卫生标准》和《食品包装用聚丙烯成型品卫生标准》等标准进行了更新修订。一系列新标准的实施,提高了塑料包装材料的卫生标准,对进一步严格和规范塑料食品包装的生产、加工和使用以及保障食品安全起到了积极作用。

二、橡胶制品

橡胶制品单独作为食品包装材料使用较少,一般多作为衬垫、奶嘴。有天然橡胶和合成橡胶两大类。天然橡胶是以聚异戊二烯为主要成分的不饱和态的直链高分子化合物,在体内不被酶分解,也不被吸收,因此可以认为是无毒的,但因工艺需要,常加入各种添加剂,如促进剂、防老剂、填充剂等,给食品带来不安全的问题。合成橡胶是高分子聚合物,因此,可能存在未聚合的单体及添加剂。橡胶制品毒性的主要来源有两个方面:橡胶乳胶剂单体和橡胶添加剂。

合成橡胶单体因橡胶种类不同而异,大多数由二烯类单体聚合而成。丁橡胶和丁二橡胶的单体异丁二烯、异戊二烯有麻醉作用,但尚未发现有慢性毒作用。苯乙烯丁二橡胶蒸汽有刺激性,小剂量发现有慢性毒性作用。丁腈(丁二烯丙烯腈)耐热性和耐油性较好,但其单体丙烯腈有较强毒性,可引起出血并有致畸作用。氯丁二烯橡胶的单体1,3-二氯丁二烯可致肺癌和皮肤癌,但有争论。硅橡胶的毒性较小,可用于食品工业。一般常用的橡胶添加剂有β-萘胺、联苯胺、苯基萘基胺、巯基苯并噻唑、丙烯腈和氯丁二烯。

三、金属和含金属制品

金属和含金属的包装材料、容器的卫生问题主要是有害金属溶出、迁移进入食品,尤其是盛酸性食品时,有害金属更容易污染食品。

(一)金属包装材料

金属容器常用镀锡薄板、铝、不锈钢、铁等原料铸造或冲压成型而成。一般分为箔材和罐材两种,前者使用铝箔或铁箔,后者多用于镀锡罐。

1. 铝制品

使用铝箔时对材质的要求非常高,必须达到99.99%,几乎没有杂质。铝制品的主要卫生问题是回收铝的制品,因其来源复杂,常有铅、锌、镉和砷等杂质。因此,我国规定,回收铝不得用来制作食具。

2. 铁制品

铁质制作的容器常作为烘盘和食品机械中的部件,白铁皮镀有锌层,接触食品后锌会迁移至食品,不允许用于食品机械部分。马口铁罐作为食品包装材料应用范围极广,其主要问题是金属锡、铅、铜等重金属的溶出。镀锡或焊锡中铅含量过高,也可造成食品中铅的污染。马口铁镀锡层可以被酸性食品或含硫蛋白高的肉、鱼、贝等食品腐蚀,导致食品质量问题。罐内壁的镀锡层还可在护色剂硝酸盐和亚硝酸盐的作用下缓慢分解,使食品天然颜色改色,出现金属罐臭。可以通过给罐头内壁涂层(环氧酚醛、酚醛树脂、环氧树脂和乙烯树脂等),避免上述问题的发生。

3. 不锈钢制品

不同型号的不锈钢加入的铬、镍等金属的量有所不同。目前我国用于食品容器的不锈钢大多为奥氏体型和马氏体型。不锈钢制品作为食具的主要问题是在酸性介质下有害金属迁移至食品中对人体造成危害。不锈钢食具容器主要应控制铬、镍、铅、砷、镉等有害金属溶出量,必须按照我国《食品安全国家标准 食品接触用金属材料及制品》(GB 4806.9—2016)执行。

(二)陶瓷、搪瓷容器

陶瓷、搪瓷都是以釉药涂于素烧胎(陶瓷)或金属坯(搪瓷)上经高温烧制而成。搪瓷的安全问题主要由釉彩引起,釉的彩色大多为无机金属颜料,如硫镉、氧化铬、硝酸锰,彩料中所含有的重金属不同,溶出物不同,主要有铅、镉、锌、锑、钡、钛等。上釉彩工艺有3种,其中釉上彩及彩粉中的有害金属易于迁移入食品中,而釉下彩则不易迁入。搪瓷容器的安全性问题是釉料中重金属迁移入食品中带来的危害,常见的重金属为铅、镉、锑,我国食品卫生标准以4%乙酸液浸泡后,溶于浸泡液中的量应分别低于1.0 mg/L、0.5 mg/L、0.7 mg/L。

四、玻璃容器

玻璃制品的原料为二氧化硅,烧制温度为1 000~1 500℃,因此大部分都形成不溶性盐。玻璃的安全问题主要是从玻璃中溶出的迁移物。制备玻璃的原料和添加剂应防止铅、镉等重金属的污染。

玻璃的着色需要用金属盐,如蓝色需要有氧化钴,茶色需要用石墨,竹青色、淡白色及深绿色用氧化铜和重铬酸钾,无色需要用碱。高质量的晶体玻璃杯中往往添加铅化合物,含量可高达玻璃的 30%,有可能迁移到盛放的食品饮料中,对人体造成危害。

五、食品包装用纸和复合包装材料

(一)食品包装用纸

食品包装用纸是传统的包装材料,包括内包装和外包装两种。外包装为纸板和印刷纸,内包装有食品包装纸、蜡纸、玻璃纸、锡纸、铝箔纸等。影响其安全的原因是制作食品包装纸的原料污染、造纸过程中使用的添加剂以及彩印油墨可能含有的有毒有害物质。如造纸或纸加工过程中多个环节可能产生甲醛或可释放出甲醛的化合物,使纸增白添加的荧光增白剂,浸蜡包装纸中的多环芳香烃等均具有致癌性。虽然回收纸经过脱色处理,但残留的铅、镉、多氯联苯、苯并芘仍存在于纸浆中。此外,微生物的污染也是不可忽略的因素。

因此,食品用包装用纸应符合以下要求:①禁止使用回收纸制作食品包装用纸;②在包装纸制造中使用的各种添加剂(助剂、漂白剂、防腐剂)应符合要求,禁止使用荧光增白剂;③食品包装用纸印刷油墨、颜料应符合食品卫生要求,油墨、颜料不得印刷在食品接触面;④浸蜡包装纸所用石蜡应符合食品级要求。我国《食品安全国家标准 食品接触用纸和纸板材料及制品》(GB 4806.8—2016)规定:铅≤3.0 mg/kg,砷≤1.0 mg/kg,甲醛≤1.0/ mg/dm²,荧光性物质(波长 254 nm 和 365 nm)为阴性,大肠菌群、沙门氏菌不得检出,霉菌≤50 CFU/g,并制定了迁移物指标。

(二)复合包装材料

复合包装材料是塑料/塑料、玻璃纸/塑料、纸/塑料、纸/金属箔、塑料/金属箔、玻璃纸/塑料/金属箔等复合而成的包装材料,主要安全问题是黏合剂。若黏合剂中含有甲苯二异氰酸酯(TDI),蒸煮食物时,TDI 可移入食品,进而水解产生具有致癌作用的 2,4-二氨基甲苯(TDA)。因复合包装材料原料多样,因此,用来制备复合包装材料的塑料、包装用纸、金属箔等应符合卫生要求。为保证复合包装材料的安全性,国家系列标准等对制备复合包装材料的原料、添加剂、黏合剂、溶剂等作了详细的规定。

第七节 动物性食品化学性污染的控制

从根本上控制有害化学物质对动物性食品的污染,必须坚持"预防为主,监测为辅"的原则,多部门联合,建立健全管理体系,采取综合防控措施切断和根治污染源;制定和完善食品安全生产的法规和政策,依法规范食品卫生和安全的生产及经营行为;加强环境污染和食品残毒的监督管理与检测工作;大力宣传我国有关法规和管理条例,提高人们的生态环境保护意识和食品质量安全知识;构建与国际接轨的农产品和食品安全保障体系,实施全程质量控制管理;积极推进健康养殖,研究和开发绿色食品生产技术。

一、控制农药污染及残留

(一)加强农药管理,合理安全使用农药

《农药管理条例》和《农药管理条例实施办法》对农药登记、农药生产、农药经营、农药使用和相关事宜作了详细的规定,要求实行农药登记制度、农药生产许可证制度、农药经营许可制度。农药的使用必须遵循《农药安全使用规定》《农药安全使用规范总则》(NY/T 1276—2007)和《农药合理使用准则(一～十)》(GB/T 8321 系列)等的有关规定进行,严格控制施药量、安全间隔期和最大残留限量,禁止使用高毒、高残留农药。

(二)更新农药品种

应积极研制和推广使用低毒、低残留、无污染、高效的农药品种,尤其是研发和利用生物农药,逐步淘汰高毒、高残留化学农药,应采用病虫害草综合防控措施,大力提倡生物防治,从源头控制高毒农药残留对人、畜和环境的危害。

(三)制定和完善农药残留限量标准

FAO/WHO 农药残留联席会议(JMPR)已制定多项食品中农药的最高残留限量和 ADI 值,目前已颁布 200 多种农药在食品中残留限量标准数千项。我国根据风险评估,参照 CAC 标准,于 2014 年对农药残留限量进行全面修订,颁布了《食品安全国家标准 食品中农药最大残留限量》(GB 2763—

2014)，该标准规定了387种农药在284种（类）食品中3 650项最大残留限量指标，进一步与国际接轨。目前，该标准已有最新版本（GB 2763—2019），规定了483种农药的7 107项最大残留限量。新标准的颁布实施，标志着我国食品中农药残留国家标准体系建设取得重大进展，对生产有标可依、产品有标可检、执法有标可判，严格监管乱用、滥用农药，保证安全食品具有重要意义。同时，对转变农业生产方式，推进绿色生产，提高农产品国际竞争力，促进农业可持续发展产生积极影响。

（四）建立全程食品农药污染监测和管控体系

应实施食品原料、生产、加工、贮藏、运输和销售的全过程的农药残留监测和管控，在种植、养殖阶段应推动实施良好农业操作规范，生产加工阶段实施良好卫生操作规范和危害分析关键控制点计划，流通阶段要进一步严格市场准入制度和加强市场监管，规范剧毒、高毒农药经营秩序，建立覆盖生产和销售多环节的农药残留监控体系，严禁受污染或农药残留的动物性食品进入市场。农药残留检测技术手段复杂，应加强农药残留检测新技术研究，提高农药残留检测的定性能力和检测的灵敏度、检测限与检测覆盖范围，规范农药残留速测技术，制定和完善农药残留检测技术标准。

二、治理工业"三废"并加强环境监测

（一）综合治理工业"三废"

对工业"三废"应采用物理、化学或生物学方法处理，以减少或去除其中的有害物质，达到国家规定的排放标准。

（二）加强环境质量监测

经常性对环境进行监测，一旦发现污染，则需立即采取控制措施。我国已建立全国性的环境监测网，能及时对大气、水体和土壤中的环境污染物进行监测。

（三）加强对农牧渔业用水管理

农田灌溉用水应符合《农田灌溉水质标准》（GB 5084—2005），畜禽养殖用水应符合《无公害食品畜禽饮用水水质》（NY 5027—2008），渔业用水应符合《渔业水质标准》（GB 11607—1989）。

三、防止食品加工和流通过程中的污染

（一）合理使用食品添加剂、食品包装材料，保持生产用水清洁

食品添加剂应符合《食品安全标准　食品添加剂使用标准》（GB 2760—2014），食品加工设备材质和包装材料应符合相关的国家标准，生产用水应符合《生活饮用水卫生标准》（GB 5749—2006）。

（二）改进食品加工工艺和方法

改进食品加工工艺和方法，可减少有害物质的产生。如避免食品与火焰直接接触或使用新型发烟器或无烟熏制法加工肉制品，可减少多环芳烃的污染。控制热处理温度，减少硝酸盐和亚硝酸盐等护色剂的用量，或添加维生素 C、葡萄糖或其他护色剂替代物可减少多环芳烃、N-硝基化合物和杂环类化合物对动物性食品的污染。

（三）防止食品腐败变质

微生物污染食品，可产生硝酸盐或胺类化合物，因此，在食品加工、运输、贮藏过程中应防止微生物的污染和腐败变质。

（四）实施食品安全控制体系

食品安全控制体系是维护食品安全的保障，是"从农田到餐桌"全过程的质量安全控制体系。各级政府应建立和完善食品安全监管体系，对食品生产经营全过程的监管和追溯体系；构建食品安全信息社会化网络，形成统一、科学的食品安全信息评估和预警指标体系；建立符合国际食品法典委员会原则的食品安全标准体系。动物性食品生产加工采用GAP（良好农业规范）、GMP（良好生产规范）、HACCP（危害分析和关键控制点）、SSOP（卫生标准操作程序）、ISO 22000等食品质量安全控制体系，制定和完善食品生产技术规范，推广和普及安全生产配套综合技术。

四、加强食品安全卫生监督管理工作

（一）完善食品安全法规标准

我国《食品安全法》自1995年颁布后，历经2次修订，2015年新修订的《食品安全法》正式实施，经

历了从"食品卫生"到"食品安全"再到"食品安全制度创新"的过程,逐步实现从农田到餐桌的"全过程监管"的各个环节制度的设计,并建立了严格的过程监管制度和法律责任制度。2016年实施《网络食品安全违法行为查处办法》。我国也制定了多种有害化学物质的ADI值和食品中残留限量标准和检测方法,但还需完善,进一步与国际接轨。

(二)强化食品安全监管工作

认真贯彻《食品安全法》,加强食品安全监督管理工作,建立和健全各级食品安全监督检验机构,进行食品质量安全的风险评估,加强执法力度,不断强化管理职能,建立健全责任制和责任追究制度,积极推进食品质量安全市场准入制度,不断完善食品安全监管体系。

(三)完善食品检测体系

在实行从"源头到餐桌"管理的食品安全保障体系中,随着食品中安全卫生指标限量值的逐步降低,对检测技术提出了更高的要求,检验检测应向高技术化、速测化、便携化以及信息共享发展,检测工作应当紧随标准的修订不断完善。食品安全标准和检验检测体系的统一完整,可为食品市场准入制度和对食品安全系列的监管提供有力的技术支持。

(四)其他措施

建立食品安全信息社会化网络和食品安全预警体系,加强食品有害物质的风险评估;在动物养殖中要科学使用兽药、饲料添加剂;在食品加工过程中,应对原料进行洗涤、去皮、加热等处理,以消除其中残留的有害物质。

复习思考题

1. 动物性食品中有害化学物质的来源及进入人体的途径有哪些?

2. 动物性食品中农药残留的来源有哪些?

3. 多环芳烃、N-亚硝基化合物、多氯联苯和二噁英的残留特点是什么?

4. 动物性食品中添加剂的种类、使用原则有哪些?

5. 如何控制动物性食品中的化学污染?

(古少鹏　胡艳欣)

第四章　动物性食品中兽药残留与控制

随着人民生活水平的日益提高,动物性食品在我国人民的膳食结构中所占比重越来越大。为了预防和治疗动物疾病疫病,在畜禽、水产和蜜蜂养殖业生产中大量使用兽药;为了提高动物的生产效率,在动物生产中广泛使用饲料添加剂。但是,长期使用兽药和饲料添加剂会造成兽药和饲料添加剂在动物体内残留,人们食用兽药和饲料添加剂残留量超标的动物性食品,就会对人体健康造成很大的危害。为了保障动物性食品的安全性,必须对兽药和饲料添加剂的使用进行规范和有效的监督与管理。

第一节　动物性食品中抗微生物药物残留

一、抗微生物药物残留的来源与危害

抗生素(antibiotics)和合成抗菌药物(synthetic antibacterial agents)统称抗微生物药物(antimicrobial agents),对防治畜禽传染病起着非常重要的作用,但随之而来的问题是造成抗微生物药物在动物性食品中残留,对人类健康构成了很大的威胁。尤其在我国,近十几年来在畜禽和水产养殖过程中滥用抗微生物药物的现象十分普遍,动物性食品中的抗微生物药物残留非常严重,不但严重地损害了我国广大人民群众的身体健康,而且也是影响我国动物性食品出口的重要原因之一。

(一)动物性食品中抗微生物药物残留的来源

①治疗动物感染性疾病,广泛使用抗微生物药物,甚至还有滥用抗微生物药物的现象。在大量不合理使用抗微生物药物的同时,又不遵守休药期规定,任意宰杀或销售,从而造成了抗微生物药物在动物产品中残留。

②预防动物感染性疾病,为促进动物生长而大量使用抗微生物药物促生长剂。在集约化畜牧业生产发展的同时,用于促进生长、同步发情等非治疗用途的药物的品种和数量也在不断地增加,自1946年首次报道饲料中添加药物(抗生素)能明显提高肉鸡的日增重以来,先后有60余种兽药及化学药品被广泛地用作饲料添加剂,以促进生长,提高饲料的转化率,控制生殖周期及繁殖性能,增进饲料的适口性及改善动物性食品对人的口味。

③为了防止食品的腐败变质,人为地在动物性食品中添加抗生素。例如,在牛乳中添加抗生素,以防止鲜乳在卖出之前发生变质。

④畜禽的饲料和饮水受到残留药物的污染。饲料粉碎设备受污染或将盛过抗菌药物的容器用于贮藏饲料;接触厩舍粪尿池中含有抗生素等药物的废水和排放的污水(如猪经常摄入这种污水);任意以抗生素药渣喂猪或其他食品动物等滥用抗生素的行为,是出现抗生素残留的主要原因。

(二)动物性食品中抗微生物药物残留的危害

动物性食品中残留的抗微生物药物进入人体后,具有一定的危害作用。一般来说,动物性食品中残留的抗微生物药物对人并不表现为急性毒性作用。人们长期摄入低剂量的残留抗微生物药物,则可能由于残留抗微生物药物在体内的逐渐蓄积而导致各种慢性毒性作用。某些过敏体质的人,接触残留的抗微生物药物,也可引起变态反应。

动物性食品中的抗微生物药物残留对人体健康的影响,主要表现为过敏与变态反应、毒性作用、细菌耐药性及致畸、致突变和致癌作用等多个方面。

1. 过敏与变态反应

过敏和变态反应(hypersensitivity and allergic reaction)是一种与药物有关的抗原抗体反应,与遗

传性有关,与药物剂量的大小无关。临床上过敏和变态反应无本质不同,难以区别。引起过敏和变态反应的物质很多,如异种血清和蛋白、细菌、药物、食品等。在兽药中,青霉素、磺胺、四环素及某些氨基糖苷类抗生素潜在危害较大。虽然许多抗微生物药物被用作治疗药物或饲料药物添加剂,但只有少数抗微生物药物能刺激敏感个体机体内抗体的形成,其中由于青霉素具有强抗原性,而且在人和动物中广泛应用,因而青霉素具有最大的潜在危害性,据统计,对青霉素有过敏反应的人为 0.7%～10%,过敏休克的人为 0.004%～0.015%,严重者可致死,同时对神经系统也有很大影响。

大部分喹诺酮类药物具有光敏作用。残留在食品中的抗生素,有些经加热不能完全失活,如氨基糖苷类的链霉素、新霉素等,因此,烹调不能成为避免变态反应的措施。

2. 毒性作用

某些抗微生物药物具有毒性作用(toxic effect)。动物组织中抗微生物药物残留(原药及其代谢产物)水平通常低于 2 mg/kg,若每日消耗 1 kg动物性食品,仅摄入 2 mg 药物,远远低于人的治疗剂量,发生急性中毒的可能性很小,长期摄入可产生慢性毒性或蓄积毒性。婴幼儿对药物代谢的功能不完全,因此比较敏感。动物的注射部位和一些代谢器官(如肝脏)常含有高浓度的药物,被人摄入后出现中毒的机会将大大增加。

氯霉素是一个特例,能导致严重的再生障碍性贫血(粒细胞或全血细胞),并且其发生与使用剂量和频率无关。人体对氯霉素比动物更敏感,婴幼儿的代谢和排泄机能尚不完全,对氯霉素最敏感,可出现致命的"灰婴综合征"。氯霉素在组织中的残留浓度可达到 1 mg/kg 以上,对食用者威胁很大。

很多畜禽饲料和鱼饲料中含有亚治疗剂量的四环素类药物(如金霉素和土霉素)。四环素类药物能够与骨骼中的钙等结合,抑制骨骼和牙齿的发育。四环素降解产物具有更强的溶血或肝毒作用。

氨基糖苷类药物,如链霉素、庆大霉素和卡那霉素主要损害前庭和耳蜗神经,导致晕眩和听力减退,对过敏胎儿的影响更为严重。

一些碱性和脂溶性药物的分布容积较高,在体内易发生蓄积和慢性中毒,如大环内酯类药物红霉素、泰乐菌素等易发生肝损害和听觉障碍。

3. 细菌耐药性

细菌耐药性(antibiotic resistance)是指某些细菌菌株对通常能抑制其生长繁殖的某种浓度的抗生素产生了耐受性。研究表明,随着抗生素的不断应用,细菌中的耐药菌株数量也在不断增加。细菌耐药性的发生和发展,是抗生素广泛使用,特别是滥用的结果。细菌容易产生耐药性的抗生素有以青霉素为代表的 β-内酰胺类、大环内酯类、部分氨基糖苷类、四环素和氯霉素等,细菌的耐药程度取决于抗生素的亚治疗浓度和细菌降低药物累积量的能力。

耐药菌最大的威胁是通过食物链而转移给人类,使人类感染疾病,同时给治疗疾病带来很大的困难,耐药菌感染往往会延误疾病的正常治疗过程,从而给人类带来更大的危害。在正常情况下,人类肠道的菌群是由于多年共同进化而形成的相互适应,某些菌群能抑制其他菌群的过度繁殖,另一些菌群能产生维生素供机体利用。但是,如果长期低水平使用抗生素,可使上述平衡扰乱,导致非致病菌死亡,致病菌大量繁殖,引起人群感染发病或维生素缺乏症等。

4. "三致"作用

"三致"作用即致畸(teratogenic effect)、致癌(carcinogenic effect)和致突变作用(mutagenic effect)。在妊娠关键阶段对胚胎或胎儿产生毒性作用,造成先天性畸形的药物或化学药品称为致畸物。能诱发细胞遗传物质产生变异的药物称为诱变剂或致突变剂。许多诱变剂具有致癌作用。某些抗生素可引发基因突变、畸变,对人体产生潜在危害而备受关注。一些抗微生物药物具有"三致"作用,例如,治疗剂量的四环素类药物可能具有致畸作用;链霉素具有潜在的致畸作用;磺胺二甲基嘧啶等磺胺类药物连续给药能够诱发啮齿类动物的甲状腺增生,并具有致肿瘤倾向。喹乙醇、卡巴氧、硝基呋喃、洛硝哒唑等在动物试验中已显示"三致"效应,个别种类的喹诺酮类药物在真核细胞内已经显示致突变作用。

5. 激素(样)作用

自从动物被用作人类食品以来,人体就开始接触动物体内的内源性性激素。在 40 多年前,具性激素样活性的化合物已作为同化剂用于畜牧业生产,以促进动物生长,提高饲料转化率。由于用药动物的肿瘤发生率有上升的趋势,因而引起人们对食用组织中同化剂残留的关注。1979年在美国禁用己烯雌酚作为牛、羊以及鸡的促生长剂之后,一些国家也相继禁止应用同化剂,尤其是雌激素同化剂。

随着人民生活水平的提高,人们对动物性食品的消费量越来越多,也造成了一些"现代病",如肥胖儿、性早熟等。儿童的性早熟除与生活水平的提高(动物性食品摄入量较多)有关外,也不能不考虑在动物性食品中可能会存在各种来源的性激素,包括在食品中添加激素或不适当地较大剂量用于养殖业的人工合成同化性激素。

从同化性激素的作用性质来看,其残留会影响人体内的正常性激素功能,并具有一定的致癌性。从动物试验的结果来分析,同化性激素残留对人的影响可能表现为儿童早熟、儿童发育异常、儿童异性趋向、肿瘤等。但由于同化性激素残留的作用属于慢性过程,所以临床上尚未见有关同化性激素残留与上述现象直接相关的报道。因为人体可能经各种途径接触各种化学物质,所以对于慢性病症很难确证其确切的致病原因。

(三)食品动物使用抗生素的休药期

由于某些种类的抗生素对人体具有上述的各种危害作用,所以,在必须应用抗生素的食品动物应遵守休药期。不同的动物、同一动物体的不同部位,其抗生素残留期均不一样,一般在肌肉中残留期短,在脏器中残留期长,因此,必须严格规定其相应的休药期和应用限制。2003年5月22日,我国农业部第278号公告确定了202种兽药品种的停药期(休药期),自发布之日起执行(中华人民共和国农业部令2017年第8号已废止部分兽药品种的休药期规定)。

二、β-内酰胺类药物残留

(一)残留现状及毒性作用

β-内酰胺类抗生素(β-lactam antibiotic)的结构特点是含有自然界中鲜见的β-内酰胺基母核,按照母核结构的差异可分为青霉素类(penicillins,PENs)、头孢菌素类(cephalosporins,CEPs,又称先锋霉素类)、头霉菌素(cephamycins,又称甲氧头孢)、碳青霉烯类(carbapenems)和单环β-内酰胺类(monobactams)。其中,青霉素类和头孢菌素类发展迅速,品种很多。以青霉素类和头孢菌素为代表的β-内酰胺类抗生素是历史最悠久的抗微生物药物,同时也是最重要的一类抗生素。尽管在长期使用中已发现它们存在抗菌谱窄、耐药性、引起过敏和稳定性差等问题,但由于人们的不懈努力,近30年来已经推出了效能更强、副作用小的各种半合成药物,如广谱、耐酶、耐酸、长效的半合成青霉素和第三代、第四代头孢菌素类抗生素。无论在过去、现在或将来,β-内酰胺类药物在抗生素的发展中都具有战略意义。

β-内酰胺类抗生素的应用十分广泛,我国是青霉素使用大国,有很多兽医习惯使用青霉素,不管动物发生了什么传染病或局部感染,首先使用青霉素,直到发现用药后疗效不好或无效时,才更换其他的抗菌药物。尤其是奶牛发生乳房炎时,兽医们习惯单独将青霉素或与其他抗生素一起注入奶牛的乳房内,进行所谓的封闭治疗。如果不遵守休药期的规定,这样的牛乳中就会残留大量的青霉素或其他抗生素,被过敏体质的人食用后,其后果是非常危险的。

这类药物对人的毒副作用虽然很小,但因过敏反应(如青霉素能引起人的过敏反应,发生荨麻疹、呼吸困难及过敏性休克,甚至死亡)和细菌产生的耐药性等原因,许多国家对动物使用β-内酰胺类抗生素和在食品中残留进行了严格的监控。

(二)测定方法

按《动物源性食品中β-内酰胺类药物残留测定方法 放射受体分析法》(GB/T 21174—2007)或《动物源性食品中青霉素族抗生素残留量检测方法 液相色谱-质谱/质谱法》(GB/T 21315—2007)测定。

(三)最高残留限量

欧盟制定了β-内酰胺类药物在肉食品和牛奶中的最高残留限量。美国FDA规定,肉类、蛋品、乳类均不得检出青霉素类抗生素。我国食品卫生标准中规定了阿莫西林、青霉素/普鲁卡因青霉素、头孢喹肟、头孢噻呋等β-内酰胺类药物的残留限量指标(GB 31650—2019)。无公害畜禽肉、乳和绿色食品乳制品中青霉素类药物残留限量标准见表4-1(部分标准已废止,尚未见替代标准)。

表 4-1　动物性食品中青霉素类药物残留限量标准

食品		最高残留限量/(mg/kg)	标准号
		青霉素	
无公害食品	牛、羊、猪肌肉	≤0.05	GB 18406.3—2001（该标准已于 2015 年 3 月 1 日废止，仅供参考）
	牛、羊、猪肝	≤0.05	
	牛、羊、猪肾	≤0.05	
	液态乳	阴性	NY 5140—2005（2014 年 1 月 1 日废止，仅供参考）
绿色食品	乳制品	阴性	NY/T 657—2012

我国农业部 2002 年第 235 号公告公布了"已批准的动物性食品中最高残留限量规定"，目前已被《食品安全国家标准　食品中兽药最大残留限量》（GB 31650—2019）替代，部分 β- 内酰胺类在动物性食品中的 MRL（≤μg/kg）如下。

（1）阿莫西林　所有食品动物肌肉、脂肪、肝、肾 50，奶 4，鱼（皮＋肉）50。

（2）氨苄西林　所有食品动物肌肉、脂肪、肝、肾 50，奶 4，鱼（皮＋肉）50。

（3）青霉素/普鲁卡因青霉素　牛、猪、家禽肌肉、肝、肾 50，牛奶 4，鱼（皮＋肉）50。

（4）氯唑西林（邻氯青霉素）　所有食品动物肌肉、脂肪、肝、肾 300，奶 30；鱼（皮＋肉）300。

（5）苯唑西林（苯唑青霉素）　所有食品动物肌肉、脂肪、肝、肾 300，奶 30；鱼（皮＋肉）300。

（6）头孢氨苄　牛肌肉、脂肪、肝 200，肾 1 000，奶 100。

（7）头孢喹肟　牛、猪肌肉、脂肪 50，肝 100，肾 200；牛奶 20。

（8）头孢噻呋　牛、猪肌肉 1 000，脂肪、肝 2 000，肾 6 000；牛奶 100。

（9）克拉维酸　牛奶 200；牛、猪肌肉、脂肪 100，肝 200，肾 400。

三、氨基糖苷类药物残留

（一）残留现状及毒性作用

氨基糖苷类抗生素（aminoglycoside antibiotics，AGs）是由氨基糖与氨基环醇形成的苷，按其来源可分为由链霉菌（Streptomyces）产生的链霉素族、卡那霉素族和新霉素族，由小单孢菌（Micromonospora）产生的庆大霉素族。氨基糖苷类抗生素的抗菌作用强，在兽医临床中使用很广泛，尤其是一些兽医习惯于将青霉素和链霉素合用，作为治疗动物传染病的首选药物，有的兽医喜欢单独使用卡那霉素或庆大霉素，所以，氨基糖苷类抗生素在动物性食品中残留的情况亦较严重。氨基糖苷类抗生素主要作用于细菌的核糖体（30 亚基），引起 tRNA 在翻译 mRNA 上的密码时出现错误，导致合成异常的蛋白质，阻碍已合成蛋白质的释放，从而抑制细菌的生长。AGs 属于静止期杀菌剂。

氨基糖苷类抗生素口服不易被吸收，故一般注射给药。主要经肾脏排泄，肾组织中浓度较高。耳毒性和肾脏毒性是 AGs 共有的毒副作用。AGs 能选择性地损害第 8 对脑神经，导致前庭和耳蜗神经损伤，前者多见于链霉素、卡那霉素和庆大霉素，后者多见于卡那霉素、丁胺卡那霉素。肾毒性主要表现为近端肾曲管损害，出现蛋白尿、血尿、肾功能减退等。卡那霉素、紫苏霉素和庆大霉素的肾毒性较大。婴幼儿对 AGs 敏感，AGs 能透过胎盘损害胎儿听觉。由于毒副作用和容易产生耐药性，链霉素族已被停用。

（二）测定方法

按《动物组织中氨基糖苷类药物残留量的测定高效液相色谱-质谱/质谱法》（GB/T 21323—2007）测定。

（三）最高残留限量

WHO/FAO 规定，链霉素类药物允许残留量（≤mg/kg）：链霉素、双氢链霉素在肉类 0.2，乳品 0.1，蛋品 0.5。美国 FDA 规定，链霉素类药物允许残留量（≤mg/kg）：链霉素、双氢链霉素在肉类 1.0，蛋品 0.5，乳品 0.2。我国食品卫生标准规定了安普霉素、庆大霉素、卡那霉素、新霉素、大观霉素、链霉素/双氢链霉素等氨基糖苷类药物的残留限量指标（GB 31650—2019）。无公害畜禽肉、乳和绿色食品乳制品中氨基糖苷类药物残留限量见表 4-2（部分标准已废止，尚未见替代标准）。

表 4-2 动物性食品中氨基糖苷类药物残留限量标准

食品		最高残留限量/(mg/kg)		标准号
		链霉素	庆大霉素	
无公害食品	牛、羊、猪、禽肌肉、脂肪	≤0.5	≤0.1	GB 18406.3—2001 (2015 年 3 月 1 日废止)
	牛、羊、猪、禽肝	≤0.5	≤0.2	
	牛、羊、猪、禽肾	≤1	≤1	
	液态乳	阴性		NY 5140—2005 (2014 年 1 月 1 日废止)
绿色食品	乳制品	阴性		NY/T 657—2012

我国农业部 2002 年第 235 号公告公布了"已批准的动物性食品中最高残留限量规定",目前已被《食品安全国家标准　食品中兽药最大残留限量》(GB 31650—2019)替代,部分氨基糖苷类药物在动物性食品中的 MRL(≤μg/kg)如下。

(1)安普霉素　猪肾 100。

(2)新霉素　所有食品动物肌肉、脂肪 500,肝 5 500,肾 9 000;奶 1 500;蛋 500;鱼(皮+肉)500。

(3)大观霉素(壮观霉素)　牛、羊、猪、鸡肌肉 500,脂肪、肝 2 000,肾 5 000;牛奶 200;鸡蛋 2 000。

四、四环素类药物残留

(一)残留现状及毒性作用

四环素类抗生素在化学结构上为氢化并四苯环衍生物,故称四环素类(tetracyclines,TCs),由放线菌属产生。四环素类抗生素包括四环素(tetracycline,TC)、土霉素(即氧四环素,oxytetracycline,OTC)、金霉素(即氯四环素,chlortetracycline,CTC)、去甲基金霉素(demeclocycline),以及半合成脱氧土霉素(强力霉素,doxycycline)、甲烯土霉素(methacycline)和二甲胺四环素(minocycline)等。四环素类抗生素在水中溶解度很低,易与强酸、强碱形成盐类。临床上一般用其盐酸盐,具有较好的水溶性和稳定性。TCs 为广谱抗生素,对革兰阳性和阴性菌、立克次体等均有抑菌作用,其作用机理主要是与 30S 核糖体亚基的末端结合,干扰细菌蛋白质的合成。在畜禽生产中,TCs 被广泛作为药物添加剂,用于防治肠道感染和促生长,容易诱导耐药菌株和在畜产品中残留。

四环素类抗生素残留量为 1 mg/kg 时,对人不产生毒性作用,残留量为 5~7 mg/kg 时则有毒性。

土霉素也可随乳汁排出,在用药后 48 h 仍可检出。强力霉素和二甲胺四环素等在组织中残留时间长,应限制其在食用动物的使用。这类抗生素可使肠道菌群的正常平衡失调,形成二重感染,造成中毒性胃肠炎,并对肝脏有一定的损害。另外,治疗剂量的四环素类药物可能具有致畸作用。

(二)测定方法

按《动物源性食品中四环素类兽药残留量检测方法　液相色谱-质谱/质谱法与高效液相色谱法》(GB/T 21317—2007)测定。

(三)最高残留限量

WHO/FAO 规定,四环素类抗生素允许残留量(≤mg/kg):盐酸土霉素,牛肉、猪肉 0.01;盐酸四环素,牛肉、猪肉 0.25;盐酸金霉素,牛肉、猪肉 1.0;金霉素,牛肉 0.1,牛奶不得检出。美国 FDA 规定,四环素类抗生素允许残留量(≤mg/kg):四环素,肉类 0.5,蛋品 0.3,奶类 0.1;土霉素,肉类 0.25,蛋品 0.3,奶类 0.1;金霉素,肉类 0.05,蛋品 0.05,奶类 0.02。我国规定的动物性食品中四环素类药物 MRL(mg/kg)见表 4-3(部分标准已废止,尚未见替代标准)。

我国农业部 2002 年第 235 号公告公布了"已批准的动物性食品中最高残留限量规定",目前已被《食品安全国家标准　食品中兽药残留限量》(GB 31650—2019)替代,部分四环素类药物在动物性食品中的 MRL(≤μg/kg)如下:多西环素,牛(泌乳牛禁用),肌肉 100,脂肪、肝 300,肾 600;猪,肌肉 100,皮+脂、肝 300,肾 600;禽(产蛋鸡禁用),肌肉 100,皮+脂、肝 300,肾 600;鱼,皮+肉 100。

表 4-3　动物性食品中四环素类药物最高残留限量指标

食品		最高残留限量/(mg/kg)			标准号
		四环素	土霉素	金霉素	
普通食品 鲜、冻禽产品	肌肉	≤0.25	≤0.1	≤1	GB 16869—2005
	肝	≤0.3	≤0.3	≤1	
	肾	≤0.6	≤0.6	≤1	
无公害食品	畜禽肉	≤0.1	≤0.1(肌、脂)	—	GB 18406.3—2001 (2015 年 3 月 1 日废止)
	畜禽肝	0.3	≤0.3		
	畜禽肾	≤0.6	≤0.6		
	羊肉	—	≤0.10		NY 5147—2008 (2014 年 1 月 1 日废止)
	水产品	—	≤0.1(肌肉)		GB 18406.4—2001 (2015 年 3 月 1 日废止)
	鲜禽蛋	≤0.20	≤0.20	≤0.20	NY 5039—2005 (2014 年 1 月 1 日废止)
	皮蛋、咸鸭蛋		≤0.2	不得检出	NY 5143、5144—2002 (2014 年 1 月 1 日废止)
	蜂蜜		≤0.05		NY 5134—2008 (2014 年 1 月 1 日废止)
	液态乳		≤0.1		NY 5140—2005 (2014 年 1 月 1 日废止)

五、大环内酯类药物残留

(一)残留现状及毒性作用

大环内酯类抗生素（macrolide antibiotics, MALs）是一个庞大和重要的抗生素类群，这类抗生素的结构、理化性质和生物学效应很相近。其共有的特征是具有抗革兰阳性菌活性、抗支原体活性和低毒性；结构中含有十二元、十四元或十六元内酯环母核，并通过苷键连接有 1～3 个中性或碱性糖链。绝大多数大环内酯类抗生素由链霉菌属产生，仅少数是由小单孢菌属产生的。红霉素是本类化合物中第一个在临床上取得广泛应用的药物，目前已发现的大环内酯类抗生素达 100 多种。常用的主要有红霉素（erythromycin，ERM）、泰乐菌素（tylosin，TYL）、北里霉素（kitasamycin，KIT）、替米考星（tilmicosin，TIL）、竹桃霉素（oleandomycin，OLD）、螺旋霉素Ⅰ（spiramycin，SPM）等。在 20 世纪 50 年代后期，大环内酯类抗生素开始用于兽医临床，当时红霉素仅作为青霉素的替代品。随着更多大环内酯类抗生素的出现和商品化，这类抗生素已广泛用于畜禽细菌性和支原体感染的治疗药物。特别是大环内酯类抗生素在低剂量下具有良好的促生长作用，因此亦是重要的药物添加剂，有些品种如泰乐菌素、北里霉素、替米考星已经成为畜禽专用抗生素。

MALs 的毒性低，畜产品中 MALs 残留的主要问题是引起过敏和携带耐药因子的菌株的扩散。MALs 一般口服吸收良好，在体内分布广泛，一般肝＞肺＞肾＞血浆，肌肉和脂肪中浓度最低。给药途径对残留分布有影响，如泰乐菌素口服时肝组织残留水平最高，而注射时肾组织残留水平最高。另外，注射部位常保持高浓度的 MALs 残留。在体内螺旋霉素排泄最慢，其次是泰乐菌素，竹桃霉素排泄最快。

MALs 残留监控中一般选择肝脏为靶组织，原形药物为标示残留物，个别药物（如螺旋霉素）需同时测定代谢产物。MALs 残留浓度通常在 0.05～0.2 mg/kg 范围内。

(二)测定方法

按《动物源性食品中大环内酯类抗生素残留测定方法　第 1 部分：放射受体分析法》（SN/T 1777.1—2006）测定，也可用采用《畜禽肉中林可霉素、竹桃霉素、红霉素、替米考星、泰乐菌素、克林霉素、螺旋霉素、吉他霉素、交沙霉素残留量的测定液相色谱-串联质普法》(GB/T 20762—2006)测定。

(三)最高残留限量

美国 FDA 规定,大环内酯类药物允许残留量(≤mg/kg):红霉素,蛋 0.025,猪肉 0.1,牛肉与牛奶中不得检出;螺旋霉素,肉类 0.05。

我国食品卫生标准中规定红霉素、螺旋霉素、替米考星、泰万菌素等大环内酯类药物的残留限量指标(GB 31650—2019)。无公害畜禽肉产品安全要求(GB 18406.3—2001,2015 年 3 月 1 日已废止,仅供参考)规定,泰乐菌素在牛、猪、禽肌肉、肝、肾≤0.1 mg/kg。

我国农业部 2002 年第 235 号公告公布了"已批准的动物性食品中最高残留限量规定",目前已被《食品安全国家标准 食品中兽药残留限量》(GB 31650—2019)替代,部分大环内酯类药物在动物性食品中的 MRL(≤μg/kg)如下。

(1)替米考星　牛、绵羊,肌肉、脂肪 100,肝 1 000,肾 300;奶 50;猪,肌肉、脂肪 100,肝 1 500,肾 1 000;鸡,肌肉 150,皮+脂 250,肝 2 400,肾 600;火鸡,肌肉 100,皮+脂 250,肝 1 400,肾 1 200。

(2)泰乐菌素　牛、猪、鸡、火鸡肌肉、脂肪 250;肝、肾 100;牛奶 100;鸡蛋 300。

(3)吉他霉素　猪、家禽肌肉、肝、肾和可食下水 200。

六、氯霉素类药物残留

(一)残留现状及毒性作用

氯霉素类(chloramphenicols,CAPs)包括氯霉素(CAP)及其衍生物,又称为酰胺醇类(amphenicols),是由委内瑞拉链霉菌产生的一种广谱抗生素,也是第一种采用化学合成法生产的抗生素,其化学名称为 D-(一)-苏阿型-1-对硝基苯基-2-二氯乙酰胺基-1,3-丙二醇(简称氯胺丙醇)。氯霉素为广谱抗生素,能抑制细菌蛋白质的合成,但对革兰阴性菌的作用较强,对各种立克次体、原虫及部分病毒也有一定的抑制作用。氯霉素自 1948 年上市以来,一直是治疗伤寒、副伤寒和沙门氏菌病的首选药物,对乳房炎也有很好的疗效。由于氯霉素在治疗动物疾病中有较好的疗效,曾是兽医临床常用的抗生素。但因其毒副作用强,能抑制造血机能,可引起再生障碍性贫血,所以 2002 年农业部第 193 号公告中将氯霉素其盐、酯类制剂列为食品动物禁用兽药。取而代

之的是氟苯尼考和甲砜霉素,但基层兽医仍在相当范围内使用,应该引起注意。

(二)测定方法

按《动物源性食品中氯霉素类药物残留量测定》(GB/T 22338—2008)或《可食动物肌肉、肝脏和水产品中氯霉素、甲砜霉素和氟苯尼考残留量的测定 液相色谱-串联质谱法》(GB/T 20756—2006)测定。

(三)最高残留限量

多数国家规定在动物性食品中不得检出氯霉素;美国规定不允许将氯霉素用于食品动物。我国食品卫生标准中规定氟苯尼考、甲砜霉素等氯霉素类药物的残留限量指标(GB 31650—2019)。无公害畜禽肉产品安全要求(GB 18406.3—2001,已于 2015 年 3 月 1 日废止)和无公害水产品安全要求(GB 18406.4—2001,已于 2015 年 3 月 1 日废止)规定,畜禽肉和水产品中不得检出氯霉素(检出限量 0.01 mg/kg)。

我国农业部 2002 年第 235 号公告公布了"已批准的动物性食品中最高残留限量规定",目前已被《食品安全国家标准 食品中兽药残留限量》(GB 31650—2019)替代,部分氯霉素类药物在动物性食品中的 MRL(≤μg/kg)如下。

(1)氟苯尼考　牛、羊(泌乳期禁用),肌肉 200,肝 3 000,肾 300;猪,肌肉 300,皮+脂 500,肝 2 000,肾 500;家禽(产蛋鸡禁用),肌肉 100,皮+脂 200,肝 2 500,肾 750;鱼,肌肉+皮 1 000;其他动物,肌肉 100,脂肪 200,肝 2 000,肾 300。

(2)甲砜霉素　牛、羊、猪,肌肉、脂肪、肝、肾 50;牛奶 50;家禽(产蛋期禁用),肌肉、皮+脂、肝、肾 50;鱼,肉+皮 50。

七、肽类抗生素残留

(一)残留现状及毒性作用

在化学结构上,肽类抗生素(peptide antibiotics,PTs)是衍生自氨基酸的一类抗生素的总称。由于氨基酸是构成生物体的基本物质,所以肽类抗生素是目前已知数量最为庞大的抗生素类群,已达近千种。绝大部分由放线菌产生,少数由真菌产生。但是,兽医临床上常用的 PTs 只有 6 种,即杆菌肽(BAT)、黏杆菌肽(CLS)、多黏菌素 B(PLM-B)、多

黏菌素（VGM）、恩拉霉素（ENR）、硫肽菌素（THP）等。多肽类抗生素中，不同的抗生素所具有的抗菌作用不同，可分别对抗革兰阳性菌、革兰阴性菌、绿脓杆菌、真菌、病毒、螺旋体、原虫的感染，对败血症、呼吸道感染、泌尿道感染、牛乳腺炎等疾病有较好的治疗作用。小剂量时抑菌，大剂量时杀菌。肽类抗生素的作用机理也各不相同，多黏菌素类可改变细菌细胞膜的功能，而杆菌肽则作用于细胞壁和细胞质。

大量研究资料表明，肽类抗生素作为饲料添加剂对革兰阳性菌有强烈的抑制作用，对革兰阴性菌的抑制作用较弱，能够促进畜禽生长，提高饲料利用率；在肠道内肽类抗生素几乎不被吸收，仅在消化道内发挥作用，动物采食后在体内一般无残留；在饲料中长期添加肽类抗生素，细菌不易获得耐药性，使用效果稳定。但缺点为毒性较大，除对细菌细胞膜造成损伤外，对动物细胞膜也起作用，主要对肾、神经系统有一定毒性。

（二）测定方法

按《猪肉、猪肝和猪肾中杆菌肽残留量的测定 液相色谱-串联质谱法》（GB/T 20743—2006）测定。

（三）最高残留限量

我国食品卫生标准中规定了黏菌素、杆菌肽、维吉尼亚霉素等肽类抗生素的残留限量指标（GB 31650—2019）。我国农业部 2002 年第 235 号公告公布了"已批准的动物性食品中最高残留限量规定"，目前已被《食品安全国家标准　食品中兽药残留限量》（GB 31650—2019）替代，部分肽类抗生素在动物性食品中的 MRL（$\leqslant \mu g/kg$）如下。

（1）杆菌肽　牛、猪、家禽，可食组织 500；牛奶 500；禽蛋 500。

（2）维吉尼亚霉素　猪，肌肉 100，脂肪、肾、皮 400，肝 300；家禽，肌肉 100，脂＋皮 400，肝 300，肾 400。

八、磺胺类药物残留

（一）残留现状及毒性作用

磺胺类药物（sulfonamides，SAs）是指具有对氨基苯磺酰胺结构的人工合成的一类药物的总称。自从 1932 年发现含有磺酰氨基的偶氮染料"百浪多息"（prontosil）对链球菌和葡萄球菌有良好的抑制作用，对溶血性链球菌及其他细菌感染的疾病有明显疗效，并在其后的研究中证明这种基本结构以后，曾经合成过数千种 SAs，其中疗效好、毒副作用小的 SAs 就有几十种。常用的有氨苯磺胺（sulfanilamide，SN）、磺胺嘧啶（sulfadiazine，SD）、磺胺吡啶（sulfapyridine）、磺胺甲嘧啶（sulfamerazine，SM₁）、磺胺二甲嘧啶（sulfamethazine 或 sulfadimidine，SM₂）、磺胺对甲氧嘧啶（sulfamethoxydiazine，SMD）、磺胺间甲氧嘧啶（sulfamonomethoxine，SMM）、磺胺噻唑（sulfathiazole，ST）、磺胺甲噻二唑（sulfamethythiadiazole）、磺胺甲基异噁唑（sulfamethoxazole，SMZ）、磺胺二甲异噁唑（sulfafurazolum，SFZ）、磺胺氯哒嗪（sulfachlorpyridazine）等。SAs 抑菌作用的机理是它能干扰细菌的酶系统利用对氨基苯甲酸，而对氨基苯甲酸是叶酸的组成部分，叶酸为微生物生长中的必要物质。SAs 的特点是抗菌谱广，性质稳定，便于保存，制剂多，价格低，常与某些抗生素（如金霉素、土霉素等）配合使用，作为饲料药物添加剂。磺胺类药物也用作兽医临床上治疗畜禽细菌感染性疾病和球虫病的药物，使用不当可造成磺胺类药物在动物性食品中的残留。

由于磺胺类药物大部分是以原形由机体排出，而且它们在环境中不易被生物降解，因此，不仅导致饲喂磺胺类药物添加剂的动物体内残留量超标，甚至未饲喂磺胺药物添加剂，但接触过污染的用具或垫草的猪，其体内磺胺药的残留量也超标。另外，残存于饲料混合机中的磺胺类药物可污染不加药的饲料，从而造成残留超标。实际上，导致磺胺类药物残留超标的原因主要有不遵守休药期、将添加有磺胺类药物的饲料饲喂不适用的动物、垫料污染和低剂量药物污染饲料等方面。

磺胺类药物在动物性食品中残留造成的危害，主要是引起的过敏、中毒和导致耐药性菌株的产生。人对磺胺药过敏反应的表现形式不同，大多数与人的治疗用药相关，也可通过摄入磺胺药物残留的动物性食品而发生过敏反应。磺胺类药物的其他不良作用还有引起造血系统障碍，发生急性溶血性贫血、粒细胞缺乏症、再生障碍性贫血等。

（二）测定方法

按《动物源性食品中磺胺类药物残留量的测定 高效液相色谱-质谱/质谱法》（GB/T 21316—2007）测定。

（三）最高残留限量

欧盟规定，在所有食用动物的肌肉、肝、肾、脂肪中磺胺类药物的最高残留量≤0.1 mg/kg。饲喂磺胺类药物添加剂的食用动物，宰前法定休药期为15 d。美国 FDA 规定，具有治疗活性的磺胺类药物在肉、蛋、乳中的最高残留量≤0.1 mg/kg。

我国规定的动物性食品中磺胺类药物最高残留限量标准见表 4-4（部分标准已废止，尚未见替代标准）。

表 4-4　动物性食品中磺胺类药物残留限量指标

食品		最高残留限量/(mg/kg)			标准号
		磺胺类总量	磺胺类（单种）	磺胺二甲嘧啶	
普通食品	鲜、冻禽产品	—	—	≤0.1	GB 16869—2005
无公害食品	畜禽可食性组织	≤0.1	—	—	GB 18406.3—2001（2015 年 3 月 1 日废止）
	水产品	—	≤0.1	—	GB 18406.4—2001（2015 年 3 月 1 日废止）
	羊肉	≤0.1	—	—	NY 5147—2008（2014 年 3 月 1 日废止）
	鲜禽蛋	≤0.1	—	—	NY 5039—2005（2014 年 1 月 1 日废止）

我国农业部 2002 年第 235 号公告公布了"已批准的动物性食品中最高残留限量规定"，目前已被《食品安全国家标准　食品中兽药残留限量》(GB 31650—2019)替代，部分磺胺类药物在动物性食品中的 MRL(≤μg/kg)如下：磺胺类，所有食品动物（产蛋期禁用）肌肉、脂肪、肝、肾 100；牛、羊奶 100（除磺胺二甲嘧啶）；鱼皮＋肉 100。磺胺二甲嘧啶，所有食品动物（产蛋期禁用）肌肉、肝、脂肪、肾 100；牛奶 25。甲氧苄啶，在牛肌肉、脂肪、肝、肾、奶 50；猪、家禽（产蛋期禁用）肌肉、皮＋脂、肝、肾 50；马肌肉、脂肪、肝、肾 100；鱼肉＋皮 50。

九、喹诺酮类药物残留

（一）残留现状及毒性作用

喹诺酮类（quinolones，QNs）药物是近 20 年来迅速发展起来的一类重要的广谱抗菌药物，是继磺胺类药物之后在人工合成抗菌药物方面的重要突破。在化学结构上，喹诺酮类药物属吡酮酸衍生物（pyridonecarboxylic acids，PCAs），俗称喹诺酮类。1962 年美国 Sterling Winthrop 研究所的 Lesher 等发现了第一个喹诺酮类抗菌药物萘啶酸（nalidixic acid，NAL），此后又出现了奥啉酸（oxolinic acid，OXO）和吡咯酸（piromidic acid，PIR），称为第一代喹诺酮类，由于抗菌谱窄、半衰期短、毒副作用高和细菌耐药性等原因，现已很少应用。20 世纪 70 年代开发出吡哌酸（pipemidic acid，PIP）、氟甲喹（flumequine，FLU）等第二代喹诺酮类药物。20 世纪 80 年代以来，研究开发出了抗菌谱更广、抗菌作用更强的第三代喹诺酮类药物。除吡酮酸结构外，新喹诺酮类的共同特点是喹啉环（个别为萘啶环）的 C-6 为上有氟原子，C-7 为上连接哌嗪基或吡咯基，亦称为 6-氟喹诺酮类或氟喹诺酮类（fluoroquinolones，FQs）。FQs 是近年来各国竞相开发和应用的品种，已有 10 余种药物投放市场，还有约 50 种正在开发中。目前国内外已批准用于动物的 FQs 包括诺氟沙星（norfloxacin，NOR，亦称氟哌酸）、恩诺沙星（enrofloxacin，ENR）、环丙沙星（ciprofloxacin，CIF）、沙拉沙星（sarafloxacin，SAR）、氧氟沙星（ofloxacin，OFL）、单诺沙星（danofloxacin，DAN）和麻保沙星（marbofloxacin，MAR）等。

喹诺酮类为细菌 DNA 合成抑制剂，作用于细菌 DNA 旋转酶（又称拓扑异构酶Ⅱ，topoisomeraseⅡ，TopoⅡ），该酶是由 A、B 两个亚单位组成的四聚体(A_2B_2)，主要催化染色体或质粒 DNA 发生拓扑学转变。任何引起 TopoⅡ活性改变的因素对细菌都可能是致命的。喹诺酮类通过抑制 TopoⅡ亚单位 A 而呈现强的杀菌活性。目前，喹诺酮类已成为兽医临诊和水产养殖中最重要的抗感染药物之一，被大量用于治疗、预防动物感染和促生长，其残留问题已引起广泛的关注。

QNs 的毒副作用比较小，但推荐剂量下有时出现腹痛、腹泻等消化道症状（可能与诱发组胺释放有关），高剂量可出现类似 γ-氨基丁酸的中枢抑制效应，或幼龄动物和马的荷重关节面出现水泡甚至糜烂。引起光敏几乎是所有 QNs 的副作用。QNs 在尿中可能形成结晶。QNs 能抑制茶碱的正常代谢，使茶碱血药浓度升高，与非甾体类抗炎药物并用可诱发惊厥。人们关注 QNs 是否可能具有致癌或遗传毒性。实验室研究表明，恩诺沙星（ENR）在实验动物中显示一定的致突变和胚胎毒性作用，奥啉酸（OXO）和萘啶酸（NAL）对大鼠有潜在的致癌作用。

（二）测定方法

按《动物源性食品中 14 种喹诺酮药物残留检测方法　液相色谱-质谱/质谱法》（GB/T 21312—2007）测定。

（三）最高残留限量

我国食品卫生标准中规定了达氟沙星、二氟沙星、恩诺沙星、噁喹酸等喹诺酮类药物的残留限量指标（GB 31650—2019）。我国无公害畜禽肉安全要求（GB 18406.3—2001，2015 年 3 月 1 日废止，此处仅供参考）规定，恩诺沙星 MRL（μg/kg）在牛、羊肌肉≤100，肝≤300，肾≤200。

我国农业部 2002 年第 235 号公告公布了"已批准的动物性食品中最高残留限量规定"，目前已被《食品安全国家标准　食品中兽药残留限量》（GB 31650—2019）替代，部分喹诺酮类药物在动物性食品中的 MRL（≤μg/kg）如下。

（1）达氟沙星　牛、羊肌肉 200，脂肪 100，肝、肾 400，奶 30；家禽（产蛋期禁用）肌肉 200，脂肪 100，肝、肾 400；猪肌肉、脂肪 100，肝 50，肾 200；鱼，皮＋肉 100。

（2）二氟沙星　牛、羊，肌肉 400，脂肪 100，肝 1 400，肾 800；猪，肌肉 400，脂肪 100，肝、肾 800；家禽（产蛋期禁用），肌肉 300，皮＋脂 400，肝 1 900，肾 600；其他动物，肌肉 300，脂肪 100，肝 800，肾 600；鱼，皮＋肉 300。

（3）恩诺沙星　牛、羊，肌肉、脂肪 100，肝 300，肾 200，奶 100；猪、兔，肌肉、脂肪 100，肝 200，肾 300；家禽（产蛋鸡禁用），肌肉 100，皮＋脂 100，肝 200，肾 300；其他动物肌肉、脂肪 100，肝、肾 200；

鱼，皮＋肉 100。

（4）噁喹酸　牛、猪、鸡（产蛋期禁用），肌肉 100，脂肪 50，肝、肾 150；鱼，肉＋皮 100。

十、硝基呋喃类药物残留

（一）残留现状及毒性作用

硝基呋喃类（nitrofurans）是人工合成的一类抗菌药物，具有强大的抗菌力，且抗菌范围广，对多数革兰阳性菌、革兰阴性菌感染都有效，某些品种（如呋喃西林、呋喃唑酮）尚有抗球虫作用。该类药物很少产生耐药性，与磺胺类抗生素之间无交叉耐药性，但内服后在体内排泄较快，血中浓度低，故不作全身抗感染用。硝基呋喃类药物主要包括呋喃唑酮（痢特灵）、呋喃西林和硝呋烯腙等，这些药物以前常用于预防和治疗家禽、犊牛和仔猪的传染病，此外，硝呋柳肼也可用于火鸡组织滴虫病（又名传染性盲肠肝炎，俗称黑头病）的防治。在动物生产中，硝基呋喃类药物也常用作促生长剂。然而，长期使用硝基呋喃类药物可导致在食用动物组织中残留。

饲料中添加硝基呋喃类药物可预防畜禽疾病，促进其健康生长。但是随着硝基呋喃类抗菌药物的广泛使用，在动物性食品中残留的问题也日益突出。硝基呋喃类药物的残留来源于治疗动物疾病、饲料中药物添加剂和人为滥用硝基呋喃类药物。产生药物残留的主要原因在于不规范使用硝基呋喃类药物、不遵守休药期和使用未经批准的药物作促生长剂。

鉴于硝基呋喃类药物具有"三致"作用，我国已禁止在食品动物使用。

（二）测定方法

按《动物源性食品中硝基呋喃类药物代谢物残留量检测方法　高效液相色谱/串联质谱法》（GB/T 21311—2007）测定。

（三）最高残留限量

硝基呋喃类药物属于食品动物禁用药品，无残留限量指标，所有食品动物均不得检出。我国农业农村部 2019 年第 250 号公告发布的《食品动物中禁止使用的药品及其他化合物清单》中，硝基呋喃类药物呋喃西林、呋喃妥因、呋喃唑酮、呋喃它酮、呋喃苯烯酸钠和硝呋烯腙均位列其中。我国无公害水产品安全要求（GB 18406.4—2001,2015 年 3 月 1 日废止）规定,在水产品中不得检出呋喃唑酮。

第二节 动物性食品中抗寄生虫药物残留

一、苯并咪唑类药物残留

（一）残留现状及毒性作用

苯并咪唑类药物（benzimidazoles,BZs）是 20 世纪 60 年代研制的第一种广谱、高效、低毒抗蠕虫药,特别是对胃肠线虫具有强的驱杀作用,在医学和兽医学发展史上具有划时代意义,至今仍在广泛应用。在动物生产和兽医临床上常用的苯并咪唑类药物主要有丙硫咪唑（albendazole,ALB,阿苯达唑）、硫苯咪唑（fenbendazole,FEN,芬苯达唑）、噻苯咪唑（thiabendazole,THI,噻苯达唑）、甲苯咪唑（mebendazole,MEB）、丙氧苯唑（oxibendazole,OXI,奥苯达唑）、硫氧咪唑（oxfendazole,OXF,奥芬达唑）、氟苯咪唑（flubendazole/flubenol,FLU,氟苯达唑）、丁苯咪唑（parbendazole,PAR）、康苯咪唑（cambendazole,CAM,噻苯咪唑酯）、三氯苯唑（triclabendazole,TRI,三氯苯达唑）、苯唑氨基甲酸甲酯（carbendazim,methyl-2-benzimidazole carbamate,CAR）等。BZs 对动物体内各种寄生线虫、绦虫（包括幼虫和虫卵）有强的驱杀作用,部分品种（如丙硫咪唑、三氯苯唑）亦对肝片吸虫有效。BZs 抗蠕虫作用的机理是抑制细胞质内的微管蛋白聚合形成微管。苯并咪唑类驱虫药在水中的溶解度有限。吸收后全身分布,组织浓度高于血浆,并在肝脏内很快被转化为多种代谢产物。主要经肾和胆管排泄,排泄较快,在动物组织中未见苯并咪唑及其代谢物的长期存留。但如果使用苯并咪唑类驱虫药后不经休药期,就会造成该类驱虫药在动物产品中残留。

苯并咪唑类驱虫药对动物具有 3 个方面的毒性作用,其一是由于长期而持久地残留于肝脏,对肝脏造成毒性作用;其二是具有胚胎毒性和致畸作用,主要是硫苯咪唑、丁苯咪唑、丙硫咪唑等对实验动物和食品动物具有胚胎毒性和致畸作用,可导致怀孕动物流产、胚胎死亡和诱发各种胚胎畸形（主要为各种骨骼畸形）,以绵羊、家兔、实验小鼠和大鼠比较敏感;其三是致突变效应,目前仅发现苯唑氨基甲酸甲酯在哺乳动物细胞有致突变作用。

（二）测定方法

按《食用动物肌肉和肝脏中苯并咪唑类药物残留量检测方法》（GB/T 21324—2007）测定。

（三）最高残留限量

我国食品卫生标准中规定了阿苯达唑、芬苯达唑、奥芬达唑、氟苯达唑、奥苯达唑、噻苯达唑、三氯苯达唑等苯并咪唑类药物的残留限量指标（GB 31650—2019）。我国农业部 2002 年第 235 号公告公布了"已批准的动物性食品中最高残留限量规定",目前已被《食品安全国家标准 食品中兽药残留限量》（GB 31650—2019）替代,部分苯并咪唑类抗寄生虫药物在动物性食品中的 MRL（$\leqslant \mu g/kg$）如下。

（1）噻苯达唑（噻苯咪唑） 牛、猪、羊,肌肉、脂肪 100,肝、肾 100;牛、羊奶 100。

（2）阿苯达唑（丙硫咪唑） 所有食品动物,肌肉、脂肪 100,肝、肾 5 000,奶 100。

（3）甲苯咪唑 羊、马（泌乳期禁用）,肌肉、脂肪 60,肝 400,肾 60。

（4）三氯苯达唑 牛,肌肉 250,脂肪 100,肝 850,肾 400;羊,肌肉 200,脂肪 100,肝 300,肾 200;牛、羊奶 10。

（5）奥苯达唑（丙氧苯咪唑） 猪,肌肉 100,皮＋脂 500,肝 200,肾 100。

（6）氟苯达唑（氟苯咪唑） 猪,肌肉、肝 10;家禽,肌肉 200,肝 500,蛋 400。

（7）非班太尔（苯硫氨酯） 牛、马、猪、羊,肌肉、脂肪、肾 100,肝 500;牛、羊奶 100。

二、聚醚类药物残留

（一）残留现状及毒性作用

聚醚类抗生素（polyether antibiotics,PEs）是 20 世纪 70 年代发展起来的一类具有离子载体性质的抗生素（故又称 polyether ionophores）。绝大多数 PFs 为放线菌目（Actinomycetales）的链霉菌（Streptomyces）产生的次级代谢产物。1971 年礼来（Lilly）公司推出第一个商品化的 PEs——莫能菌素,PEs 作为一族新的抗生素从此蓬勃发展起来,并且成为近 20 年来使用的主导抗球虫药物。目前,临床上应用的 PEs 有莫能菌素(monensin,MON)、盐霉素(salinomycin,SAL)、甲基盐霉素(narasin,NAR)、马杜霉素(maduramicin,MAD)、赛杜霉素(semduramicin,SEM)、拉沙洛菌素(lasalocid,LAS)、莱得鲁霉素(laidlomycin,LAL)、海南霉素(hainanmycin,HAN)等 8 种。聚醚类抗生素是目前使用最广泛的抗球虫药物。PEs 均通过口服方式给药,在消化道内易被机体吸收。PEs 在体内分布很广,其中肝组织和脂肪中总残留物浓度最高,其次为肾、肌肉和血浆。一般来讲,原形药物主要分布于脂肪组织,而代谢产物主要存在于肝组织。各种 PEs 在禽蛋中的分布差异很大,以拉沙洛菌素在禽蛋中残留量最高,其次是盐霉素,莫能菌素残留量最低。

除不遵守休药期和超剂量给药外,不合理的生产过程导致的饲料交叉污染亦是造成 PEs 在畜产品中残留的重要原因。

大部分 PEs 在毒理学上属高毒或剧毒物质,如 MON、SAL、LAS 和 MAD 的小鼠经口 LD_{50} 分别为每千克体重 44、50、146 和 35 mg。高剂量的 PEs 主要通过干扰动物细胞的离子平衡和能量代谢而产生细胞毒性作用,使细胞发生变性或坏死。一些对 ATP 依赖性强的组织(如心肌、膈肌等)最敏感。MON 最明显的效应是引起血管舒张,特别是诱发心脏冠状动脉扩张和血流量增加,在犬体内的注射阈剂量仅为 1 μg/kg。生活中消费者完全可能一次摄入相当或更高剂量的 PEs,因此可以推测在人体内可能产生相似的效应。对于正常人群,冠状动脉扩张一般不会产生不适,但对于存在冠状动脉疾患的人群可能是危险的。当心脏局部发生缺血时,代偿性机制已使局部保持最大程度的供血量,MON 或其他 PEs 诱发的广泛性冠状动脉扩张将引起缺血部位的动脉血流改道,使局部缺氧加重,病情恶化。

(二)测定方法

按《动物源产品中聚醚类残留量的测定》(GB/T 20364—2006)方法测定。

(三)最高残留限量

我国食品卫生标准中规定了莫能菌素、马度米星铵、盐霉素、甲基盐霉素、拉沙洛西、赛杜霉素等聚醚类抗生素的残留限量指标(GB 31650—2019)。

我国农业部 2002 年第 235 号公告公布了"已批准的动物性食品中最高残留限量规定",目前已被《食品安全国家标准 食品中兽药最大残留限量》(GB 31650—2019)替代,部分聚醚类抗生素在动物性食品中的 MRL(≤μg/kg)如下。

(1)马杜米星铵 鸡,肌肉 240,脂肪、皮 480,肝 720。

(2)莫能菌素 牛、羊,肌肉、肾 10,脂肪 100,羊肝 20,牛肝 100,牛奶 2;鸡、火鸡、鹌鹑,肌肉、肝、肾 10,脂肪 100。

(3)盐霉素 鸡,肌肉 600,皮+脂 1 200,肝 1 800。

(4)甲基盐霉素 牛、猪,肌肉,肾 15,脂肪、肝 50;鸡,肌肉、肾 15,皮+脂、肝 50。

(5)拉沙洛西(拉沙洛菌素) 牛、兔,肝 700;羊,肝 1 000;鸡,皮+脂 1 200,肝 400;火鸡,皮+脂 400,肝 400。

(6)赛杜霉素 鸡,肌肉 130,肝 400。

三、阿维菌素类药物残留

(一)残留现状及毒性作用

阿维菌素类药物(avermectins,AVMs)属于大环内酯类抗生素,但是不具有一般大环内酯类药物的抗菌作用而有很高的杀虫活性。作为一种抗寄生虫药,AVMs 作用机制独特,其杀虫活性之强和杀虫谱之广均堪称划时代的,被誉为近 20 年来抗寄生虫药研究的重大突破。阿维菌素(avermectin)[商品名:爱比菌素(abamectin,ABA)]和伊维菌素(ivermectin,IVR)是本类药物的重要代表。IVR 和 ABA 是目前兽医临床上用量最大的抗寄生虫药,ABA 亦用于作物。每千克体重 0.2~0.4 mg 的剂量对各种寄生线虫和节肢动物即具有很强的抑杀作用。

各种 AVMs 无论口服、皮下注射或肌内注射,都能很快被吸收,在体内分布广泛,主要以原形随粪便排出,少量经肾脏排泄。肝组织中浓度最高且消除缓慢,其次是脂肪,脑组织最低。ABA 和 IVR 可经乳腺排泄,故禁止用于泌乳牛。

宿主动物急性中毒的机制仍不明确。哺乳动物对 AVMs 的耐受性显然较无脊椎动物高得多。一方面哺乳动物可能缺乏高亲和性的 AVMs 结合位点(尚未发现有谷氨酸控制的 Cl⁻ 通道);另一方面其 GABA 系统分布在中枢,高分子量的 AVMs 难以透过血-脑屏障扩散。但是,按 WHO 五级分级标准,AVMs 仍属高毒化合物。特殊毒性试验中 AVMs 未显示出任何选择性的毒性作用,最大未观察到作用剂量(NOAEL)为每千克体重 0.2 mg。应注意的是,AVMs 使用广泛,中间敏感性差异大,食品动物组织中 AVMs 残留仍需受到关注。

(二)测定方法

按《动物源食品中阿维菌素类药物残留量的测定　免疫亲和-液相色谱法》(GB 21321—2007)测定。

(三)最高残留限量

《无公害食品羊肉》(NY 5147—2008,2014 年 1 月 1 日已废止)规定,羊肉(脂肪中)中伊维菌素最高残留限量为≤40 μg/kg。我国农业部 2002 年第 235 号公告公布了"已批准的动物性食品中最高残留限量规定",目前已被《食品安全国家标准　食品中兽药最大残留限量》(GB 31650—2019)替代,阿维菌素类抗寄生虫药物在动物性食品中的 MRL(≤μg/kg)如下。

(1)阿维菌素(阿灭丁)　牛(泌乳期禁用),脂肪、肝 100,肾 50;羊(泌乳期禁用),肝 25,脂肪 50,肌肉、肾 20。

(2)伊维菌素　牛,肌肉、肾 30,脂肪、肝 100,奶 10;猪、羊,肌肉、肾 30,脂肪、肝 100。

(3)多拉菌素　牛,肌肉 10,脂肪 150,肝 100,肾 30,奶 15;羊,肌肉 40,脂肪 150,肝 100,肾 60;猪,肌肉 5,脂肪 150,肝 100,肾 30。

四、其他抗寄生虫药物残留

(一)抗球虫药物

我国鲜、冻禽产品国家标准(GB 16869—2005)规定,禽产品中二氯二甲砒啶酚(克球粉)的 MRL(mg/kg)为≤0.01。

我国无公害畜禽肉安全要求(GB 18406.3—2001,2015 年 3 月 1 日废止)规定,氯羟吡啶在畜产品中的 MRL(≤mg/kg)为:牛、羊肌肉 0.2,肝 3,肾 1.5;猪(可食性组织)0.2;禽肌肉 5,肝、肾 1.5。

我国农业部 2002 年第 235 号公告公布了"已批准的动物性食品中最高残留限量规定",目前已被《食品安全国家标准　食品中兽药最大残留限量》(GB 31650—2019)替代,部分抗球虫药物在动物性食品中的 MRL(≤μg/kg)如下。

(1)氨丙啉　牛,肌肉、肝、肾 500,脂肪 2 000;鸡、火鸡,肌肉 500,肝、肾 1 000,蛋 4 000。

(2)常山酮　牛(泌乳期禁用)肌肉 10,脂肪 25,肝、肾 30;鸡、火鸡,肌肉 100;皮+脂 200,肝 130。

(3)尼卡巴嗪　鸡,肌肉、皮+脂、肝、肾 200。

(4)二硝托胺　鸡,肌肉 3 000,脂肪 2 000,肝、肾 6 000;火鸡,肌肉、肝 3 000。

(5)乙氧酰胺苯甲酯　鸡,肌肉 500,肝、肾 1 500。

(6)地克珠利　绵羊、兔,肌肉 500,脂肪 1 000,肝 3 000,肾 2 000;家禽(产蛋期禁用),肌肉 500,皮+脂 1 000,肝 3 000,肾 2 000;山羊、猪,口服时,不需要制定残留限量。

(7)托曲珠利(甲基三嗪酮)　家禽(产蛋期禁用),肌肉 100,皮+脂 200,肝 600,肾 400;所有哺乳类食品动物(泌乳期禁用),肌肉 100,脂肪 150,肝 500,肾 250。

(8)氯苯胍　鸡,脂+皮 200,其他可食组织 100。

(9)癸氧喹酯　鸡,肌肉 1 000,可食组织 2 000;牛、绵羊,口服时,不需要制定残留量,产奶动物禁用。

(二)抗螨虫药物

我国农业部 2002 年第 235 号公告公布了"已批准的动物性食品中最高残留限量规定",目前已被《食品安全国家标准　食品中兽药最大残留限量》(GB 31650—2019)替代,部分抗螨虫药物在动物性食品中的 MRL(≤μg/kg)如下。

(1)氯氰碘柳胺　牛,肌肉、肝 1 000,脂肪、肾 3 000;羊,肌肉、肝 1 500,脂肪 2 000,肾 5 000;牛、羊奶 45。

(2)越霉素 A　猪、鸡,可食组织 2 000。

(3)左旋咪唑　牛、羊、猪、家禽,肌肉、脂肪、肾 10,肝 100。

(4)硝碘酚腈　牛、羊肌肉、肾 400,脂肪 200,肝 20,奶 20。

(5)芬苯达唑、奥芬达唑　牛、羊、猪、马,肌肉、脂肪、肾 100,肝 500;牛、羊奶 100;鸡(仅芬苯达唑),肌肉、皮+脂、肾 50,肝 500,蛋 1 300。

(6)哌嗪(驱蛔灵)　猪,肌肉 400,皮+脂 800,肝 2 000,肾 1 000;鸡蛋 2 000。

(7)碘醚柳胺　牛,肌肉、脂肪 30,肝 10,肾 40;羊,肌肉 100,脂肪 250,肝、肾 150;牛、羊奶 10。

（三）抗原虫药物

我国农业部 2002 年第 235 号公告中公布了"已批准的动物性食品中最高残留限量规定"，目前已被《食品安全国家标准　食品中兽药最大残留限量》（GB 31650—2019）替代，部分抗梨形虫药物在动物性食品中的 MRL（≤μg/kg）如下。

（1）三氮脒（贝尼尔）　牛，肌肉 500，肝 12 000，肾 6 000，奶 150。

（2）氨氨菲啶　牛，肌肉、脂肪、奶 100，肝 500，肾 1 000。

（四）体外杀虫灭蝇药物

我国农业部 2002 年第 235 号公告公布了"已批准的动物性食品中最高残留限量规定"，目前已被《食品安全国家标准　食品中兽药最大残留限量》（GB 31650—2019）替代，部分体外杀虫灭蝇药物在动物性食品中的 MRL（≤μg/kg）如下。

（1）双甲脒　牛，脂肪、肝、肾 200，奶 10；绵羊，脂肪 400，肝 100，肾 200，奶 10；山羊，脂肪、肾 200，肝 100，奶 10；猪，脂肪 400，肝、肾 200；蜂蜜 200。

（2）环丙氨嗪（灭蝇安，灭蛆灵）　羊（泌乳期禁用），肌肉、脂肪、肝、肾 300；家禽，肌肉、脂肪、副产品 50。

第三节　动物性食品中激素类和β-受体激动剂类药物残留

随着国民经济的发展和人民生活水平的不断提高，人们对动物性食品的需求不断增长，这就对我国的畜牧业产生了极大的促进作用，使得畜牧业生产者热衷于寻找提高动物性食品产量的方法，以满足人们对肉、蛋、奶等动物性食品的需要，其中提高动物性食品产量的最有效的方法之一是使用激素类促生长剂。然而，在提高了动物性食品产量的同时，却出现了激素在动物性食品中的残留及其对人体健康的危害问题。激素残留（hormone residue）是指在畜牧业生产中应用激素作为动物促生长剂或埋植于动物皮下，具有促进动物生长发育、增加质量和肥育以及用于动物的同期发情等，以改善动物的生产性能，提高其畜产品的产量，结果导致所用激素在动物产品中残留。

在畜牧业生产中常用的同化激素类促生长剂主要有性激素和生长激素两大类。

β-受体激动剂全称为 β-肾上腺素受体激动剂（β-adrenergic agonists，β-AA），是一类化学结构和生理功能类似肾上腺素和去甲肾上腺素的苯乙胺类（phenethylamines，PEAs）衍生物的总称，也将其称为 β-兴奋剂。早期 β-受体激动剂在医学上属拟交感神经作用药，能兴奋支气管平滑肌的 β 受体，使平滑肌松弛，支气管扩张，可用来治疗支气管哮喘病。20 世纪 80 年代，一系列动物试验表明 β-受体激动剂用量超过推荐治疗剂量的 5～10 倍（同化剂量）时，一些 β-受体激动剂能使多种动物（牛、猪、羊、家禽）体内营养成分由脂肪组织向肌肉转移，称为"再分配效应（repartitioning effects）"，其结果是体内的脂肪组织分解代谢增强，蛋白质合成增加，能显著增加胴体的瘦肉率、增重和提高饲料转化率。但残留于动物性食品中的 β-受体激动剂超过一定量时，食用后就会引起中毒。所以，我国将其列为食品动物禁用药物。

一、动物性食品中性激素类药物残留

（一）残留现状及危害

畜牧业生产中使用的性激素类药物，根据其生理作用可分为雄性激素和雌性激素；根据其化学结构和来源可分为三大类：①内源性性激素，包括睾酮、孕酮、雌酮、17β-雌二醇等；②人工合成类固醇激素，包括丙酸睾酮、甲烯雌醇、苯甲酸雌二醇、醋酸群勃龙等；③人工合成的非类固醇激素，包括有己烯雌酚、己烷雌酚等。

雄性激素是由雄性动物睾丸分泌的性激素，具有促进雄性生殖器官发育，维持动物第二性征、抗雌性激素的作用，同时还能增加蛋白质合成、减少氨基酸分解，保持正氮平衡，促进肌肉增长、体质量增加，促进红细胞生成，提高动物的基础代谢率。雌性激素是由雌性动物卵巢分泌的性激素，具有促进雌性生殖器官发育，增强子宫收缩、抗雄性激素的作用，同时能增强食欲，促进蛋白质同化、体重增加，最终使产肉量增加。这些性激素及其衍生物具有促进动物生长、增加体质量、提高饲料转化率的作用，这些效果在反刍动物最为明显。

自 20 世纪 50 年代以来，世界各国已将性激素广泛应用于畜牧业生产中，对于大家畜来说是一项既经济又有效的措施，并取得了明显的经济效益。

使用性激素类化合物后,牛羊增重可提高20%左右,胴体品质得到改善,瘦肉率增高,饲料转化率也相应提高,从而较大幅度地提高了养殖效益。美国、英国等曾大量使用己烯雌酚等作为肉牛增重剂,我国也曾大量使用己烯雌酚埋植剂、注射剂等,在一定时期内对养殖业起到了推动作用。

大量使用性激素及其衍生物以后,发现这类化合物在食用动物体内有残留,而且在体内相当稳定,不易分解,随着食物链进入人体后产生不良后果。性激素类化合物残留对人体的危害主要表现在3个方面:①对人体生殖系统和生殖功能造成严重影响,如雌性激素能引起女性早熟、男性女性化,雄性激素化合物能导致男性早熟,第二性征提前出现,女性男性化等;②诱发癌症,如长期经食物吃进雌激素可引起子宫癌、乳腺癌、睾丸肿瘤、白血病等;③对人的肝脏有一定的损害作用。

(二)测定方法

动物性食品中性激素残留量按《动物源食品中激素多残留检测方法　液相色谱-质谱/质谱法》(GB/T 21981—2008)、《牛和猪脂肪中醋酸美仑孕酮、醋酸氯地孕酮和醋酸甲地孕酮残留量的测定　液相色谱-紫外检测法》(GB/T 20753—2006)、《牛猪肝肾和肌肉组织中玉米赤霉醇、玉米赤霉酮、己烯雌酚、己烷雌酚、双烯雌酚残留量的测定　液相色谱-串联质谱法》(GB/T 20766—2006)、《牛肝和牛肉中睾酮、表睾酮、孕酮残留量的测定　液相色谱-串联质谱法》(GB/T 20758—2006)和《食品安全国家标准　动物性食品中醋酸甲地孕酮和醋酸甲羟孕酮残留量的测定　液相色谱-串联质谱法》(GB 31660.4—2019)测定。

(三)最高残留限量

我国鲜、冻禽产品国家标准(GB 16869—2005)规定,禽产品中不得检出己烯雌酚。

我国无公害畜禽肉安全要求(GB 18406.3—2001)和无公害水产品安全要求(GB 18406.4—2001)规定,在畜禽肉和水产品中不得检出己烯雌酚(此2个标准已废止,尚无替代标准)。

《食品安全国家标准　食品中兽药最大残留限量》(GB 31650—2019)规定醋酸氟孕酮的 MRL($\leqslant \mu g/kg$):羊,肌肉、脂肪、肝、肾 0.5,奶 1。该标准还规定,"允许作治疗用,但不得在动物性食品中检出"的激素类药物有苯甲酸雌二醇、苯丙酸诺龙、丙酸睾酮。中华人民共和国农业农村部公告第250号规定:醋酸美仑孕酮、甲基睾丸酮、群勃龙(去甲雄三烯醇酮)、玉米赤霉醇和己二烯雌酚、己烯雌酚、己烷雌酚及其盐酯均禁止用于食品动物。

二、动物性食品中生长激素类药物残留

(一)残留现状及危害

动物生长激素是由动物脑垂体前叶分泌产生的一类天然蛋白质生长激素,其主要作用是调节动物机体物质代谢过程,促进葡萄糖吸收、碳水化合物和脂肪分解以及核酸与蛋白质的合成。生长激素在畜牧业生产中使用所产生的作用与动物种类、品种及激素用量等密切相关。由于动物生长激素能调节物质代谢,提高蛋白质的合成速度,降低脂肪的合成,从而提高动物生产性能,改善胴体组成,提高肉的品质和饲料转化率,因而动物生长激素的研究和应用已成为畜牧业发展的热点和畜牧业生产新的增长点。目前在畜牧业生产中使用的动物生长激素主要有牛生长激素(bovine somatotropin,BST)和猪生长激素(porcine somatotropin,PST)。动物生长激素主要通过调节营养物质在肌肉和脂肪组织中的分配,增加蛋白质合成,减少脂肪沉积,是一种新的、理想的生长促进剂和胴体品质改良剂。生长激素对奶牛、肉牛、猪等具有明显而稳定的增产效果。近年来,利用生物技术,牛、猪生长激素均已实现商品化生产。因此,生长激素用于养牛业、养猪业将极大地增加经济效益,影响消费模式,对社会和经济产生深远的影响。特别是在我国,由于鲜奶及奶制品、肉及肉制品的市场潜力很大,在发展规模化生产的同时,应采取各种增产技术来满足人们对奶及奶制品、肉及肉制品的需求。但是对生长激素的使用,应持谨慎态度。

尽管世界许多国家在数十年的研究和生产应用中证实,生长激素不同于以往使用的很多性激素制品,是一类蛋白质激素,具有种属特异性,无论是口服,还是静脉注射,对人均无活性,且在人和动物体内都不蓄积,无残留问题,但是近年来在大量使用生长激素,特别是使用牛生长激素的过程中还是发现使用生长激素存在一些问题。

1. 使用生长激素对动物的危害

①使用生长激素大大增加动物热应激的发生率。经生长激素处理的奶牛具有较高的平均体温,

尤其值得注意的是,在较高的环境温度中,体温升高有所加剧;使用猪生长激素的猪皮下脂肪变薄,对环境温度变化的敏感性大大增强。

②研究证实,BST 具有直接的致酮病的毒副作用。

2. 畜产品中生长激素残留对人体的危害

①大量使用牛生长激素,使奶牛乳房炎的发生率显著增高。研究发现,使用 BST 的奶牛患乳房炎的概率比未使用 BST 的奶牛高 15%～45%,大量使用 BST 可能使原本高发的奶牛乳房炎失去控制,而控制乳房炎需大量使用抗生素,势必造成奶中的抗生素残留严重超标。

②生长激素的"三致"作用、组织残留以及对人体的潜在危害性尚缺乏足够的资料证实,如是否促进幼儿早熟、诱发妇女乳腺癌等,目前仍表示怀疑。

WHO、美国 FDA 和欧盟国家对使用生长激素存在严重分歧。欧盟国家至今仍禁止使用 BST 和 PST 产品,美国已批准并大量使用 BST,但尚未批准 PST 制品用于养猪生产。我国目前尚未批准使用 BST 和 PST。

(二)测定方法

动物性食品中生长激素残留一般采用放射免疫技术、酶联免疫技术和高效液相色谱法进行测定。

(三)最高残留限量

我国食品卫生标准中尚未规定生长激素类药物残留限量标准。

三、动物性食品中 β-受体激动剂类药物残留

(一)残留现状及危害

由于 β-受体激动剂对大多数动物具有促生长作用,尤其是反刍动物,它能促进组织细胞内蛋白质合成,其中骨骼肌细胞较敏感,从而引起肌纤维细胞内物质增多,体积增大,同时可减少胴体的脂肪含量和非胴体部分的脂肪沉积,另外还对生长激素和胰岛素具有调节作用。所以 20 世纪 80 年代以来,β-受体激动剂被大量非法用于畜牧生产,以促进畜禽生长和改善肉质。目前在畜牧生产中非法使用最广泛的 β-受体激动剂有克伦特罗(clenbuterol,又称克喘素,俗称瘦肉精),其次是沙丁胺醇(salbutamol,又

称舒喘宁),还有莱克多巴胺(ractopamine)、塞曼特罗(cimaterol,又称息喘宁)、塞布特罗、溴布特罗、马布特罗、特布他林等 10 余种。

β-受体激动剂虽然能促进动物生长,提高日增重,提高饲料转化率,改善胴体品质,但用于促生长目的时剂量通常超过 5 mg/kg,成为导致畜禽 β-受体激动剂中毒和在动物性食品中残留的主要原因。当人累计摄入剂量超过一定阈值或一次性食入高残留量(>100 mg/kg)的内脏组织(如肝、肾、或肺)时,就会发生中毒。

1. 使用 β-受体激动剂对动物的毒副作用

①β-受体激动剂对动物的危害主要表现为给动物使用后显著影响心血管系统,导致动物心跳加快,血压升高,血管扩张,呼吸加剧,体温上升,心脏和肾脏负担加重。同时由于 β-受体激动剂能大幅度地减少皮下脂肪厚度,使得动物对环境的适应能力降低,导致疾病的发生率增高。另外,在动物停止使用 β-受体激动剂以后,会造成动物脂肪补偿性沉积于皮下和动物体内,降低 β-受体激动剂的使用效果。

②给动物使用 β-受体激动剂后,畜禽肌肉糖原分解增强,宰后畜禽肌肉中糖原减少,限制了肌肉 pH 的正常降低,从而导致肌肉出现色深、坚硬、干燥的现象;同时使用 β-受体激动剂可使背部脂肪层变薄,屠宰后温热胴体快速冷却而发生冷缩现象,导致大量肌纤维分解成肌纤维蛋白及肌凝蛋白,使肌肉苍白、松软、韧性增强,口感变劣。

2. 畜产品中 β-受体激动剂残留对人体健康的危害

β-受体激动剂在动物组织中会形成残留,并通过食物链危害人类健康。克伦特罗在牛体内的半衰期短于 24 h,但在动物组织特别是内脏中会有较高的克伦特罗残留。据报道,在犊牛中使用克伦特罗后,最高残留在眼组织,是血液药物残留浓度的 107 倍,肝、肾、肺、脾的药物残留浓度为血液药物残留的 20～90 倍,肌肉中的药物残留浓度为血液药物残留的 3～15 倍。另外,对泌乳牛使用克伦特罗后,乳中的残留量可相当于人类疾病的治疗用量。肝脏是动物蓄积 β-受体激动剂的器官。

人食用了具有较高残留浓度克伦特罗的动物产品后,会出现心跳加快、头晕、心悸、呼吸困难、肌肉震颤、头痛等中毒症状。同时克伦特罗还可通过胎盘屏障进入胎儿内产生蓄积,从而对子代产生严重的危害。

（二）测定方法

按《动物源性食品中多种 β-受体激动剂残留量的测定　液相色谱串联质谱法》（GB/T 22286—2008）或《动物性食品中克伦特罗残留量的测定》（GB/T 5009.192—2003）测定。

（三）最高残留限量

我国无公害畜禽肉安全要求（GB 18406.3—2001）规定，畜禽肉中不得检出盐酸克伦特罗（检出限 0.01 mg/kg，目前此标准已废止，尚无替代标准）。我国鲜、冻禽产品国家标准（GB 16869—2005）规定，禽产品中不得检出盐酸克伦特罗。

我国农业农村部 2020 年第 250 号公告中，禁止在食品动物中使用 β-受体兴奋剂类及其盐、酯。

第四节　动物性食品中其他药物残留

一、允许使用，但在动物性食品中规定最高残留限量的药物

我国农业部 2002 年第 235 号公告中，"已批准的动物性食品中最高残留限量规定"，部分其他药物在动物性食品中的 MRL（≤μg/kg）如下［已根据 235 号公告的替代标准《食品安全国家标准　食品中兽药最大残留限量》（GB 31650—2019）进行修改］。

（1）氨苯胂酸（阿散酸）/洛克沙胂　残留标志物（以总砷计）。猪，肌肉 500，肝、肾 2 000，副产品 500；鸡、火鸡，肌肉、副产品、蛋 500。但我国农业部公告第 2638 号（2018 年）决定停止在食品动物中使用包括氨苯胂酸在内的 3 种兽药。

（2）氮哌酮（镇静安眠药）　猪，肌肉、皮＋脂肪 60，肝、肾 100。

（3）倍他米松　牛、猪，肌肉 0.75，肝 2.0，肾 0.75；牛奶 0.3。

（4）安乃近　牛、羊、猪、马，肌肉、脂肪、肝、肾 100；牛、羊奶 50。

二、允许作治疗用，但不得在动物性食品中检出的药物

我国农业部 2002 年第 235 号公告中，"允许作治疗用，但不得在动物性食品中检出的药物"包括氯丙嗪、地西泮（安定）、地美硝唑、潮霉素 B、甲硝唑、塞拉嗪。替代标准 GB 31650—2019 承袭了这些规定。

三、禁止使用的药物，在动物性食品中不得检出

我国农业部 2002 年第 235 号公告中，"禁止使用的药物，在动物性食品中不得检出"的药物包括氯霉素（及其盐、酯）、氨苯砜、林丹、安眠酮、洛硝达唑、玉米赤霉醇、硝基酚钠、毒杀芬（氯化烯）、呋喃丹（克百威）、杀虫脒（克死螨）、双甲脒（此处仅限水生食品动物）、酒石酸锑钾、锥虫肿胺、孔雀石绿、五氯酚酸钠、氯化亚汞（甘汞）、硝酸亚汞、醋酸汞、吡啶基醋酸汞。农业农村部 2019 年第 250 号公告发布了《食品动物中禁止使用的药品及其化合物清单》，在上述药物基础上，增加了卡巴氧、替硝唑和万古霉素及其盐、酯。我国农业部 2018 年第 2638 号公告决定停止在食品动物中使用喹乙醇、氨苯胂酸、洛克沙胂 3 种兽药，但尚未列入上述清单。

第五节　动物性食品中兽药残留的控制

兽药和饲料添加剂对于防治动物疾病、促进生长、提高饲料转化率具有重要的作用，这已在实践中得到了证实。为满足人类对动物性食品需求量增长的要求，兽药和饲料添加剂的用量不断增大，然而兽药和饲料添加剂的广泛应用，对于环境和公众健康构成的潜在危害，已成为严重的问题。管理部门应从根本上着手，加强兽药和饲料添加剂的管理，制定相应的法律法规，规范兽药和饲料添加剂的生产。生产者必须严格遵守食用动物屠宰前休药期和用药后禁止上市期限的规定，以保证动物性食品中药物残留不超过限量，保障消费者的食用安全。动物性食品中兽药和饲料添加剂残留的控制应从以下几个方面着手进行。

一、加强对兽药和饲料添加剂生产和使用的管理

"兽药管理条例"中对兽药的生产和销售已有立法规定，近几年来农业农村部发布了允许使用的饲

料添加剂品种目录，禁止诸如镇静剂、己烯雌酚或类固醇类物质、β-受体激动剂用作饲料添加剂的规定，但是对于兽药和饲料添加剂违法使用的处罚以及兽药残留超标的处理等执法不严，迫切需要加强对兽药和饲料添加剂生产和使用管理的力度。

二、严格规定和执行兽药的休药期和兽药最高残留限量标准

严格规定和执行兽药促生长剂的使用对象、使用期限、使用剂量以及休药期等，禁止使用违禁药物和未被批准的药物，限制或禁止使用人畜共用的抗菌药物或可能具有"三致"作用和过敏反应的药物，尤其禁止将它们作为促生长剂使用，对允许使用的兽药和饲料添加剂要执行休药期的规定，特别是对药物添加剂必须严格执行使用规定和休药期规定，对违反使用规定的单位和个人应依法采取严厉的惩罚措施。

凡食品动物应用的药物或其他化学物质，均需规定休药期。休药期的规定是为了减少或避免供人食用的动物组织或产品中残留的药物超出最高残留限量。在休药期间，动物组织中存在的具有毒理学意义的残留物可逐渐消除，直至达到"安全浓度"，即低于"最高残留限量"。休药期随动物种属、药物种类、制剂形式、用药剂量及给药途径等不同而有差异，一般约为几小时、几天到几周，这与药物在动物体内的消除率和残留量有关。

药物添加剂的使用是造成动物性食品中药物残留的主要根源，因此，在使用药物添加剂时，应注意以下几点：①按照发布的药物添加剂使用规定用药；②药物添加剂应预先制成预混剂再加到饲料中，以免混合不均匀；③在加工饲料时，应将加药饲料和不加药饲料分开加工；④禁止同一种饲料中使用两种以上作用相同的药物添加剂；⑤养殖用户应正确使用饲料，不得超标添加药物添加剂；⑥在休药期结束前不得将动物屠宰食用；⑦生产厂家必须注明所销售的药物添加剂的有效成分和使用方法。

三、对药物进行安全性毒理学评价

为保障动物性食品的安全性，必须对兽药和饲料添加剂进行安全毒理学评价，即在药物和药物添加剂正式投产前，均需检验其毒性，并证明确实安全有效后，方可用于生产。毒理学评价应包括一般毒性试验和特殊毒性试验，一般毒性试验包括急性毒性试验、蓄积毒性试验、亚慢性毒性试验和慢性毒性试验等，特殊毒性试验包括繁殖试验和致癌、致畸、致突变试验等。

四、建立并完善兽药和饲料添加剂残留监控体系

兽药和饲料添加剂残留的监测和控制是关系国计民生的大事，各有关行政、业务管理部门和教学、科研单位应加强合作，建立并完善兽药和饲料添加剂残留的监控体系，加强对兽药和饲料添加剂在动物性食品中残留的监测，并及时将监测结果报告有关行政和业务管理部门，以便为行政和业务管理部门制定有关法规和管理条例提供科学依据。

复习思考题

1. 动物性食品中抗微生物药物残留的主要危害有哪些？举例说明。

2. 什么是瘦肉精？有什么危害？

3. 动物性食品中使用的抗微生物药物有多少种类？主要品种是什么？

（包福祥　陈明勇）

第五章　动物性食品的放射性污染与控制

核素是具有确定质子数和中子数的一类原子或原子核,并且质子数相同而中子数不同的核素称为同位素。我们把可以释放出射线的核素称为放射性核素,而由一种以上放射性核素组成的物质称为放射性物质。

天然放射性辐射源是由自然界中微量放射性核素和宇宙射线共同组成。人工放射性污染主要来源于核工业的生产、材料运输、废物储存等各个环节向环境中所排放的放射性物质,医疗、科研排出的含有放射性物质的"三废",以及核爆炸、核废物排放和核工业意外事故等形成的污染物,这些污染物通过空气、土壤、水间接污染食品,尤其是水产品和动物性制品。不同地区或同一地区的不同动植物食品的放射性核素含量和浓度存在着较大差异。当食品通过吸附外来放射性核素使其自身的放射性比自然界放射性本底高时,称为食品的放射性污染。其特点为种类多,半衰期长,易被机体摄取,体内蓄积时间长不易排出,影响和危害较大且不易消除。因此,放射性污染对食品安全的影响是一个重要课题。

第一节　动物性食品放射性污染的来源与途径

一、食品放射性污染的来源

(一)天然放射性物质

天然放射性物质广泛分布于矿石、大气、土壤、天然水和动植物组织内。它的来源有两种途径:一种是由宇宙射线粒子和大气物质相互作用产生,如 ^{14}C 和 ^{3}H 类;另一种是由地球存在的核素及其衰变产物而来,如 ^{238}U、^{235}U、^{232}Th、^{40}K、^{87}Rb 类。Th系主要辐射 α 射线,^{40}K、^{14}C 和 ^{3}H 主要辐射 γ 射线。^{40}K 的半衰期为 1.28×10^{9} 年,生物半衰期30 d左右。其在动植物组织的天然放射性元素中含量最多。例如,坚果类食品中 ^{40}K 含量最多,豆类、叶菜类和肉类含量次之,奶类等最低。在动物体胃肠道内很容易被吸收,在体内分布均匀,大部分经肾脏进行代谢。^{232}Th 为 Th 系的起始核素,半衰期为 1.4×10^{4} 年,生物半衰期约为 8 000 d,在肝中的约为 700 d。^{238}U 是铀系的起始放射系核素,半衰期为 4.5×10^{9} 年。天然铀为中毒类放射性核素,主要产生 α 射线。一般条件下,天然放射性物质在食品中含量较低,不会造成污染。而在特殊条件下放射性核素可能经过动植物间食物链的逐级积累而最终被人类摄入体内,从而对人类机体产生危害。

(二)人工放射性物质

环境中人工放射性物质主要来自3个方面。

1. 核试验

核爆炸试验引起的放射性核素污染具有全球性。一次空中核爆炸可产生大量放射性核裂变产物、未起反应的核原料及弹体材料等数百万种放射性尘埃,对环境造成非常严重的污染。这些放射性物质在大气中以不同速率和不同范围沉降于地面。爆炸区附近多数为颗粒较大的放射性尘埃,在重力作用下,短时间内沉降于地表形成该区域的局部污染,而其产生的较小颗粒能进入大气中的对流层和平流层进行绕地运行,数月或者数年内逐渐沉降于地面,产生全球性污染,并成为放射性环境污染的主要来源之一。如 ^{90}Sr、^{137}Cs,其次是 ^{89}Sr、^{95}Zr、^{131}I、^{95}Nb、^{103}Ru、^{141}Ba、^{140}La 等。

2. 核废物排放

核工业中的生产环节、材料运输、废物储存与排放等所有过程都会产生放射性物质,可通过"三废"

排放到环境中,污染环境,进而对食品造成污染。核燃料处理过程排放的^3H、^{85}Kr在环境中很难被清除,进入人体后对健康构成威胁。此外,在核工业生产附近地区和水域的动植物食品中含较高量的^{137}Cs、^{65}Zn、^{51}Cr、^{32}P。

3. 意外事故

目前世界上共约500座核电站,在带来资源节约和巨大经济效益的同时,也伴随着巨大的安全隐患。尽管核电站都会采取各种各样的安全措施来消除隐患,但还是相继有核泄漏事故发生。如1986年的切尔诺贝利核电站泄漏事件的危害延续至今,俄罗斯居民癌症和白血病等发病率居高不下。有专家估计至少需经过800年,即40代人才能全部消除这次事故所带来的影响。此外,2011年日本福岛第一核电站发生核泄漏事故也给当地居民、日本本土及周边国家居民的健康带来严重的危害。

4. 放射性矿石的开采和冶炼

在开采和冶炼放射性矿石(如铀矿、钍矿等)的过程中,会产生放射性粉尘、废水和废渣,造成对环境和食品的污染。

5. 辐照食品技术的应用

辐照食品是指通过电离辐射的方法,杀灭虫害,消除有害微生物,或抑制某些生物的活性和生理过程,或改变某些化学成分,从而达到保藏、保鲜和改性等目的的一类食品。辐照食品技术最早开始于20世纪50年代,80年代中期在食品工业中兴起。目前,全球已有70个国家和地区批准了500多种食品和调味品可以用辐照的方法处理,我国批准的辐照食品有六大类,包括肉及肉制品、粮食制品、蔬菜、水果、干果和调味品。

6. 其他

无论是核武器战争还是常规战争都可以增加环境中的放射性物质。海湾战争发生起至今,由于美、英作战期间发射大量的贫铀弹,造成空气、水和食物的大面积污染。此外,在农业、医学及科研上对放射性同位素的应用,也会使环境中放射性物质的量增加。

二、食品放射性物质污染的途径

通过吸附滞留、固着滞留、生化浓缩、物化浓缩、生物回流运转以及稀释扩散等多种途径,使环境中的放射性核素在环境中迁移转化。空气中放射性尘埃经气流和雨水扩散,最终沉降到湖海和大地表面,污染水体和植被,然后通过食物链富集在畜禽体内或水产动植物体内,最终以食品途径经消化道进入人体内。进入水中的放射性核素一部分会被水稀释消除,另一部分被水生的动植物吸附在体内并富集,尤其是海洋中的藻类、贝类、鱼、虾等对放射性物质具有较高的富集能力,最终通过食物链转移进入人体。

由环境进入生物循环过程和进入人体的各种放射性核素剂量的多少受其物理化学状态、动植物机体的代谢状况、环境条件和人的膳食习惯等多种因素影响。即使同一种放射性核素的吸收率也会受到多种因素和条件的影响。例如,通过消化道时要受到肠道酸碱度、内分泌状况、肠蠕动情况等方面的影响。此外,在生物体内放射性核素在组织器官的分布也不相同,它们对组织器官具有选择性的定位沉积,这种器官被称为"靶器官"。

第二节　食品放射性污染的危害

一、食品放射性污染对人体的危害

放射性物质对人体的危害来源于两方面:一种是由体外的辐射源对人体的照射,我们称之为外照射;一种是进入人体内的放射性物质作为辐射源的照射,称之为内照射。食品的放射性污染容易形成内照射,危害较大,应多加注意。放射性物质可通过消化道、呼吸道和皮肤3条途径进入机体造成危害,一般情况下经消化道进入人体占94%～95%,而饮水占4%～5%,而只有核试验或发生核泄漏这种特殊情况下才会经过3条途径进入人体内。

人类的食物来源于大陆和海洋的各种生物,它们经过食物链对放射性物质进行逐级吸收、富集和转移,最终主要经消化道进入人体。进入人体内的放射性物质,一部分会排出体外,另一部分会在体内参与体内的代谢反应,其中前者量居多。当食品中残存的放射性物质的量达到一定阈值或高于人体对放射性物质的承受量时就会产生毒害作用。表现为对机体免疫系统、生殖系统等造成损害以及导致一些组织、器官发生癌变、致畸和致突变作用。同时还会引起胎儿减少、死胎、畸形胎儿和智力障碍等情况。这都是由于放射性物质进入人体后会在体内放射多种射线并长期对组织、器官进行低剂量的内照射效应而引发的病理反应。

放射性核素中对人体危害较大的是 ^{90}Sr、^{137}Cs 和 ^{131}I 等。^{90}Sr 是发生核爆炸时大量产生的一种裂变元素，经食物链富集进入到人体后主要蓄积于骨骼中，会导致机体发生恶性肿瘤和生殖功能下降等。^{137}Cs 的产生与 ^{90}Sr 相同，被人体摄入后主要分布于肌肉和软组织内，长时间对机体内组织、器官进行内照射，最终可诱发遗传过程障碍和生殖功能下降等。^{131}I 进入人体后可被消化道全部吸收，与前两者不同，^{131}I 的半衰期较短，对蔬菜的污染较大，而对其他食品的长期污染较轻。如果机体摄入量过大可能会导致甲状腺癌的发生等。除此之外，^{134}Te 和 ^{60}Co 进入人体内会诱发肝硬化和肝癌。

一般当人体全身遭受不同等级的放射性辐照时会产生不同程度损伤。如果全身遭受的急性辐射剂量＞1 Sv（100 rem），就会引发日射病，表现为肠黏膜损伤、呕吐、腹泻等临床症状；急性辐射剂量＞3 Sv（300 rem）会给免疫系统造成严重损害，使免疫功能失常，丧失机体的抗感染能力；急性辐射剂量＞4 Sv（400 rem），若未及时就医会在 60 d 内因感染而死亡，病死率达 50%；急性辐射剂量＞3 Sv（1 000 rem），会因血管破坏使机体各功能失常而死亡，病死率可达 100%。由此可见，即使是很小剂量的辐照也会对人体造成危害，尤其会导致癌症发生率的增长。

二、辐照食品的安全性

辐照食品加工技术是指对肉类、水产品、蛋、粮食、水果、蔬菜等农产品和食品进行射线或电子束辐照，以杀菌、杀虫、抑制发芽、调节食品成熟度、改进品质的储藏保鲜和加工为目的的物理保藏技术。经过这种物理保藏技术处理后的食品就是辐照食品。食品辐照加工是一个绿色的冷加工过程，其基本原理是利用食品辐照源来处理食品，利用它所放出的高能射线（如 γ 射线）产生特定的辐射生物学效应，使生物体细胞结构破坏，抑制胞内酶活力从而起到杀虫、灭菌和抑制生理活动等作用。

《食品辐照通用技术要求》中指出食品辐照源包括放射性核素铯-137（^{137}Cs）或钴-60（^{60}Co）产生的 γ 射线以及电子加速器产生的低于 10 MeV 的电子束和低于 5 MeV 的 X 射线。但是由于 γ 射线的穿透能力强，所以实际操作中应用最广泛。近年来，随着康师傅方便面的"辐照门"事件、河南杞县"钴-60 事件"把"辐照技术"这个陌生的专业字眼带到了公众面前，引起了人们广泛的关注和担忧。据相关调查显示，人们都比较关心辐照食品是否带有对人类健康有害的残余辐射效应，同时运用辐照食品加工技术处理食品后是否会有营养物质丢失等一系列问题。

（一）辐照在食品中的应用

1980 年联合国粮食及农业组织（Food and Agriculture Organization，FAO）、世界卫生组织（World Health Organization，WHO）、国际原子能机构（International Atomic Energy Agency，IAEA）组成的辐照食品卫生安全性联合专家委员会（JEFCI）宣布：用低于 10^4 Gy（10^4 个戈瑞，即 1 兆拉德）辐照处理任何食品都是安全的，不会对特殊营养物质及微生物方面造成影响。随后国际食品法典委员会 CAC 颁布了《辐照食品通用法规》，这项法规的颁布为世界各国辐照食品卫生法规的制定提供了依据，辐照食品标识见图 5-1。

图 5-1　辐照食品标识

我国于 1958 年开始对辐照食品进行研究，1996年正式颁布《辐照食品卫生管理办法》（2010 年中华人民共和国卫生部令第 78 号宣布废止）。虽然我国对辐照食品的研究和开发起步较晚，但是多年来在辐照食品安全性方面也做了大量的研究。近年来，我国已成为世界上辐照食品生产第一大国，辐照技术在动物性食品中的应用见表 5-1。

表 5-1　辐照在动物性食品及加工辅料中的应用

目的	剂量/×10³ Gy	辐照对象
杀虫和绝育	0.1~1.0	猪肉、饲料原料
杀灭腐败菌	1.0~7.0	水产加工品、畜肉加工品、鱼
杀灭非孢子生成食品中的毒菌	1.0~7.0	冷冻虾、冷冻青蛙腿、畜肉、食用禽肉、饲料原料
食品材料杀菌(保鲜)	3.0~10.0	香辛料、干血液、粉末卵、酶制剂
灭菌	20~50	畜肉加工品、病人食品、航天食品、野营食品、实验动物用饲料

世界各国的食品辐照技术发展不平衡且缓慢，各国出于对本国贸易利益考虑，制定了相关一系列有利于自身的辐照食品的相关法律法规。我国对辐照食品的规定和辐照食品生产工艺中各类食品的辐照剂量等，如表 5-2 所示。

表 5-2　中国动物性辐照食品的规定

允许辐照食品种类	允许辐照剂量/×10³ Gy	标准	适用商品
熟畜禽肉类	4~8	GB/T 18526.5—2001	猪肉、牛肉、鸡鸭肉
猪肉	低于 0.65	GB 14891.6—1994	鲜猪肉
冷冻包装畜禽肉	低于 2.5	GB 14891.7—1997	预包装的猪肉、牛肉、鸡鸭肉等
冷却包装分割猪肉	1~4	GB/T 18526.7—2001	冷却包装猪肉，其他冷却包装畜禽肉可参照执行
糟制肉食品	4~8	GB/T 18526.6—2001	糟制熟畜禽肉类食品
冷冻水产品	4~7	NY/T 1256—2006	冷冻鱼类、虾类、贝类等
宠物干粮食品	4~15	GB/T 22545—2008	猫、犬、鱼、鸟等锻炼牙齿、玩耍和食用的干粮食品
香辛料类	低于 10	GB 14891.4—1997	所有品种
香料和调味品	4~10	GB/T 18526.4—2001	所有品种

食品辐照这项绿色冷加工技术与传统的熏蒸、高温灭菌等食品加工保藏方法相比具有如下优点：①杀虫、灭菌彻底，并且可以达到其他化学药品和其他传统保藏技术所不能达到的显著效果；②无任何残留物存在，非常环保，不存在化学残留或药物残留和放射性污染，卫生安全性较高；③可用于不耐高温的食物的加工和处理，保持食物原有的鲜度、风味和外观，且保鲜效果优于其他方式；④适用范围较广；⑤可以人为控制辐射剂量；⑥处理方法简便、快捷且高效，还节约能源，耗能低于其他处理方式，可以降低至其他方式的几分之一到几十分之一。

(二)辐照食品的安全性评价

安全和卫生是辐照冷藏工艺可以被广泛应用的先决条件，这也是在国际上一直争论最多的食品安全问题之一。辐照食品关系到消费者的健康，因此我国对其生产、贮存和销售进行法制管理，制定了一系列强制性的管理办法和技术标准。自 1982 年以来我国已先后颁布了多部涉及辐照食品卫生及辐照食品加工设施安全防护的法规，主要有《辐照食品卫生管理办法》《放射性同位素与射线装置放射防护条例》(已修订为《放射性同位素与射线装置安全防护条例》)、《辐照食品人体试食试验暂行规程》《γ 辐照加工装置卫生防护管理规定》和《中华人民共和国食品安全法》。关于辐照食品的安全性可从如下几方面来评估。

1. 辐照食品的营养品质分析

经过电离辐照处理后的食品，其营养成分都或多或少的受到一些影响，但在允许使用的辐照剂量下，辐照食品的营养质量总体水平不会显著降低。经辐照处理和未经辐照处理的食品营养成分利用率的比较如表 5-3 所示。

表 5-3　经辐照处理和未经辐照处理的食品
营养成分利用率　　　　　　　　　%

	未辐照食物	辐照食物（5.58×10⁴ Gy）
蛋白质	85.9	87.2
脂肪	93.3	84.1
碳水化合物	87.9	87.9

辐照对食品营养成分的影响如下。

（1）水分　水是食品中的主要成分之一，水对电离辐照非常敏感。辐照后的食品中水分子会发生电离，生成羟基自由基、氢原子自由基、过氧化氢和水合负离子等中间产物，在有氧条件下还可以被电离成过氧化氢自由基。这些具有强还原性和氢氧化性的中间产物能够与食品中的蛋白质等营养物质通过氧化、还原、合成、解离等机制发生反应，从而使食品中营养物质的结构发生破坏，破坏了细胞的生理机能，从而导致食品品质下降。辐照的最终产物为氢气和过氧化氢。水分（辐照后产生的离子和自由基）是影响辐照食品品质的重要因素之一。

（2）碳水化合物　碳水化合物亦称糖类化合物，是自然界中存在最多、分布最广的一类有机化合物，主要包括单糖、低聚糖和多糖。低聚糖和多糖经辐照后，C—H（糖苷键）发生断裂，形成单糖。

碳水化合物有两种存在形式：固态和液态。固态的糖经辐照处理后产物为氢气、一氧化碳、二氧化碳、甲烷、甲醛、乙醛、丙醛、丙酮等，还会使糖晶体的旋光性发生改变，松脆易水解，黏度、熔点和旋光度会降低。溶液中的糖类经过辐照处理后，会生成甲醛、乙二醛、丙醛、糖醛酸、醛糖糖酸、糖聚合体、脱氧化合物等主要产物。这些产物的生成主要归因于溶液中的水被辐射电离生成的自由基发挥作用。

虽然碳水化合物的辐照产物中存在着像醛类这样对人体具有潜在危害的化合物，但是我国相关部门经过大量的试验研究表明，糖类对辐照表现非常稳定。一般来说，只有当辐照剂量很大时，碳水化合物才会发生氧化和分解等化学反应。并且脂肪和蛋白质等其他营养物质的存在，可以保护碳水化合物免受辐照处理的破坏。糖的消化率和营养价值几乎不会受到影响，并且有毒产物的生成也是极其微量的。

（3）蛋白质　辐照工艺对蛋白质的影响主要是在其色、香、味上。低剂量下辐照会使特异蛋白质的抗原性发生改变；而在高剂量下，能引起蛋白质发生伸直、凝聚、伸展甚至是有氨基酸分裂出来。蛋白质的辐照效应主要是作用于它的氢键和硫键，化学键以 S—CH₃、—SH、咪唑、吲哚、α-氨基、肽键和脯氨酸的顺序依次破坏。

辐照对蛋白质的影响有两方面作用：一方面，辐照使蛋白质的一级结构发生改变，导致蛋白质间发生交联，蛋白质功能和性质随之改变。另一方面，水电离产生的自由基与水和离子可以使蛋白质结构中的肽键和二硫键发生断裂，加剧氨基酸的脱氨、脱羧、氧化疏基等反应发生，这一作用会导致其二、三级结构被破坏，蛋白质发生变性。

大量的辐照试验结果显示：在允许的剂量下辐照可以使食品中蛋白质、氨基酸的含量无明显变化，而且其食品加工方式导致的蛋白质的损失与辐照工艺相比要更大些。

（4）脂类　脂肪被辐照后易发生氧化、脱氢等作用，并伴有异味。脂肪的氧化程度由其自身的不饱和程度、类型、照射剂量和是否处于有氧环境等因素决定。饱和脂肪较稳定，不饱和脂肪易发生氧化，且它的氧化程度与照射剂量成正比。大量试验研究表明，在较低辐照剂量下（<5×10⁴ Gy），脂肪的质量只受到很小的影响。

（5）维生素　维生素包括脂溶性维生素和水溶性维生素两类。食品辐照工艺会使食品中的维生素受到破坏，损害程度取决于辐照剂量、温度、氧气和食物类型。水溶性维生素中各组成成分对辐照的敏感程度依次为：维生素 B₁ 最敏感，维生素 C、维生素 B₆、维生素 B₂、叶酸较敏感，维生素 B₅（泛酸）不敏感。脂溶性维生素对辐照都很敏感，尤其是维生素 E 和维生素 K，且后者较前者更敏感。辐照工艺导致维生素的损失与其他食品加工方式相比所造成的损失更轻微，同时食品中各种营养成分有交叉保护作用，也可以减轻食品中维生素的损失。

2. 辐照食品的微生物分析

对食物进行辐照处理的目的就是为了减少或根除由细菌、病毒、真菌导致的食物腐败变质，延长食品的货架期。其减少或根除微生物的原理：当辐照达到一定剂量时可以使微生物体内的蛋白质、脂类、DNA、RNA 等有机分子的化学键被破坏、DNA 与蛋白质发生交联、DNA 链中的碱基序列发生改变，进而使其结构和功能发生改变，从而起到杀菌的作用。在实际生产中，不同辐照剂量可以达到不同的目的,选择合适的辐照剂量既可以做到保持食物原有的营养物质不受损失,又可以有效地控制微生物因素对食品的危害。

有人可能会担忧长期采用食品辐照技术来减少或根除食物中的微生物可能存在一些隐患。比如,辐照处理可能会导致微生物基因突变率增高、致病力增强、对辐射的耐受能力增强或释放新的毒素等问题。但是在 1980 年 JEFCI 会议上认为,小于 10^4 Gy 的总辐照剂量几乎不会诱发特殊的微生物问题。几年后的国际联合会的食品微生物和卫生国际委员会(ICFMH)又重申了上述观点,也认为食品辐照是一种新的控制食品中致病菌的方法,是对传统方法的补充,不会有额外的危害产生而威胁到人体健康。但是我们也不该放松警惕,尤其是在一些实际生产操作过程中对辐射剂量的控制上和设备的维护方面。

3. 辐照食品的放射性分析

研究表明,5 MeV 的 γ 射线和 10 MeV 的电子束辐照是促使被辐照食物产生感生放射性的能量阈值。在实际生产中广泛应用的辐照源:^{137}Cs 和 ^{60}Co 的射线能量分别为 0.66 MeV、1.17 MeV 或 1.33 MeV,它们放射的能量远低于感生放射能的能量阈值。因此,可以得出经 ^{137}Cs 和 ^{60}Co 辐射源辐照后的食品不能够带有感生放射性,比较安全。事实上,所有的食品都或多或少带有放射性,其放射性含量因它的农业来源不同而发生变化,食品在辐照前后放射性物质的增加量仅是食物天然放射性含量的二十万分之一,所以没有必要担心辐照食品的感生放射性问题。

4. 辐照食品的毒性分析

对辐照食品的毒性进行分析有两种方法:一种方法是动物饲喂试验,对试验动物饲喂一定数量的辐照食品后,历时几代,如果试验动物及其后代没有产生急性或慢性疾病和致畸、致突变、致癌等就可以作为辐照食品安全性评价的有力依据;另一种方法是利用高灵敏度的分析技术鉴定出食品辐射的分解产物,一旦分解产物被鉴定及测定出来,就可以对其毒性作用进行分析。这两种方法互为支持、互相补充。

FAO/IAEA/WHO 组成的 JEFCI 回顾和评价了对一系列辐照剂量达 10^4 Gy 的食品进行的毒理性研究,认为总平均辐照剂量达 10^4 Gy 的食品不会产生任何毒理性危害。1980—1997 年 WHO 对 10^4 Gy 以上的辐照食品采用辐射化学的研究方法进行安全性评价,得出辐照食品不存在安全性问题。此外,在过去的几十年里,许多国家对辐照食品进行了动物饲喂试验,结果都表明,辐照食品没有危害试验动物的健康。英国和美国等发达国家的食品和药物及相关研究机构用 $(2.5\sim5)\times10^4$ Gy 进行辐照的食品喂养动物的试验,观察临床症状、病理学、血液学等均没有发现对试验动物有致畸、致突变和致癌作用。美国农业科学与技术委员会表明在建议商业应用的剂量条件下的电离辐照产品是可以安全食用的。

5. 生产辐照食品应注意的问题

应用辐照技术处理食品应注意的几点问题。

①要严格按照法规中规定的辐照剂量和方式来生产。

②不得对同一食品进行反复多次的重复照射,对于可以重复照射的食品其总的辐照剂量不得超过 10 MeV。

③食品加工过程中对于可能污染微生物的食品,能用卫生标准操作程序(SSOP)进行控制的就不用辐照技术处理。

④辐照技术不宜用于可能产生毒素或者总细菌数达到近似腐败指标的食品。

⑤对于应用辐照技术处理食品的包装材料应以辐照过程中或辐照后不产生异味及可转移到食品中有毒有害物质等为基本要求。

⑥引起肉类变质的两个重要因素是微生物和活性酶,使肉中活性酶失活的辐照剂量需高达 10^4 Gy,然而通常的辐照剂量并不能使其失活,所以对肉类食品应先进行加热处理,使蛋白分解酶完全钝化后进行辐照处理。

⑦高剂量的辐照会使肉类产生异味,最好的办法是在冷冻温度(<-30℃)下进行辐照处理。

⑧经过辐照技术加工处理后的食品,必须在食品包装上贴有规定的辐照食品标识。

第三节 动物性食品放射性污染的控制

一、防止食品受到放射性污染的措施

中华人民共和国第十届全国人民代表大会常务

委员会第三次会议于 2003 年 6 月通过了《中华人民共和国放射性污染防治法》，并于 10 月 1 日起施行，其中详细规定了放射性污染防治的监督管理、核设施放射性污染防治、核技术利用的放射性污染防治、铀（钍）矿和伴生放射性矿开发利用的放射性污染防治、放射性废物管理等方面的具体要求和管理措施。

防止动物性食品受到放射性污染的措施应从控制污染来源入手，主要措施如下。

①对于生产畜禽的养殖场环境应做好本体调查，抓好源头管理。

②畜禽养殖场和动物性食品生产企业位于矿山、冶炼工厂和核技术开发应用区域的环境要重点监测。

③生产、销售、使用、贮存放射源的单位，应当建立健全安全保卫制度，指定专人负责，落实安全责任制，制定必要的事故应急措施。

④在核设施的周围要定期对环境进行监测，并设有预警机制。

⑤产生放射性物质的单位，应当合理选择和利用原材料，采用先进的生产工艺和设备，尽量减少放射性废物的产生量。

⑥排放放射性废气、废液必须符合国家放射性污染防治标准。低、中水平放射性固体废物在符合国家规定的区域实行近地表处置，高水平放射性固体废物实行集中的深地质处置，禁止在内河水域和海洋上处置放射性固体废物。

⑦对于有核辐照地区生产的牧草、肉类及其制品必须经检测合格方可引入。

⑧控制食品的放射性污染，首先要从放射源装置的安全性入手，对食品使用放射性技术时，要严格遵守照射源和照射剂量的规定，按照规定的规程操作，不允许重复照射。

⑨在食品加工过程中绝对禁止将放射性物质作为保藏剂加入食品中。

二、防止已受放射性污染的食品对人体的危害

本章第二节中已介绍了食品放射性污染对人体的危害，食品一旦被放射性物质污染就不可以食用，也不能作为饲料饲喂动物，应废弃。所以，对于已受放射性污染的食品必须加强监督，以防止其进入人体危害健康。

（一）按规定严格对食品的放射性污染进行监测

我国制定并颁布了《食品中放射性物质测定系列食品安全国家标准》（2016）（GB 14883），以及多种辐照食品卫生标准。动物性食品采样后可在实验室采用 α、β 放射性测量仪或 γ 能谱仪进行放射物理方法测定放射性物质，也可以采用放射化学分析法或化学法制样，用荧光法或分光光度法等放射化学方法对放射性物质进行测定分析。目前在实际工作中，主要是对辐照食品进行监督和检验，而对非辐照食品的监测力度明显不够，这样就不能够有效地防止已受放射性污染的食品被人们食用而造成的危害，所以应严格执行国家有关规定，扩大食品进行放射性物质监测的范围，减少已受放射性污染的食品对人体的危害。

（二）严格执行国家对辐照食品的卫生标准

食品的生产、加工等过程应严格按照国家的食品安全卫生标准来执行，控制食品中放射性物质的含量在允许的浓度范围内。

1. 辐照动物性食品及其加工辅料的卫生标准

从 1984 年开始，我国卫生部就颁布了《放射卫生防护基本标准》（GB 4792—1984），规定了个人所受照射的剂量限值：个人全身受到放射性照射的年剂量应当低于 5 mSv（0.5 rem），人体内任何单个组织或器官的照射剂量应低于 50 mSv（5 rem），而当长期持续受到电离辐射的照射时，个人在其一生中每年的全身照射的年剂量当量限值应不高于 1 mSv（0.1 rem）。2002 年，该标准被《电离辐射防护与辐射源安全基本标准》（GB 18871—2002）代替，规定公众受到的平均剂量不应超过下述限值：年有效剂量 1 mSv；如连续 5 年平均剂量不超过 1 mSv，则某一年份的值可提高到 5 mSv；眼晶体、皮肤的年当量剂量分别为 15、50 mSv。2007 年 7 月由国家标准委和卫生部联合发布的强制性国家标准《生活饮用水卫生标准》和 13 项生活饮用水卫生检验国家标准的实施是保障饮水安全的重要措施之一，此标准规定，饮用水卫生标准总 α 放射性不能超过 0.5 Bq/L，总 β 放射性不能超过 1 Bq/L。我国辐照动物性食品及其加工辅料的卫生标准见表 5-4。

表 5-4　我国辐照动物性食品及其加工辅料的卫生标准

标准名称	标准号	标准内容
熟畜禽肉辐照杀菌工艺	GB/T 18526.5—2001	各类熟畜禽肉制品辐照的工艺和要求
辐照猪肉卫生标准	GB 14891.6—1994	辐照旋毛虫猪肉的技术要求及检验方法
辐照冷冻包装畜禽肉类卫生标准	GB 14891.7—1997	经^{60}Co 或^{137}Cs γ 射线或电子加速器产生的能量低于 10 MeV 的电子束照射的猪、牛、羊、鸡、鸭等冷冻包装畜禽肉类的辐照剂量、卫生要求和检验方法
冷却包装分割猪肉辐照杀菌工艺	GB/T 18526.7—2001	冷却包装分割猪肉辐照杀菌工艺和要求
糟制肉食品辐照杀菌工艺	GB/T 18526.6—2001	糟制肉食品辐照杀菌的工艺和要求
冷冻水产品辐照杀菌工艺	NY/T 1256—2006	规定了冷冻水产品辐照杀菌工艺的要求、试验方法、标识、贮存和运输以及重复照射
宠物干粮食品辐照杀菌技术规范	GB/T 22545—2008	辐照宠物干粮食品的辐照前要求、辐照、辐照后技术指标、试验方法、标识和运输、贮存的技术规范
辐照香辛料类卫生标准	GB 14891.4—1997	辐照香辛料的技术要求、包装要求及检验方法
香料和调味品辐照杀菌工艺	GB/T 18526.4—2001	香料和调味品产品辐照杀菌的工艺要求

2. 动物性食品中放射性物质限制浓度标准

我国制定并颁布了《食品中放射性物质限制浓度标准》(GB 14882—1994),规定了动物性食品中天然放射性核素和人工放射性核素的限制浓度要求(表 5-5、表 5-6)。

表 5-5　动物性食品中天然放射性核素限制浓度标准

品种	^{210}Po /(Bq/kg)	^{226}Ra /(Bq/kg)	^{223}Ra /(Bq/kg)	天然钍 /(mg/kg)	天然铀 /(mg/kg)
肉、鱼、虾类	$1.5×10$	$3.8×10$	$2.1×10$	3.6	5.4
鲜奶	1.3	3.7	2.8	$7.5×10^{-1}$	$5.2×10^{-1}$

注:1 kg 全脂淡乳粉相当于 7 L 鲜乳。

表 5-6　动物性食品中人工放射性核素限制浓度标准　　　　Bq/kg(或 Bq/L,奶)

品种	^{3}H	^{89}Sr	^{90}Sr	^{131}I	^{137}Cs	^{147}Pm	^{239}Pu
肉、鱼、虾类	$6.5×10^5$	$2.9×10^3$	$2.9×10^2$	$4.7×10^2$	$8.0×10^2$	$2.4×10^4$	10.0
鲜奶	$8.8×10^4$	$2.4×10^2$	$4.0×10^1$	$3.3×10^1$	$3.3×10^2$	$2.2×10^3$	2.6

注:1 kg 全脂淡乳粉相当于 7 L 鲜乳。

复习思考题

1. 动物性食品放射性污染的来源有哪些?

2. 放射性物质对人体的危害如何?

3. 什么是辐照食品?你认为辐照食品安全吗?请说明理由。

4. 防止动物性食品受到放射性污染的预防措施有哪些?

(尹荣焕　胡艳欣)

第二篇

畜禽屠宰加工的兽医卫生监督与检疫检验

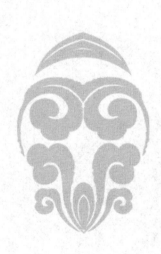

第六章　屠宰加工企业的建立及其卫生要求

屠宰加工企业是集中屠宰加工畜禽,为人类提供肉食和肉制品及其他副产品的场所。屠宰场所与肉食品卫生和环境卫生关系极为密切,如果卫生管理不当,将成为人、畜疫病的散播地、自然环境的污染源。随着我国肉类产量的增加和人民生活水平的提高,屠宰加工企业与人民生活的关系越来越密切,它在公共卫生中的地位也日益重要。为了保障肉食品的卫生安全,避免环境污染和控制疫病传播,必须加强屠宰场的卫生管理和卫生监督。在厂址选择、厂区布局、设施设备等卫生要求方面,应遵守《畜类屠宰加工通用技术条件》(GB/T 17237—2008)和《鲜、冻肉生产良好规范》(GB/T 20575—2019)的有关规定。

第一节　屠宰加工企业选址和布局的卫生要求

一、屠宰加工企业选址的意义和卫生要求

(一)屠宰加工企业选址的意义

屠宰加工企业是肉用畜禽的集散地,要接收从四面八方运来的待宰畜禽,又要将宰后的肉品和副产品送到全国各地,或者出口到他国。在运入和送出的过程中,如果没有严格执行兽医卫生检验和进行严格的兽医卫生监督管理,屠宰加工企业就会成为人兽共患病和畜禽疫病的污染源和散播地。即使在收购、入场和住场期间都已对畜禽进行了检疫,也只能检出那些临床症状明显和具有体温升高或体温低至正常体温以下的病畜禽,而对一些处于潜伏期的体温反应不明显的和临床症状不明显的慢性病畜禽,可能会混在健康畜禽中进行屠宰加工。这些病畜禽及其宰后的胴体、脏器、工业用畜产原料及废弃物等,都可能携带病原体,都有向外传播疫病的可能性。因此,在当前这种宰前检疫、宰后检验手段水平还有限的情况下,无论屠宰加工企业的兽医卫生监督检验工作做得多么认真,都不可能完全避免购入病畜禽,如果卫生管理措施不严格,屠宰加工企业就可能成为人兽共患病和畜禽疫病的疫源地,对周围人群的健康和养殖业构成严重的威胁。所以,在选择屠宰加工企业地址时,应该全面考虑以上这些因素,以免造成环境污染和疫病传播,这在公共卫生方面具有重要的意义。

(二)屠宰加工企业选址的卫生要求

在建立屠宰加工企业时,厂址的选择和建筑设计必须符合卫生要求,严格遵守《动物防疫法》和《动物防疫条件审查办法》的规定。要注意在地形、水位、排水、光照、通风、水电燃料供应、交通和预防环境污染等方面符合生产和卫生要求。具体要求如下。

①新建屠宰加工企业时,其地址和场区建筑设计必须经当地城市规划部门及卫生机关的批准,按批准的设计图样办理之。少数民族地区,应尊重民族的风俗习惯,将生猪屠宰场和牛羊屠宰场分开建立。

②屠宰加工企业的地点,应远离交通要道、居民区、医院、学校、水源及其他公共场所至少500 m以上,并位于水源和居民点下游、下风向,以免污染居民区的水源、空气和环境。但应考虑交通便利,有利于屠宰畜禽的运入和畜禽产品的运出。

③地势平坦,且有一定的坡度,以便于车辆运输和污水的排放。地下水位离地面的距离不得低于1.5 m,以保持场地的干燥和清洁。

④厂(场)内的道路、地面应为柏油或水泥,以减少尘土污染,便于清洗及消毒。为防止其他动物入内,场区周围应围有2 m高的围墙。

⑤应考虑供水与下水系统。最好有自来水,也可用深井水。下水系统必须通畅无阻,厂(场)区内不得积有污水。

⑥厂(场)内必须设有无害化处理粪便、胃肠内容物的场所及设备。在设计时,必须要有粪便发酵处理场所。粪便、胃肠内容物必须经发酵处理后方可运出,以防止病原微生物扩散。屠宰污水必须经无害化处理设施处理后,方可排放入公共下水道。

⑦在选址布局时还应考虑厂(场)区的环境绿化,以防止风尘和净化空气。

二、屠宰加工企业总平面布局的卫生要求

(一)布局原则

屠宰加工企业总平面布局应本着既符合卫生要求,又方便生产、利于科学管理的原则。各车间和建筑物的配置应科学合理,既要相互连贯又要做到病健隔离,病健分宰,使原料、成品、副产品及废弃物的转运不致交叉相遇,以免造成污染和扩散疫病病原。

(二)合理分区

为便于管理及流水作业的卫生要求,整个布局可分为彼此隔离的五个区(图6-1)。

1. 宰前饲养管理区

宰前饲养管理区即贮畜场,包括三圈一室,即宰前预检分类圈、饲养圈、候宰圈、兽医室。此区还应设置有卸载台和检疫栏。

2. 生产加工区

生产加工区包括五间二室一库,即屠宰加工车间、副产品整理车间、分割车间、肉品加工车间、生化制药车间、卫检办公室、化验室、冷库。

3. 病畜隔离及污水处理区

该区包括一圈二间一系统,即病畜隔离圈、急宰车间、化制车间及污水处理系统。

4. 动力区

动力区包括一房两室,锅炉房、供电室、制冷设备室等。

5. 行政生活区

办公室、宿舍、库房、车库、俱乐部、食堂等为一区,稍具规模的屠宰加工企业应另辟生活区,且应位于生产加工区的上风点。

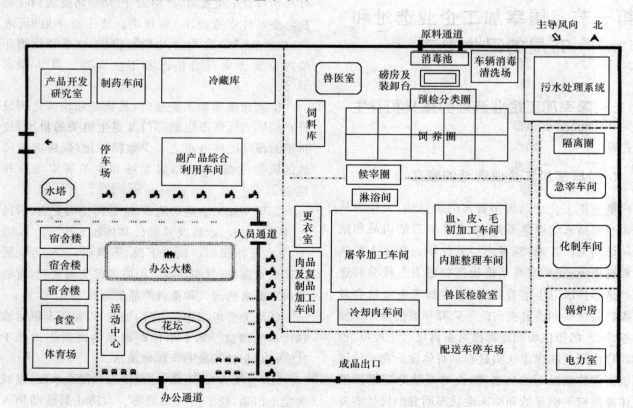

图6-1　中小型肉联厂平面示意图

（三）卫生要求

屠宰加工企业的各区之间应有明确的分区标志，尤其是宰前饲养管理区、生产加工区和病畜隔离及污水处理区，应以围墙隔离，设专门通道相连，并要有严密的消毒措施。生活区和生产车间应保持一定的距离。肉制品、生化制药、油脂加工等生产车间应远离饲养区。病畜隔离圈、急宰间、化制间及污水处理场所应在生产加工区的下风点。锅炉房应临近使用蒸汽的车间及浴室附近，距食堂也不宜太远。

各厂区内人员的来往，原料（活畜等）、成品及废弃物的转运应分设专用的门户与通道，成品与原料的装卸站台也要分开，以减少污染的机会。所有出入口均应设置与门等宽的消毒池。

各个建筑物之间的距离，应不影响彼此的采光。

第二节　屠宰加工企业主要组成部分的卫生要求

屠宰加工企业的主要组成部分包括宰前饲养管理场、病畜隔离圈、候宰间、屠宰加工车间、分割车间、急宰车间、化制车间、供水系统及污水处理系统等。

一、宰前饲养管理场

（一）宰前饲养管理场的规模

宰前饲养管理场是对屠畜实施宰前检疫、宰前休息管理和宰前停饲管理的场所。宰前饲养管理场储备屠畜的数量，应以日屠宰量和各种屠畜接受宰前检疫、宰前休息管理与宰前停饲管理所需要的时间来计算，以能保证每天屠宰的需要量为原则，容量一般为日屠宰量的 2～3 倍。延长屠畜在宰前饲养管理场的饲养时间，既不利于疾病防控，也不经济。

（二）卫生要求

为了做好屠畜宰前检疫、宰前休息管理和宰前停饲管理工作，对宰前饲养管理场提出以下卫生要求。

①宰前饲养管理场应自成独立的系统，与生产区相隔离，并保持一定的距离。

②应设有屠畜卸载台、地秤、供宰前检疫和检测体温用的分群圈（栏）和预检圈、病畜隔离圈、健畜圈、供宰前停食管理的候宰间，以及饲料加工调制车间等。

③所有建筑和生产用地的地面应以不渗水的材料建成，并保持适当的坡度，以便排水和消毒。地面不宜太光滑，防止人、畜滑倒跌伤。

④宰前饲养管理场的圈舍应采用小而分离的形式，防止疫病传染。应具有足够的光线、良好的通风、完善的上下水系统及良好的饮水装置。圈内还应有饲槽和消毒清洁用具及圆底的排水沟。在我国北方有保暖设施，寒冷季节圈温不应低于 4℃。每头牲畜所需面积：牛为 1.5～3 m²，羊为 0.5～0.7 m²，猪为 0.6～0.9 m²。

⑤场内所有圈舍，必须每天清除粪便，定期进行消毒。粪便应及时送到堆粪场进行无害处理。

⑥应设有车辆清洗、消毒场，备有高压喷水龙头、洗涮工具与消毒药剂。

⑦应设有兽医工作室，建立完整的兽医卫生管理制度。

二、病畜隔离圈

（一）建筑设施的卫生要求

病畜隔离圈是用于收养宰前检疫中剔除的有病的，尤其是怀疑有传染病的屠畜。其容畜量应不少于宰前饲养管理场的 1%。在建筑和使用上应有更加严格的兽医卫生要求。隔离圈与宰前饲养管理场和急宰间应保持联系，而与其他部门严格隔离。要设高而坚固的围墙，围墙及地面应坚固，便于消毒、冲洗。饲槽等一切用具均应专用，应设专用的粪尿处理池，粪尿必须经消毒后方可运出或排放入污水处理系统。还应备有密闭的尸体专用车。出入口要设消毒池。

（二）卫生管理

企业应派专人专职管理，管理人员不得与其他部门随意来往。要有更加严格的消毒措施，每天至少全面消毒 1 次，若 1 d 中有多批病畜进入或移出，每次移出后的圈舍都应消毒 1 次。

三、候宰间

（一）建筑设施的卫生要求

候宰间是畜禽宰前停留休息的地方，其建筑应与屠宰加工车间相毗邻。候宰间的大小应以能圈养1 d屠宰加工的屠畜量为宜。候宰间由若干个小圈组成,在建筑上应做到墙壁光滑,地面不渗水,易于冲洗、消毒。候宰间内应光照充足,设有良好的饮水设备和淋浴间,淋浴间应紧连屠宰加工车间。

(二)卫生管理

候宰间应有专人进行卫生管理。每天工作结束时应进行彻底的清洗与消毒。若发现病畜,应随时消毒。应经常对淋浴设施进行检修,保证喷水流畅。

四、屠宰加工车间

屠宰加工车间是肉联厂或屠宰场最重要的车间,是卫检人员履行其职责的主要场所。其卫生状况对肉及其制品的质量影响极大,因此,严格执行屠宰车间的兽医卫生监督,是保证肉品原料卫生的重要环节。

屠宰加工车间的建筑设施,随规模的大小和机械化程度不同而相差悬殊,但卫生管理的基本原则是一致的。例如,无论是高层建筑的大型肉类联合加工厂,还是简易的屠宰场,都必须做到病健隔离,原料与成品隔离,生、熟食品生产隔离,原料、成品、废弃物的转运不得交叉,进出应有各自专用的门径,所有设备要保持清洁,产品不得落地。此外,厕所应远离肉品加工车间25 m以上。

(一)建筑设施的卫生要求

①车间内墙面应用不透水的材料建成。在离地2 m(屠宰室为3 m)以上的墙壁上,应用白色瓷砖铺砌墙裙,以便洗刷和消毒。

②车间地面最好用水泥纹砖铺盖,并形成1°~2°的倾斜度,以防滑和便于排水。地面应无裂缝,无凹陷,避免积留污物和污水。

③地角、墙角、顶角必须设计成弧形,并有防鼠设施。

④天花板的高度,在垂直放血处宰牛车间不低于6 m,其他部分不低于4.5 m。顶棚或吊顶的表面应平整、防潮、防灰尘集聚,如其表面使用涂层时,应涂刷便于清洗、消毒并不易脱落的无毒浅色涂料。

⑤门窗应采用密闭性能好、不变形的材料制作。内窗台宜设计成向下倾斜45°斜坡或采用无窗台构造,使其不能放置物品。窗户与地面面积的比例为(1:4)~(1:6),以保证车间有充足的光线。室内光照要均匀、柔和、充足,过强、过弱均会影响工作人员的视力。屠宰车间工作场所照度应不小于75 lx,屠宰操作面照度不小于150 lx,检验操作面照度应不小于300 lx。人工照明时,应选择日光灯,不应使用有色灯和高压水银灯,更不能用煤油灯或汽灯,因为在这些光线下不好辨别肉品色泽,有碍于病理变化的判定,尤其是煤油灯、汽灯还会给肉附加不良的气味。

⑥在兽医检验点应设有操作台,并备有冷、热水和刀具消毒设备。在放血、开膛、摘除内脏等加工点,也应有刀具消毒设备。

⑦楼梯及扶手、栏板均应做成整体式的,面层应采用不渗水材料制作。楼梯与电梯应便于清洗、消毒。

⑧特殊屠宰设施。屠宰供应少数民族食用的畜类产品的屠宰厂(场),要尊重民族风俗习惯,设有阿訇间,使用祭牲法宰杀放血时,应设有使活畜固定的装置。

(二)传送装置的卫生要求

(1)要求采用架空轨道,使屠体的整个加工过程在悬挂状态下进行,既可减少污染,又能节省劳力。

①猪屠宰悬挂输送设备放血线轨道面应距地面3~3.5 m;胴体加工线轨道面距地高度为单滑轮2.5~2.8 m,双滑轮2.8~3 m;自动悬挂输送机的输送速度每分钟不超过6头;挂猪间距应大于0.8 m。

②牛屠宰悬挂输送设备放血线轨道面应距地面4.5~5 m,挂牛间距应大于1.2 m。

③羊屠宰悬挂输送设备放血线轨道面应距地面2.4~2.6 m,挂羊间距应大于0.8 m。

从生产流程的主干轨道,分出若干岔道,以便随时将需要隔离的疑似病畜胴体从生产流程中分离出来。畜禽放血处要设有表面光滑的金属或水泥斜槽,以便收集血液。

(2)在悬挂胴体的架空轨道旁边,应设置同步运行的内脏和头的传送装置(或安装悬挂式输送盘),以便兽医卫检人员实施"同步检验",综合判断。

(3)为了减少污染,屠宰加工车间与其他车间的联系,最好采用架空轨道和传送带。在大型多层肉类联合加工厂,产品在上下层之间的传送分别采用金属滑筒。一般屠宰场产品的转运,可采用手推车,但应用不渗水和便于消毒的材料制成。

（4）从卫生的角度考虑，所有用具和设备（包括传送装置）应采用不锈钢材料制作。

（三）车间通风的要求

车间内应有良好的通风设备。由于车间内的湿度较大，尤其是在我国北方的冬季，室内雾气浓重，可见度很低，所以应安装去湿除雾机。在车间的入口处应设有套房，以免冷风直入室内形成浓雾。夏季气温高，在南方应安装降温设备。门窗的开设要适合空气的对流，要有防蝇、防蚊装置。室内空气交换以每小时 1～3 次为宜。交换的具体次数和时间可根据悬挂胴体的数量和气温来决定。

（四）上、下水系统的卫生要求

车间内需备有冷、热水龙头，以便洗刷、消毒器械和去除油污。热水龙头尽量不用手动的，消毒用水水温不低于 82℃。为及时排出屠宰车间内的废水，保持生产地面的清洁和防止产品污染，必须建造通畅完善的下水道系统。每 20 m² 车间地面设置一收容坑，坑上盖有滤水铁篦子，以便阻止污物和碎肉块进入下水道系统。车间排水管道的出口处，应设置脂肪清除装置和沉淀池，以减少污水中的脂肪和其他有机物的含量。

（五）屠宰加工车间的卫生管理

屠宰加工车间的卫生管理是整个屠宰加工管理的核心部分，该车间的卫生状况直接影响到产品的质量，因此，屠宰加工车间的卫生管理必须做到制度化、规范化和经常化。具体要求如下。

①车间门口应设与门等宽且不能跨越的消毒池，池内的消毒液应经常更换，以保持药效。外来参观人员须在专人带领下穿戴专用工作服和胶靴进入车间。严禁闲散人员进入车间。

②屠宰加工车间是兽医卫生检验人员履行职责、施行检验检疫的重要场所，因此，车间内应保持充足的光线，人工光源应达到要求的照度，光源发生故障后要及时修理，决不能让兽医卫生检验人员在暗光下进行检验操作。为增加车间的可见度，冬季应配备除雾、除湿设备。

③车间内各岗位人员应尽职尽责，忠于职守。车间的地面、墙裙、设备、工具、用具等要经常保持清洁，每天生产完毕后用热水洗刷。除发现烈性传染病时紧急消毒外，每周应用 2% 的热碱液消毒一次，至下一班生产前再用流水洗刷干净。放血刀应经常更换和消毒。生产人员所用工具受污染后，应立即消毒和清洗。为此，在各加工检验点除设有冷热水龙头外，还应备有消毒液或热水消毒器。

④烫池的热水应每 4 h 更换一次，清水池要有进有出，保持清洁卫生。

⑤血液应收集在专用容器或血池中，经消毒或加工后方准出厂，不得任意外流。供医疗或食用的血液应分别编号收集，经检验确认为来自健康畜禽时方可利用。

⑥在整个生产过程中，要防止任何产品落地，严禁在地上堆放产品。废弃品要妥善处理，严禁喂猫、犬或直接运出厂外作肥料。

⑦严禁在屠宰加工车间进行急宰。

五、分割车间

分割车间是将屠宰后的家畜胴体按部位进行分割、包装和冷冻加工的场所。分割肉具有很大的优越性，不但能活跃市场，方便群众，而且产品卫生质量高，还可给屠宰加工企业带来较好的经济效益。

（一）建筑设施的卫生要求

分割车间一端应紧靠屠宰加工车间，另一端应靠近冷库，这样便于原料进入和产品及时冷冻。分割车间应设有分割肉预冷间、加工分割间，其分割产品再进入成品冷却间、包装间、冻结间及成品冷藏间。还应设有更衣室、磨刀间、洗手间、下脚料贮存发货间等。

分割车间的各种设施都应具有较高的卫生标准。所有墙壁均应用瓷砖贴面，墙与地面相交处和墙角都为半圆形，门、窗均采用防锈、防腐材料制成。加工分割间应安装空调，热分割加工环境温度不得高于 20℃，冷分割加工环境温度不得高于 15℃。应有良好的照明设备和防鼠、防蚊、防蝇装置。应设有冷、热水洗手龙头和热水消毒池，消毒池水温应达到 82℃ 以上。所有水龙头应是触碰式或脚踩式的，不能用手开关。操作台面用不锈金属板制成，表面应平整、光滑。

（二）卫生管理

操作人员应勤剪指甲。工作前应洗手和消毒，凡中途离开车间须重新洗手和消毒。进入车间必须穿戴工作衣帽,出车间时应脱去工作衣帽。工作衣帽必须每天换洗和定期消毒。

每天工作前和下班后均应搞好工具、操作台面的卫生,除每天用不低于 82℃ 的热水冲洗外,还应定期(最少每周 2 次)以 2% 热碱液消毒,地面每周应消毒 2 次。

六、急宰车间

(一)建筑设施的卫生要求

急宰车间是对非烈性传染病病畜进行紧急宰杀的场所,是每个屠宰加工企业必不可少的组成部分,因为在这里屠宰的是病畜,所以对其建筑设施的卫生要求更为严格。

急宰车间应位于病畜隔离圈的侧方。其建筑设施包括屠宰室、冷却室、有条件利用肉的无害化处理室、胃肠加工室、皮张消毒室、尸体和病料化制室,同时应设有专用的更衣室、淋浴室、污水池、粪便处理池。大型肉类加工企业,可建立单独的病畜化制车间。整个车间的污水和粪便必须经严格消毒后方可排入本场污水处理系统。急宰车间应有更为严密的防蝇、防蚊、防鼠设备,以防疫病病原体传播。

(二)卫生管理

急宰车间除应遵守屠宰加工车间的卫生原则外,还应有以下特殊的卫生要求。

①急宰车间的工作人员应相对稳定,本车间与其他车间的工作人员在工作期间不得互相往来。在急宰车间工作的人员,应注意个人防护。

②凡送往急宰间的病畜,需持有兽医开具的急宰证明。凡确诊为烈性传染病的牲畜,一律不得急宰。

③胴体、内脏、皮张均应妥善放置,未经检验不得移动。该车间生产的所有产品,均须经生物安全处理后方可出厂。严禁将该车间的任何用具带出车间。

④每次工作结束后,应进行彻底消毒。对车间的地面及工作台板、用具等须用 5% 热碱水或含 6% 有效氯的漂白粉液消毒。金属用具要在消毒后及时清洗,以防腐蚀生锈。

七、化制车间

化制车间是专门处理废弃品的场所。它是利用专门的高温设备,杀灭废弃品中的病原体,以达到无害化处理的目的。从保护环境、防止污染的角度出发,各屠宰加工企业,都应建立化制车间。

(一)建筑设施的卫生要求

化制车间应该是一座独立的建筑物,位于屠宰加工企业的边缘位置和下风处。车间的地面、墙壁、通道、装卸台等均用不透水的材料建成,大门口和各工作室门前应设有永久性消毒槽。

化制车间的工艺布局应严格地分为两个部分:第一部分为原料接收室、病理解剖室、化验室、消毒室等,房屋建筑要求光线充足,有完善的供水(包括热水)和排水系统,防蝇、防鼠设备要齐全。第二部分为化制室和成品贮存室等。两个部分一定要用死墙绝对分开。第一部分分割好的原料,只能通过一定的孔道,直接进入第二部分的化制锅内。

(二)卫生管理

①化制车间的工作人员,要保持相对稳定,非特殊情况不得任意调动。工作时要严格遵守卫生操作规程,在上述两个部分工作的人员,工作时间严禁相互来往,更不准随便交换刀具、工作服和其他用品,以免发生污染。

②在化制车间工作的工作人员,要特别注意个人的防护,防止受到人兽共患病的感染。

③由化制车间排出的污水,不得直接通入下水道,必须经过严格的消毒处理之后,排入屠宰加工企业的污水处理系统进行净化处理。

八、供水系统

屠宰加工企业在日常生产中要消耗大量的水,水质的好坏直接影响畜禽肉及其产品的卫生质量。因此,生产用水必须符合我国《生活饮用水卫生标准》(GB 5749—2006)。

水源以市政部门供应的自来水为最好。若是工厂自备的水源,应进行必要的检验和卫生评价,符合国家生活饮用水卫生标准后方可供生产用。自备水源的周围地域要加以防护,以免水源受到污染。

九、污水处理系统

所有屠宰加工企业,都必须建有污水处理系统(大、中城市的肉类联合加工企业附近设有城市污水处理系统的除外)。屠宰加工企业的一切污水,都必须经污水处理系统净化处理并消毒后,方可排放。

第三节　屠宰污水的处理

一、屠宰污水的特点及净化处理的意义

(一)肉类加工企业污水的特点

屠宰加工企业的污水来自屠宰加工、牲畜饲养场、肉制品和副产品加工以及日常生活废水,其中以屠宰污水为主,其特点如下。

(1)含污物多　污水中含有屠宰加工过程中废弃的血、毛、脂肪、碎肉以及从胃肠中冲洗出来的饲料和粪便等大量的有机物和悬浮物(SS),其生化需氧量(BOD$_5$)为 500～1 800 mg/L,比国家规定的污水排放标准高 83～300 倍。屠宰加工污水属于高浓度的有机污水。

(2)流量大　一般屠宰一头猪平均用水量为 290～320 kg,若日宰 300～500 头生猪,其污水量可达 100～160 t。

(3)气味不良　屠宰加工企业的污水中含有毛、血、胃肠内容物等有机物,具有不良的气味,而且易腐败。

(4)含有大量病原体　屠宰加工企业的污水中含有大量的肠道致病菌、传染病病原体及寄生虫和寄生虫虫卵,如果不对这些病原体进行无害化处理,排放到外界环境,会造成环境污染,不但危害人体健康,还可能引起畜禽疫病的流行。

(二)屠宰污水处理的意义

屠宰加工企业的污水是典型的高浓度有机物污水,含有大量的病原体,如将屠宰污水不加处理地排放,则会污染江河湖泊及地下水,造成环境和水源的污染,在公共卫生和家畜流行病学方面具有较大的危险性。因此,对屠宰加工企业排放的污水进行严格的净化处理,在公共卫生和畜禽疫病的防控、环境保护上具有重要的意义。

二、屠宰污水处理的基本方法与原理

屠宰污水的处理方法通常包括预处理、生物处理和消毒 3 部分。

(一)预处理

预处理主要是利用物理学的原理除去污水中的悬浮固体、胶体、油脂和泥沙。常用的方法是设置格栅、格网、沉砂池、除脂槽、沉淀池等,故又称物理学处理或机械处理。预处理的意义主要在于减少生物处理时的负荷,提高排放水的质量,还可以防止管道阻塞,降低能源消耗,节约费用,便于综合利用。

1. 格栅和格网

防止羽毛、碎肉等较大杂物进入污水处理系统,堵塞管道,甚至损坏水泵。格栅、格网能使 BOD$_5$ 及 SS 去除率达 10%～20%。

2. 除脂槽

用于收集污水中的油脂。污水中的油脂,一部分为乳化状态,温度较低时能黏附在管道壁上,使流水受阻,而且还会严重妨碍污水的生物净化。因此,污水处理系统必须首先设置除脂槽。

3. 沉沙池

沉沙池又叫沉井,用以沉淀污水中不溶性矿物质和杂质,主要为沙、泥土、炉渣及骨屑等。这些物质的比重较大,污水流入沉井后,因流速骤减,沙土、杂质沉淀于池底,污水由井身上部的出口流出。

4. 沉淀池

污水处理中利用静止沉淀的原理沉淀污水中固体物质的澄清池,称为沉淀池。该池设于生物反应池之前,也称初次沉淀池。使用中应注意延缓污水流经水池的速度,并使其在整个池里均匀分配流量,以利于污物的沉淀。沉淀池沉积的污泥要经常排出,以免厌氧细菌作用产生气体,使污泥上升到水面,降低沉淀效果。

(二)生物处理

利用自然界大量微生物氧化有机物的能力,除去污水中的胶体、有机物质。污水中各种有机物被微生物分解后形成低分子的水溶性物质、低分子的气体和无机盐。根据微生物嗜氧性能的不同,将污水处理分为好氧处理法和厌氧处理法两类。污水好氧处理法主要有"土地灌溉法""生物转盘法""活性

污泥法"等。污水厌氧处理法主要有"普通厌氧消化法""高速厌氧消化法"和"厌氧稳定池塘法"等。

1. 好氧处理法的基本原理

污水的好氧处理法是在有氧的条件下,借助于好氧微生物的作用对污水中的有机物进行降解的过程。在此过程中,污水中溶解的有机物质可透过细菌细胞壁,为细菌所吸收,对于一些固体和胶体的有机物,则被一些微生物分泌的黏液所包围,附着于菌体外,再由细菌分泌的胞外酶分解为溶解性物质,渗入细菌细胞内。细菌通过自身的生命活动——氧化、还原、合成等过程,把一部分被吸收的有机物氧化成简单的无机物(如有机物的 C 被氧化成 CO_2,H 和 O 化合成 H_2O,N 被氧化成 NO_3^-,P 被氧化成 PO_4^{3-},S 被氧化成 SO_4^{2-}),并释放出细菌生长活动所需要的能量,而把另一部分有机物转化为本身所需的营养物质,组成新的原生质,于是细菌逐渐长大、分裂,产生更多的细菌。除了醚类物质外,几乎所有的有机物都能被相应的细菌氧化分解。

2. 厌氧处理法的基本原理

污水的厌氧处理法是在无氧条件下,借助于厌氧微生物的作用将污水中可溶性或不溶性的有机废物进行生物降解。本法适用于高浓度的有机污水和污泥的处理,一般称为厌氧消化法。污水中的有机物进行厌氧分解,经历酸性发酵和碱性发酵两个阶段。分解初期,微生物活动中的分解产物是有机酸,如脂肪酸、甲酸、乙酸、丙酸、丁酸、戊酸及乳酸等,还有醇、酮、二氧化碳、氨、硫化氢等。此阶段由于有机酸的大量积聚,故称酸性发酵阶段。在分解后期,由于产生的大量氨的中和作用,污水的 pH 逐渐上升,加之另一群专性厌氧的甲烷细菌分解有机酸和醇,生成甲烷和 CO_2,结果使 pH 迅速上升,故将这一阶段称为碱性发酵阶段。

用厌氧法处理污水,由于产生硫化氢等有异臭的挥发性物质而发出臭气,加之硫化氢与铁形成硫化铁,使污水呈现黑色。这种方法净化污水需要较长的处理时间(停留约一个月),而且温度低时效果不显著,有机物含量仍较高。所以,目前多数厂家在进行厌氧处理后,再用好氧法进一步处理,才能达到净化污水的目的。

(三)消毒处理

经过生物处理后的污水一般还含有大量的微生物,特别是病原微生物,需经药物消毒处理,方可排出。常用的方法是氯化消毒法,将液态氯转变为气体,通入消毒池,可杀死 99% 以上的有害细菌。近年的研究证明,用漂白粉或液态氯消毒污水,会造成氯对环境的二次污染。现在已研究出将紫外线灯成排地安装在污水净化处理后排水口前面的消毒技术,待排出的水在紫外线灯周围经过 0.3 s,即可达到消毒的目的。这一新的消毒技术值得广泛应用。

三、常用的屠宰污水生物处理系统

(一)土地灌溉法污水处理系统

通过土地灌溉进行污水处理的方法,是一种最古老的污水处理方法,分地表灌溉法和过滤灌溉法,多用于城市生活污水的处理。本法是利用土壤的微粒作为滤层,通过物理的筛滤、吸附和换气作用,化学的氧化、离子交换等作用,达到净化污水的目的。当污水渗入土层时,污水中的某些需氧菌附着在土壤细粒表面,每克活性污泥含 10^{12} 个微生物,其中含有 $10^7 \sim 10^8$ 个硝化菌。这些硝化菌能使污水中的氨氮化合物发生硝化,使污水中的有机物质矿物化,从而使污水透明,消除臭味。

土地灌溉法是以土壤微生物对有机物进行好氧分解为主,因此,土壤必须经常保持足够的氧。这就要求土质应有良好的通气性,两次灌水之间需要有休整时间。同时,要注意防止由污水悬浮物所导致的土壤空隙堵塞现象。为解决这一问题,必须对污水进行预处理。

(二)活性污泥法污水处理系统

活性污泥系统对有机污水的处理效果较好,应用较广。一般生活污水和工业废水经活性污泥法二级处理均能达到国家规定的排放标准。肉类加工企业的污水净化处理,也已广泛采用此法。

该系统是利用低压浅层曝气池,使空气和含有大量微生物(细菌、原生动物、藻类等)的絮状活性污泥与污水密切接触,加速微生物的吸附、氧化、分解等作用,达到去除有机物、净化污水的目的。初次沉淀池排出的污水,与曝气池流向二次沉淀池按比例返回的活性污泥混合,进入曝气池的源头(图 6-2)。污水在曝气池内借助机械搅拌器或加压鼓风机,与回流来的活性污泥充分混合,并通过曝气提供微生物进行生物氧化过程所需要的氧,加速对污水中有机物的氧化分解。曝气处理后的混合流出物流入二级沉淀池中沉淀,上层清液经氯化消毒后排出,沉积的剩余污泥则进行浓缩处理。返回到曝气池的活性污泥，由于给污水加入大量的微生物而被活化。

活性污泥系统的具体方法很多，处理过程和设备繁简不同，但处理的原理和基本过程如上所述。

这种处理占地面积较小，处理过程中产生的臭气轻微，净化效率高，据报道可减少 BOD$_5$ 94%～97%，悬浮固体物 85%～92%，所得污泥可作为农田的肥料。

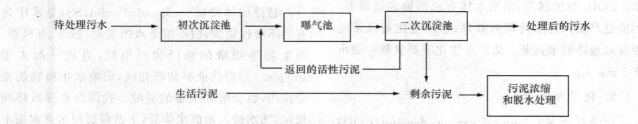

图 6-2 活性污泥系统基本流程示意图

（三）生物转盘法污水处理系统

生物转盘法污水处理系统是一种通过盘面转动，交替地与污水和空气相接触，使盘面上生物膜（由细菌、原生动物和一些藻类植物组成）交替地获得充分的氧、水和养料，从而将污水中的有机物分解，达到污水净化的一种处理方法。该方法可根据污水量的多少灵活调节，耗电量少，适用于小规模的污水处理。

生物转盘是由许多轻质、耐腐蚀的材料做成的圆形盘片，间隔一定距离（1～4 cm），中心固定于一根可转动的横轴上组成。每组转盘置于一半圆形或 V 形水槽中，约有 40% 的盘片部分浸于待处理的污水中。水槽两个横向面的上端各有一根多孔或纵向开口的水管，作为进、出水管，污水一般由逆转盘转动的方向流入水槽。这样一组一槽称为一级转盘。在实际应用中，可以由三级、四级甚至更多级串在一起来处理污水。在分级的方法上也可有各种形式，可以单轴多级，这样水槽沿轴向可分为若干串联的级格；也可以多轴多级。

生物转盘系统处理过程为污水由生产车间排入厌氧消化池，停留 3～10 d 进行厌氧发酵。经发酵的血污水，由于厌氧微生物的作用变为淡灰色、黑灰色，此时已除去了污水的相当一部分的耗氧量。发酵污水进入沉淀池，排除沉淀物，然后进入生物转盘。经过一定时间后，转盘表面便滋生一层由细菌、原生动物及一些藻类植物组合而成的生物膜。转盘的旋转，使生物膜交替得到充分的氧气、水分和养料，生物膜即进行着旺盛的新陈代谢活动。这些活动对污水起着生物化学的吸收、分解、转化、富集作用，物理机械的吸附、聚集作用等，使污水可溶性污染物转化为不溶的沉淀物，小粒的污染物聚合为大

粒的沉淀物，加之一些老化死亡的生物体，生成黑色沉淀，它们由转盘底部及二级沉淀池底部分离出来。水中的污染物被除去，水体则被净化。据三级转盘试验表明，采用 20 m/min 转盘线速度，BOD$_5$ 去除率可达 87.4%～97.8%，杂菌总数去除率在 95% 以上。

（四）厌氧消化法污水处理系统

高浓度的有机污水和污泥适宜于先进行厌氧消化处理，再配合好氧处理。铁箅、沉沙池和除脂槽等设施装置是屠宰污水的预处理装置，用于除去污水中的毛、碎组织、泥沙、油脂及其他有碍生物处理的物质。

双层生物发酵池分上、下两层。上层是沉淀槽，下层为厌氧发酵池（又称消化池）。经预处理后的污水进入上层沉淀槽内，直径大于 100 μm 的悬浮物和家禽胃肠道寄生虫虫卵可沉淀于此槽中。沉淀物通过槽底的斜缝，进入下层的消化池。此时，污水中的厌氧菌将沉淀物进行腐败分解，一部分变为液体，一部分变为气体，最后只剩下 25%～30% 的胶状污泥。

单纯厌氧处理污水存在着明显的问题，即经厌氧处理后的污水，有机物含量仍太高，出水口的 BOD 较高，达不到国家"三废"排放标准。因此，单用厌氧处理高浓度有机物污水是不够的，必须联合应用好氧处理，才能达到污水净化处理的要求。

四、屠宰污水的测定指标及排放标准

（一）屠宰污水的测定指标

1. 生化需氧量

生化需氧量（biochemical oxygen demand，BOD）

是指在一定时间和温度下,水体中有机污物受微生物氧化分解时所耗去水体溶解氧的总量,单位是 mg/L。国内外现在均以 5 d、水温保持 20℃时的 BOD 值作为衡量有机物污染的指标,用 BOD_5 表示。BOD_5 数值越高,说明水体有机污物含量越多,污染越严重。污水处理的效果,常用生化需氧量能否有效地降低来判断。清洁水生化需要氧量一般小于 1 mg/L。

2. 化学耗氧量

化学耗氧量(chemical oxygen demand,COD)是指在一定条件下,用强氧化剂如高锰酸钾或铬酸钾等氧化水中有机污染物和一些还原物质(有机物、亚硝酸盐、亚铁盐、硫化物等)所消耗氧的量,单位为 mg/L。COD 是测定水体中有机物含量的间接指标,代表水体中可被氧化的有机物和还原性无机物的总量。化学耗氧量的测定方法简便快速,化学耗氧量是水被污染程度的指标之一,但不能完全表示出水被有机物污染的程度,因为有机物的降解主要靠水中微生物的作用。

当用重铬酸钾作氧化剂时,所测得的化学耗氧量用 COD_{Cr} 表示,而高锰酸钾法则用 COD_{Mn} 表示。因屠宰污水中污物含量很多,成分复杂,COD_{Cr} 法氧化较完全,能够较确切地反映污水的污染程度。

3. 溶解氧

溶解于水中的氧称为溶解氧(dissolved oxygen,DO),单位是 mg/L。水中溶解氧的含量与空气中氧的分压、大气压以及水的温度都有密切关系。水受污染时,由于有机物被微生物氧化而耗氧,使水中溶解氧逐渐减少;当污染严重时,氧化作用进行得很快,而水体又不能从空气中吸收充足的氧来补充其耗量,水中溶解氧不断减少,甚至会接近于零。这时,厌氧性细菌繁殖起来,有机物发生腐败,使水体发臭。因此,测定水中溶解氧也可作为水被污染程度的标志。我国的河流、湖泊、水库水的溶解氧含量多高于 4 mg/L,有的可达 6~8 mg/L。当水中溶解氧小于 3~4 mg/L 时,鱼类就难以生存。

4. pH

pH 是水体被污染的重要指标之一。pH 对水中生物及细菌的生长活动有很大的影响。当 pH 升高到 8.5 左右时,水中微生物的生长受到抑制,使水

体自净能力受到阻碍。我国规定,污水净化后排放时的 pH 要求:农业灌溉水为 5.5~8.5;渔业水域水质(淡水)为 6.5~8.5。

5. 悬浮物

悬浮固体物质(suspended solid,SS)是水中含有的不溶性物质,由不溶于水的淤泥、黏土、有机物、微生物等细微的悬浮物所组成,直径一般大于 100 μm。悬浮物能够截断光线,影响水生植物的光合作用,也会阻塞土壤的空隙。我国污水排放标准规定,污水排入地面水体后,下游最近用水点水面不得出现较明显的油膜和浮沫。悬浮物的最大允许排放浓度为 400 mg/L。

6. 浑浊度

水浑浊度是指悬浮于水中的胶体颗粒产生的散射现象,表示水中悬浮物和胶体物对光线透过时的阻碍程度。浑浊度主要取决于胶体颗粒的种类、大小、形状和折射指数,而与水中悬浮物含量的关系较小。浑浊度的标准单位是以 1 L 水中含有相当于 1 mg 标准白陶土/硅藻土(二氧化硅)形成的浑浊状况,作为 1 个浑浊度单位,简称 1 度。浑浊现象常被用来作为判断水是否遭受污染的一个表观特征。

7. 硫化物

屠宰加工企业的污水中,蛋白质在分解时会产生硫化氢,在水中缺氧时,有机物的分解也能产生硫化物和硫化氢。硫化物是耗氧物质,能减少水中的溶解氧,妨碍水生生物的生命活动,硫化氢的存在也是水发出异臭的重要原因。

8. 微生物

屠宰加工企业的污水中含有大量的微生物,其中有相当数量的病原菌、病毒和寄生虫虫卵等。如果未经处理而排放,则会对公共卫生和畜禽的健康造成威胁。因此,必须对净化处理后的污水进行彻底消毒后,才能排放至公共下水道。

(二)屠宰污水的排放标准

1992 年我国制定了《肉类加工工业水污染物排放标准》(GB 13457—1992)。该排放标准按污水排入水域的类别划分级别,针对国家规定的水域或海域类别,以及有无污水处理设施,而划分为一、二、三级标准。屠宰加工企业的污水排放要求见表 6-1。

表 6-1　屠宰加工污水污染物浓度排放标准　　　mg/L

污染物	悬浮物			生化需氧量 (BOD₅)			化学耗氧量 (COD_{Cr})			氨氮			大肠菌群数 /(个/L)		
级别	一级	二级	三级	一级	二级	三级	一级	二级	三级	一级	二级	三级	一级	二级	三级
畜类屠宰加工	60	120	400	30	60	300	80	120	500	15	25	—	5 000	10 000	—
肉制品加工	60	100	350	25	50	300	80	120	500	15	20	—	5 000	10 000	—
禽类屠宰加工	60	100	300	25	40	250	70	100	500	15	20	—	5 000	10 000	—

复习思考题

1. 屠宰加工企业污水的主要特点是什么？
2. 屠宰加工企业污水处理的基本程序是什么？

采用什么方法处理污水？

3. 屠宰污水的主要测定指标有哪些？

（胡艳欣　陈明勇）

第七章　畜禽屠宰加工的兽医卫生监督

畜禽屠宰加工过程中的卫生状况与肉品的卫生质量密切相关,也与消费者的健康关系紧密。因此,畜禽的屠宰加工要按照一定的工艺流程和操作方法进行,在各环节执行兽医卫生监督具有非常重要的意义。

第一节　生猪屠宰加工 工艺与卫生要求

生猪屠宰加工工艺流程,包括淋浴、致昏、刺杀

放血、脱毛或剥皮、开膛与净膛、去头蹄和劈半、胴体修整、内脏整理等(图 7-1)。我国国家标准《畜禽屠宰操作规程　生猪》(GB/T 17236—2019)规定,从致昏开始,致昏后应立即刺杀放血,间隔不应超过30 s。从放血到摘取内脏,不应超过 30 min。从放血到预冷前不应超过 45 min。另外,在操作过程中还应遵照《生猪人道屠宰技术规范》(GB/T 22569—2008)和《畜禽屠宰 HACCP 应用规范》(GB/T 20551—2006)等相关规定执行。

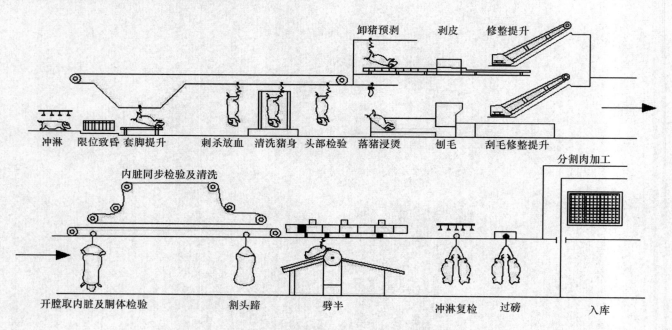

图 7-1　生猪屠宰加工流程示意图

一、淋浴

(一)淋浴的卫生意义

生猪在屠宰前进行淋浴,一是为了清洁猪体皮毛上的污物,减少在加工过程中肉品的污染;二是可使猪趋于安静,促进其血液循环,便于取得良好的放血效果;三是淋浴可浸湿生猪体表,提高电麻效果。

(二)淋浴的卫生要求

淋浴间一般安置在待宰圈内,应设置不同角度和方向的喷头,以保证体表的清洁卫生。淋浴时,水速不宜过急,一般呈水雾状,上下左右交错喷淋猪体,使猪感觉舒适。淋浴水温应据季节气温的变化而改变,温度不宜过高或过低,夏季以 20℃ 左右为宜,冬季一般为 25℃。淋浴时间以能使生猪体表污

物洗净为宜，一般 2～3 min。没有淋浴间或装置的小屠宰场，可人工采用胶皮管接上喷头进行冲洗，但应注意水压的控制，避免高水压造成生猪体内肌糖原的消耗而影响肉的品质。

二、致昏

(一)致昏的目的

致昏是指在宰杀屠畜前，采用物理(如机械、电击)或化学(如吸入 CO_2)的方法使其暂时处于昏迷状态。在放血之前，都应先对屠畜予以致昏。致昏的目的是使屠畜暂时失去知觉、减少痛苦和挣扎，便于放血操作和减少糖原消耗，既提高动物福利，又能保证肉品质量。

(二)致昏的方法

1. 电麻法

电麻法是目前使用最广泛的一种致昏方法。电麻时电流通过动物脑部造成实验性癫痫状态，屠畜心跳加剧，全身肌肉出现痉挛，使达到良好的放血效果。生猪电麻致昏是一个可逆过程，包括僵直期、抽搐期和复苏期，一般在电击后 0～20 s 为僵直期，生

猪瘫倒逐渐僵直，呼吸失去节律，瞳孔放大，失去眼角膜反射，大小便失禁，前肢伸直，后肢弯向身体。15～45 s 为抽搐期，此时肌肉组织松弛，四肢无规律抽搐；60 s 后为复苏期，出现正位反射，呼吸恢复节律，瞳孔恢复正常。因此应掌握好恰当的电流强度、电压大小、频率高低、作用部位和时间的长短，以免影响电麻效果。

电麻致昏成本低、操作简便、安全可靠，适合于大规模流水线生产。电麻使用的设备根据操作方式和结构不同，常分为手持电麻器、二点式电麻器和三点式电麻器。屠宰时的电击致昏条件见表 7-1。手持式电麻器在使用时一般先蘸盐水，浓度为 5％～20％，无论使用哪种电麻器，都应掌握好电流、电压、频率、作用部位和时间的长短。电麻操作不当，过深会引起心脏停搏而使放血不全，不足则不能使动物立即麻痹而失去知觉，会引起动物更加痛苦而剧烈挣扎。电麻常引起血液中儿茶酚胺增多，使血压明显升高和纤维蛋白分解作用增强，伴随肌肉收缩使毛细血管破裂，常导致肌肉和器官的出血，尤其在腿部和腰部发生较多。采用电麻致昏时，应掌握好电麻的部位、电压、电流的强度和电麻时间，尽量减少由于电麻操作引起的肌肉出血和放血不良。

表 7-1　屠宰时的电击致昏条件

电麻器类型	电压/V	电流强度/A	电麻时间/s	电源频率/Hz
手持电麻器	90～130	0.5～1.0	1～3	50 或 60
二点式电麻器	125～375	≥1.3	1～3	50 或 60
三点式电麻器	150～300	≥1.3	1～2	≥800

2. 二氧化碳麻醉法

二氧化碳麻醉法是使屠畜通过含 65％～75％ CO_2 的密闭室或隧道(CO_2 由干冰产生)，经过 15～45 s 使生猪在安静状态下昏迷 2～3 min 的一种致昏方法。在丹麦、德国、美国、加拿大、俄罗斯等国家常应用此方法。二氧化碳麻醉法操作简单，致昏程度深而可靠，生产效率高；操作中生猪无紧张感，可减少体内肌糖原消耗，胴体中 pH 较电麻法低，有利于肉的保存和成熟；致昏后动物呼吸维持较久，心跳不受影响，使放血良好。此外，该方法不会导致肌肉的强烈收缩，能减少出血现象，提高肉品质量。其缺点是致昏成本较高，操作人员不能进入麻醉室，二氧化碳浓度过高时导致生猪死亡。

三、刺杀放血

刺杀放血必须在屠畜致昏后立即进行(以 9～12 s 为最佳，不得超过 30 s)。放血是否完全对肉的品质及卫生学意义重要。放血完全的胴体，色泽鲜亮，含水量少，保质期长，放血不完全的胴体，色泽深暗，含水量高，有利于微生物的生长繁殖，不宜保藏。刺杀放血通常由指定的熟练操作工来完成，以获得良好的放血效果而保证肉品质量。

(一)放血方式

放血方式有横卧水平放血和倒挂垂直放血两种。一般采用后者，将致昏后的猪后腿吊在滑轮上经滑车吊至悬空轨道，运至放血处进行刺杀放血，这

样也利于流水线的加工。

(二)放血方法

1. 切断颈部血管法

切断颈部血管是目前广泛采用的一种放血方法，操作简便、安全，又能保证放血良好。其刺杀部位在猪的颈部与躯干分界处的中线偏右约 1 cm 处，也可以在颈部第一肋骨水平线下 3.5~4.5 cm 处刺入，刀尖朝上，刀刃与猪体成 15°~20° 角，抽刀时向外侧偏转切断血管，不得刺破心脏。刺杀放血刀口长度以 3~4 cm 为宜，不得超过 5 cm。放血时间不得少于 5 min。这种方法的缺点是放血刀口较小，若放血时间过短，容易造成放血不全，如果刀口过大，在烫毛时容易引起污染。因此，车间里放血轨道及集血槽应有足够的长度，确保放血充分。

2. 空心刀放血法

空心刀放血法在国外已广泛采用，我国部分屠宰加工企业应用此法，可以获得供食用或医疗用的血液，或进行血液深加工，提高其利用价值。所用工具是一种具有抽气装置的特制空心刀。放血时，将刀插入事先在颈部沿气管做好的皮肤切口，经过第一对肋骨中部直向右心插入，血液即通过刀刃孔隙、刀柄腔道沿橡皮管流入集血容器内。空心刀放血虽刺伤心脏，但由于有真空抽气装置，放血仍然良好。

(三)卫生要求

1. 确保放血良好

刺杀放血工作应该由指定的熟练操作人员进行，并保持相对的稳定，工作人员必须掌握正确的放血部位、操作技术和足够的放血时间，以确保放血完全。如果放血不全甚至发生呛血现象，则使血液在组织中滞留和浸润，影响到随后的屠宰加工检验和肉品质量。

2. 规范血液收集

要用专用容器或血槽收集血液，经过消毒或初步加工后才可出厂，不得任意外流污染车间和环境；供食用或医疗用的血液，应逐头分别收集并编好号，待胴体检验合格后方可利用。

四、脱毛或剥皮

(一)脱毛

脱去屠体表面被毛，是加工带皮猪胴体的工序。一般采用热水浸烫脱毛的加工方法，放血后的猪体经沥血后用喷淋水或清洗机清洗体表的血液和其他污物，然后迅速进行浸烫脱毛。操作中必须掌握好水温和浸烫时间，以免导致毛孔肿胀，造成脱毛困难或损伤表皮组织。浸烫的方法包括吊挂浸烫和烫毛池浸烫。

1. 吊挂浸烫

目前，中大型屠宰加工企业均采用此法，使用运河式热水或隧道式烫毛设备，结合螺旋式刨毛机达到脱毛的目的。吊挂浸烫中猪体不脱钩，从刺杀放血到浸烫脱毛都吊挂进行，放血后直接进入设备，以 60~62℃ 热水喷淋或蒸汽浸烫 6 min 左右，随后用脱毛机进行脱毛。此法既保证了屠体干净不受烫池水的交叉污染，又避免反复摘挂钩的麻烦，从而提高了流水线的速度。

2. 烫毛池浸烫

小型生猪屠宰企业普遍采用此种脱毛方法。放血后的猪体从吊挂轨道上卸入烫毛池内进行浸烫，使毛孔扩张，便于褪毛。此时猪体在烫毛池内借助于人工或自动装置前后翻动和向前运送，烫水池水温以 58~62℃ 为宜，浸烫时间为 3~6 min，注意浸烫时要不断翻动猪体，使其受热均匀，以免造成"烫生"或"烫老"。浸烫水温和时间应根据猪的品种、皮肤薄厚、年龄大小和不同季节而定。经改良的瘦肉型猪一般生长周期短，皮肤较薄，烫池水温可稍微低些，保持在 58~60℃ 即可；散养的土种猪生长周期较长，一般一年之后才出栏，皮肤较厚，烫池水温可提高到 61~62℃。夏季的水温可酌情降低 1℃，寒冷的冬季则升高 1℃。烫池的水要保持干净，减少屠体间交叉污染，尽量维持活水持续进出，否则应 2~4 h 人工更换一次浸烫水。

3. 脱毛

浸烫后常采用机械刨毛和人工刨毛完成脱毛。目前刨毛设备有机械式刨毛机、液压式刨毛机和螺旋式刨毛机等。使用机械脱毛时，猪浸烫完后由捞靶或传送带自动送进刨毛机中，使猪体与刨片之间滚动摩擦实现脱毛，之后猪体自动离开刨毛机。机内淋浴水温应控制在 30℃ 左右，要求不断肋骨、不伤皮下脂肪，如果多头猪同时刨毛，猪体大小应接近，差别不能太大。小型屠宰企业无刨毛机设备时，可进行人工刨毛。先用卷铁刨去耳和尾部的毛，再刨头和四肢的毛，然后刨去背部和腹部的毛。禁止用吹气、打气方法和松香脱毛，以免造成肉品和环境污染、消费者食物中毒。

（二）剥皮

剥皮有机械剥皮和人工剥皮两种方法，有横卧剥皮和垂直（倒悬）剥皮两种方式。机械剥皮常用卧式滚筒剥皮机进行，先对猪体进行人工辅助预剥皮，操作过程包括挑腹皮、剥前腿、剥后腿、剥臀皮、剥腹皮，然后夹皮，开机器剥皮，注意水冲淋与剥皮同步进行，根据猪皮的厚薄及时调整剥皮深度，减少猪皮的带肉量。人工剥皮时将猪体放在操作台上，按顺序挑腹皮、剥臀皮、剥腹皮、剥脊背皮。

在整个剥皮的操作过程中，应力求仔细，避免损伤皮肤和胴体，不得破坏肉品外观，做到皮肤不带脂肪和碎肉，胴体不带皮毛，同时应防止污物、毛皮、脏手及工作服污染胴体。屠宰企业应尽量采用机械剥皮，可以减轻劳动强度，提高流水线效率。人工剥皮应由熟练工人进行，严禁在地下进行剥皮或充气后剥皮。

五、清理残毛（燎毛与刮黑）

脱毛后的猪体，为清除留在猪体上未刮净的残毛或茸毛，可采用人工刮毛或燎毛刮黑清理残毛。大中型屠宰生产线常用自动燎毛炉和抛光机完成。燎毛炉内温度高达 1 000 ℃，屠体在炉内停留 10～15 s，即可将体表残毛烧掉，同时对胴体表面起到燎毛杀菌作用，减少胴体表面的细菌含量。由于屠体表皮的角质层和透明层也被烧焦，因此用机械自动刮去体表大部分烧焦的皮屑层，再进入抛光机进行清洗摩擦，去除体表的污物。目前一些中小型屠宰车间仍采用卷铁刮或火焰（酒精喷灯）燎毛等人工清理残毛的方法。无论采用哪种工艺，都必须达到脱净、不损坏皮肤的要求。

六、开膛与净膛

（一）开膛

猪的开膛是指剖开屠体胸腹腔的操作工序。开膛要在清理残毛或剥皮后立即进行，不得超过放血后 30 min。因为延缓开膛会造成某些脏器的自溶分解，还会降低内分泌腺体的利用价值，尤其是能使肠道微生物向其他脏器和肌肉转移，影响肉品的质量。猪的开膛宜采用倒挂垂直方式，这样既减轻劳动强度，又减少胴体被胃肠内容物污染的机会。开膛时沿腹部正中白线切开皮肤，剖开腹腔，使胃肠等自动滑出体外。注意切勿划破胃肠、膀胱和胆囊，如果划破使胃肠内容物、尿液和胆汁污染胴体，应立即冲洗干净，并根据污染的程度做相应处理。胃肠内容物的污染是胴体污染沙门氏菌、粪链球菌及其他肠道致病菌的主要来源，应引起高度重视。

（二）净膛

净膛是指剖开胸腹腔后摘除内脏、冲洗胸腹腔的操作工序。首先进行雕圈，即沿肛门周围用刀将直肠与肛门连接部剥离开，掏出或套住直肠头，以免流出粪便污染胴体。摘除中用左手抓住小肠与胃的大弯头处及脾脏，右手持刀在靠近肾脏处将肠系膜连同胃肠等割离猪体，并切断韧带及食道，不得刺破肠胃、胆囊。然后左手抓住肝脏，右手用刀划破横膈膜，并将连接胸腔和颈部的韧带割断，切断气管和食道，取出心、肝、肺、胆囊等，保持各器官的完整性。摘除内脏时要求做到摘除的内脏不落地，内脏要保持胸腔、腹腔器官的天然联系，摘除的内脏应编号、妥善放置以备同步检验。

取出内脏后，应及时用足够压力的净水冲洗胸腔和腹腔，洗净腔内淤血、浮毛和污物，并摘除两侧肾上腺。

七、去头蹄和劈半

屠体开膛及取出内脏后，要去掉头蹄，并劈成两半，方便运输和分割加工。

（一）去头蹄

用机械或刀从寰枕关节处卸下猪头，从腕关节处去掉前蹄，从跗关节处去掉后蹄，从尾根部平切去尾。操作中注意切口整齐，避免出现骨屑。

（二）劈半

劈半就是沿脊柱将猪的胴体劈成对称的两半。劈半要准确，以劈开脊椎管暴露出脊髓为宜，劈面要整齐、平直，避免左右弯曲或劈断、劈碎脊椎，以免降低商品价值。劈半可分为人工劈半和电锯劈半两种方法。由于猪皮下脂肪较厚，在进行人工劈半时应先沿脊柱切开皮肤及皮下软组织，再用刀或锯将脊柱对称地劈为两半。手提式电锯劈半时碎渣多，劈半后应将碎骨屑冲洗干净。由于人工操作劳动强度大，目前在中大型屠宰企业广泛采用桥式劈半电锯或全自动劈半机。桥式劈半电锯有 V 形导向槽，可以保证胴体被准确地劈半，但要注意刀片与输送线中心是否对正，以免造成劈半偏移。全自动劈半机采用直线导轨自动升降和垂直进给，并设有自动喷淋和刀具消毒装置，劈半效率高，避免肉品污染。

八、胴体修整

胴体修整是清除胴体表面的各种污物,修割掉胴体上的病变组织、损伤组织及游离物组织,摘除有碍食肉卫生的组织器官,以及对胴体进行修削整形,使胴体具有完好商品形象的加工操作过程,是生猪屠宰加工的必要工序。胴体修整分为湿修和干修两种。

(一)湿修

湿修是用一定压力的温水冲洗胴体,将附着在胴体表面的浮毛、血、粪等污物冲洗干净,应特别注意颈端部和已劈开的脊柱。冲洗后严禁用抹布擦洗胴体,以免微生物污染肉品。

(二)干修

干修是将附于胴体表面的碎屑和余水除去,用刀割除或刮除不该保留的组织和污物。主要包括刮去余水、残留毛根,割除残留的膈肌、游离的脂肪,修整颈部和腹部的游离缘,伤痕、脓疡、斑点、淤血处等局部病变部位,以及摘除"三腺"(甲状腺、肾上腺和病变淋巴结)。修整好的胴体要达到无血、无粪、无毛、无污物,具有良好的商品外观。修除的肉屑及废弃物,应分别收集于专用的容器内分类处理,严禁随地堆放、乱扔。

九、内脏整理

摘除的内脏经检验后应立即送内脏整理车间,不得长时间堆放积压,以免变质。分离心、肝、肺时,注意胆囊的摘除,不得使其破损;分离胃、肠时,小心摘除附着的脂肪组织和胰脏,去除淋巴结,切忌撕裂、拉断肠管,避免内容物流出。要在指定地点的工作台上翻洗胃、肠,胃、肠内容物应集中在专用容器内,并及时运出,切忌随地乱放污染环境。清洗的污水不能未经无害化处理直接排入江河或下水道。洗净后的内脏应迅速处理或冷却,不得长时间堆放。

第二节　牛、羊屠宰加工工艺与卫生要求

牛、羊屠宰加工流程与卫生要求是获得安全优质牛羊肉的保障。牛、羊屠宰加工的过程主要包括致昏、刺杀放血、剥皮与去头蹄、开膛与净膛、胴体劈半与修整、内脏整理、皮张整理等,其工艺流程示意图见图7-2。牛的屠宰按照《畜禽屠宰操作规程 牛》(GB/T 19477—2018)的有关规定执行。

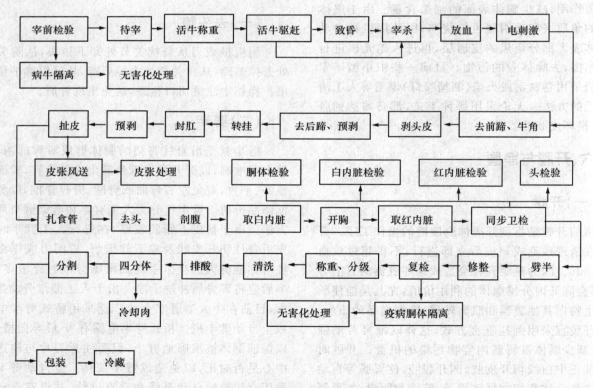

图7-2　牛屠宰加工工艺流程

一、致昏

目前屠宰牛的致昏方法可采用电麻致昏或机械致昏。机械致昏有刺昏法和击昏法，要求操作者技术熟练，致昏点准确无误，致昏适度，使牛失去知觉而不出现死亡。

(一)刺昏法

用尖刀迅速而准确地刺入牛的枕骨与第一颈椎之间，破坏延脑和脊髓的联系，使牛昏迷，减少屠宰前的惊恐和不安状态，也有利于刺杀放血。此法操作简便，易于掌握。但是如果刺入过深，可破坏呼吸中枢或血管运动中枢，导致呼吸立即停止或血压下降，造成放血不良甚至提前死亡。

(二)击昏法

用木槌或击昏枪对准牛的双角与双眼对角线交叉点，冲击头骨使牛昏迷。一般采用气动致昏枪进行致昏，通过气动冲击使头骨不被击穿，在瞬间产生使牛眩晕的振荡力。注意击昏点的准确性，击昏力度和接触时间的长短，避免击破头骨和致死。

(三)电麻法

牛的电麻器有单接触杆和双接触杆式两种，常用前者。使用单接触杆式电麻器时，一般电压不超过 200 V，电流强度为 1～1.5 A，作用时间为 7～30 s；双接触杆式电麻器的电压一般为 70 V，电流强度为 0.5～1.4 A，作用时间为 2～3 s。

二、刺杀放血

屠畜在致昏后应立即刺杀放血，有卧式放血和悬挂式放血两种方式。一般采用悬挂式放血，将屠体后腿提升并转挂到放血轨道上进行宰杀放血，有利于充分放血和随后的加工操作。放血方法有切断颈部血管法和断颈法。

(一)切断颈部血管法

屠畜倒挂后，牛的刺杀部位在颈中线距离胸骨 16～20 cm 处，下刀时刀尖斜向上方刺入 30～35 cm，然后抽刀向外侧偏转，切断颈动脉和颈静脉。羊的刺杀部位为下颌角稍后处，横向刺穿颈部切断血管，不能伤及食管。牛的放血时间不得少于 8 min，羊的放血时间不得少于 5 min。

(二)断颈法

一般为少数民族的屠宰放血方法，其操作方法是在屠畜头颈交界处的腹侧面做横向切开，切断颈静脉、颈动脉、气管、食管和周围部分软组织，使血液从切面流出。此法的放血时间应不少于 20 s，否则放血不完全。切颈法放血不太符合卫生要求，因为在切断颈动脉、静脉的同时也切断了气管和食道，胃内食物容易从切口流出污染胴体，甚至被吸入肺脏。因此，屠宰企业一般不采取切颈法放血，但在少数民族地区的屠宰，应尊重当地民族风俗习惯。

三、剥皮与去头蹄

屠宰牛、羊在刺杀放血后应进行剥皮加工，提高其经济效益。牛、羊的剥皮方法分为手工剥皮和机械剥皮两种。在剥皮前，都应彻底冲洗屠体，防止胴体的污染。

(一)手工剥皮

在小型牛、羊屠宰场采用手工剥皮，可采用垂直或卧式剥皮。垂直剥皮时，先剥四肢皮，在蹄壳上端内侧横切，再从肘部和膝部中间竖切，用刀将皮挑至脚趾处并在腕关节和跗关节处割去前后脚，再将前肢和后肢的皮切开剥离。剥头皮时，用刀将唇皮挑开至胸口处，剥离眼角、耳根处皮肤，然后在将牛头从颈椎第一关节前割下。剥腹部皮时，从腹部中线将皮挑开，再将左右两侧腹部皮剥离。最后剥背皮，先将尾根皮挑开，割去尾根，然后从后向前将背皮剥离。卧式剥皮一般先剥去一侧皮，翻转后再剥另一侧。

(二)机械剥皮

机械剥皮先对屠畜进行预剥、转挂，然后通过设备将皮扯下。屠畜放血后预剥左后腿、去左后蹄，然后用吊钩勾住转挂提升，再预剥右后腿皮，去右后蹄，吊钩转挂到胴体加工线，通过扯皮设备由上向下的拉力，将牛皮缓慢扯下。机械剥皮可以保证皮张的完整性，减少胴体损伤，减轻劳动强度和提高效率。剥皮过程中，如果遇到难剥的部分，应小心剥离，不可猛扯硬拉。注意皮张的完整，操作过程中人员和设备及时消毒，以避免肉品污染。

四、开膛与净膛

开膛常采用机械倒挂垂直方式，应在剥皮后立即进行，可以减轻劳动强度，降低胴体被胃肠内容物污染的可能性。开膛时应沿腹部正中线小心剖开腹腔,取出胃、肠、胰脏等,然后沿胸骨中线用胸骨锯锯开胸骨,取出心、肝、肺,并用水冲洗胸腔和腹腔,其他操作方法可参照猪的开膛与净膛。切勿划破胃肠,以免污染胴体。

五、胴体劈半与修整

先沿牛尾根关节处割下牛尾,然后用劈半锯从耻骨连接处开始,沿脊柱将胴体劈成两半。劈半位置要求准确、均匀整齐,以劈开脊椎管暴露出脊髓为宜,避免斜劈、断骨影响肉品等级。牛的胴体较大,一般在劈半分成二分体后再分别从腰部 12～13 肋骨间横向切断,将半胴体分割为前后两部,即四分体,利于分割加工。

劈半后还需进行修整,把肉体上的毛、血、游离残余组织、污物,以及伤痕、斑点等修割干净,注意保持肌膜和胴体的完整。牛、羊胴体不宜用水冲洗胴体外表面,因其皮下脂肪少,剥皮后肌肉吸附水分能力强,会影响肉表面"干膜"的形成而易腐败变质,因此只需用 32℃温水冲洗胴体内侧及锯口、刀口处。

六、内脏整理

内脏整理要及时,不应长时间堆放。注意牛胃

分瘤胃、网胃、瓣胃和皱胃 4 个部分,要分开整理,具体的方法和卫生要求,参见猪的内脏整理。

七、皮张整理

刚剥下的生皮要抽出尾巴,刮去血污及肌肉、脂肪后,及时送往皮张加工车间做初步加工。不得堆放或日晒,以免变质、掉毛或老化。

第三节　家禽屠宰加工工艺与卫生要求

家禽屠宰加工工艺包括吊挂、致昏、刺杀放血、浸烫脱毛、净膛、胴体修整和内脏整理等(图 7-3)。为了保证禽肉产品质量安全,应按《畜禽屠宰操作规程　鸡》(GB/T 19478—2018)、《禽肉生产企业兽医卫生规范》(GB/T 22469—2008)和《肉鸡屠宰质量管理规范》(NY/T 1174—2006)的有关规定执行。

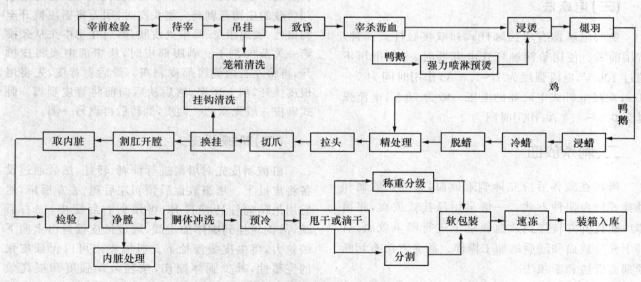

图 7-3　家禽屠宰加工工艺流程

一、挂禽致昏

在致昏前,将活禽吊挂到悬挂输送装置上,有利于操作方便,减少工作强度提高效率。致昏可以减少家禽挣扎造成肌糖原的大量消耗,被毛飞扬易造成屠宰车间的污染,因此在放血前要进行致昏。致

昏的方法很多,目前多采用电麻致昏法。常用方式有以下 3 种。

(一)电麻钳

电麻钳呈 Y 形,在叉的两边各有一电极。当电麻器接触家禽头部时,电流即通过大脑而达到致昏

的目的。

(二)电麻板

电麻板是一瓦棱状导电板,在与前后轨道断离的一段悬空轨道接一电极,在该轨道的下方设导电板,当倒挂在轨道上传送的家禽喙或头部触及导电板时,即可形成通路而达到致昏目的。

(三)电晕槽

水槽中有电极,在屠宰线的脚扣上设有另一个电极,当活禽浸入水槽时,电流即能通过动物使其昏迷。水浴电昏时,电压和电晕时间要恰当,以在电晕后 60 s 内能自动苏醒为宜,不恰当的操作可能会引起锁骨断裂、心脏破坏甚至停止跳动,放血不良。

二、刺杀放血

家禽的刺杀放血,在保证放血充分的前提下,要尽可能地保持胴体完整,减少放血处的污染。常用的刺杀放血方法有口腔放血法、切颈三管放血法和动脉放血法。

(一)口腔放血法

口腔放血法不仅放血效果良好,还能保证胴体外表的完整。操作时用一手打开禽的口腔,另一手持细长尖刀从禽的上腭裂后约第二颈椎处,切断任意一侧血管,然后将刀刺入上腭裂至延脑,以促使家禽死亡,并可使竖毛肌松弛而有利于脱毛。给鸭放血时,为了避免呛血,要将鸭舌扭转拉出口腔夹于口角间使血流畅通。沥血时间应在 3 min 以上,确保血液沥净。本方法操作难度高,不易掌握,要由熟练人员操作,如果操作不当,则易造成放血不良,不利于禽肉的保藏。

(二)切颈三管放血法

在禽的喉部横切,将颈部的气管、血管和食管一起切断,放血时间为 3～5 min。本法操作简便,放血较快,但因切口过大,不但有碍商品外观,而且容易造成污染,影响产品的耐藏性。现代化家禽屠宰加工企业一般不采用此法。

(三)颈动脉放血法

目前大多采用颈动脉放血方法。该方法是在家禽左耳垂后方切断颈动脉颅面分支。鸡的切口约为1.5 cm,鸭、鹅的约为 2.5 cm,沥血时间在 2 min 以

上。本法操作简单,放血充分,便于机械化操作,且开口较小,能保证胴体的完整性,提高肉品质量。

三、浸烫脱毛

家禽在放血完全、其呼吸功能完全停止后才能进入浸烫,以免浸烫污水进入肺脏污染胴体。

(一)浸烫

鸡的浸烫水温一般为 58～62℃,浸烫时间以60～90 s 为宜,鸭、鹅的浸烫水温为 62～65℃,150～240 s。由于鸭、鹅的外层羽毛具有防水特性,因此浸烫前需要用水将羽毛打湿后再进行浸烫。操作中须严格控制浸烫水温,水温过高容易烫破皮肤,熔化脂肪;水温过低则羽毛不易脱离。浸烫水温和时间要根据家禽的品种、年龄、禽体大小、季节等适当调节,时间过长或过短、水温过高或过低都会造成禽肉品质下降。集约化肉用仔鸡的浸烫水温为60～62℃,土种散养鸡的浸烫水温应为 61～63℃。浸烫的热水要经常更换,应每隔 2 h 换水一次,最好为流水,要经常清理浸烫池,工作完毕后要及时捞净残存羽毛,清洗干净后消毒处理,以免浸烫水污浊而污染禽体。

(二)脱毛

脱毛有人工脱毛和机械脱毛两种方式。一般采用机械脱毛,通过底部旋转盘带动禽体与橡胶煺羽指揉搓,相互摩擦脱除羽毛。机械脱毛时应在家禽胴体上喷淋 40℃温水,还应根据屠禽的大小调整好橡胶煺羽指与屠禽之间的距离,掌握好脱毛时间。脱毛机在工作完毕后,要及时冲洗血污、粪污,消毒,将羽毛装入专用容器处理。

鸭、鹅等水禽浸烫、脱毛后还残留有绒毛,需要进一步将残毛去除干净。常用方法有人工钳毛、火焰喷射燎毛和浸蜡去毛。在家禽屠宰加工企业一般都采用浸蜡去毛法,需进行浸蜡、冷蜡和脱蜡处理。严禁采用松香等有害物质清除绒毛,以免造成消费者食物中毒和环境污染。

四、净膛

(一)净膛形式

按照去除内脏的程度不同,有全净膛、半净膛两种形式。根据产品的不同用途,其净膛的方法有腋

下开膛和腹部开膛,有自动联合作用装置和人工辅助流水线生产两种工作方式。

1．全净膛

从胸骨末端至肛门中线切开腹壁,或者从右胸下肋骨处开口,取出脏器(除肺和肾脏保留外),同时去除嗉囊。大型禽加工厂均采用自动联合作用装置机械手去除内脏。凡是腋下开膛的家禽都是全净膛,其产品主要用于加工禽制品,如板鸭、盐水鸭、烤鸭等。

2．半净膛

由肛门处切开长约 2 cm 的刀口,割去泄殖腔,并于此开口处将全部肠管和胆囊拉出,其他脏器仍留于体腔内。

（二）卫生要求

净膛作业区应与去毛作业区完全隔开。无论全净膛还是半净膛加工,在取出肠管前都应挤出肛门内粪便,不得拉断肠管和扯破胆囊,以免粪便和胆汁污染胴体。体腔内不能残留断肠和应除去的脏器、血块、粪便和其他异物等。

五、胴体修整

（一）湿修

湿修时,使用有一定压力的净水冲洗,将附着在胴体表面的羽毛、血、粪等污染物尽量冲洗干净。可采用清洗机进行自动清洗,也可以放在清水池中清洗。清水池尽量保持连续进水和出水,清洗后要将禽体腔中的积水沥尽。如果池中水不能流动,则要注意勤换池水,以免胴体被水中的微生物污染。

（二）干修

用刀、剪将胴体上的机械损伤组织、游离的脂肪和病变组织等割掉,并将残毛拔掉,同时根据产品的用途去头、切爪。修整好的胴体要达到无血、无羽毛、无粪、无污物、无病变组织和损伤组织,外观平整切口小,具有良好的商品外观。修割下来的肉屑或废弃物,应分别收集在专用容器内,严禁乱扔乱放。

六、内脏整理

取出的内脏经检验后,须立即送往内脏整理车间进行整理加工。分离出的内脏放入专门的容器内收集。要在专门的地点剖开分离出的肌胃,清除掉其内容物,撕掉角质膜,将肌胃与角质膜分开收集。腺胃和肠收集在一起,分离出心脏和肝脏,并及时将初步整理的心、肝、肌胃、肌胃角质膜等清洗干净。注意不能损伤各脏器,切勿弄破胆囊。洗净后的内脏应迅速包装和冷却,及时销售或进一步加工。

第四节　屠宰加工损伤和摘取有害腺体

一、常见屠宰加工损伤

在屠宰加工过程中,常有因操作不当造成屠宰加工损伤。常见的屠宰加工损伤有放血不全、电麻出血、肺呛血、肺呛水等。

（一）放血不全

放血不全又称放血不良,是在屠宰刺杀放血时,体内血液未能充分放出而导致胴体和内脏的残留血量增加,有多种因素可以导致放血不全。

1．原因

放血不全常见的原因有致昏电击不当、刺杀放血部位不正确、心脏刺破和放血时间不足。电麻致昏时,如果电压过高或时间过长,可以导致呼吸中枢和血管运动中枢麻痹,造成心力衰竭,心脏收缩无力而放血不全。刺杀放血部位不准确,没能完全切断血管,则血液不能充分流出。心脏刺破后其完整性被破坏,心脏的收缩功能降低,使全身血液不能充分排出。放血时间过短,则在浸烫前血液还未放尽,造成放血不全。

2．表现特点

放血不全时,胴体和皮下脂肪呈不同程度的红染,肌肉呈深红或暗红色,静脉中滞留多量血液,甚至在脏器内见有大块血凝块形成。切开肌肉,切面潮湿富有光泽,挤压有小血珠溢出,甚至出现血液浸润。

（二）电麻出血

1．原因

电麻致昏的电压过高或电麻时间过长,使屠畜突然遭受强电流刺激,引起血压迅速升高,毛细血管破裂而导致出血。突然的强电流刺激,还可引起肌肉痉挛,肌群不协调的收缩,引起肌肉间毛细血管出血。

2. 表现特点

电麻出血常发生在肺脏、心脏和肌肉等部位,以鲜红色的密集小出血点为主要特征。

(三)肺呛血

1. 原因

在生猪,常见于心脏放血时误伤气管,引起猪强行吸气,使血液被吸入肺脏。用切颈法宰杀牛、羊时,血液很容易随呼吸顺气管被吸入肺内。

2. 表现特点

多局限于一侧或两侧的膈叶背缘,有时见于尖叶,有鲜红色或暗红色呛血局灶区,呛血区形状不规则。切开,肺组织呈弥漫性鲜红色或暗红色,支气管内有条状凝血块。

(四)肺呛水

1. 原因

加工带皮猪肉时,生猪还没完全死亡就将其放入烫毛池,动物在临死挣扎时强行吸气,致使池中污水被吸入肺脏而引起肺呛水。

2. 表现特点

呛水区多见于肺的尖叶、心叶和膈叶。呛水区极度膨胀,呈浅灰色或淡黄褐色,有光泽,触检有波动感,切开从切面流出大量污浊液体。

二、摘取有害腺体

有害腺体是指甲状腺、肾上腺和病变淋巴结,又称为"三腺"。甲状腺和肾上腺是内分泌腺体,病变淋巴结中含有致病病原。如果误食,就会引起食物中毒,因此要摘除"三腺"。

(一)甲状腺

甲状腺的摘除安排在放血之后,将手指伸入杀口,在喉后气管腹侧处即可摘下甲状腺。猪甲状腺如枣大小,呈深红色,位于喉后气管的腹侧,腺峡特别发达,与侧叶连成一个整体。牛甲状腺为黄褐色,位于喉后方和前2~3气管环周围,是由左右侧叶和腺峡组成,左右侧叶呈不规则三角形。绵羊甲状腺位于第1~4气管环的两侧,呈长椭圆形,浅红色。山羊甲状腺位于甲状软骨至第3气管环间的两侧,浅红色。摘除的甲状腺可用作生化制药原料。

(二)肾上腺

肾上腺的摘除在修整时进行。肾上腺是成对的腺体,颜色呈棕褐色。猪肾上腺位于左、右肾内侧缘的前半部下面,右肾上腺呈三棱形,前尖后钝;左肾上腺的前半部呈三棱形,后半部宽而薄。牛右肾上腺位于右肾前内侧,呈钝三角形;左肾上腺位于前肠系膜动脉后方,呈蚕豆形。羊肾上腺位于肾的前内侧,呈扁椭圆形。摘除的肾上腺可用作生化制药原料。

(三)病变淋巴结

病变淋巴结一般安排在修整时进行摘除。淋巴结的常见病变有充血、水肿、浆液性炎、出血性炎、出血坏死性炎、化脓性炎、增生性炎等。摘除的病变淋巴结应与胴体编号一致,同步处理。

第五节　屠宰加工车间生产人员的卫生要求和个人防护

一、对生产人员资格的要求

屠宰加工车间的生产操作人员应具备相应的资格,或经过专业培训考核合格,并有健康体检合格证后才可以上岗。对长期在职的生产人员,至少每半年要进行一次体检,必要时对生产操作人员进行临时体检。凡是已知患有疾病、怀疑患有疾病、或是疾病的携带者,患有伤口感染、疮、腹泻的人员,尤其是开放性或活动性肺结核、传染性肝炎、肠道传染病、化脓性皮肤病等的患者,均应调离或停止屠宰加工工作岗位,未经治愈不得恢复原工作岗位,以免直接或间接造成肉品污染。

二、对生产人员在屠宰加工过程中的卫生要求

生产人员应保持个人清洁,不能将与生产无关的物品带入车间,工作时不戴首饰、手表,不化妆;进入屠宰加工车间时洗手、消毒,并穿戴好清洁的工作服、帽、口罩、胶靴等,并对穿戴工作物品定期清洗消毒。离开车间时要换下工作服、帽、鞋等,禁止在生产车间更衣。与水接触较多的生产人员,穿戴防水

的衣、裤,并配给护肤用品。在不同卫生要求的区域的人员应穿戴不同颜色或标志的工作服、帽,以便区别。不同加工区域的人员不得串岗。屠宰企业应设立专用洗衣房,工作服集中管理,每日一次统一清洗消毒,不同工作区的衣服应分开清洗。生产中使用手套工作的,手套应保持完好、清洁并经消毒处理。

生产人员在操作中要按照卫生要求严格操作,当手和用具遭到污染时,应及时清洗消毒。屠宰加工的整个过程中,要注意避免胴体的污染。生产人员应具备良好的卫生习惯,要勤洗澡,勤换衣,勤剪指甲,进出车间必须经过车间门前的消毒池消毒。工作服、口罩等要每班换洗,胶靴应于工作完毕后洗刷干净。不能在车间内饮水、进食、吸烟,不许随地吐痰,不准对着产品咳嗽、打喷嚏。饭前、便后、工作前后要洗手。妥善保管自己的工作物品及检验或屠宰用具。

三、生产人员的个人防护

屠宰加工企业的全体工作人员必须定期接受必要的预防注射等卫生防护,以免感染人畜共患病。

在操作中如果出现受伤,应立即停止作业并进行处理,暂时不从事屠宰加工生产或检验工作。在急宰间工作的人员应该相对稳定,与其他车间人员在工作期间不得串岗。急宰间工作人员要佩戴平光无色眼镜、乳胶手套、外罩及线手套,每次工作完毕要严格消毒用具和工作服。如果接触到炭疽等烈性传染病病畜及其产品,应立即采取相应的预防治疗,其工作服、口罩、胶鞋及工具等,都必须进行严格的消毒处理。

复习思考题

1. 生猪宰前淋浴的卫生学意义是什么?

2. 生猪屠宰加工的工艺流程和主要卫生要求有哪些?

3. 常见的屠宰加工损伤有哪些?

4. 摘除的"三腺"包括哪些?

(雷红宇 梅堃)

第八章 畜禽屠宰检疫

畜禽屠宰检疫是我国检疫制度的一个重要组成部分。根据《动物防疫法》和《动物检疫管理办法》的规定,国内动物检疫包括产地检疫和屠宰检疫两个主要环节。屠宰检疫是防止动物疫病传播、保证畜产品质量安全、保障人畜健康和动物保障及动物产品贸易的重要措施,是关系到消费者身体健康、经济发展和社会稳定的一件大事。

第一节 畜禽屠宰检疫概述

畜禽屠宰检疫是指对屠宰的畜禽所进行的宰前检查和在屠宰过程中所实施的全流程同步检疫及必要的实验室疫病检测。因此,屠宰检疫包括宰前检疫和宰后检验两个密切相关的环节。

一、屠宰检疫的目的和作用

(一)屠宰检疫的目的

由于动物的传染病和寄生虫病种类很多,对养殖业生产和发展可造成严重危害,其中的许多疫病还会通过密切接触或食用动物性食品等方式传染给人,危害人体健康。畜禽屠宰检疫的目的就是通过检疫发现染疫畜禽及产品,依法进行防疫监督和无害化处理,保证畜禽产品的卫生质量,防止动物传染病和寄生虫病的传播和扩散,保证消费者的食肉安全和身体健康,保证养殖业的健康发展。

(二)屠宰检疫的作用

1. 保证动物产品的卫生质量

防止动物产品携带致病微生物和寄生虫,保证动物产品生产和食用的卫生安全,保证消费者、经营者的合法权益。

2. 促进动物疫病的预防和控制

实施宰前检疫监督,可促使动物生产经营者主动接受检疫,推动动物产地检疫工作的开展,促进动物疫病计划免疫和强制免疫的落实,推动防检结合、以监促防、以检促防、以监保检的动物防疫工作良性运行机制的建立。

3. 及时掌握动物疫病动态

进行动物屠宰检疫和抽样监测可以及时了解动物疫病动态,分析动物疫病的发生和发展规律,为制定动物疫病防治规划和防疫计划提供可靠的科学依据。

二、宰前卫生管理与检疫

(一)宰前管理

1. 宰前管理的卫生要求

宰前管理主要包括宰前休息和宰前停饲,其卫生要求如下。

①经长途运输后的畜禽,最好在宰前经 24～48 h 休息,以消除运输疲劳,使机体恢复其正常生理状态。

②屠宰前,对准备屠宰的畜禽要实行一定时间的停饲。停饲时间:猪 12 h,牛羊 24 h,兔 20 h 内,鸡鸭 12～24 h,鹅 8～16 h。停饲时间不宜过长,以免引起骚动。停饲的时间还与加工方法有关,如加工不净膛光禽时,停饲时间比上述时间要适当长一些。停饲期间必须保证充分的饮水,直到宰前 3 h。

③生猪屠宰前一般还要进行淋浴净体。

2. 宰前管理的意义

①降低宰后肉品的带菌率:畜禽经过长途运输后,必然疲劳。机体的代谢活动发生紊乱,致使抵抗力降低。此时,肠道内某些条件致病菌大量繁殖,并乘机进入血液循环,再向肌肉和其他组织转移。如果不经休息就屠宰加工,宰后肉品的带菌率较高(可达 50%)。若使其休息 48 h 后屠宰,肉品带菌率可降至正常水平(10% 以下)。

②增加肌糖原的含量:运输途中由于环境和饲

养管理条件骤变，以及因运输造成畜禽的精神紧张与恐惧，均会使肌肉中的糖原大量消耗，从而影响宰后肉的成熟，宰前适当休息可恢复肌肉中的糖原含量，因而可提高肉的品质。

③有助于排出机体内不良的代谢产物：长途运输，机体处于应激状态，畜禽体内不良的代谢产物增多并蓄积在体内，如果不能在宰前排出体外，将影响宰后肉的质量。适当休息可使畜禽代谢恢复正常并排出体内不良的代谢产物，提高畜禽肉的质量。

④提高肉的质量：轻度饥饿可促使肝糖原分解为葡萄糖，并通过血液循环分布全身，使肌肉含糖量得以提高，有利于宰后肉的成熟，从而提高肉的品质。

⑤有利于屠宰解体操作：停饲可使胃肠内容物减少，以利于屠宰解体，减少划破肠管的机会，避免胴体受到肠内容物的污染。

⑥有利于放血充分：停饲期间供给充足的饮水，直至宰前 3 h，这样可使血液变稀。另外，宰前淋浴能促进血液循环。所以，停饲和淋浴有利于放血充分。

⑦节约饲料：进入畜禽胃肠内的饲料，需经数小时至十几小时后才能被消化和吸收。宰前一定时间内停止供食，畜禽体重不会减轻，因此，可避免大量饲料的浪费。

（二）宰前检疫

1. 宰前检疫的概念

宰前检疫是指官方兽医对待宰畜禽的相关证明、标识进行查验，对其活体健康状况进行检查并处理的行为。

2. 宰前检疫的意义

宰前检疫是对屠宰加工过程施行兽医卫生监督的重要环节之一，是控制疫情、及早消灭疫病和保证畜禽产品质量的重要措施，必须予以足够的重视。畜禽宰前检疫的意义如下。

①在收购和入场验收时对活畜禽进行严格的检疫，可以避免购入病畜禽，不但有利于加工出高质量的畜禽产品，还可以减少因购入病畜禽给屠宰加工企业造成的经济损失。

②及时发现病畜禽，实行病、健隔离，病、健分宰，防止疫情扩散，减轻对加工环境和产品的污染，保证产品的卫生质量。

③及早检出宰后检验难以检出的疾病。如破伤

风、狂犬病、李氏杆菌病、脑炎、脑包虫病、肉毒中毒症及某些中毒性疾病等，一般无特殊病理变化或因解剖部位的关系，在宰后检验时常有被忽略和漏检的可能。而这些疾病在宰前却具有明显而特殊的临床症状，因此不难作出诊断。

④及时发现疫情，并根据商品畜禽的来源查找疫病的疫源地，报告当地动物防疫监督机构，可以尽快控制和扑灭疫情，保障畜牧业的健康发展。

⑤宰前采集样品进行理化检验，便于某些残留物的监测。如采集生猪尿液，可进行盐酸克伦特罗（瘦肉精）的检测。

3. 宰前检疫的方法

根据农业部 2010 年颁布（部分已重新修订，请参考最新版本）的《生猪屠宰检疫规程》《家禽屠宰检疫规程》《牛屠宰检疫规程》《羊屠宰检疫规程》和《生猪产地检疫规程》《反刍动物产地检疫规程》《家禽产地检疫规程》的规定，宰前检疫包括入场（厂）监督查验和宰前检查。

（1）入场（厂）监督查验　官方兽医查验入场（厂、点）畜禽的动物检疫证明和佩戴的畜禽标识；了解畜禽运输途中有关情况；检查畜禽群体的精神状况、外貌、呼吸状态及排泄物状态等情况。应如实记录监督查验结果，根据查验结果，按国家有关规定作出准许卸载入场或其他处理决定。

（2）宰前检查　屠宰前 2 h 内，官方兽医对要屠宰的畜禽实施宰前检查。宰前检查采用群体检查和个体检查相结合的方法，遵循先群体检查，后个体检查的原则。

①群体检查：从静态、动态和食态等方面进行检查。主要检查家畜群体精神状况、外貌、呼吸状态、反刍状态（对牛羊而言）、饮水饮食情况及排泄物状态等。

②个体检查：通过视检、触诊和听诊等方法进行检查。主要检查家畜个体精神状况、体温、呼吸、皮肤、被毛、可视黏膜、胸廓、腹部及体表淋巴结，排泄动作及排泄物性状等。家禽的个体检查主要包括检查精神状况、体温、呼吸、羽毛、天然孔、冠、髯、爪、粪及触摸嗉囊内容物性状等。

4. 宰前检疫后的处理

经宰前检疫的待宰畜禽，根据检疫结果，可做如下处理。

（1）准予屠宰　经宰前检疫，符合屠宰检疫规程中规定的"检疫合格标准"的待宰畜禽，准予屠宰。

（2）禁止屠宰　经宰前检疫，有下列情况的畜禽，禁止屠宰。

①未附有动物检疫证明、未佩戴畜禽标识的。

②在用药期、休药期内的。

③使用有休药期规定的兽药，未提供准确、真实的用药记录的。

④兽药等化学物质残留或者含有的重金属等有害有毒物质不符合农产品质量安全标准的。

⑤含有的致病性寄生虫、微生物或者生物毒素不符合农产品质量安全标准的。

⑥注水或者注入其他物质的。

⑦病死或者死因不明的。

⑧其他不符合法律、法规和国家有关规定的。

（3）缓宰　经宰前检疫，发现患有屠宰检疫规程规定以外疫病的，需暂缓屠宰，隔离观察；经宰前临床检查不能确诊，需要进一步做实验室检查的，也需暂缓屠宰。

（4）急宰　确认为无碍于肉食安全且濒临死亡的待宰畜禽，视情况可进行急宰。急宰应在急宰间进行。

三、宰后检验

（一）宰后检验的概念

宰后检验是指官方兽医按规定的程序和标准对畜禽胴体、脏器、组织及其他应检疫部位实施的全流程同步检疫及必要的实验室检测，并根据检验结果进行处理的行为。

（二）宰后检验的意义

宰后检验是肉品安全全程监控的重要环节，也是宰前检疫的继续和补充。因为宰前检疫只能检出具有体温反应或症状比较明显的患病畜禽，而那些缺乏明显临床症状特别是处于发病初期或疾病潜伏期的患病畜禽难以被检出，往往随同健康畜禽进入屠宰加工过程，这些患病畜禽只有在宰后经过同步检疫，直接观察胴体、脏器及组织呈现的病理变化和异常现象以及进行必要的实验室检查，再进行综合分析判断才能被检出，如猪慢性咽炭疽、猪旋毛虫病、猪囊虫病等。因此，宰后检验对于保证肉品卫生质量，保障消费者的食肉安全和健康，防止人兽共患病和畜禽疫病的传播，促进养殖业的发展，均具有十分重要的意义。

（三）宰后检验的方法与技术要求

宰后检验以感官检查为主，必要时辅以病原学、血清学、组织病理学、物理化学等实验室检查。

1. 宰后检验的方法

（1）感官检查　官方兽医采用视检、嗅检、触检及剖检的方法，判断畜禽胴体及内脏等是否有病变，并对患病畜禽作出诊断及进行处理。具体检验方法如下。

①视检：用肉眼观察胴体的皮肤、肌肉、胸腹膜、脂肪、骨骼、关节、天然孔及各种脏器的色泽、形状、大小、组织状态是否正常，为进一步剖检提供依据，如上下颌骨膨大（特别是牛、羊），应注意检查放线菌病；如喉颈部肿胀，应注意检查炭疽和巴氏杆菌病。

②触检：采用手或刀具触摸和触压的方法，判定组织、器官的弹性和软硬度是否正常，这对发现位于被检组织或器官深部的硬结性病灶具有重要意义。如在肺叶内的病灶只有通过触摸或剖开才能发现。

③嗅检：官方兽医利用嗅觉嗅闻畜禽的组织和脏器有无异常气味，以判定肉品的卫生质量。有时畜禽患某些疾病时，其组织和器官无明显可见或特征性的病理学变化，必须依靠嗅其气味来判定卫生质量。如屠宰动物生前患有尿毒症，肉中带有尿味；药物中毒时，肉中则带有特殊的药味。

④剖检：借助于检验刀具，剖开被检组织和器官，检查其深层组织的结构和组织状态，以发现组织和器官内部的病变。这对淋巴结、肌肉、脂肪、脏器和所有病变组织的检查及探明病变的性质和程度是非常重要的。

（2）实验室检查　当感官检查不能对发现的问题作出准确的判定时，则视情况可以进行实验室检验，以便对宰后检验中发现的患病畜禽作出准确的判断以及判定肉品中有害物质的残留情况，并做出相应的卫生处理。

①病理学判断：采集病料组织，制作切片，观察组织病理变化，作出病理组织学诊断。

②病原学诊断：病原菌的检查可采集病变的器官、组织、血液等，直接涂片，染色镜检，若发现具有特征性形态的病原菌（如炭疽杆菌、巴氏杆菌），即可作出判断。必要时再进行细菌分离培养、生化试验及动物试验。病毒的检查主要是将病料适当处理后，接种细胞培养物、鸡胚或易感动物，初步分离病毒后，对病毒核酸类型、脂溶剂（乙醚、氯仿等）及对酸和热的敏感性等生物学特性进行检验，作出初步

鉴定,必要时可通过电子显微镜对病毒粒子进行形态学鉴定。

③血清学诊断:针对所怀疑疫病的检验需要,采用适合的检测方法来鉴定疫病的性质。血清学试验特异性强、敏感性高,可为疾病的确诊提供依据。

④理化检验:根据检验需要,畜禽宰后,采集其脏器、局部组织或尿液等,检测农药、兽药、重金属或其他有害化学物质。例如,2011年"瘦肉精"事件发生后,我国规定生猪宰后检验中,要求采集膀胱的尿液检测盐酸克伦特罗、莱克多巴胺和沙丁胺醇3种"瘦肉精"类物质。样品采集比例:同一批次生猪50头以下至少抽检1头,50头以上按照不少于3%进行抽检。同一批次生猪来自多个养殖场(户)时,抽样样品应涵盖每个场(户),且每个场(户)抽样数量不能少于1头。

2. 宰后检验的技术要求

官方兽医在实施宰后检验时应注意以下技术要求。

①官方兽医必须具有相关的专业技术、资格条件和资格证书。熟悉动物解剖学、兽医病理学、兽医传染病学和寄生虫学等方面的知识,并要熟练掌握宰后检验的技能,具有及时识别及判定屠宰畜禽组织和器官病理变化的能力。

②为了保证在屠宰加工流水线上能迅速、准确地对屠宰畜禽的健康状态作出准确的判定,做好同步检疫,官方兽医必须按照规定,选择最能反映机体病理状态的器官和组织进行剖检,并严格遵循一定的检验程序和操作方式,养成良好的工作习惯,以免漏检。

③为确保肉品的卫生质量和商品价值,宰后剖检不允许任意切割,只能在一定的部位顺着肌纤维切开,且切口深浅应适度,严禁胡乱切割或拉锯式切割,非必要不得横断,以免造成裂开性切口。在切开淋巴结时不要损及肌肉,检验带皮猪肉的淋巴结时,应尽可能从剖开面沿长轴切开检查,以免皮肤切口太多,损伤商品外观。

④当切开脏器和胴体的病变部位时,应防止病变组织污染产品、地面、设备、器具、官方兽医的手和工作服。如果在进行内脏和内脏淋巴结检验时割破了胃肠道,其内容物流出后污染了胴体和脏器,此时应将被污染部分洗净或修切后弃去。脓肿、血疱或水疱切破后也应如此处理。

⑤每位官方兽医必须配备两套检验刀和钩,在切开病变部位或患传染病畜禽胴体后,刀具应立即消毒,严禁用已经污染的刀具再去剖检健康畜禽胴体。官方兽医还应做好个人防护,穿戴清洁的工作服、鞋帽、围裙和手套上岗,工作期间不得到处走动。

⑥在某些情况下,单凭感官检验是不够的,还必须辅以实验室检验(理化检验、微生物学检验、寄生虫学检验等),这就需要检验人员在工作中积累经验,应用一些适合现场操作、快速、准确的检验方法。

(四)宰后检验点的设置与同步检疫

1. 宰后检验点的设置

根据《生猪屠宰检疫规程》《家禽屠宰检疫规程》《牛屠宰检疫规程》和《羊屠宰检疫规程》的规定,屠宰畜禽的宰后检验点设置如下。

(1)生猪的宰后检验点　头蹄及体表检查、内脏检查、胴体检查、旋毛虫检查、复检。

(2)牛、羊的宰后检验点　头蹄部检查、内脏检查、胴体检查、复检。

(3)家禽的宰后检验点　屠体检查、抽检、复检。

2. 同步检疫

同步检疫是指与屠宰操作相对应,在同步运行的轨道上对同一屠宰畜禽的头、蹄(或爪)、内脏、胴体等实施的现场检疫。

同步检疫的实施前提:屠宰场(厂)的屠宰流水线设备安装时,必须设置两条(甚至3条)同步运行的轨道。其中一条轨道挂胴体,另一条轨道为同一屠体的离体的头、蹄及内脏的挂钩或转运盘。3条同步运行轨道方式中,往往离体的头、蹄(采用挂钩)占用一条运行轨道,内脏(用转运盘)占用另一条轨道。同一屠体的胴体与离体的头、蹄及内脏在平行的轨道上同步运行。官方兽医站在适宜的检疫位置,对屠体的各部位对照观察、集中检查。

同步检疫的优点:a. 官方兽医对同一屠体的胴体、头、蹄及内脏可以同时检验,避免分点检验的片面性,有利于对屠畜的健康状况作出全面、正确的判定,减少或避免误判和漏检的可能性;b. 不用对同一屠体的胴体及离体的头、蹄、内脏进行统一编号,减少了工作量及混淆的可能性;c. 便于在检出病畜或可疑病畜的组织时,及时将其全部转入病畜轨道进一步处理,避免了查找同一屠体的胴体及离体的头、蹄、内脏的麻烦或难以对号现象发生。

(五)宰后检验后的处理

①检疫合格,同时符合国家规定的其他兽医食

品卫生检验项目规定的,在动物卫生监督机构派驻的官方兽医监督下加盖检疫验讫印章,对分割包装的肉品加施检疫标志,由官方兽医对检疫检验过程和结果确认并出具检疫检验证书,可以出场(厂)销售。

②检疫不合格,或不符合国家规定的其他兽医食品卫生检验项目规定的,按照《病死及病害动物无害化处理技术规范》的规定进行生物安全处理。生物安全处理方法包括销毁(焚毁、掩埋)和无害化处理(化制、消毒)。

(六)出具动物检疫证明和加施动物检疫标志

我国屠宰环节的检验管理制度有两方面,即屠宰检疫制度和屠宰肉品品质检验制度。

根据《国务院机构改革和职能转变方案》,生猪定点屠宰监督管理职责已由商务部划归农业部。农业部正在修订的《生猪屠宰管理条例(修订草案)》

(第二次征求意见稿)中规定"国家实行生猪屠宰肉品卫生检验制度",正在起草的《畜禽屠宰管理条例(草案)(征求意见稿)》中,规定了"国家实行畜禽屠宰兽医食品卫生检验制度"。在这两个条例草案中,分别提出了"肉品卫生检验证书"和"兽医食品卫生检验证书"的概念,其目的就是把屠宰检疫和屠宰肉品品质检验整合在一起。这两个管理办法出台之前,关于动物检疫证明和动物检疫标志的规定,主要依据《农业部关于印发动物检疫合格证明等样式及填写应用规范的通知》(农医发〔2010〕44号)。

1. 出具动物检疫证明

《动物检疫合格证明》为农业部统一监制,全国统一样式。其中,动物产品 A 证在全国范围内使用,动物产品 B 证在省境内使用。对屠宰检疫合格的产品,官方兽医应出具《动物检疫合格证明》(产品A)或《动物检疫合格证明》(产品 B)。格式见表8-1和表8-2。

表 8-1　动物检疫合格证明(产品 A)

编号:

货主		联系电话	
产品名称		数量及单位	
生产单位名称地址			
目的地		省市(州)县(市、区)	
承运人		联系电话	
运载方式		□公路　□铁路　□水路　□航空	
运载工具牌号		装运前经　　　消毒	
本批动物产品经检疫合格,应于＿＿＿＿日内到达有效。 官方兽医签字: 签发日期:　　年　月　日 (动物卫生监督所检疫专用章)			
动物卫生监督检查站签章			
备注			

第一联　共二联

注:1. 本证书一式两联,第一联随货同行,第二联由动物卫生监督所留存。
　　2. 动物卫生监督所联系电话:

表 8-2　动物检疫合格证明(产品 B)

编号：

货主		产品名称		
数量及单位		产地		
生产单位名称地址				
目的地				
检疫标志号				
备注				

第一联　共二联

本批动物产品经检疫合格,应于当日到达有效。

官方兽医签字：

签发日期：　　年　月　日
(动物卫生监督所检疫专用章)

注：1. 本证书一式两联,第一联由动物卫生监督所留存,第二联随货同行。

　　2. 本证书限省境内使用。

2. 加施动物检疫标志

对屠宰检疫合格的胴体,在复检后沿长轴在背后侧加盖检疫滚筒印章(在胴体上滚动一圈后出现的印章样式见图 8-1)。在动物产品的包装箱上,要粘贴表明动物产品检疫合格的大标签,样式见图 8-2。在动物产品包装袋上,要粘贴表明动物产品检疫合格的小标签,样式见图 8-3。

×× (省份)

M××× (印章的编码)

肉检

验讫

20×× 年 (年份)

×× · ×× (月份和日)

图 8-1　检疫滚筒印章样式

注：滚筒式验讫章在胴体上滚出的印章为长条形,出现六行字迹：第一行"省份"；第二行"M×××"表示印章的编码；第三行"肉检"；第四行"验讫"；第五行"20××年"表示年份；第六行"×× · ××"表示月份和日。

小标签　27 mm　　43 mm

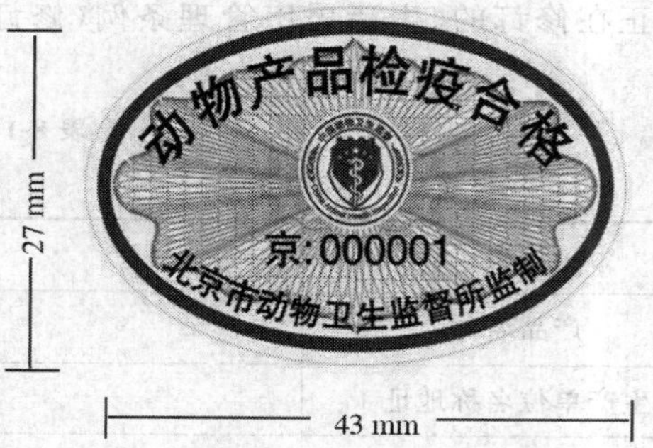

图 8-3　小标签样式

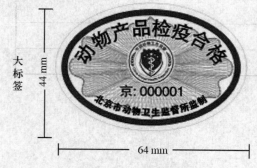

大标签　44 mm　　64 mm

图 8-2　大标签样式

(七)盖印染液的配制

盖印的染液应对人体无害,不污染肉品,无显著异味,易着染在肉的表面,颜色鲜艳,盖印后不流散,能迅速干燥,且附着牢固。切忌用红、蓝墨水和衣服染料等作为盖印的染液。盖印染液有以下 2 种。

1. 蓝紫色染液

龙胆紫 2 g、酒精 10 mL、甘油 41 mL、水 47 mL。先将龙胆紫加入酒精中使其完全溶解,再加入甘油和水,充分搅拌混匀即成。

2. 红色染液

品红 10 g、甘油 30 mL、酒精 10 mL、水 50 mL。先将品红加入酒精内,待其完全溶化后再加入甘油和水,充分搅拌混匀即成。

第二节 屠畜宰后淋巴结的检验

一、屠畜淋巴系统在宰后检验中的作用

淋巴系统是机体重要的防御系统,由淋巴、淋巴管和分布在淋巴管径路上的淋巴结组成。淋巴结位于淋巴管径路上,有的单个存在,有的成簇状或链状排列,大小及形状不一。每个淋巴结通过输入淋巴管汇集一定区域组织细胞间隙的淋巴,又通过输出淋巴管将淋巴输入到较大的淋巴结中。淋巴结通过其皮质部和髓质部的淋巴窦"过滤"淋巴,识别并清除侵入机体的微生物、异体细胞、抗原和自身变性的细胞(肿瘤细胞、被病毒感染的细胞)。因此,淋巴结在机体抗病免疫中发挥着重要的作用。

机体各组织、器官的淋巴,都是由淋巴管汇集到附近的局部淋巴结。每个淋巴结都有一定的管辖区,该区域内出现异物时,在几十秒内或 $1\sim2$ min 就会被带进该区域的淋巴结。所以当机体某个部位受到侵害时,其病原微生物很快被局部淋巴结所阻留,并由巨噬细胞加以吞噬、阻截或清除,故淋巴结是阻止病原微生物扩散的直接屏障。由于病原微生物的刺激,淋巴结内的免疫活性细胞可迅速增殖,引起局部淋巴结体积增大。如果病原微生物毒力较强,淋巴结除肿大外,还可出现充血、水肿、出血性炎症或化脓性炎症等其他病理变化。因此,局部淋巴结的病理变化是其管辖区发生感染的首要标志。局部淋巴结不能阻截或清除这些病原微生物时,病原微生物则会沿该淋巴结输出淋巴的流向继续蔓延,在其他部位引起新的病变。如果不同部位的多数淋巴结出现病变,说明疾病已经全身化。

在病原微生物的作用下,不同起源的病理学过程,往往在淋巴结中形成特殊的具有诊断意义的特征性病理变化。例如,炭疽杆菌侵袭机体时,相应部位的淋巴结会显著肿大(可增大 $2\sim3$ 倍),并呈现出血性坏死性炎症,切面流出多量黄色或红色汁液,且有暗红色出血点;因外伤引起水肿时,淋巴结稍肿大,色泽正常,切面有时出现小而弥漫性的红润区;因心力衰竭引起慢性水肿时,淋巴结无明显变化。由此可见,淋巴结的病变,反映了病原侵害机体的途径、部位、程度和性质,宰后检验淋巴结,可以较准确、迅速地反映屠畜的生理和病理状况,在宰后检验中具有极其重要的作用。

屠畜体内的淋巴结不仅数目多、分布广,而且从各器官、组织汇集淋巴的情况错综复杂,故宰后检验时对剖检的淋巴结必须有所选择。其选择的基本原则是:①选择收集淋巴范围较广、具有一定区域代表性的淋巴结;②选择位于浅表和便于剖检的淋巴结;③选择能反映特定病理过程的具有特殊检验意义的淋巴结。由于各淋巴结输入管与输出管的分布是互相交错的,一个局部组织的淋巴往往同时被两个或几个淋巴结所收集,并分别向不同的淋巴结输出,所以在选择被检淋巴结时,还应着眼于它们的主要流向。

二、猪宰后被检淋巴结的选择

(一)猪头部被检淋巴结的选择

猪头部的淋巴结主要有下颌淋巴结、腮淋巴结、咽后外侧淋巴结和咽后内侧淋巴结(图 8-4 和图 8-5)。由于猪患炭疽和结核病时,病变经常局限在头部的某些淋巴结,尤其多见于下颌淋巴结,所以《生猪屠宰检疫规程》规定,宰后检验时,每头猪必须剖检下颌淋巴结。

1. 下颌淋巴结

下颌淋巴结(mandibular lymph nodes)位于下颌间隙、左右下颌角下缘内侧,颌下腺的前下方。一般有 $2\sim6$ 个淋巴结,且常常形成($2\sim3$) cm $\times$ ($1.5\sim2.5$) cm 的淋巴结团块。主要收集设线以下(图 8-4 所设 AB 线以下)的头颈下部各组织(头的前半部、咬肌、舌、喉、扁桃体、唾液腺,以及前至下唇端、上至腮腺、后至颈前部皮肤)的淋巴。其输出管一方面直接走向咽后外侧淋巴结;另一方面经颈浅腹侧淋巴结,将汇集的淋巴再输入颈浅背侧淋巴结(图 8-5)。

2. 腮淋巴结

腮淋巴结(parotid lymph nodes)位于下颌关节的后下方,被腮腺前缘覆盖(图 8-4)。主要收集面部、吻突、上唇、颊、腮腺、颌下腺、耳内侧、眼睑的皮肤和肌肉等头上部各器官及组织的淋巴。输出管走向咽后外侧淋巴结(图 8-5)。

3. 咽后外侧淋巴结

咽后外侧淋巴结(retropharyngeal lateral lymph

nodes)位于腮腺背侧后缘,紧靠腮淋巴结的后方,部分或完全被腮腺覆盖着(图 8-4),长 1～2.5 cm。收集下颌淋巴结、腮淋巴结和头部其他部位的淋巴。输出管主要走向颈浅背侧淋巴结,少数走向咽后内侧淋巴结(图 8-5)。

4. 咽后内侧淋巴结

咽后内侧淋巴结(retropharyngeal internal lymph nodes)位于咽喉的背外侧、舌骨之间(图 8-4),大小为(2～3) cm×1.5 cm。主要收集舌根及整个舌的深部、咬肌、头颈深部肌肉及腭、咽喉、扁桃体来的淋巴。输出管直接走向气管淋巴导管(图 8-5)。

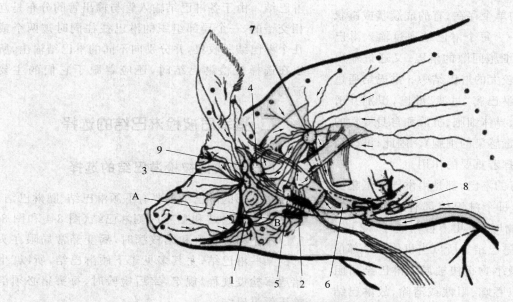

图 8-4　猪头颈部淋巴结的分布与设线
1. 下颌淋巴结　2. 下颌副淋巴结　3. 腮淋巴结　4. 咽后外侧淋巴结　5. 颈浅腹侧淋巴结
6. 颈浅中淋巴结　7. 颈浅背侧淋巴结　8. 颈后淋巴结　9. 咽后内侧淋巴结　AB 设线

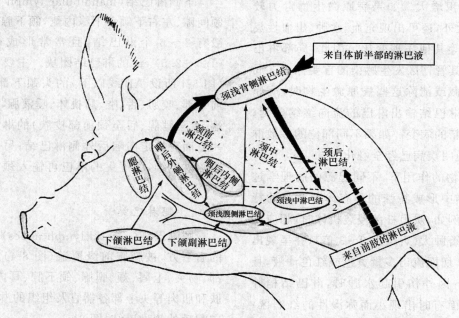

图 8-5　猪体前半部淋巴结及其淋巴循环示意图
1. 左颈静脉　2. 左气管淋巴导管
注:实线表示浅层淋巴结及淋巴流向,虚线表示深层淋巴结及淋巴流向。

在以上淋巴结中,咽后外侧淋巴结几乎汇集了猪整个头部的淋巴,是了解猪头部健康状况最理想的一组淋巴结。但该淋巴结在猪屠宰解体时经常被割破或留在胴体上,并且该部位受血液污染,不易检查。由于猪咽后外侧淋巴结汇集头部淋巴后汇入颈浅背侧淋巴结,这样,如果咽后外侧淋巴结受到侵害,颈浅背侧淋巴结往往也有一定程度的变化。因此,当检查猪胴体颈浅背侧淋巴结时,也可同时了解到猪头部的健康情况。

(二)猪胴体被检淋巴结的选择

猪胴体淋巴结主要有颈浅淋巴结、颈深淋巴结、髂下淋巴结、腹股沟深淋巴结、腘淋巴结、腹股沟浅淋巴结和髂内淋巴结。《生猪屠宰检疫规程》规定,宰后检验时,每头猪必须剖检腹股沟浅淋巴结,必要时剖检腹股沟深淋巴结、髂下淋巴结及髂内淋巴结。

1. 颈浅淋巴结

颈浅淋巴结(superficial cervical lymph nodes)分背侧组、中间组和腹侧组。它们基本上汇集了猪头颈部、胴体前半部深层和浅层组织的淋巴。其中位于肩关节前上方、肩胛横突肌和斜方肌下面的颈浅背侧淋巴结(又称为肩前淋巴结,图 8-4)最为重要。因为颈浅淋巴结汇集的淋巴,都经由颈浅背侧淋巴结输入气管淋巴导管。此外,颈浅背侧淋巴结还汇集来自咽后外侧淋巴结、前肢部分和猪体前半部绝大部分组织的淋巴(图 8-5)。

2. 颈深淋巴结

颈深淋巴结(deep cervical lymph nodes)分颈前、颈中、颈后 3 组,它们沿气管分布,从喉头的后方延伸至胸腔入口处。收集头颈深部的部分组织及前肢大部分组织的淋巴。其中以颈后淋巴结最为重要,它位于胸腔入口处,第一肋骨的紧前缘,胸骨柄的背侧稍下方(胴体倒挂状态),气管与食管进入胸腔处,左右颈总动脉分叉的腹部,腋动脉的前缘(图 8-4)。该淋巴结不仅汇集颈前、颈中 2 组淋巴结输出的淋巴,而且还直接汇集来自前肢绝大部分组织的淋巴(图 8-5)。当胴体被劈半时,颈深后淋巴结正处于第一肋骨的紧前缘,经常接近胸骨,被斜角肌所覆盖,比较浅在,易于剖检。

3. 髂下淋巴结

髂下淋巴结(subiliac lymph nodes)位于髋结节与膝关节之间的股阔筋膜张肌前缘中部的皮下,包埋于脂肪内(图 8-6、图 8-7),呈扁椭圆形,大小为(4~5) cm×2 cm。汇集第十一肋骨以后,膝关节以上,整个后半躯上部、两侧和后部的皮肤及表层肌肉的淋巴(图 8-6)。

4. 腹股沟浅淋巴结

腹股沟浅淋巴结(superficial inguinal lymph nodes)位于最后一个乳头(胴体倒挂状态)平位或稍上方的腹壁皮下脂肪中,大小为(3~8) cm×(1~2) cm,又称为乳房淋巴结。主要汇集猪体后半部下方和侧方浅层组织以及乳房和外生殖器的淋巴(图 8-6)。

5. 腘淋巴结

腘淋巴结(popliteal lymph nodes)由腘浅淋巴结和腘深淋巴结组成。腘浅淋巴结位于腓肠肌中部后缘,股二头肌与半腱肌之间的三角形凹陷处的皮下组织内(胴体呈倒挂状态时三角形凹陷处清楚(图 8-6);腘深淋巴结位于股二头肌与半腱肌之间的深部,腓肠肌的表面。腘淋巴结汇集膝关节以下的后肢深浅组织的淋巴。

6. 腹股沟深淋巴结

腹股沟深淋巴结(deep inguinal lymph nodes)一般分布在髂外动脉分出旋髂深动脉后,进入股管以前的一段血管旁,有的靠近旋髂深动脉起始处(图 8-7),甚至与髂内淋巴结连在一起。汇集来自腰肌和腹肌,后肢下部部分及腹股沟浅淋巴结、腘淋巴结和髂下淋巴结来的淋巴,基本上收集了猪体后半部的淋巴。其输出管走向髂内淋巴结(图 8-8),这组淋巴结在猪常缺失或并入髂内淋巴结。

7. 髂内淋巴结

髂内淋巴结(internal iliac lymph nodes)位于旋髂深动脉起始部的前方,腹主动脉分出髂外动脉处的附近(图 8-7)。髂内淋巴结除了汇集腹股沟浅淋巴结、腹股沟深淋巴结、髂下淋巴结、髂外淋巴结、腘淋巴结、腹下淋巴结和荐淋巴结、肠系膜淋巴结等诸多淋巴结的淋巴外(图 8-7),还直接由腰部的骨骼和肌肉、腹壁和后肢汇集淋巴,输出管形成腰淋巴干走向乳糜池(图 8-8)。由此可见,髂内淋巴结是猪体后半部重要的淋巴结,尤其在腹股沟深淋巴结缺失时,显得更为重要。

综上所述,在猪头部、胴体的宰后检验中,最具有剖检意义的淋巴结是下颌淋巴结、颈浅背侧淋巴结、腹股沟浅淋巴结。必要时可酌情增检腹股沟深淋巴结、髂下淋巴结及髂内淋巴结。

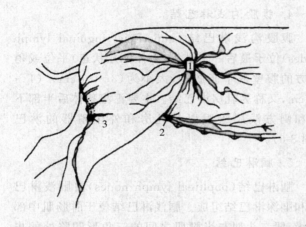

图 8-6 猪体后半部体表淋巴结分布及淋巴流向
1. 髂下淋巴结　2. 腹股沟浅淋巴结　3. 腘淋巴结

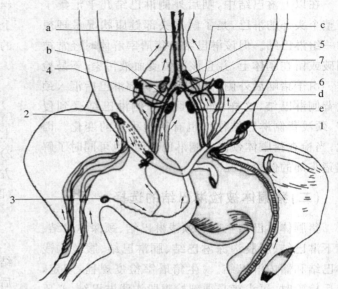

图 8-7 猪体后半部淋巴结分布及淋巴流向
1. 髂下淋巴结　2. 腹股沟浅淋巴结　3. 腘淋巴结
4. 腹股沟深淋巴结　5. 髂内淋巴结
6. 髂外淋巴结　7. 荐淋巴结
a. 腹主动脉　b、e. 髂外动脉　c. 旋髂深动脉　d. 旋髂深动脉分支
注：左右两侧淋巴结对称分布，本图为求简明，仅标明一侧。

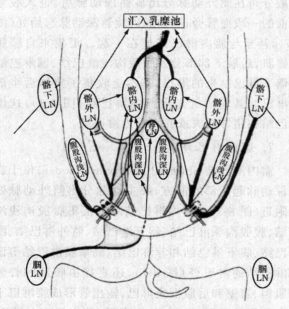

图 8-8 猪体后半部淋巴主要流向示意图
注：左右两侧同名淋巴结及其淋巴走向相同。

（三）猪内脏被检淋巴结的选择

《生猪屠宰检疫规程》规定，宰后检验时，应剖检

的内脏淋巴结是支气管淋巴结、肝门淋巴结、肠系膜淋巴结。

1. 支气管淋巴结

支气管淋巴结（bronchial lymph nodes）分左、右、中和尖4组，分别位于气管分叉的左方背面（被主动脉弓覆盖）、右方腹面、夹角的背面和尖叶支气管分叉的腹面（图8-9），通常选择检验左、右支气管淋巴结。剖检支气管淋巴结，可了解肺部感染情况。

2. 肝门淋巴结

肝门淋巴结（portal lymph nodes）位于肝门周围，紧靠胰腺，被脂肪组织所包裹（图8-10）。主要汇集肝脏的淋巴。剖检肝门淋巴结，可了解肝脏被感染的状况。

3. 肠系膜淋巴结

肠系膜淋巴结（mesenteric lymph nodes）位于小肠系膜上，沿肠管走向呈串索状分布（图8-10）。主要汇集小肠的淋巴。剖检该组淋巴结对检查肠型炭疽、了解小肠区段病原感染状况具有重要意义。

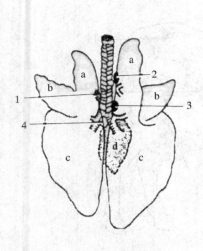

图 8-9　猪肺淋巴结示意图
1. 左支气管淋巴结　2. 尖叶淋巴结
3. 右支气管淋巴结　4. 中支气管淋巴结
a. 尖叶　b. 心叶　c. 膈叶　d. 副叶

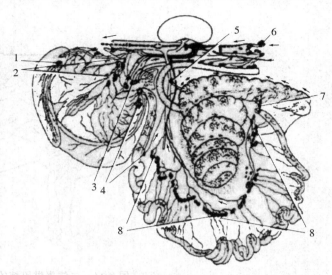

图 8-10　猪腹腔脏器淋巴结示意图
1. 脾淋巴结　2. 胃淋巴结　3. 肝淋巴结　4. 胰淋巴结
5. 盲肠淋巴结　6. 髂内淋巴结　7. 回、结肠淋巴结　8. 肠系膜淋巴结

三、牛、羊宰后被检淋巴结的选择

牛和羊虽然畜种不同,淋巴结也有大小区别,但淋巴结的形状、色泽、部位及其汇集淋巴的区域都基本相似。

(一)牛、羊头部被检淋巴结的选择

牛、羊头部的主要淋巴结与猪的相同,也有 4 组,即下颌淋巴结、腮淋巴结、咽后内侧淋巴结和咽后外侧淋巴结。农业部颁布的《牛屠宰检疫规程》和《羊屠宰检疫规程》规定,牛宰后同步检疫要剖检一侧咽后内侧淋巴结和两侧下颌淋巴结;对羊的头部宰后检验,必要时可剖检下颌淋巴结。

1. 下颌淋巴结

下颌淋巴结位于下颌间隙,下颌血管切迹后方,颌下腺的外侧(图 8-11)。汇集头下部各组织的淋巴。输出管走向咽后外侧淋巴结。

2. 腮淋巴结

腮淋巴结位于下颌与颈的交界处,下颌关节的后下方,前半部由皮肤覆盖,后半部被腮腺覆盖(图 8-11)。汇集头上部各组织的淋巴。输出管走向咽后外侧淋巴结。

3. 咽后内侧淋巴结

咽后内侧淋巴结位于喉头后方,腮腺后缘深部(图 8-11)。汇集咽喉、舌根、鼻腔后部、扁桃体、舌

下腺和颌下腺等处的淋巴。输出管走向咽后外侧淋巴结。

4. 咽后外侧淋巴结

咽后外侧淋巴结位于寰椎的侧前方,被腮腺覆盖(图 8-11)。除汇集以上 3 组淋巴结的淋巴外,还直接汇集头的大部分区域及颈部上 1/3 部分肌肉、皮肤的淋巴。输出管直接走向气管淋巴导管。

上述 4 组淋巴结中,咽后外侧淋巴结几乎汇集了整个头部和颈上 1/3 部分的淋巴,并由气管淋巴导管直接输入胸导管,不经过颈浅淋巴结(不同于猪),故咽后外侧淋巴结是牛羊宰后头部检验最理想和最重要的淋巴结。但由于在牛羊宰后解体去头时,往往将该组淋巴结割破或留在胴体上,致使其不便检验,所以常剖检咽后内侧淋巴结和位于浅表的下颌淋巴结。为了保留咽后外侧淋巴结以供检验,牛羊解体时应沿第三与第四气管环之间将头卸下。

(二)牛、羊胴体被检淋巴结的选择

牛、羊胴体的淋巴结主要有颈浅淋巴结、髂下淋巴结、腹股沟浅淋巴结、腘淋巴结、腹股沟深淋巴结及髂内淋巴结。它们汇集淋巴的区域及输出淋巴管的流向与猪基本相同。《牛屠宰检疫规程》和《羊屠宰检疫规程》规定,牛、羊宰后同步检疫要剖检的淋巴结相同,即必须剖检颈浅淋巴结(肩前淋巴结)、髂下淋巴结(股前淋巴结、膝上淋巴结),必要时剖检腹股沟深淋巴结。

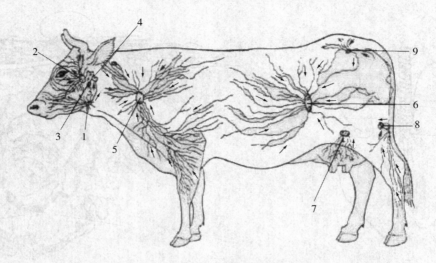

图 8-11　牛体表淋巴结的分布示意图

1. 下颌淋巴结　2. 腮淋巴结　3. 咽后内侧淋巴结　4. 咽后外侧淋巴结
5. 颈浅淋巴结(肩前淋巴结)　6. 髂下淋巴结(股前淋巴结,膝上淋巴结)
7. 腹股沟浅淋巴结俘(乳房淋巴结)　8. 腘淋巴结　9. 坐骨淋巴结

1. 颈浅淋巴结

颈浅淋巴结也称肩前淋巴结,位于肩关节前稍上方,臂头肌和肩胛横突肌的下面,一部分被斜方肌所覆盖。当胴体倒挂时,由于前肢骨架姿势改变,肩关节前的肌群被压缩,在肩关节前稍上方,形成一个椭圆形隆起,该淋巴结就埋藏在其内(图 8-11)。主要汇集胴体前半部绝大部分组织的淋巴。输出管走向胸导管(图 8-12)。检查这组淋巴结,基本可以判断牛羊胴体前半部的健康状况。

2. 髂下淋巴结

髂下淋巴结也称股前淋巴结、膝上淋巴结,位于膝褶中部,股阔筋膜张肌的前缘。当胴体倒挂时,由于腿部肌群向后牵直,将原来的膝褶拉成一道斜沟,在此沟里可见一个长约 10 cm 的棒状隆起,该淋巴结就埋藏在其内(图 8-11)。主要汇集第八肋间至臀部的皮肤和部分浅层肌肉的淋巴。输出管走向腹股沟深淋巴结和髂内淋巴结(图 8-12)。

3. 腹股沟浅淋巴结

公畜此淋巴结位于阴囊的上方,精索的后方,阴茎形成弯曲处的侧方。母畜此淋巴结位于乳房基部的后上方,又称为乳房淋巴结(图 8-11)。当胴体处于倒挂状态时,该淋巴结明显可见。主要汇集外生殖器、母畜乳房及股部和膝部皮肤的淋巴。输出管走向腹股沟深淋巴结(图 8-12)。

4. 腘淋巴结

腘淋巴结位于股二头肌与半键肌之间的深部,

腓肠肌外侧头的表面(图 8-11)。汇集后肢上部各组织、飞节以下至蹄部肌肉的淋巴。输出管主要走向腹股沟深淋巴结(图 8-12)。

5. 腹股沟深淋巴结

腹股沟深淋巴结位于髂外动脉分出股深动脉的起始部上方。在倒挂的胴体上,该淋巴结位于骨盆腔横径线的稍下方,骨盆边缘侧方 2～3 cm 处(图 8-12),有时也稍向两侧上下移位。腹股沟深淋巴结除汇集髂下淋巴结、腘淋巴结、腹股沟浅淋巴结的淋巴外,还直接收集从第八肋间隙起整个后半体的淋巴。输出管一部分经由髂内淋巴结输入乳糜池,其余的直接输入乳糜池(图 8-12)。该淋巴结较大,容易在胴体上找到,是牛、羊宰后胴体检验的重要淋巴结。

6. 髂内淋巴结

髂内淋巴结位于最后腰椎下方,髂外动脉起始部(图 8-12)。主要汇集腰下部肌肉、臀部及股部部分肌肉、生殖器官和泌尿器官的淋巴。此外,还汇集髂下淋巴结、髂外淋巴结、腹股沟深淋巴结和其他几组淋巴结的淋巴,输出管直接输入乳糜池(图 8-12)。

可见,在牛、羊宰后检验中,头部、胴体最具有剖检意义的淋巴结是下颌淋巴结、颈浅淋巴结、髂下淋巴结。必要时可酌情增检咽喉外侧淋巴结、腹股沟深淋巴结和腘淋巴结。

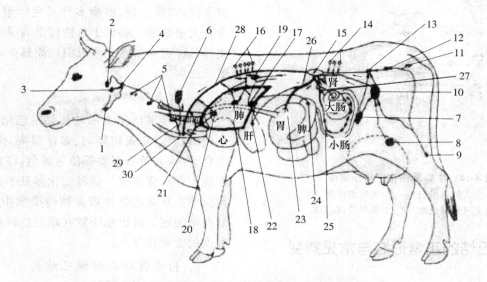

图 8-12　牛全身主要淋巴结的分布与淋巴循环示意图

1. 下颌淋巴结　2. 腮淋巴结　3. 咽后内侧淋巴结　4. 咽后外侧淋巴结　5. 颈深淋巴结
6. 颈浅淋巴结　7. 髂下淋巴结　8. 腹股沟浅淋巴结（乳房淋巴结）　9. 腘淋巴结
10. 腹股沟深淋巴结　11. 坐骨淋巴结　12. 荐淋巴结　13. 髂内淋巴结　14. 腰淋巴结
15. 乳糜池　16. 肋间淋巴结　17. 纵隔后淋巴结　18. 纵隔中淋巴结　19. 纵隔背淋巴结
20. 支气管淋巴结　21. 纵隔前淋巴结　22. 肝门淋巴结　23. 胃淋巴结　24. 脾淋巴结
25. 肠系膜淋巴结　26. 腹腔淋巴干（收集胃及部分肝的淋巴）　27. 肠淋巴干
28. 胸导管　29. 气管淋巴导管　30. 颈静脉

（三）牛、羊内脏被检淋巴结的选择

检查牛、羊内脏时，常选用的淋巴结有纵隔淋巴结、支气管淋巴结、肝门淋巴结和肠系膜淋巴结。这些淋巴结汇集相应脏器组织的淋巴，输出管的走向与猪基本相同。《牛屠宰检疫规程》和《羊屠宰检疫规程》规定，检查牛、羊内脏时，应剖检肠系膜淋巴结、支气管淋巴结、肝门淋巴结。

1. 纵隔淋巴结

纵隔淋巴结（mediastinal lymph nodes）分前、中、后、背、腹 5 组，是胸腔中最重要的淋巴结，均位于纵隔上（图 8-13）。它们分别汇集整个胸腔脏器和胸腔前部与胸壁肌肉组织的淋巴。输出管直接或间接地输入胸导管。在宰后检验中常选择纵隔中、后两组淋巴结，因为它们均位于两肺叶间的纵隔上，当摘除肺脏时常被留在肺上，容易剖检，而且这两组淋巴结还收集纵隔背淋巴结、左右支气管淋巴结和肋间淋巴结的淋巴。

2. 支气管淋巴结

支气管淋巴结分左、右、中、尖叶 4 组，分别位于肺支气管分叉的左方、右方、背面和尖叶支气管的根部（图 8-14）。汇集气管、相应肺叶及胸部食道的淋巴。输出管走向纵隔前淋巴结或直接输入胸导管。

在宰后检验中常选择剖检左、右支气管淋巴结。

3. 肠系膜淋巴结

肠系膜淋巴结位于两层肠系膜之间，呈串珠状或彼此相隔数厘米散在分布于小肠系膜上。汇集小肠和结肠的淋巴。输出管走向肠淋巴干后汇入乳糜池。

4. 肝门淋巴结

肝门淋巴结位于肝门内，被脂肪和胰腺所覆盖。汇集肝、胰、十二指肠的淋巴。输出管走向腹腔淋巴干或纵隔后淋巴结。

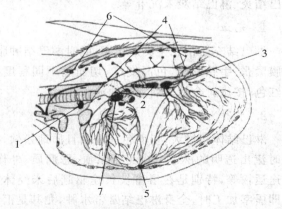

图 8-13　牛胸腔淋巴结分布示意图

1. 纵隔前淋巴结　2. 纵隔中淋巴结　3. 纵隔后淋巴结
4. 纵隔背淋巴结　5. 纵隔腹淋巴结
6. 肋间淋巴结　7. 左支气管淋巴结

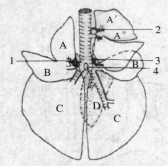

图 8-14　牛肺淋巴结分布示意图
1. 左支气管淋巴结　2. 尖叶淋巴结
3. 右支气管淋巴结　4. 中支气管淋巴结

四、淋巴结的正常形态与常见病变

(一)淋巴结的正常形态

　　各种家畜的淋巴结在结构上大致相同,但其形状、大小、色泽略有差异。淋巴结的形状有圆形、椭圆形、扁圆形、长圆形及不规则形,有的单个存在,有的则集合成群。牛的淋巴结最大,猪次之,羊的最小。幼龄家畜的淋巴结较大,老龄的较小。瘦弱家畜的淋巴结较大,肥壮的较小。淋巴结一般呈黄白色或灰黄色。猪的淋巴结大多呈黄白色,牛的为黄灰色,羊的为青灰色。在同一机体中,不同部位的淋巴结,其色泽也不尽相同,如呼吸系统的淋巴结呈青灰色,肝门淋巴结常呈红褐色。

(二)淋巴结常见的病变

　　淋巴结常见的病理变化有充血、水肿、浆液性淋巴结炎、出血性淋巴结炎、出血性坏死性淋巴结炎、化脓性淋巴结炎、急性变质性淋巴结炎、慢性增生性淋巴结炎、淋巴结炭末沉着等。

　　1. 充血

　　淋巴结充血常见于炎症初期,此时淋巴结肿胀,包膜紧张,手感发硬,色泽变红,切面呈不同程度的暗红色,按压时会从切面渗出血滴。

　　2. 水肿

　　淋巴结体积增大,切面色泽苍白且质地松软,按压时流出透明的淋巴。多见于淤血、恶液质、外伤、长途运输等,特别是在屠畜被长途驱赶后未经休息随即屠宰加工时,全身淋巴结常常水肿,尤其是汇集肌肉淋巴的淋巴结更为多见。

　　3. 浆液性淋巴结炎

　　急性浆液性淋巴结炎的特征是淋巴结肿大,包膜紧张,切面外翻、湿润多汁且色泽潮红,淋巴窦内含有大量浆液。多见于急性传染病、局部急性炎症,尤其是伴有大量毒素形成的病原感染,如猪丹毒、牛梨形虫病等。

　　4. 出血性淋巴结炎

　　出血性淋巴结炎的特征是淋巴结肿大,呈暗红色或黑红色,切面稍隆突、多汁湿润,出血部位为暗红色,含铁血黄素沉着部位为黄色,红黄色相互穿插形成大理石样花纹。这种变化多见于猪瘟、猪丹毒、炭疽等。在某些急性败血性传染病中,出血性淋巴结炎则表现为淋巴结中散在暗红色斑点或呈现不同程度的弥散性红染。

　　5. 出血性坏死性淋巴结炎

　　淋巴结在出血性炎症的基础上发生坏死后所呈现的一种病理变化。表现为淋巴结肿大,质地变硬,切面有灰白色或灰黄色坏死灶以及暗红色出血灶。常见于猪慢性局限性炭疽、猪弓形虫病、猪副伤寒及坏死杆菌病等。

　　6. 化脓性淋巴结炎

　　化脓性淋巴结炎表现为淋巴结肿大,质地柔软,表面和切面上可见到大小不等的黄白色脓肿,挤压有脓汁流出。严重时整个淋巴结被脓汁充满,形成脓疤。多见于化脓性细菌感染和化脓性创伤,如猪链球菌感染引起的淋巴结脓肿等。

　　7. 急性变质性淋巴结炎

　　淋巴结肿大、软化,切面呈褐红色。实质呈粥样,易于刮下,有的区域可见坏死灶。这种病变多见于由局部剧烈化脓性炎症区域的局部淋巴结。当淋巴结发生广泛性坏死时,这种炎症多转化成为化脓性炎症,最终在淋巴结内形成脓肿。

　　8. 急性增生性淋巴结炎

　　淋巴结肿大、质地松软,切面隆突、多汁,呈灰白色混浊的颗粒状,外观如脑髓,故有淋巴结“髓样变”之称,有时在切面可见到黄白色坏死灶。可见于急性副伤寒及其他急性传染病。

　　9. 慢性增生性淋巴结炎

　　淋巴结的这种变化往往是某些病理损害的一种结果,是以结缔组织增生为主的病理变化。淋巴结因结缔组织增生而肿大,质地坚实,切面呈灰白色、湿润而有光泽,当病变扩展到淋巴结周围时,淋巴结往往与周围组织发生粘连。在结核病和布鲁菌病时,增生性淋巴结炎又有特殊的表现形式,即呈现特殊的肉芽组织增生。

10. 淋巴结炭末沉着

眼观淋巴结稍肿大或不肿大,质地稍硬,色泽为淡灰色,切面见淋巴窦部位有不均质的灰色小块,呈小岛状分布。严重时整个淋巴结呈黑褐色。多见于生活在产煤地区的猪、牛、羊等。

第三节　畜禽屠宰检疫程序和方法

一、生猪屠宰检疫

(一)检疫对象

《生猪屠宰检疫规程》规定,生猪屠宰检疫的对象为口蹄疫、猪瘟、高致病性猪繁殖与呼吸综合征、炭疽、猪丹毒、猪肺疫、猪副伤寒、猪2型链球菌病、猪支原体肺炎、副猪嗜血杆菌病、丝虫病、猪囊尾蚴病、旋毛虫病。

(二)检疫合格标准

①入场(厂)时,具备有效的《动物检疫合格证明》,畜禽标识符合国家规定。

②无规定的传染病和寄生虫病。

③需要进行实验室疫病检测的,检测结果合格。

④按屠宰检疫规程规定的检疫程序进行检疫后,检疫结果符合规定。

(三)屠宰检疫程序和方法

1. 入场(厂)监督查验

(1)查证验物　查验进入屠宰场(厂)的生猪的《动物检疫合格证明》和佩戴的畜禽标识是否符合规定。

(2)询问　了解生猪运输途中有关情况,如有无死亡等。

(3)临床检查　检查生猪群体的精神状况、外貌、呼吸状态及排泄物状态等情况。

(4)结果处理　根据查验结果确定处理方式。

①经查验,《动物检疫合格证明》有效、证物相符、畜禽标识符合要求、临床检查健康,可以卸载入场(厂)。屠宰场(厂)应按产地进行分类,将卸载的生猪送入待宰圈,不同货主、不同批次的生猪不得混群。同时回收《动物检疫合格证明》。

②经查验不符合条件的,按国家有关规定处理。

(5)消毒　生猪卸载后,兽医检疫监管人员应监督货主对运输工具及相关物品等进行消毒。

2. 检疫申报

屠宰场(厂)应在屠宰前6 h向动物卫生监督机构申报检疫,填写检疫申报单。官方兽医接到检疫申报后,根据相关情况决定是否予以受理。予以受理的,应当及时实施宰前检查;不予受理的,应说明理由。

3. 宰前检查

屠宰前2 h内,官方兽医应对生猪采用群体检查与个体检查相结合的方法进行宰前检查。

(1)宰前检查的内容　根据《生猪屠宰检疫规程》和《生猪产地检疫规程》的规定,宰前检查的内容如下。

①如检查发现猪出现发热、精神不振、食欲减退、流涎,蹄冠、蹄叉、蹄踵部出现水疱,水疱破裂后表面出血,形成暗红色烂斑,感染造成化脓、坏死、蹄壳脱落,卧地不起,鼻盘、口腔黏膜、舌、乳房出现水疱和糜烂等症状的,应怀疑感染口蹄疫。

②猪出现高热、倦怠、食欲不振、精神委顿、弓腰、腿软、行动缓慢,间有呕吐,便秘腹泻交替,可视黏膜充血、出血或有不正常分泌物、发绀,鼻、唇、耳、下颌、四肢、腹下、外阴等多处皮肤点状出血,指压不褪色等症状的,怀疑感染猪瘟。

③猪出现高热、眼结膜炎、眼睑水肿、咳嗽、气喘、呼吸困难,耳朵、四肢末梢和腹部皮肤发绀,偶见后躯无力、不能站立或共济失调等症状的,应怀疑感染高致病性猪繁殖与呼吸综合征。

④猪出现高热稽留,呕吐,结膜充血,粪便干硬呈粟状,附有黏液,皮肤有红斑、疹块,指压褪色等症状的,怀疑为感染猪丹毒。

⑤猪出现高热,呼吸困难,继而哮喘,口鼻流出泡沫或清液,颈下咽喉部急性肿大、变红、高热、坚硬,腹侧、耳根、四肢内侧皮肤出现红斑,指压褪色等症状的,应怀疑感染猪肺疫。

⑥猪咽喉、颈、肩胛、胸、腹、乳房及阴囊等局部皮肤出现红肿热痛,坚硬肿块,继而肿块变冷,无痛感,最后中央坏死形成溃疡,颈部、前胸出现急性红肿,呼吸困难、咽喉变窄,窒息死亡等症状的,应怀疑感染炭疽。

(2)宰前检查后的处理　根据《生猪屠宰检疫规程》规定,宰前检查后的处理方法如下。

①经宰前检疫合格的,准予屠宰。

②检疫不合格的,按以下规定处理。

a. 发现有口蹄疫、猪瘟、高致病性猪繁殖与呼吸综合征、炭疽等疫病症状的,限制移动,并按照《中华人民共和国动物防疫法》《重大动物疫情应急条例》《动物疫情报告管理办法》和《病死及病害动物无害化处理技术规范》等有关规定处理。

b. 发现有猪丹毒、猪肺疫、猪 2 型链球菌病、猪支原体肺炎、副猪嗜血杆菌病、猪副伤寒等疫病症状的,患病猪按国家有关规定处理,同群猪隔离观察,确认无异常的,准予屠宰;隔离期间出现异常的,按《病死及病害动物无害化处理技术规范》等有关规定处理。

c. 怀疑患有本规程规定疫病及临床检查发现其他异常情况的,按相应疫病防治技术规范进行实验室检测,并出具检测报告。实验室检测必须由省级动物卫生监督机构指定的具有资质的实验室承担。

d. 发现患有本规程规定以外疫病的,应隔离观察,确认无异常的,准予屠宰;隔离期间出现异常的,按《病死及病害动物无害化处理技术规范》等有关规定处理。

e. 确认为无碍于肉食安全且濒临死亡的生猪,视情况进行急宰。

4. 同步检疫

(1)同步检疫的程序和内容　根据《生猪屠宰检疫规程》的规定,宰后同步检疫的程序和内容如下。

①头蹄及体表检查:视检体表的完整性、颜色,检查有无本规程规定疫病引起的皮肤病变、关节肿大等;观察吻突、齿龈和蹄部有无水疱、溃疡、烂斑等;放血后褪毛前,沿放血孔纵向切开下颌区,直到颌骨高峰区,剖开两侧下颌淋巴结,视检有无肿大、坏死灶(紫、黑、灰、黄),切面是否呈砖红色,周围有无水肿、胶样浸润等。然后,剖检两侧咬肌,充分暴露剖面,检查有无猪囊尾蚴。

②内脏检查:取出内脏前,观察胸腔及腹腔有无积液、粘连、纤维素性渗出物。检查脾脏、肠系膜淋巴结有无肠炭疽。取出内脏后,检查心脏、肺脏、肝脏、脾脏、胃肠、支气管淋巴结、肝门淋巴结等。

a. 心脏:视检心包,切开心包膜,检查有无变性、心包积液、渗出、淤血、出血、坏死等症状。在与左纵沟平行的心脏后缘房室分界处纵剖心脏,检查心内膜、心肌、血液凝固状态、二尖瓣及有无虎斑心、菜花样赘生物、寄生虫等。

b. 肺脏:视检肺脏形状、大小、色泽,触检弹性,检查肺实质有无坏死、萎陷、气肿、水肿、淤血、脓肿、实变、结节、纤维素性渗出物等。剖开一侧支气管淋巴结,检查有无出血、淤血、肿胀、坏死等。必要时剖检气管、支气管。

c. 肝脏:视检肝脏形状、大小、色泽,触检弹性,观察有无淤血、肿胀、变性、黄染、坏死、硬化、肿物、结节、纤维素性渗出物、寄生虫等。剖开肝门淋巴结,检查有无出血、淤血、肿胀、坏死等。必要时剖检胆管。

d. 脾脏:视检形状、大小、色泽,触检弹性,检查有无肿胀、淤血、坏死灶、边缘出血性梗死、被膜隆起及粘连等。必要时剖检脾实质。

e. 肾脏:剥离两侧肾被膜,视检肾脏形状、大小、色泽,触检质地,观察有无贫血、出血、淤血、肿胀等病变。必要时纵向剖检肾脏,检查切面皮质部有无颜色变化、出血及隆起等。

f. 胃和肠:视检胃肠浆膜,观察大小、色泽、质地,检查有无淤血、出血、坏死、胶冻样渗出物和粘连。切开肠系膜淋巴结形成长度不短于 20 cm 的弧形切口,检查有无淤血、出血、坏死、溃疡等病变。必要时剖检胃肠,检查黏膜有无淤血、出血、水肿、坏死、溃疡。

③胴体检查:包括整体检查、淋巴结检查和腰肌检查。

a. 整体检查:检查皮肤、皮下组织、脂肪、肌肉、淋巴结、骨骼以及胸腔、腹腔浆膜有无淤血、出血、疹块、黄染、脓肿和其他异常等。

b. 淋巴结检查:剖开腹部皮下、后肢内侧、腹股沟皮下环附近的两侧腹股沟浅淋巴结,检查有无淤血、水肿、出血、坏死、增生等病变。必要时剖检腹股沟深淋巴结、髂下淋巴结及髂内淋巴结。

c. 腰肌:沿脊椎与腰椎结合部两侧肌纤维方向切开 10 cm 左右切口,检查有无猪囊尾蚴。

④旋毛虫检查:取左、右膈肌脚各 30 g 左右,与胴体编号一致,撕去肌膜,感官检查后镜检。

⑤复检:官方兽医对上述检疫情况进行复查,综合判定检疫结果。

(2)同步检疫后的处理　根据检疫结果确定后续处理。

①经宰后同步检疫合格的,由官方兽医出具《动物检疫合格证明》,加盖检疫验讫印章,对分割包装的肉品加施检疫标志。

②不合格的,由官方兽医出具《动物检疫处理通

知单》，并按以下规定处理：

a. 发现患有《生猪屠宰检疫规程》规定疫病的，按前述"宰前检查后的处理"中的②和有关规定处理。

b. 发现患有《生猪屠宰检疫规程》规定以外疫病的，官方兽医要监督场（厂）方对病猪胴体及副产品按《病死及病害动物无害化处理技术规范》处理，对污染的场所、器具等按规定实施消毒，并做好《生物安全处理记录》。

5. 检疫记录

屠宰场（厂）应在官方兽医监督指导下做好待宰、急宰、生物安全处理等环节各项记录，官方兽医应做好入场监督查验、检疫申报、宰前检查、同步检疫等环节记录。检疫记录应保存12个月以上。

二、牛屠宰检疫

（一）检疫对象

《牛屠宰检疫规程》规定，牛屠宰检疫的对象为口蹄疫、牛传染性胸膜肺炎、牛海绵状脑病、布鲁菌病、牛结核病、炭疽、牛传染性鼻气管炎、日本血吸虫病。

（二）检疫合格标准

同生猪屠宰检疫的规定。

（三）屠宰检疫程序和方法

1. 入场（厂）监督查验

程序和方法与猪屠宰检疫的规定一致。

2. 检疫申报

同生猪屠宰检疫的规定。

3. 宰前检查

屠宰前2 h内，官方兽医应对牛采用群体检查与个体检查相结合的方法进行宰前检查。

（1）宰前检查的内容　根据《牛屠宰检疫规程》和《反刍动物产地检疫规程》的规定，宰前检查的内容如下。

①如检查发现牛出现发热、精神不振、食欲减退、流涎、蹄冠、蹄叉、蹄踵部出现水疱，水疱破裂后表面出血，形成暗红色烂斑，感染造成化脓、坏死、蹄壳脱落，卧地不起，鼻盘、口腔黏膜、舌、乳房出现水疱和糜烂等症状的，应怀疑感染口蹄疫。

②检查发现孕牛出现流产、死胎或产弱胎，生殖道炎症、胎衣滞留，持续排出污灰色或棕红色恶露以及乳腺炎症状，公牛发生睾丸炎或关节炎、滑膜囊炎，偶见阴茎红肿，睾丸和附睾肿大等症状的，应怀疑感染布鲁菌病。

③出现渐进性消瘦，咳嗽，个别可见顽固性腹泻，粪中混有黏液状脓汁，奶牛偶见乳房淋巴结肿大等症状的，应怀疑感染结核病。

④出现高热、呼吸增速、心跳加快，食欲废绝，偶见瘤胃膨胀，可视黏膜发绀，突然倒毙，天然孔出血、血凝不良呈煤焦油样、尸僵不全，体表、直肠、口腔黏膜等处发生炭疽痈等症状的，应怀疑感染炭疽。

⑤出现高热稽留、呼吸困难、鼻翼扩张、咳嗽，可视黏膜发绀，胸前和肉垂水肿，腹泻和便秘交替发生，厌食、消瘦、流涕或口流白沫等症状的，应怀疑感染传染性胸膜肺炎。

（2）宰前检查后的处理　根据《牛屠宰检疫规程》规定，宰前检查后的处理方法如下。

①经宰前检疫合格的，准予屠宰。

②检疫不合格的，按以下规定处理。

a. 发现有口蹄疫、牛传染性胸膜肺炎、牛海绵状脑病及炭疽等疫病症状的，限制移动，并按照《动物防疫法》《重大动物疫情应急条例》《动物疫情报告管理办法》和《病死及病害动物无害化处理技术规范》等有关规定处理。

b. 发现有布鲁菌病、牛结核病、牛传染性鼻气管炎等疫病症状的，病牛按相应疫病的防治技术规范处理，同群牛隔离观察，确认无异常的，准予屠宰。

c. 怀疑患有《牛屠宰检疫规程》规定疫病及临床检查发现其他异常情况的，按相应疫病防治技术规范进行实验室检测，并出具检测报告。实验室检测必须由省级动物卫生监督机构指定的具有资质的实验室承担。

d. 发现患有本规程规定以外疫病的，应隔离观察，确认无异常的，准予屠宰；在隔离期间出现异常的，按《病死及病害动物无害化处理技术规范》等有关规定处理；已确认为无碍于肉食安全且濒临死亡的牛，视情况进行急宰。

4. 同步检疫

（1）同步检疫的程序和内容　根据《牛屠宰检疫规程》的规定，宰后同步检疫的程序和内容如下。

①头蹄部检查：检查鼻唇镜、齿龈及舌面有无水疱、溃疡、烂斑等；剖检一侧咽后内侧淋巴结和两侧下颌淋巴结，同时检查咽喉黏膜和扁桃体有无病变；

检查蹄冠、蹄叉皮肤有无水疱、溃疡、烂斑、结痂等。

②内脏检查：取出内脏前，观察胸腔及腹腔有无积液、粘连、纤维素性渗出物。检查心脏、肺脏、肝脏、胃肠、脾脏、肾脏，剖检肠系膜淋巴结、支气管淋巴结、肝门淋巴结，检查有无病变和其他异常。

a. 心脏：检查心脏的形状、大小、色泽及有无淤血、出血等。必要时剖开心包，检查心包膜、心包液和心肌有无异常。

b. 肺脏：检查两侧肺叶实质、色泽、形状、大小及有无淤血、出血、水肿、化脓、实变、结节、粘连、寄生虫等。剖检一侧支气管淋巴结，检查切面有无淤血、出血、水肿等。必要时剖开气管、结节部位。

c. 肝脏：检查肝脏大小、色泽，触检其弹性和硬度，剖开肝门淋巴结，检查有无出血、淤血、肿大、坏死灶等。必要时剖开肝实质、胆囊和胆管，检查有无硬化、萎缩、日本血吸虫等。

d. 肾脏：检查其弹性和硬度及有无出血、淤血等。必要时剖开肾实质，检查皮质、髓质和肾盂有无出血、肿大等。

e. 脾脏：检查弹性、颜色、大小等。必要时剖检脾实质。

f. 胃和肠：检查肠袢、肠浆膜，剖开肠系膜淋巴结，检查形状、色泽及有无肿胀、淤血、出血、粘连、结节等。必要时剖开胃肠，检查内容物、黏膜及有无出血、结节、寄生虫等。

g. 子宫和睾丸：检查母牛子宫浆膜有无出血、黏膜有无黄白色或干酪样结节。检查公牛睾丸有无肿大，睾丸及附睾有无化脓、坏死灶等。

③胴体检查：包括整体检查和淋巴结检查。

a. 整体检查：检查皮下组织、脂肪、肌肉、淋巴结以及胸腔、腹腔浆膜有无淤血、出血、疹块、脓肿和其他异常等。

b. 淋巴结检查：在肩关节前稍上方剖开臂头肌，找到肩胛横突肌下的一侧颈浅淋巴结（肩前淋巴结），检查切面形状、色泽及有无肿胀、淤血、出血、坏死灶等；剖开一侧髂下淋巴结（股前淋巴结、膝上淋巴结），检查切面形状、色泽、大小及有无肿胀、淤血、出血、坏死灶等。必要时剖检腹股沟深淋巴结。

④复检：官方兽医对上述检疫情况进行复查，综合判定检疫结果。

（2）同步检疫后的处理　分情况做如下处理。

①《牛屠宰检疫规程》规定，检疫合格的，由官方兽医出具《动物检疫合格证明》，加盖检疫验讫印章，对分割包装的肉品加施检疫标志。

②检疫不合格的，由官方兽医出具《动物检疫处理通知单》，并按以下规定处理。

a. 发现患有本规程规定疫病的，按前述"宰前检查后的处理"中②和有关规定处理。

b. 发现患有本规程规定以外疫病的，监督场（厂、点）方对病牛胴体及副产品按《病死及病害动物无害化处理技术规范》处理，对污染的场所、器具等按规定实施消毒，并做好《生物安全处理记录》。

5. 检疫记录

屠宰场（厂）应在官方兽医监督指导下做好待宰、急宰、生物安全处理等环节各项记录，官方兽医应做好入场监督查验、检疫申报、宰前检查、同步检疫等环节记录，检疫记录应保存10年以上。

三、羊屠宰检疫

（一）检疫对象

《羊屠宰检疫规程》规定，羊屠宰检疫的对象为口蹄疫、痒病、小反刍兽疫、绵羊痘和山羊痘、炭疽、布鲁菌病、肝片吸虫病、棘球蚴病。

（二）检疫合格标准

同生猪屠宰检疫的规定。

（三）屠宰检疫程序和方法

1. 入场（厂）监督查验

程序和内容与猪屠宰检疫的要求一致。

2. 检疫申报

同生猪屠宰检疫的规定。

3. 宰前检查

屠宰前2h内，官方兽医应对羊采用群体检查与个体检查相结合的方法进行宰前检查。

（1）宰前检查的程序和内容　根据《羊屠宰检疫规程》和《反刍动物产地检疫规程》的规定，宰前检查的程序和内容，除了与牛的宰前检查程序和内容相同部分外，还应考虑以下方面：

①羊出现突然发热、呼吸困难或咳嗽，分泌黏脓性卡他性鼻液，口腔内膜充血、糜烂，齿龈出血，严重腹泻，母羊流产等症状的，应怀疑感染小反刍兽疫。

②羊出现体温升高、呼吸加快，皮肤、黏膜上出现痘疹，由红斑到丘疹，突出皮肤表面，遇化脓菌感染则形成脓疱继而破溃结痂等症状的，应怀疑感染

绵羊痘或山羊痘。

（2）宰前检查后的处理　根据《羊屠宰检疫规程》规定，宰前检查后的处理方法如下。

①经宰前检疫合格的，准予屠宰。

②检疫不合格的，按以下规定处理。

a. 发现有口蹄疫、痒病、小反刍兽疫、绵羊痘和山羊痘、炭疽等疫病症状的，限制移动，并按照《动物防疫法》《重大动物疫情应急条例》《动物疫情报告管理办法》和《病死及病害动物无害化处理技术规范》等有关规定处理。

b. 发现有布鲁菌病症状的，病羊按布鲁菌病防治技术规范处理，同群羊隔离观察，确认无异常的，准予屠宰。

c. 怀疑患有本规程规定疫病及临床检查发现其他异常情况的，按相应疫病防治技术规范进行实验室检测，并出具检测报告。实验室检测必须由省级动物卫生监督机构指定的具有资质的实验室承担。

d. 发现患有本规程规定以外疫病的，应隔离观察，确认无异常的，准予屠宰；隔离期间出现异常的，按《病死及病害动物无害化处理技术规范》等有关规定处理。

e. 确认为无碍于肉食安全且濒临死亡的羊，视情况进行急宰。

4. 同步检疫

（1）同步检疫的程序和内容　根据《羊屠宰检疫规程》的规定，羊宰后同步检疫的程序和内容基本与牛的要求相同。不同之处有以下几点。

①头部检查：必要时剖检的淋巴结为下颌淋巴结，检查其形状、色泽及有无肿胀、淤血、出血、坏死灶等。

②切开胆管检查时，主要检查有无寄生虫（肝片吸虫病）。

（2）同步检疫后的处理　根据《羊屠宰检疫规程》规定，同步检疫后的处理方法如下。

①检疫合格的，由官方兽医出具《动物检疫合格证明》，加盖检疫验讫印章，对分割包装的肉品加施检疫标志。

②检疫不合格的，由官方兽医出具《动物检疫处理通知单》，并按以下规定处理。

a. 发现患有本规程规定疫病的，按前述"宰前检查后的处理"中的②和有关规定处理。

b. 发现患有本规程规定以外疫病的，官方兽医监督场（厂）方对病羊胴体及副产品按《病死及病害

动物无害化处理技术规范》处理，对污染的场所、器具等按规定实施消毒，并做好《生物安全处理记录》。

5. 检疫记录

屠宰场（厂）应在官方兽医监督指导下做好待宰、急宰、生物安全处理等环节各项记录，官方兽医应做好入场监督查验、检疫申报、宰前检查、同步检疫等环节并记录。检疫记录应保存12个月以上。

四、家禽屠宰检疫

（一）检疫对象

《家禽屠宰检疫规程》规定，家禽屠宰检疫的对象为高致病性禽流感、新城疫、禽白血病、鸭瘟、禽痘、小鹅瘟、马立克病、鸡球虫病、禽结核病。

（二）检疫合格标准

同生猪屠宰检疫的规定。

（三）屠宰检疫程序和方法

1. 入场（厂）监督查验

程序和要求与猪屠宰检疫的要求一致。

2. 检疫申报

同生猪屠宰检疫的规定。

3. 宰前检查

官方兽医应对家禽采用群体检查与个体检查相结合的方法进行宰前检查。其中，个体检查的对象包括群体检查时发现的异常禽只和随机抽取的禽只（每车抽60～100只）。

（1）宰前检查的内容　根据《家禽屠宰检疫规程》和《家禽产地检疫规程》的规定，宰前检查的内容如下。

①禽出现突然死亡、死亡率高，病禽极度沉郁，头部和眼睑部水肿，鸡冠发绀、脚鳞出血和神经紊乱，鸭、鹅等水禽出现明显神经症状、腹泻，角膜炎甚至失明等症状的，怀疑感染高致病性禽流感。

②出现体温升高、食欲减退、神经症状，缩颈闭眼、冠髯暗紫，呼吸困难，口腔和鼻腔分泌物增多，嗉囊肿胀，腹泻，产蛋减少或停止，少数禽突然发病，无任何症状而死亡等症状的，怀疑感染新城疫。

③出现呼吸困难、咳嗽，停止产蛋或产薄壳蛋、畸形蛋、褪色蛋等症状的，怀疑感染鸡传染性支气管炎。出现呼吸困难、伸颈呼吸，发出咯咯声或咳嗽

声,咳出血凝块等症状的,怀疑感染鸡传染性喉气管炎。

④出现腹泻,排浅白色或淡绿色稀粪,肛门周围的羽毛被粪污染或沾染泥土,饮水减少、食欲减退、消瘦、畏寒,步态不稳、精神委顿、头下垂、眼睑闭合、羽毛无光泽等症状的,怀疑感染鸡传染性法氏囊病。

⑤出现食欲减退、消瘦、腹泻、体重迅速减轻,死亡率较高,运动失调、劈叉姿势,虹膜褪色、单侧或双眼灰白色混浊所致的白眼病或瞎眼,颈、背、翅、腿和尾部形成大小不一的结节及瘤状物等症状的,怀疑感染马立克病。

⑥出现食欲减退或废绝、畏寒,尖叫,排乳白色稀薄黏腻粪便,肛门周围污秽,闭眼呆立、呼吸困难,偶见共济失调、运动失衡,肢体麻痹等神经症状的,怀疑感染鸡白痢。

⑦出现体温升高,食欲减退或废绝、翅下垂、脚无力,共济失调、不能站立,眼流浆性或脓性分泌物,眼睑肿胀或头颈皮下水肿,排绿色稀便,衰竭虚脱等症状的,怀疑感染鸭瘟。

⑧出现突然死亡,精神萎靡,倒地两脚划动而迅速死亡,厌食、嗉囊松软,内有大量液体和气体,排灰白或淡黄绿色混有气泡的稀粪,呼吸困难,鼻端流出浆性分泌物,喙端色泽变暗等症状的,怀疑感染小鹅瘟。

⑨出现冠、肉髯和其他无羽毛部位发生大小不等的疣状块,皮肤增生性病变,口腔、食道、喉或气管黏膜出现白色结节或黄色白喉膜病变等症状的,怀疑感染禽痘。

⑩出现精神沉郁、羽毛松乱、不喜活动、食欲减退、逐渐消瘦,泄殖腔周围羽毛被稀粪沾污,运动失调、足和翅发生轻瘫,嗉囊内充满液体,可视黏膜苍白,排水样稀粪、棕红色粪便、血便,间歇性腹泻,群体均匀度差,产蛋下降等症状的,怀疑感染鸡球虫病。

(2)宰前检查后的处理　根据《家禽屠宰检疫规程》规定,宰前检查后的处理方法如下。

①经宰前检疫合格的,准予屠宰,并回收《动物检疫合格证明》。

②检疫不合格的,按以下规定处理。

a.发现有高致病性禽流感、新城疫等疫病症状的,限制移动,并按照《动物防疫法》《重大动物疫情应急条例》《动物疫情报告管理办法》和《病死及病害动物无害化处理技术规范》等有关规定处理。

b.发现有鸭瘟、小鹅瘟、禽白血病、禽痘、马立克病、禽结核病等疫病症状的,患病家禽按国家有关规定处理。

c.怀疑患有本规程规定疫病及临床检查发现其他异常情况的,按相应疫病防治技术规范进行实验室检测,并出具检测报告。实验室检测必须由省级动物卫生监督机构指定的具有资质的实验室承担。

d.发现患有本规程规定以外疫病的,应隔离观察,确认无异常的,准予屠宰;隔离期间出现异常的,按《病死及病害动物无害化处理技术规范》等有关规定处理。

4.同步检疫

(1)同步检疫的程序和内容　根据《家禽屠宰检疫规程》的规定,宰后同步检疫的程序和内容如下。

①屠体检查:按部位检查要点如下。

a.体表:检查色泽、气味、光洁度、完整性及有无水肿、痘疮、化脓、外伤、溃疡、坏死灶、肿物等。

b.冠和髯:检查有无出血、水肿、结痂、溃疡及形态有无异常等。

c.眼:检查眼睑有无出血、水肿、结痂,眼球是否下陷等。

d.爪:检查有无出血、淤血、增生、肿物、溃疡及结痂等。

e.肛门:检查有无紧缩、淤血、出血等。

②抽检:日屠宰量在1万只以上(含1万只)的,按照1%的比例抽样检查,日屠宰量在1万只以下的抽检60只。抽检发现异常情况的,应适当扩大抽检比例和数量。

a.皮下:检查有无出血点、炎性渗出物等。

b.肌肉:检查颜色是否正常,有无出血、淤血、结节等。

c.鼻腔:检查有无淤血、肿胀和异常分泌物等。

d.口腔:检查有无淤血、出血、溃疡及炎性渗出物等。

e.喉头和气管:检查有无水肿、淤血、出血、糜烂、溃疡和异常分泌物等。

f.气囊:检查囊壁有无增厚浑浊、纤维素性渗出物、结节等。

g.肺脏:检查有无颜色异常、结节等。

h.肾脏:检查有无肿大、出血、苍白、尿酸盐沉积、结节等。

i.腺胃和肌胃:检查浆膜面有无异常。剖开腺胃,检查腺胃黏膜和乳头有无肿大、淤血、出血、坏死灶和溃疡等;切开肌胃,剥离角质膜,检查肌层内表面有无出血、溃疡。

j. 肠道:检查浆膜有无异常。剖开肠道,检查小肠黏膜有无淤血、出血等,检查盲肠黏膜有无枣核状坏死灶、溃疡等。

k. 肝脏和胆囊:检查肝脏形状、大小、色泽及有无出血、坏死灶、结节、肿物等。检查胆囊有无肿大等。

l. 脾脏:检查形状、大小、色泽及有无出血和坏死灶、有无灰白色或灰黄色结节等。

m. 心脏:检查心包和心外膜有无炎症变化等,心冠状沟脂肪、心外膜有无出血点、坏死灶、结节等。

n. 法氏囊(腔上囊):检查有无出血、肿大等。剖检有无出血、干酪样坏死等。

o. 体腔:检查内部清洁程度和完整性,有无赘生物、寄生虫等。检查体腔内壁有无血凝块、粪便和胆汁污染及其他异常等。

③复检:官方兽医对上述检疫情况进行复查,综合判定检疫结果。

(2)同步检疫后处理　根据《家禽屠宰检疫规程》规定,同步检疫后的处理方法如下。

①检疫合格的,由官方兽医出具《动物检疫合格证明》,加施检疫标志。

②检疫不合格的,由官方兽医出具《动物检疫处理通知单》,并按以下规定处理。

a. 发现患有本规程规定疫病的,按前述"宰前检查后的处理"中的②和有关规定处理。

b. 发现患有本规程规定以外其他疫病的,患病家禽屠体及副产品按《病死及病害动物无害化处理技术规范》的规定处理,污染的场所、器具等按规定实施消毒,并做好《生物安全处理记录》。

第四节　病害动物和病害动物产品生物安全处理

做好屠宰环节的生物安全工作,对于防止疫病传播、保障消费者健康十分重要。在屠宰检疫中检出的患病动物及其产品,不得随意处置,必须按照国家有关规定严格处理。

《病害动物和病害动物产品生物安全处理规程》(GB 16548—2006),以下简称《生物安全处理规程》,规定了病害动物和病害动物产品的销毁、生物安全处理的技术要求。《生物安全处理规程》已于2017年废止,农业部2017年下发了《病死及病害动

物无害化处理技术规范》作为替代,对病死和病害动物生物安全处理介绍如下。

一、生物安全处理的概念

生物安全处理是指"通过用焚烧、化制、掩埋或其他物理、化学、生物学等方法将病害动物尸体和病害动物产品或附属物进行处理,以彻底消灭其所携带的病原体,达到消除病害因素,保障人畜健康安全的目的"。

二、生物安全处理的适用范围

适用于国家规定的染疫动物及其产品、病死、毒死或者死因不明的动物尸体、经检验对人畜健康有危害的动物和病害动物产品、国家规定的其他应该进行生物安全处理的动物或动物产品。

三、生物安全处理方法

根据《生物安全处理规程》的规定,生物安全处理的方法有销毁和无害化处理两大类。

(一)销毁

1. 适用对象

①确认为口蹄疫、猪水疱病、猪瘟、非洲猪瘟、非洲马瘟、牛瘟、牛传染性胸膜肺炎、牛海绵状脑病、痒病、绵羊梅迪-维斯那病、蓝舌病、小反刍兽疫、绵羊痘和山羊痘、山羊关节炎脑炎、高致病性禽流感、鸡新城疫、炭疽、鼻疽、狂犬病、羊快疫、羊肠毒血症、肉毒梭菌毒素中毒症、羊猝狙、马传染性贫血、猪痢疾(病原为猪痢疾短螺旋体)、猪囊尾蚴病、急性猪丹毒、钩端螺旋体病(已黄染肉尸)、布鲁菌病、结核病、鸭瘟、兔病毒性出血症、野兔热的染疫动物以及其他严重危害人畜健康的病害动物及其产品。

②病死、毒死或不明死因动物的尸体。

③经检验对人畜有毒有害的、需销毁的病害动物和病害动物产品。

④从动物体割除下来的病变部分。

⑤人工接种病原微生物或进行药物试验的病害动物和病害动物产品。

⑥国家规定的其他应该销毁的动物和动物产品。

2. 操作方法

(1)焚毁　将病害动物尸体、病害动物产品投入

焚化炉或用其他方式烧毁碳化。

（2）掩埋　本法不适用于患有炭疽等芽胞杆菌类疫病以及牛海绵状脑病和痒病的染疫动物及其产品、组织的处理。具体掩埋要求如下。

①掩埋地区应远离学校、公共场所、居民住宅区、村庄、动物饲养和屠宰场所、饮用水源地、河流等地区。

②掩埋前应对需掩埋的病害动物尸体和病害动物产品实施焚烧处理。

③掩埋坑底铺 2 cm 厚生石灰。

④掩埋后需将掩埋土夯实。病害动物尸体和病害动物产品上层应距地表 1.5 m 以上。

⑤焚烧后的病害动物尸体和病害动物产品表面以及掩埋后的地表环境应使用有效消毒药喷洒消毒。

（二）无害化处理

1. 化制

（1）适用对象　除规定的动物疫病以外其他疫病的染疫动物，以及病变严重、肌肉发生退行性变化的动物的整个尸体或胴体、内脏。

（2）操作方法　将原料分类，分别投入干化机和湿化机进行化制。

2. 消毒

（1）适用对象　除规定的动物疫病以外其他疫病的染疫动物的生皮、原毛以及未经加工的蹄、骨、角、绒。

（2）操作方法　有以下几种方法。

①高温处理法：适用于染疫动物蹄、骨和角的处理。方法是将肉尸体作高温处理时剔出的蹄、骨、角放入高压锅内蒸煮至骨脱胶或脱脂为止。

②盐酸食盐溶液消毒法：适用于被病原微生物污染或可疑被污染和一般染疫动物的皮毛消毒。方法是用 2.5% 盐酸溶液和 15% 食盐水溶液等量混合，将皮张浸泡在此溶液中，并使液温保持在 30℃，浸泡 40 h，1 m² 皮张用 10 L 的消毒液，浸泡后捞出沥干，放入 2% 氢氧化钠溶液中，以中和皮张上的酸，再用水冲洗后晾干。也可用 100 mL 25% 食盐水溶液中加入盐酸 1 mL 配制消毒液，在室温 15℃条件下浸泡 48 h，皮张与消毒液之比为 1：4（体积比），浸泡后捞出沥干，再放入 1% 氢氧化钠溶液中浸泡，以中和皮张上的酸，再用水冲洗后晾干。

③过氧乙酸消毒法：适用于任何染疫动物的皮毛消毒。方法是将皮毛放入新鲜配制的 2% 过氧乙酸溶液中浸泡 30 min，捞出，用水冲洗后晾干。

④碱盐液浸泡消毒法：适用于被病原微生物污染的皮毛消毒。方法是将皮毛浸入 5% 碱盐液（饱和盐水内加 5% 氢氧化钠）中，室温（18～25℃）浸泡 24 h，并随时加以搅拌，然后取出挂起，待碱盐液流净，放入 5% 盐酸液内浸泡，使皮毛上的碱液中和，捞出，用水冲洗后晾干。

⑤煮沸消毒法：适用于染疫动物鬃毛的处理。方法是将鬃毛于沸水中煮沸 2～2.5 h。

复习思考题

1. 屠宰检疫的目的和作用是什么？
2. 宰前检疫的概念和意义是什么？
3. 宰后检疫的概念和意义是什么？
4. 常见的淋巴结病变有哪些？
5. 病害动物和病害动物产品无害化处理的方法包括哪些？

（包福祥　杜雅楠）

第九章 屠宰畜禽重要传染病和寄生虫病的检疫与处理

动物检疫是由国家法定机构、法定人员依照法定条件和程序检查检验动物、动物产品及其运载工具中的法定对象(重要动物疫病),并根据查验结果作出相应处理的行政行为。动物检疫是有效防止动物疫病传播、促进畜牧业发展和保护人类健康的一种综合性控制措施,涉及进出境动物检疫、国内检疫的产地检疫、屠宰检疫和运输检疫监督、市场检疫监督。其中屠宰检疫不仅在疫病控制方面是产地检疫的继续与补充,更是动物源性食品卫生方面的关键环节,直接关系到消费者的利益与人类健康,具有重要的兽医公共卫生学意义。本章就屠宰检疫中一些重要检疫对象的检疫要点与相应处理要求进行介绍。

第一节 屠宰畜禽重要传染病的检疫与处理

一、口蹄疫

口蹄疫(foot and mouth disease,FMD)是由口蹄疫病毒感染引起的偶蹄动物的一种急性、热性、高度接触性传染病。主要危害牛、羊、猪等家畜,人易感性低,但也可感染发病,仅见个别病例报道。FMD被我国列为一类动物疫病,也是世界动物卫生组织(OIE)规定的法定通报动物疫病。

(一)宰前检疫

患牛病初体温升高,精神不振,食欲减退,闭口流涎。在口鼻腔黏膜、舌面和蹄部皮肤可见水疱和溃疡。病牛站立不稳、跛行,严重者蹄匣脱落。

患羊症状与牛基本相似,但较轻微,水疱消失较快。绵羊水疱症状多见于四肢蹄部,偶尔也见于口腔黏膜。山羊的水疱多见于口腔中硬腭和舌面。

病猪起初体温升高,精神不振,食欲不振或废绝。病猪常卧地不起、跪行或者跛行,水疱症状多见于蹄部,严重者蹄壳脱落,口腔黏膜和鼻盘也可见水疱症状。

(二)宰后检验

患病动物口腔、蹄部、乳房、咽喉、气管、支气管和胃黏膜可见水疱、烂斑和溃疡。反刍动物在食管、瘤胃黏膜(肉柱部分)和瓣胃黏膜可见浅平褐色水疱烂斑或痂块,真胃与肠黏膜有时出现出血性炎症。心脏因心肌纤维脂肪变性而柔软扩张。病势严重时,心内膜有出血斑,心外膜有出血点,左心室壁和室中隔肌肉因发生脂肪变性和坏死,切面可见不整齐的斑点和灰白色或带黄色的条纹,即"虎斑心"病变。

根据该病的临诊症状,结合流行病学调查资料分析,可进行初步诊断。但患病经过不典型或病变不完全时,确诊需要依赖国家标准中的方法进行病毒分离鉴定和血清学试验。

(三)处理

宰前检疫发现口蹄疫病畜时,采取不放血的方法扑杀,并进行销毁。确诊患口蹄疫的病畜的整个胴体、内脏、皮毛及血液等,必须销毁。

二、炭疽

炭疽(anthrax)是由炭疽杆菌感染引起的人畜共患病,是一种急性、热性、败血性传染病。该病主要呈急性经过,多以突然死亡、天然孔出血、尸僵不全、血凝不良呈煤焦油样为特征。目前该病分布于世界各国,多散在发生。人往往是由于直接接触病畜、解剖和处理胴体或接触染有炭疽病原体的畜产品而感染发病,多表现为皮肤炭疽、肺炭疽和肠炭疽,偶发败血症而死亡。

(一)宰前检疫

1. 最急性型

最急性型常见于羊。此型发病急剧,其特征表现为突然站立不稳,全身痉挛,迅即倒地;高热,呼吸困难,天然孔出血,血凝不良,迅速死亡。

2. 急性或亚急性型

急性型或者亚急性型常见于牛、马。多数病畜精神不振,少数兴奋不安,但很快转为高度抑郁。病畜体温升高,食欲废绝,行走蹒跚,肌肉震颤,呼吸困难,可视黏膜发绀或有出血点,天然孔出血,粪便带血、尿暗红,最后窒息而死。亚急性型患畜还可在颈部、咽部、胸部、腹部、腰部、肩胛部、外阴部、直肠或口腔黏膜等处发生炭疽痈,病变部位出现界限明显的局灶性炎性水肿,开始时热痛,触诊如面团,不久热痛消失,甚至软化龟裂,渗出淡黄色液体。急性者一般2 d死亡,亚急性者病程为2~7 d。

3. 慢性型

慢性型常见于猪,一般无明显症状,主要是咽型炭疽,病猪吞咽、呼吸困难、黏膜发绀,屠宰时可见颌下淋巴结、肠系膜和肺脏有病变,常呈现热性咽炎,咽喉部和附近淋巴结肿胀。

(二)宰后检验

宰后检验检测到的炭疽多为痈型炭疽、咽型炭疽、肠型炭疽和肺炭疽等。

牛宰后检验多见痈型炭疽,主要病变是痈变部位的皮下有明显的出血性胶样浸润,附近淋巴结肿大,周围水肿,淋巴结切面呈暗红色或砖红色。

猪宰后检验炭疽多呈局部性病变,以咽型炭疽最为常见,其特征是一侧或双侧下颌淋巴结肿大、出血,刀切时感觉硬而脆,切面呈樱桃红色或砖红色,上有数量不等的紫黑、砖红或黑红色小坏死灶,淋巴结周围组织有不同程度的胶冻样浸润。此外,扁桃体也常发生充血、水肿、出血及溃疡。猪肠型炭疽主要见于十二指肠和空肠前半段的少数或全部肠系膜淋巴结,表现出肿大、出血、坏死的病变,与咽型炭疽相似。

根据该病的临诊症状,结合流行病学调查资料分析,采用细菌学检查、Asocli氏沉淀试验、青霉素串珠试验、PCR技术等均可确诊该病。

(三)处理

宰前检疫发现患炭疽病畜时,采取不放血的方法扑杀,将胴体销毁。确诊患炭疽的病畜整个胴体、内脏、皮毛及血液等必须做销毁处理。

三、结核病

结核病(tuberculosis)是由分枝杆菌引起的人畜共患病,是一种慢性传染病。常见于牛(尤其奶牛),其次是猪和鸡,羊较少见。人的牛分枝杆菌感染主要是通过饮用污染了牛分枝杆菌而未经消毒或消毒不充分的牛乳引起的。

(一)宰前检疫

结核病患畜的共同表现是全身渐进性消瘦和贫血,尤其是患牛最明显。肺结核较为常见,患畜常咳嗽并伴有肺部异常,呼吸迫促,呼吸音粗糙并伴有啰音或摩擦音。淋巴结核的患畜体表淋巴结(如肩前、腹股沟、颌下、颈和咽淋巴结)肿大,严重者可在腹膜和膈膜处出现病灶。乳房结核的患畜临诊表现有多种,有的表现为单纯的乳房肿胀,无热、无痛;有的表现为乳房表面有凹凸不平的坚硬大肿块,或乳腺中有多数不痛、不热的坚硬结节。泌乳期可见乳汁稀薄如水,内含大量白色絮片和碎屑。肠结核则表现为顽固性下痢,或便秘和腹泻交替出现。

猪结核在临诊上能被发现的多为淋巴结核,常见有下颌淋巴结结核、咽淋巴结结核和颈淋巴结结核等。主要特征是淋巴结肿大发硬,无热痛。

禽结核病鸡精神萎靡,进行性消瘦,胸部肌肉明显萎缩,胸骨显露,羽毛粗乱,出现严重贫血,冠及肉髯苍白萎缩,个别病鸡出现腹泻,但体温正常。

(二)宰后检验

结核病畜的胴体通常都比较消瘦,器官或组织形成结核结节、干酪样坏死或钙化灶是结核病的特征性病变。结核病变可发生在体内任何器官和淋巴结。牛结核在胸膜和腹膜可发现密集的粟粒大小灰白色结核结节,形如珍珠状。禽结核病常在肝、脾、肠及骨髓中发现结核结节病变,而其他脏器较少见。

在临诊症状和流行病学调查资料分析基础上,根据结核菌素变态反应及剖检特点,配合细菌学检查即可作出确诊。

(三)处理

确诊患结核病的病畜禽整个胴体及其产品,均应做销毁处理。

四、布鲁氏菌病

布鲁氏菌病(brucellosis)又称为布氏杆菌病,简称布病,是由布鲁菌感染引起的人畜共患传染病。家畜以牛、羊、猪较易感。人可通过与病畜或带菌动物和动物产品的接触,食用消毒不充分的病畜肉、污染的乳及乳制品而引起感染发病。

(一)宰前检疫

怀孕母畜流产是主要症状,流产时胎衣往往滞留,胎儿死亡。公畜主要表现为睾丸炎或附睾炎,有些病畜呈现关节炎、滑液囊炎,常侵害膝关节和腕关节,关节肿胀、疼痛,出现跛行。必要时可进行平板凝集试验检疫。

(二)宰后检验

主要病变为生殖器官的炎性坏死,脾、淋巴结、肝、肾等部位形成特征性肉芽肿(布病结节)。如有下列病变之一,应考虑有布鲁菌病的可能。

①猪有阴道炎、睾丸炎及附睾炎、化脓性关节炎、骨髓炎、颈部及四肢肌肉变性,子宫黏膜有较多的高粱粒大的黄白色结节。牛、羊有阴道炎、子宫炎、睾丸炎等。

②肾皮质部出现荞麦粒大小的灰白色结节。

③管状骨或椎骨中积脓或形成外生性骨疣,使骨外膜表面呈现高低不平的现象。

通过做细菌学检查或凝集试验、补体结合试验等确诊该病。

(三)处理

确诊患布鲁氏菌病的病畜整个胴体及其产品,均应做销毁处理。

五、猪瘟

猪瘟(Classical Swine Fever, CSF)又称为猪霍乱(hog cholera),是由猪瘟病毒(CSFV)感染引起猪的一种热性、高度接触性传染病。该病分布广、危害大,被我国列为一类动物疫病,也是 OIE 规定的法定通报动物疫病。猪瘟病毒对人无致病性。

(一)宰前检疫

1. 最急性型

病猪表现急性败血病症状。病猪突然发病,高热稽留,皮肤和黏膜发绀,有出血点。

2. 急性型

病猪发热,精神沉郁,食欲减退或废绝,拱背怕冷,后肢乏力,步态蹒跚,重者可见全身性痉挛现象。两眼无神,眼结膜潮红,口腔黏膜发绀或苍白。在耳、鼻、腹下、股内侧、会阴等处可见出血斑点,先便秘后腹泻。公猪阴茎鞘内积有恶臭尿液。

3. 亚急性型

与急性型表现相似,体温升高,扁桃体、舌、唇及齿龈可见溃疡。病猪多处皮肤可见出血点,常并发肺炎和肠炎。

4. 慢性型

病猪消瘦,便秘与腹泻交替出现。腹下、四肢和股部皮肤有出血点或紫斑。扁桃体肿大,有时出现溃疡。

(二)宰后检验

1. 最急性型

可见黏膜、浆膜和内脏有少量出血斑点,但无特征性变化。

2. 急性型

全身皮肤尤其颈部、腹部、股内侧、四肢等处皮肤,可见暗红或紫红色的出血点或出血斑,指压不褪色。全身浆膜、黏膜与心、肺、膀胱、喉头、胆囊也有出血点。全身大部分淋巴结常呈现出血性炎症变化,淋巴结肿胀和出血,且出血的髓质与未出血的皮质镶嵌,使之呈现大理石样外观。脾脏一般不肿大,边缘出血性梗死,呈紫黑色。肾脏呈土黄色,表面有针尖状出血点。胃肠黏膜潮红,可见散布许多小出血点。

3. 亚急性和慢性型

病变主要见于肺脏和大肠。亚急性型病猪肺的切面呈暗红色,质地致密,间质可见水肿、出血,局部肺表面有红色网纹。慢性型病猪肺脏表面有黄色纤维素,间质增厚,呈大理石样。肺脏、心包和胸膜常发生粘连。慢性型病猪大肠病变主要为回肠末端、盲肠和结肠黏膜有纽扣状溃疡。

确诊需进行荧光抗体染色、荧光抗体病毒中和试验、酶联免疫吸附试验、兔体交互免疫试验及 RT-PCR 等。

(三)处理

确诊为猪瘟病猪的整个胴体及其产品,均应做销毁处理。

六、猪繁殖与呼吸综合征(蓝耳病)

猪繁殖与呼吸综合征(porcine reproductive and respiratory syndrome,PRRS)是由猪繁殖与呼吸综合征病毒(PRRSV)感染引起猪的一种高度接触性传染病,又称为猪蓝耳病。近年来由 PRRSV 变异株引起的高致病性猪蓝耳病是一种急性高致死性疫病,被我国列为一类动物疫病,也是 OIE 规定的法定通报动物疫病。

(一)宰前检疫

1. 高致病性猪蓝耳病

病猪体温明显升高,可达 41℃ 以上;眼结膜发炎、眼睑水肿;有咳嗽、气喘等呼吸道症状;部分病猪有后躯无力、不能站立或共济失调等神经症状;仔猪发病率可达 100%,病死率可达 50% 以上,母猪流产率可达 30% 以上,成年猪也可发病死亡。

2. 经典猪蓝耳病

母猪精神不振,食欲减退,呼吸困难。有的猪四肢及两耳发绀,有的部位带有蓝色,故称为"蓝耳病"。少数病猪体温升高,不孕或早产、后期流产、死胎、木乃伊胎和弱仔;仔猪体质衰弱,肌肉震颤,共济失调,大部分新生仔猪头部水肿,出现凸形头。有些仔猪出现气喘或两耳发绀;公猪食欲不振,体重减轻,咳嗽,精液质量明显下降或不育。育肥猪仅出现轻微的呼吸困难。

(二)宰后检验

1. 高致病性猪蓝耳病

可见脾脏边缘或表面出现梗死灶,镜检可见出血性梗死;肾脏呈土黄色,表面可见针尖至小米粒大小的出血点斑;皮下、扁桃体、心脏、膀胱、肝脏和肠道均可见出血点和出血斑;心脏、肝脏和膀胱可见出血性、渗出性炎症等病变。部分病例可见胃肠道出血、溃疡、坏死。

2. 经典猪蓝耳病

可见肺脏呈暗红色、肿大,腹膜和肾脏周围脂肪、皮下脂肪、肠系膜淋巴结出现水肿,胸腔积液、心外膜液、腹水量增多,耐过猪多发生浆膜炎、关节炎、脑膜炎等。

确诊需要进行病毒分离鉴定或者 RT-PCR 检测。

(三)处理

确诊为高致病性猪蓝耳病的猪胴体及其产品必须销毁,经典猪蓝耳病的猪胴体及其产品应做化制处理。

七、猪丹毒

猪丹毒(swine erysipelas)是由红斑丹毒丝菌(俗称为丹毒杆菌)感染引起的一种人兽共患的急性、热性传染病。该病主要发生于猪,其他家畜、家禽及一些鸟类和鱼也有感染的报道。人可由于病原菌从损伤的皮肤或黏膜侵入或者食用污染的肉产品而感染发病,称为类丹毒(erysipeloid)。

(一)宰前检疫

1. 急性败血型

病猪体温升高达 42℃ 以上,高热稽留,厌动,食欲废绝,间有呕吐,离群独卧;发病 1～2 d 后,皮肤上出现大小不等、形状不同红斑,以耳、腹及腿内侧较多见,指压时褪色。

2. 亚急性疹块型

特征性症状是在颈、肩、胸、腹、背及四肢等处皮肤上出现圆形、方形、菱形或不规则形状的红色疹块,有的疹块中心部分变浅,边缘部分呈灰紫色。也有的疹块表面中心产生小水疱,或变成棕色痂块。还有的痂块自然脱落,留下缺毛的疤痕。

3. 慢性型

四肢关节特别是腕关节、跗关节常发生浆液性纤维素性关节炎。伴发心内膜炎时,听诊心跳加快、杂音明显。有的病猪背、肩、耳、蹄、尾等处皮肤成片坏死或脱落,严重者整个耳壳、尾末端或蹄壳全部脱落。

(二)宰后检验

1. 急性败血型

耳根、颈部、胸前、腹壁和四肢内侧等处皮肤上,有不规则的鲜红色斑块,指压褪色。红斑可相互融合成片,微隆起于周围正常的皮肤表面。全身淋巴结充血肿胀,切面多汁,呈红色或紫红色。脾肿大明显,质地柔软,呈樱桃红色,切面外翻,结构模糊不清。肾脏肿大淤血,皮质部可见大小、数目不等的小点状出血,切面常有肿大出血的肾小球显现。肺充血、水肿。心包积液，心冠脂肪充血发红，心内外膜点状出血。胃肠黏膜呈急性卡他性或出血性炎症变化。

2. 亚急性疹块型

以颈、背、腹侧部皮肤疹块为特征，疹块部的皮肤和皮下结缔组织充血并有浆液浸润和出血变化，或有坏死。有的疹块部分病变并发生坏死脱落，留下灰色的疤痕。内脏仍具有败血型的病变。

3. 慢性型

四肢关节变形肿大或粘连，切开腕关节和跗关节的肿胀部分，有黄色浆液流出，其中常混有白色絮状物。心内膜炎主要病变为心脏二尖瓣上有溃疡性或菜花状赘生物。

（三）处理

急性猪丹毒病猪的胴体及其产品应做销毁处理，其他类型病猪胴体及其产品做化制处理。

八、猪肺疫

猪肺疫（swine pasteurellosis）即猪巴氏杆菌病，是由多杀性巴氏杆菌感染引起的猪的一种急性热性传染病。其特征是最急性型呈败血症和咽喉炎，急性型呈纤维素性胸膜肺炎，慢性型主要表现慢性肺炎或慢性胃肠炎。

（一）宰前检疫

最急性型俗称"锁喉风"，常无明显症状突然死亡。病程稍长则出现发热，食欲废绝，呼吸高度困难，呈犬坐姿势，口鼻流出泡沫，可视黏膜发绀，咽喉部发热、肿胀、坚硬，前后可延伸至耳根与胸部；急性型较为常见，主要表现为纤维素性胸膜肺炎症状，体温升高，干咳，有鼻液和脓性结膜炎，耳根和四肢内侧有红斑，后期呼吸困难，可视黏膜发绀；慢性型主要表现为慢性肺炎或慢性胃肠炎症状。

（二）宰后检验

最急性型可见全身浆膜、黏膜和皮下组织有出血点，尤其咽喉部及其周围组织有明显的出血性浆液性炎症变化，颌下、咽喉和颈部皮下有大量淡红色略透明的水肿液流出，局部组织因被水肿液浸润而呈胶冻样。下颌、咽后和颈部淋巴结明显发红肿大，切面多汁，并有出血点。

急性型和慢性型多以典型的纤维素性胸膜肺炎为特征。肺炎病变主要位于肺脏的尖叶、心叶和膈叶的前部，严重的可波及整个肺叶。在肺组织内有大小不等的肝变区，颜色从暗红、灰红到棕绿色不等。肝变区的切面可见间质增宽，常杂有大小不等、形状不一的灰黄色坏死灶，眼观病肺呈大理石样纹理。肺脏和胸膜发生浆液性纤维素性炎症，严重者发生粘连，胸腔和心包积有含纤维素凝块的浑浊液体，肺炎区的胸膜上附有黄白色纤维素性薄膜。

根据临诊症状和病理变化，可进行肝、脾触片或心血涂片镜检和病原分离鉴定进行确诊。

（三）处理

确诊为猪肺疫病猪的胴体、内脏和血液应做化制处理。

九、猪副伤寒

猪副伤寒（swine paratyphoid）即猪沙门氏菌病（salmonellosis），是由沙门氏菌感染引起猪的一种疫病。该病对幼畜有较大危害性，常表现为败血症或胃肠炎。某些血清型沙门氏菌能在动物和人类之间交叉感染，也可引起人类食物中毒，具有重要的公共卫生意义。

（一）宰前检疫

急性猪副伤寒多表现为败血症，病猪发热、精神不振、虚弱不食，有时四肢内收，匍匐在地，耳朵、腹部和股内侧皮肤先呈朱红色，后为紫红色。亚急性型和慢性型多表现为肠炎，病猪发热、精神不振、喜扎堆，眼有黏性或脓性分泌物，机体瘦弱贫血，长期腹泻，粪便呈糊状、具有恶臭味，粪内混有白色肠黏膜小片或有纤维素性渗出物。

（二）宰后检验

急性型耳根、胸前和腹下皮肤呈青紫色或有紫红色斑点，全身浆膜有点状出血，胃肠道卡他性炎症。亚急性或慢性型的胴体失水、消瘦。肠道病变为局灶性或弥漫性纤维素性坏死性炎症，病变多集中在回肠和大肠部分，脾脏肿大，肠系膜淋巴结索状肿大、灰红色，呈髓样肿胀。

确诊需进行细菌的分离和鉴定。单克隆抗体技术和 ELISA 可用来进行该病的快速诊断。

（三）处理

确诊为猪副伤寒病的整个胴体、内脏及其他副产品必须做化制处理。

十、猪 2 型链球菌病

猪 2 型链球菌病（Streptococcus suis serotype 2 disease）是由猪链球菌 2 型感染引起的一种人兽共患病，主要引起猪发生急性败血症，并可由病猪传染给人，引起人链球菌急性中毒性休克症。人的感染多与密切接触猪 2 型链球菌病的病猪、病死猪或食入病猪肉有关。

（一）宰前检疫

病猪起病急，体温升高至 42～43℃，步态不稳，行走困难，呼吸窘迫，眼结膜充血，眼有分泌物，病至 3～4 d 在腹股沟、臀部、耳尖部皮肤出现暗紫色点或斑，口鼻流红色泡沫液体，有的病猪出现共济失调、磨牙、昏睡等神经症状，停食，最后衰竭而死。一般病程 5 d 左右，多数于发病后 1～2 d 死亡。

（二）宰后检验

病理变化主要表现为血液凝固不良，胸、腹下和四肢皮肤有紫斑或出血斑点。肝脏、脾脏、心脏可能有不同程度出血。小肠黏膜有不同程度的充血和出血。病死猪的淋巴结肿大，其脂肪呈浅玫瑰色或红色。

确诊需进行病料涂片或触片镜检和细菌分离鉴定。

（三）处理

确诊患猪 2 型链球菌病的患畜整个胴体、内脏及其他副产品应做化制处理。

十一、猪支原体肺炎

猪支原体肺炎（mycoplasmal pneumonia of swine，MPS）又称猪地方流行性肺炎（swine enzootic pneumonia）或猪气喘病，是由猪肺炎支原体感染引起猪的一种慢性呼吸道传染病。

（一）宰前检疫

病猪的明显特征是在夜间、清晨、运动和吃食时发生持续性咳嗽。病猪呼吸加快，严重者张口喘气，发出似拉风箱的哮鸣声，呈明显腹式呼吸，伸颈拱背，或作犬坐姿势。病猪体温正常，食欲变化不明显。

（二）宰后检验

病变多局限于肺脏，常在肺的尖叶、心叶、中间叶和膈叶的前部出现融合性支气管肺炎变化。肺的病变部分与正常部分界限分明，通常左右两肺病变对称发生。肺脏呈肉样红色或灰红色，无弹性，有时呈米黄色，俗称"胰变"或者"虾肉样变"。支气管淋巴结肿大多汁，呈黄白色。

X 射线检查对生前确诊有重要价值。确诊可用 ELISA、免疫荧光试验和 PCR 进行。

（三）处理

确诊为猪支原体肺炎病畜的胴体和内脏应做化制处理；并发其他传染病者，可考虑与不同传染病处理方式结合处理。

十二、副猪嗜血杆菌病

副猪嗜血杆菌病（Haemophilus parasuis disease）是由副猪嗜血杆菌（Haemophilus parasuis）感染引起猪的多发性纤维素性浆膜炎和关节炎，又称为猪多发性浆膜炎与关节炎（swine polyserositis and arthritis）。临床上以发热、关节肿胀、呼吸困难、多发性浆膜炎、关节炎、高致死率为特征。

（一）宰前检疫

病猪发热，厌食，反应迟钝，呼吸困难，咳嗽，疼痛（尖叫），关节肿胀，跛行，皮肤及可视黏膜发绀，侧卧，消瘦和被毛凌乱，后续可能死亡，母猪发病可导致流产，公猪慢性跛行。

（二）宰后检验

在腹膜、心包膜和胸膜等浆膜面可见浆液性和化脓性纤维蛋白渗出物，严重病例可见豆腐渣样渗出物。腹腔积液，肝脾肿大、与腹腔粘连。腕关节与跗关节也有炎性渗出物。

腹股沟淋巴结切面呈大理石纹状，下颌淋巴结严重出血，肠系膜淋巴结变化不明显，脾脏有出血、边缘隆起米粒大的血泡，有时有梗死灶，肾乳头出血严重，肺间质水肿；最明显是心包积液，心包膜粗糙、增厚，心肌表面有大量纤维性渗出；喉头内有大量黏液；切开跗关节有胶冻样物。

确诊有赖于细菌学检查，也可通过琼脂扩散试验、补体结合试验和间接血凝试验等血清学方法进行确诊。

（三）处理

确诊患病猪的胴体和内脏应做化制处理。

十三、牛传染性胸膜肺炎

牛传染性胸膜肺炎（contagious bovine pleuropneumonia）又称为牛肺疫，是由丝状支原体丝状亚种感染牛引起的一种接触性传染性肺炎。该病主要侵害肺和胸膜，其病理特征主要为肺间质淋巴管、结缔组织和肺泡组织渗出性炎症和浆液性纤维素性肺炎。该病被我国列为一类动物疫病，也是世界动物卫生组织（OIE）规定的法定通报动物疫病。

（一）宰前检疫

病初患牛体温升高，呈稽留热型，精神沉郁，食欲减退，咳嗽，随后呼吸系统的症状逐渐加重，频繁咳嗽，常表现痛性短咳，流浆性或脓性鼻液，呼吸困难。听诊肺泡呼吸音减弱或消失，出现支气管呼吸音、啰音及胸膜摩擦音。叩诊胸部，患侧肩胛后有浊音或实音区，上界为一水平线或微凸曲线。胸腔积水时，胸前皮下和垂肉水肿。慢性病牛消瘦，不时发痛性短咳，听诊有湿音区，体温时高时低，食欲反复无常。

（二）宰后检验

特征性病变在胸腔和肺脏。胸腔内有大量无色或黄色积液，并含有絮状纤维素物。肺炎的肝变区多见于一侧肺的膈叶且以右侧较多，外观呈大理石样花纹。病程较长者，肺小叶发生肉变或坏死，坏死灶被结缔组织包围，形成坏死性包囊，后因发生干酪化或脓性液化，形成空洞或瘢痕。肺部淋巴结肿大。胸膜有纤维蛋白渗出物，肺与胸膜粘连。

确诊有赖于细菌学检查和血清学试验。

（三）处理

确诊为牛传染性胸膜肺炎病畜的整个胴体及其产品应做销毁处理。

十四、牛海绵状脑病

牛海绵状脑病（bovine spongiform encephalopathy，BSE）又称疯牛病（mad cow disease），是由朊病毒引起牛的一种潜伏期长、病势逐渐加重并以死亡为结局的中枢神经系统疾病。该病被我国列为一类动物疫病，也是世界动物卫生组织（OIE）规定的法定通报动物疫病。

（一）宰前检疫

BSE 的潜伏期从 2.5 年至 8 年不等，平均 5 年，最小病例为 20 月龄，最大病例为 18.1 岁。临诊症状不尽相同，但通常包括损伤性和敏感性的行为变化，可致体重下降及泌乳量减少。最常见的神经症状是恐惧，后肢运动失调，触觉和听觉高度敏感。发病母牛不愿进挤乳室，或在挤乳过程中拼命乱踢乱蹬。干乳期患牛，表现后肢失调，无力。患病母牛有时低头而立，脖颈伸直，耳朵朝后。异常的步态包括臀腰部摇摆和后肢过度伸展，有时会涉及前肢，病重者全身衰竭导致摔倒和躺卧不起。发病牛会因衰竭而死亡，或因饲养困难而被淘汰。病程 2 周到 6 个月。

（二）宰后检验

剖检病变不明显。主要组织病理学变化是脑组织呈海绵样外观（脑组织的空泡化），脑干灰质发生对称性海绵状变性，在神经纤维网和神经元中有数量不等的空泡。胶质细胞肿大增生，神经元消失，无任何炎症反应。

取组织病理学检测材料时，应对 BSE 可疑牛静脉注射高浓度的巴比妥酸盐溶液将其致死后，尽快取出全脑，并放在约 8 L 10% 福尔马林固定液中。用传统的石蜡包埋神经组织的方法，将延髓间脑部切成厚 5 μm 的切片，经 HE 染色后，检查特征性的海绵状变化和神经元空泡。用电子显微镜负染技术检查新鲜脑组织去污剂提出物中的特征性纤维（对应痒病相关纤维 SAF），以及用免疫印迹技术检测其宿主蛋白，都是辅助的诊断方法。当牛死后组织分解而难以或不能用组织学法诊断时，该方法具有重要意义。

（三）处理

①必须销毁患牛或疑似感染牛。剖检时，要特别注意将血液及其他污染物对牧场、畜舍或解剖室的污染控制在最小范围。

②禁止食用病畜或疑似感染病畜的肉、乳，特别是禁食危险部位（如脑、脊髓、脾、胸腺、扁桃体等）。

十五、牛传染性鼻气管炎

牛传染性鼻气管炎（bovine infectious rhinotracheitis,IBR)又称牛传染性坏死性鼻炎、坏死性鼻炎和红鼻病,是由牛传染性鼻气管炎病毒(IBRV)感染引起牛的一种接触性传染病。该病在临床上表现形式多样,以呼吸道型为主,伴有结膜炎、流产、乳腺炎,有时诱发小牛脑炎等。

(一)宰前检疫

1. 呼吸道型

急性病例主要表现整个呼吸道受损害,其次是消化道。患牛病初突发高热,精神委顿,拒食,流黏脓性鼻液,鼻黏膜高度充血,有浅溃疡,鼻窦及鼻镜组织高度发炎。常因炎性渗出物阻塞而呼吸高度困难,甚至张口喘气,由于鼻黏膜坏死而呼出恶臭气体,并有深部支气管性咳嗽。病牛有时排血痢。

2. 生殖道型

该型又称牛传染性脓疱阴户阴道炎、交合疹,由配种传染。病初轻度发热,尿频,排尿时感痛而不安。外阴和阴道黏膜充血潮红,黏膜表面有灰色小病灶,继而发展成小脓疱,外观黏膜呈颗粒状,黏膜表面覆盖黏性分泌物。部分病例小脓疱融合成片,连成一层灰色坏死膜。该型孕牛一般不发生流产。公牛包皮和阴茎上出现与母牛相似的症状和病变,故名传染性脓疱性龟头包皮炎。

3. 眼炎型

主要表现为角膜和结膜炎症。可见角膜下水肿,其上形成呈粒状的灰色坏死膜。眼、鼻流浆性或脓性分泌物。结膜充血、水肿,形成灰色坏死膜。有时可与呼吸道型同时发生。

4. 流产型

一般见于青年母牛初胎怀孕期的任何阶段,有时亦可见于经产牛。常于怀孕后5~8个月发生流产,多无前驱症状,胎衣常不滞留。

5. 脑膜脑炎型

仅犊牛发生,主要表现脑膜脑炎。病牛共济失调,出现神经症状。先沉郁后兴奋或沉郁与兴奋交替发生,口吐白沫,惊厥,最后倒卧,角弓反张。病程短,发病率低,但病死率高。

(二)宰后检验

特征性病变为呼吸道黏膜的高度炎症,有浅溃疡,其上覆有灰色、恶臭、脓性渗出物。可见化脓性肺炎和脾脏肿,肾脏包膜下有粟粒大、灰白色至灰黄色坏死灶散在,肝脏也有少量散在分布、粟粒大、灰黄色坏死灶。流产的胎儿有坏死性肝炎和脾脏局部坏死,有的皮肤水肿。

确诊需要进行病毒分离鉴定和血清学试验。

(三)处理

确诊患牛传染性鼻气管炎的病畜整个胴体及其产品应做化制处理。

十六、痒病

痒病(scrapie)又称为瘙痒病、震颤病或摇摆病,是由朊病毒侵害中枢神经系统引起的绵羊和山羊的慢性致死性疫病。该病以剧痒、共济失调和高致死率为特征。该病被我国列为一类动物疫病,也是世界动物卫生组织(OIE)规定的法定通报动物疫病。

(一)宰前检疫

以瘙痒与运动共济失调为临床特征。瘙痒部位多在臀部、腹部、尾根部、头顶部和颈背侧,常常是两侧对称性的。病羊频频摩擦,啃咬,蹬踢自身的发痒部位,造成大面积脱毛和皮肤损伤。运动失调表现为转弯僵硬、步态蹒跚或跌倒,最后衰竭,躺卧不起。其他神经症状有微颤、癫痫和视力丧失。

(二)宰后检验

除形体消瘦、脱毛、皮肤损伤外,内脏器官缺乏明显肉眼可见的病变。病理组织学检查,可见脑组织神经细胞空泡变性和皱缩,呈海绵状疏松结构,星状胶质细胞增生,轻度脑脊髓炎。

确诊主要依赖组织病理学检查。

(三)处理

确诊患痒病的羊或疑似感染羊,必须扑杀后做销毁处理。

十七、小反刍兽疫

小反刍兽疫(peste des petits ruminants,PPR)是由小反刍兽疫病毒(PPRV)感染引起的一种急性接触性传染病,主要感染小反刍兽,特别是山羊和绵羊,野生动物偶尔感染,其特征是发病急剧,高热稽留,眼鼻分泌物增加,口腔糜烂,腹泻和肺炎。PPR被我国列为一类动物疫病,也是世界动物卫生组织(OIE)规定的法定通报动物疫病。

（一）宰前检疫

该病感染只有山羊和绵羊出现症状，感染牛不出现临床症状。羊发病急，高热，可达41℃以上，持续3～5 d，病畜精神沉郁，食欲减退，鼻镜干燥，口鼻腔流黏脓性分泌物，呼出恶臭气体；口腔黏膜先是轻微充血，出现表面糜烂，大量流涎，小区域坏死通常首发于牙龈下方黏膜，其后坏死现象迅速向牙龈、硬腭、颊、口腔乳突、舌等黏膜蔓延。坏死组织脱落，出现不规则且浅的糜烂斑。后期出现带血水样腹泻，严重脱水，消瘦，并常有咳嗽、胸部啰音及腹式呼吸。死前体温下降。幼年动物发病严重，发病率和病死率都很高。最急性病例可能无病变，仅出现发热及死亡。

（二）宰后检验

主要病变与牛瘟相似，可见结膜炎、坏死性口炎等病变，在鼻甲、喉、气管等处有出血斑，严重病例可蔓延到硬腭及咽喉部。皱胃常出现有规则、有轮廓的糜烂，创面出血呈红色。肠可见糜烂或出血，结肠和直肠结合处出现特征性线状出血或斑马样条纹。淋巴结肿大，脾脏出现坏死灶。

确诊需要进行病毒分离鉴定和血清学试验等实验室检查。

（三）处理

确诊患小反刍兽疫的病畜必须扑杀后做销毁处理。

十八、绵羊痘和山羊痘

绵羊痘（variola ovina，sheep pox）和山羊痘（variola caprina，goat pox）是由痘病毒感染引起的羊的急性、热性、高度接触性传染病，以全身皮肤（一般是无毛处），有时在黏膜，出现痘疹为特征，已被我国列为一类动物疫病，也是世界动物卫生组织（OIE）规定的法定通报动物疫病。

（一）宰前检疫

1. 典型羊痘

分前驱期、发痘期和结痂期。病初体温升高达41～42℃，呼吸加快，结膜潮红肿胀，流黏液脓性鼻液。经1～4 d进入发痘期，痘疹多见于无毛部或被毛稀少部位，如眼睑、嘴唇、鼻部、腋下、乳房、尾根以及外生殖器等处，先呈红斑，1～2 d后形成丘疹，突出于皮肤表面，随后形成水疱，此时体温略有下降，再经2～3 d，由于白细胞聚集，水疱变为脓疱，此时体温再度上升，一般持续2～3 d。在发病过程中，如没有其他病菌继发感染，脓疱破溃后逐渐干燥形成痂皮，即为结痂期，痂皮脱落后痊愈。

2. 顿挫型羊痘

不出现典型症状，常呈良性经过。仅出现发热、呼吸道和眼结膜卡他性炎症，不出现或者少量出现痘疹且仅停止在丘疹期（呈硬结状），不形成水疱和脓疱，又称"石痘"。

3. 其他型羊痘

有的脓疱融合形成大的融合痘（臭痘），有的脓疱伴发出血形成血痘（黑痘），有的脓疱伴发坏死形成坏疽痘。重症病羊常继发肺炎和肠炎，导致败血症或脓毒败血症而死亡。

（二）宰后检验

特征性病变是在咽喉、气管、肺和皱胃等部位出现痘疹。在消化道的嘴唇、咽喉、食道、真胃等黏膜上出现大小不同的扁平的灰白色痘疹，其中有些表面破溃形成糜烂和溃疡，特别是唇黏膜与胃黏膜表面更明显。但气管黏膜及其他实质器官（如心脏、肾脏等）黏膜或包膜下则形成灰白色扁平或半球形的结节，特别是肺的病变与腺瘤很相似，有干酪样结节和卡他性肺炎区，结节多发生在肺的表面，切面质地均匀，数量不定，形状一致，但很坚硬。在这种病灶的周围有时可见充血和水肿等。

一般可以根据流行病学资料和临床症状作出初步确诊，确诊需进行实验室检测。

（三）处理

确诊为绵羊痘和山羊痘患畜的整个胴体及其产品应做销毁处理。

十九、高致病性禽流感

高致病性禽流行性感冒（highly pathogenic avian influenza，HPAI），即高致病性禽流感，旧称真性鸡瘟，是由A型流感病毒的高致病性毒株（目前主要是H5、H7血清亚型的一些毒株）感染引起禽类的一种急性呼吸系统传染病。不但可以引起大量禽的发病和死亡，亦可感染人，引起人发病和死亡，已被我国列为一类动物疫病，也是世界动物卫生组织

（OIE）规定的法定通报动物疫病。

（一）宰前检疫

高致病性禽流感常突然暴发，流行初期的病例可不见明显症状而突然死亡。症状稍缓和者可见精神沉郁，头翅下垂，鼻分泌物增多，常摇头企图甩出分泌物，严重的可引起窒息。病鸡流泪，叫声沙哑，颜面皮下水肿，冠和肉髯肿胀、发绀、出血、坏死，脚鳞出血变紫，腹泻，有的还出现歪脖、跛行及抽搐等神经症状。蛋鸡产蛋停止。

低致病性禽流感病鸡主要表现为呼吸道症状，即咳嗽、打喷嚏、呼吸啰音、流鼻涕、流泪等。也出现腹泻、头及颜面皮下水肿等症状。蛋鸡产蛋率下降或产蛋停止。

（二）宰后检验

特征性病变是口腔、腺胃、肌胃角质膜下层和十二指肠出血。颈胸部皮下水肿。胸骨内面、胸部肌肉、腹部脂肪和心脏均有散在性的出血。头部青紫，眼结膜肿胀有出血，口腔及鼻腔积有黏液并混有血液，头部眼周围、耳和肉髯皮下水肿，有黄色胶样液体。肝、脾、肺、肾有灰黄色小坏死灶。卵巢和输卵管充血或出血，产蛋鸡常见卵黄性腹膜炎。

确诊需要做病毒分离鉴定、血凝-血凝抑制试验、ELISA 及 RT-PCR 等实验室检测。

（三）处理

宰前发现高致病性禽流感时，必须进行扑杀和销毁处理；宰后确诊患高致病性禽流感的，整个胴体及其产品做销毁处理。

二十、新城疫

新城疫（newcastle disease，ND）又称为亚洲鸡瘟或伪鸡瘟，是由新城疫病毒（NDV）感染引起禽的一种急性、热性、高度接触性传染病，以鸡感染发病最为常见。该病的主要特征是呼吸困难、神经症状、腹泻、黏膜和浆膜出血，死亡率高。ND 被我国列为一类动物疫病，也是世界动物卫生组织（OIE）规定的法定通报动物疫病。

（一）宰前检疫

1. 最急性型
病鸡无特征性临床症状突然发病死亡。

2. 急性型
病鸡体温高达 43～44℃，食欲减退或废绝，饮欲增加，精神沉郁，厌动，垂头缩颈或翅膀下垂，眼半开或全闭，状似昏睡，鸡冠和肉髯逐渐变为暗红色或暗紫色，母鸡产蛋停止或产软壳蛋。随后出现典型症状，如咳嗽、呼吸困难、有黏液性鼻漏、常伸头、张口呼吸并发出"咯咯"的喘鸣声或尖锐的叫声。嗉囊内充满液体，倒提时常有大量酸臭液体从口内流出。患鸡排黄绿色稀粪，有时带血。

3. 亚急性型或慢性型
病鸡可出现下肢瘫痪、翅下垂、站立不稳、伏地旋转等神经症状。

（二）宰后检验

主要特征是全身黏膜、浆膜和内脏出血，尤其是腺胃乳头肿胀，挤压后有豆腐渣样坏死物流出，乳头有散在的出血点，肌胃角质膜下层有条纹状或点状出血，有时见不规则溃疡，腺胃与肌胃交界处有出血斑或出血条。整个肠道发生出血性卡他性炎症，重症病例可见肠黏膜出血和坏死，并形成溃疡，尤以十二指肠、空肠和回肠最为严重，盲肠扁桃体常见肿大、出血和坏死（枣核样）。有的心冠脂肪、心耳外膜及心尖脂肪上有针尖状小出血点。

确诊需要进行病毒分离鉴定、血凝-血凝抑制试验、ELISA 及 RT-PCR 等。

（三）处理

确诊为鸡新城疫病禽的整个胴体及其产品应做销毁处理。

二十一、鸡马立克病

鸡马立克病（Marek's disease，MD）是由马立克病病毒（MDV）感染引起的鸡的一种最常见淋巴组织增生性传染病。其特征是病鸡的外周神经和包括性腺、虹膜、皮肤、肌肉在内各种器官与组织的单核细胞浸润和形成肿瘤病灶。

（一）宰前检疫

1. 神经型（古典型）
主要侵害腹腔神经丛、前肠系膜神经丛、臂神经丛、坐骨神经丛和内脏大神经等外周神经系统。其临诊特点是病鸡的一侧或两侧肢体发生麻痹，步态不稳，跛行，蹲伏呈劈叉姿势。还可见嗉囊膨大，翅膀下垂。个别病鸡有腹泻、消瘦、食欲减退等症状。

2. 内脏型

主要症状为精神萎靡,食欲不振,体重减轻,面部苍白,腹泻等。神经症状不明显,常突然死亡。

3. 皮肤型

生前不易被发现,往往在宰后脱毛时见局部(主要是胸部和大腿部)或大部皮肤增厚,毛囊肿大呈结节状,有时可在肌肉上形成肿瘤。

4. 眼型

较少见,常为一侧眼失明,对光反射减弱或消失,虹膜褪色浑浊,瞳孔呈同心圆状或斑点状至弥漫性灰白色,边缘不整齐,后期变针尖状小孔。

(二)宰后检验

1. 神经型

被侵害的神经常出现单侧性病变,神经横纹消失,水煮样肿大变粗(2~3倍),呈灰白色或者黄白色,甚至出现小结节。

2. 内脏型

可见内脏器官发生细胞性肿瘤病灶。其特点是肝、脾、肾及卵巢等器官比正常时明显增大,颜色变淡。卵巢病变最常见,肿大卵巢的正常结构消失,形成很厚的皱褶,外观似脑回状。法氏囊常萎缩,但没有肿瘤性结节,可据此与鸡淋巴细胞性白血病区别。

3. 皮肤型和眼型

病变基本同宰前检疫。

确诊需要进行病毒分离鉴定和琼脂扩散试验、荧光抗体试验。应注意与鸡白血病相区别。

(三)处理

确诊为马立克病病禽的整个胴体及其产品应做化制处理。

二十二、禽白血病

禽白血病(avian leukosis)是由α反转录病毒群(旧称禽C型反转录病毒群)中病毒感染引起的禽类多种肿瘤性疾病的总称。该病以造血组织发生恶性肿瘤为特征,在自然条件下以淋巴白血病最为常见。

(一)宰前检疫

淋巴白血病病鸡无特异性临诊症状,一般表现全身性症状,如冠和肉髯苍白、皱缩,有时变成紫色,食欲不振,衰弱,消瘦。当内脏器官所受损害达一定程度时,可发生贫血。

(二)宰后检验

淋巴白血病病变主要发生在肝、脾和法氏囊,有时胃、肺、性腺、心、骨髓及肠系膜等其他脏器也可能受到损害。主要表现为有眼观可见的肿瘤形成。但肿瘤的大小和数量在各器官的差异很大。

根据肿瘤的形态和分布,可分为结节型、粟粒型、弥漫型、混合型4种,其中以弥漫型最为常见,也可能出现混合型。

弥漫型病变可见病鸡的肝比正常时大几倍,质地脆弱,色灰红,表面和切面散在白色颗粒状病灶,整个肝脏的外观呈大理石样的色彩。肝脏的这种病变是淋巴白血病的一个主要特征,故称"大肝病"。

结节型的淋巴瘤,大小从针尖至鸡蛋大不等,单在或大量散在,一般呈结节状,灰白色,稍突出表面,间或有坏死,形状似结核结节,但不同的是,结节质地柔软,切面光亮。其他器官如脾、肾、心、肺、肠壁、卵巢和睾丸的病变与肝脏的病变相似,都有呈灰白色、大小不同的结节状肿瘤。

确诊需要采用PCR技术进行实验室诊断,此外鸡淋巴白血病的病变和症状与内脏型马立克病相似,需要鉴别诊断。剖检时,可以采取新鲜病变组织制成涂片,用姬姆萨或瑞氏染液染色镜检,淋巴白血病浸润的细胞类型主要是淋巴母细胞,而马立克病则是大小不同的多形的淋巴样细胞,淋巴母细胞较少。

(三)处理

确诊为禽白血病病禽的整个胴体及其产品应做化制处理。

二十三、禽痘

禽痘(avian pox,variola avium)是由禽痘病毒引起的禽类的一种急性高度接触性传染病,该病以体表无毛处皮肤(尤其头部皮肤)痘疹,继而结痂、脱落(皮肤型),或以上呼吸道、口腔和食管部黏膜的纤维素性坏死形成伪膜(白喉型),或二者兼有之为特征,禽痘可分皮肤型、黏膜型(白喉型)、混合型和败血型4种。

(一)宰前检疫

1. 皮肤型

多发生于冠、肉髯、喙角和眼的皮肤,也可在腿、胸、翅内侧、泄殖腔周围形成痘疹。鸡痘起初为灰色麸皮状覆盖物，接着形成结节隆起于皮肤上，豌豆大小，表面不平，干而硬，随后变为黄色并形成深棕色片状结痂，脱落后可形成疤痕。有时多个结节融合形成厚痂，致使眼睛完全闭合。

2. 黏膜型（白喉型）

病初鼻、眼有分泌物，面部肿胀，咳嗽，呼吸困难，随后可在口腔和咽喉黏膜形成纤维素性坏死性炎症，常形成伪膜，又称为禽白喉。有的在肝、肾、心、胃肠等处可发生病变。

3. 混合型

混合型即兼有皮肤型、黏膜型两种病变。

4. 败血型

败血型较为少见，可出现全身症状，继而发生肠炎，可致病禽死亡。

（二）宰后检验

病理变化与临床症状相似。黏膜型鸡痘病变可蔓延至气管、食道和肠，肠黏膜有时可见小点状出血。肝、脾、肾常肿大。

根据典型症状和病理学变化一般可作出诊断，也可进一步进行实验室检测确诊。

（三）处理

确诊为禽痘病禽的整个胴体及其产品应做化制处理。

二十四、鸭瘟

鸭瘟（duck plague）又称鸭病毒性肠炎，俗名"大头瘟"，是由鸭瘟病毒（DPV）感染引起的鸭和鹅的一种急性、接触性败血性传染病。其特征为血管破坏、组织出血、消化道黏膜破溃、淋巴器官损伤和实质性器官变性。该病传染快，发病率和病死率都很高，严重威胁着养鸭业的发展。

（一）宰前检疫

病初体温升高到 43℃ 以上，呈稽留热，病鸭精神委顿，头颈缩起，食欲减退或废绝，饮欲增加，两翅下垂，两腿发软或麻痹，走动困难，严重者卧地不动，病鸭不愿下水。流泪和眼睑水肿是鸭瘟的主要临诊特征，上下眼睑粘在一起，眼结膜充血，常有小出血点或小溃疡或者有少量干酪样物覆盖，鼻流稀薄或黏稠分泌物，呼吸困难，叫声粗粝。部分病鸭头颈部

肿胀，严重的头颈增粗，又称"大头瘟"。病鸭出现腹泻，排出绿色或灰白色稀粪。

（二）宰后检验

病鸭全身皮肤有散在的出血斑（点），尤以头颈皮下水肿部皮肤出血最为严重，有时连成大块的出血斑，皮下组织呈明显的出血性胶样浸润。眼睑常被分泌的黏液所闭合，结膜充血、出血，偶见角膜混浊，甚至形成溃疡。食道与泄殖腔的疹性病变最具有特征性：口腔与食管黏膜（主要是舌根后面的咽部和上腭黏膜）被覆一层灰黄色或淡黄褐色的伪膜，剥去伪膜可见不规则的出血性浅溃疡；肠黏膜充血、出血，以十二指肠和直肠最严重；泄殖腔黏膜有出血斑和水肿，表面覆盖一层灰褐色或绿色的坏死结痂，不易剥离。

确诊需进行病毒分离鉴定和血清学试验。

（三）处理

确诊为鸭瘟的病禽整个胴体及其产品应做销毁处理。

二十五、小鹅瘟

小鹅瘟（gosling plague，GP）是由小鹅瘟病毒（GPV）引起的雏鹅的一种急性败血性传染病，以严重渗出性肠炎为特征。该病主要侵害 4～20 日龄雏鹅，传染快且病死率高。在自然条件下成年鹅的感染是无症状的，但可经蛋垂直传播至下一代。

（一）宰前检疫

GP 根据病程可分为最急性型、急性型、亚急性型等。病程的长短视雏鹅日龄大小而定，3～5 日龄发病者常为最急性型，常无前驱期症状，发现时极度衰弱，或倒地乱划，不久死亡。6～15 日龄内所发生的大多数病例常为急性型，表现为精神委顿，虽能随群采食，但随即将食物丢弃，之后打盹，拒食，但饮水增加，排灰白或淡绿色混有气泡的稀粪，呼吸用力，鼻端流出浆液性分泌物，临死前出现两腿麻痹或抽搐，病程 1～2 d。15 日龄以上雏鹅病程稍长，一部分转为亚急性型，以委顿、消瘦和腹泻为主要症状，少数幸存者在一段时间内生长不良。

（二）宰后检验

最急性型病例除肠道有急性卡他性炎症外，其他器官的病变一般不明显。急性型病例表现为败血症，全身脱水，皮下组织显著充血。心脏有明显急性

心力衰竭变化,心脏变圆,心房扩张,心壁松弛,心肌晦暗无光,颜色苍白,肝脏肿大。该病的特征性变化是空肠和回肠的急性卡他性-纤维素性坏死性肠炎,整片肠黏膜坏死脱落,与凝固的纤维素性渗出物形成栓子或包裹在肠内容物表面形成伪膜,堵塞肠腔。剖检时可见靠近回盲部的肠段外观极度膨大,质地坚实,长2～5 cm,状如香肠,肠腔内被一淡灰色或黄色的栓子塞满。这一变化在亚急性型病例更易看到。

成年鹅无明显的临床症状和病理变化,可通过发病雏鹅的病变进行初步判定,确诊需要进行病毒分离鉴定或特异性抗体的琼脂扩散试验及ELISA,或者PCR。

(三)处理

确诊为小鹅瘟的病禽整个胴体及其产品应做销毁处理。

第二节 屠宰畜禽重要寄生虫病的检疫与处理

一、猪囊尾蚴病

猪囊尾蚴病(cysticercosis cellulosae)俗称猪囊虫病,是由于猪带绦虫的幼虫(猪囊尾蚴)感染后寄生于猪体所致的疾病。该病是我国重点防治的人兽共患寄生虫病。人感染囊尾蚴时,在四肢、颈背部皮下可出现半球形结节,重症病人有肌肉酸痛、疲乏无力、痉挛等表现。当虫体寄生于脑、眼、声带等部位时,常出现神经症状、失明和变哑等。当人食入生的或未经无害化处理的猪囊尾蚴病猪肉时,猪囊尾蚴即可在人肠道中发育为有钩绦虫(猪带绦虫)。因此该病在公共卫生学、食品卫生学方面具有极为重要的意义。

(一)宰前检疫

轻症病猪无明显症状。重症病猪可见眼结膜发红或有小结节样疙瘩,舌根部见有半透明的米粒大小的水疱囊。有些病猪表现肩胛部增宽,臀部隆起,不愿活动,叫声嘶哑等。

(二)宰后检验

猪囊尾蚴为米粒大至豌豆大的白色半透明的囊泡。钙化后的囊尾蚴呈白色圆点状,显微镜检查可见成虫头节的四周有4个吸盘和一个带一圈小钩的顶突。猪囊尾蚴多寄生于股内侧肌、肩胛外侧肌、臀肌、咬肌、深腰肌、膈肌、颈肌、心肌、舌肌等部位,似米粒嵌镶于肉中,又称"米猪肉"或者"豆猪肉"。我国规定猪囊尾蚴主要检验部位为咬肌、深腰肌和膈肌,其他可检验部位为心肌、肩胛外侧肌和股内侧肌等。

(三)处理

对囊尾蚴病猪及其胴体、内脏应做销毁处理。

二、旋毛虫病

旋毛虫病(trichinelliasis)是由旋毛虫感染寄生于人、猪、犬、熊、鼠等多种哺乳动物体内引起的一种人兽共患寄生虫病。多种动物均可感染,屠畜中主要感染猪和犬。该病对人危害较大,可致人死亡,人感染旋毛虫多与食入生的或未煮熟的含旋毛虫包囊的猪肉、犬肉有关。临床上主要表现为在急性期有发热、眼睑水肿、皮疹等过敏反应,继之出现肌肉剧烈疼痛、四肢酸困乏力等症状,重症患者可因并发症而死亡。

(一)宰前检疫

动物感染后大都有一定耐受力而不显症状。但感染严重的猪和犬,初期食欲减退,呕吐,腹泻,随后幼虫移行时可引起肌炎,病畜出现肌肉疼痛、麻痹或僵硬、运动障碍、声音嘶哑、发热等症状,有的眼睑和四肢水肿。

(二)宰后检验

1. 常规检验法

旋毛虫常寄生于猪体内膈肌、舌肌、喉肌、颈肌、咬肌、肋间肌及腰肌等处,其中膈肌部位发病率最高,并多聚集在筋头。我国规定旋毛虫的检验方法为:在每头猪左、右横膈膜肌脚采集不少于30 g肉样2块(编上与胴体同一号码),先撕去肌膜进行肉眼观察,然后在肉样上剪取24个肉粒(每块肉样12粒),制成肌肉压片,在低倍显微镜下观察。肌旋毛虫包囊与周围肌纤维有明显的界限,显微镜下包囊内的虫体呈螺旋状。被旋毛虫侵害的肌肉发生变性、肌纤维肿胀、横纹消失,甚至发生蜡样坏死。

2. 集样消化法

(1)编组采样 屠猪胴体按顺序20～25头编为

一组,每头猪胴体采膈肌脚 5～8 g。

(2)磨碎肉样　每组全部肉样用单独的碎肉机磨碎。

(3)消化　将碎肉样置于烧杯中(杯内盛有预热至 43℃ 左右的 0.4% 胃蛋白酶消化液),然后在 43℃ 左右的温箱中消化 4～6 min,不断搅拌。

(4)沉淀过滤　消化后自然沉淀 45 min,以虹吸管吸出 2/3 上清液。剩下的液体经 60 目筛孔滤器过滤于带开关或带夹漏斗中,在 43℃ 或室温下沉淀 45 min,再移于同样漏斗中,再沉淀 45 min。

(5)镜检　将上述沉淀的底部样液注入培养皿中,在 50～70 倍显微镜下检查。

(6)判定　若发现旋毛虫,则该组为阳性组,再逐头检查该组胴体,按规定进行处理。

3. 快速消化法

(1)编组采样　每头猪取 1 g 肉样,20 头为一组。共取 20 g 肉样于捣碎机中,加 200 mL 胃蛋白酶消化液捣碎 40 s,至无肉块即可。

(2)消化　将捣碎杯中的液体倒入 500 mL 的锥形瓶中,缓缓加入 200 mL 60℃ 盐酸溶液,将混合液于 45℃ 的水浴锅中进行消化,消化过程中要将锥形瓶置于磁力搅拌器上轻微摇动,使其消化均匀,消化时间约为 2 min,待消化完全即可。

(3)过滤　将已消化好的样液经 60 目和 120 目筛两次过滤。

(4)镜检　冲洗 120 目筛的筛网,将冲洗液置于表面皿中,于低倍显微镜下观察有无旋毛虫。

(5)判定　若发现可疑,可每组再分为 2 组,缩小范围重新进行上述检查。

4. 肌肉压片染色法

先将检样的肉粒置夹压器中压扁展平,取下置于用 5% 氢氧化钠溶液配制的 1% 红色百浪多息溶液中 1～2 min。然后将压片移入用 80% 醋酸溶液配制的 15% 甲基蓝溶液中再浸染 1～2 min,用 80～90℃ 热水仔细冲净后,置夹片器中观察。

5. 免疫学检查

以 ELISA 的应用最广泛,也可用于人体及猪旋毛虫病血清流行病学调查。

(三)鉴别诊断

旋毛虫包囊特别是钙化和机化的包囊,镜检时易与囊尾蚴、肉孢子虫及其他肌肉内含物相混淆,应注意鉴别。

旋毛虫包囊的壁是双层的,虫体通常呈螺旋状,也有呈"S"状或"8"字状的,蜷曲于折光性强的透明囊液中。钙化的包囊体积小,滴加 10% 的稀盐酸将钙盐溶解后,可见到虫体或其痕迹。与包囊毗邻的肌纤维变性,横纹消失。

囊虫的囊包为单层,囊液不清晰,未见有螺旋形虫体,虫体的钙化点比旋毛虫大。可达 2 mm,滴加稀盐酸溶解后,可见到崩解的虫体团块和特征性的角质小钩。囊包周围形成厚的结缔组织膜。

肉孢子虫肉眼易于发现,呈灰色柳叶形,有时呈雪茄烟形或半月形,无包囊,位于肌纤维内,明显比旋毛虫包囊大,直径一般 0.5～3 mm。钙化多从虫体部开始,滴加 10% 稀盐酸溶解后不见虫体。钙化的虫体周围不形成结缔组织包膜,与其毗邻的肌纤维横纹不消失。

(四)处理

旋毛虫病畜的整个胴体和内脏应做化制处理,皮张做消毒处理。

三、丝虫病

丝虫病(filariasis)是由各种丝状线虫(丝虫亚目多个属的丝虫)感染而寄生于人和脊椎动物体内的淋巴系统、皮下组织、结缔组织及体腔等多种组织所致的人兽共患寄生虫病,严重影响着畜牧业的发展和人类健康,主要有盘尾属丝虫感染引起的牛马盘尾丝虫病、恶丝属丝虫寄生于右心室和肺动脉引起犬的犬恶丝虫病;浆膜丝虫属引起猪的猪浆膜丝虫病。

(一)宰前检疫

1. 盘尾丝虫病

虫体多寄生于牛、马的肌腱、韧带和肌间,寄生部位形成硬结。虫体盘曲在结缔组织中形成虫巢,引起局部皮肤肥厚,间或造成脓肿及瘘管。马感染可见盘尾丝虫引起颈韧带肿胀或鬐甲瘘,微丝蚴能引起周期性眼炎。网状盘尾丝虫常引起屈腱和球节系韧带发炎,严重时跛行。吉氏盘尾丝虫寄生在牛的肩部、肋部、后肢的皮下和项韧带、股胫关节韧带,一般无症状,常形成结节。

2. 猪浆膜丝虫病

虫体多寄生于猪心脏浆膜下,一般不表现症状,严重时因引起心脏病变,出现心脏功能异常症状。

(二)宰后检验

1. 盘尾丝虫病

以在患部检出虫体、虫体的片段或幼虫为诊断根据。虫体呈长线形，头部构造简单；角皮上除有横纹外，另有呈螺旋状的角质嵴，但常在虫侧部中断。颈盘尾丝虫的雄虫与雌虫分别长 6～7 cm、30 cm，寄生于病马的颈韧带和鬐甲部。网状盘尾丝虫的雄虫与雌虫分别长 27 cm、75 cm，寄生于病马的屈腱和前肢球节系韧带。吉氏盘尾丝虫的雄虫与雌虫分别长 3.0～5.3 cm、14～19 cm，寄生于患牛的体侧和后肢的皮下结节内。

2. 猪浆膜丝虫病

虫体呈丝状，乳白色，细似毛发。成虫可寄生于猪的心脏、子宫阔韧带、肝、胆囊、胃、膈肌、腹膜、肋膜以及肺动脉基部等部位浆膜淋巴管内。虫体常寄生于心外膜淋巴管内，致病猪心脏表面呈现病变。最为常见的病变为灰白色，呈圆形或卵圆形结节或弯曲的条索状，境界分明，质地坚实，切面灰黄色，干燥，常有死亡或钙化的虫体残骸，其数量多少不等，大小不一。病变严重者的心外膜往往因纤维性肥厚而呈现乳斑状或绒毛状，甚至与心包呈不全粘连。其他器官和胸腹膜等处也有寄生，但较少见。

根据病史与临床症状作出初步诊断，确诊需要进行病原学诊断(采集血液或者体液，直接涂片或者离心浓集后检查微丝蚴)、免疫学诊断或者 PCR 等实验室诊断。

(三)处理

丝虫寄生动物的脏器应做化制处理。

四、日本血吸虫病

日本血吸虫病(schistosomiasis japonica)是由日本血吸虫感染引起的一种人兽共患寄生虫病，主要感染人和牛、羊、猪、犬、啮齿类及一些野生物动物，寄生于门静脉和肠系膜静脉内，是一种危害严重的人兽共患寄生虫病。在我国曾主要发生和流行于长江流域广大地区。

(一)宰前检疫

家畜感染日本血吸虫后，临诊表现与家畜种类、年龄大小、感染轻重、免疫状态以及饲养管理有密切关系。一般是黄牛的症状较水牛明显，犊牛的症状较成年牛明显。黄牛或水牛牛犊大量感染日本血吸虫尾蚴时，常呈现急性经过，首先是皮肤炎症，食量减少、精神萎靡、行动迟缓甚至呆立不动。体温升高，呈不规则间歇热，继而消化不良，腹泻或便血，消瘦，发育迟缓，贫血，严重时全身衰竭而死亡。母牛患病则不孕或发生流产。胎儿期感染日本血吸虫的犊牛，症状尤为明显，多于出生后不久死亡。其中存活的犊牛生长发育有障碍，成为"侏儒牛"。

(二)宰后检验

日本血吸虫病的基本病变是由虫卵沉着在组织中引起虫卵结节。虫卵结节分急性和慢性两种。急性由成熟活虫卵引起，结节中央为虫卵，周围聚积大量嗜酸性粒细胞，并有坏死，称为嗜酸性脓肿。脓肿外围有新生肉芽组织与各种细胞浸润。急性虫卵结节形成 10 d 左右，卵内毛蚴死亡，虫卵破裂或钙化，围绕类上皮细胞、异物巨细胞和淋巴细胞，随后肉芽组织长入结节内部，并逐渐被类上皮细胞所代替，形成慢性虫卵结节。最后结节发生纤维化。病变主要出现于肠道、肝脏、脾脏等脏器。异位寄生者可以引起肺、脑等其他器官出现以肉芽肿为主的相应病变。

可用粪便毛蚴孵化法、间接血凝试验、ELISA和抗原皮内反应(阳性准确率90%以上)进行诊断。

(三)处理

应将发生病变的脏器做化制处理。

五、肝片吸虫病

肝片吸虫病(fascioliasis hepatica)是由肝片吸虫寄生于绵羊、山羊、牛等反刍动物的胆管引起的一种寄生虫病，兔、马和人亦可感染。

(一)宰前检疫

轻度感染时无明显症状，感染数量多时(牛 250条、羊 50 条以上)则可出现症状，但幼畜即使感染虫体也很少出现症状。病畜营养不良、消瘦、贫血，下颌间隙、颈下和胸腹部常有水肿，后期卧地不起，终因恶病质死亡。急性型一般由于大量食入囊蚴引起，童虫在体内移行形成"虫道"而至组织器官(尤其肝脏)严重损伤和出血，引起急性肝炎。病畜食欲大减或废绝，精神沉郁，可视黏膜苍白，血液稀薄，体温升高，偶有腹泻，3～5 d 死亡。

(二)宰后检验

肝片吸虫虫体扁平,外观呈柳叶片状,自胆管取出时呈棕红色,固定后变为灰白色。虫体长 20～35 mm,宽 5～13 mm。牛、羊急性感染时,肝肿胀,被膜下有点状出血和不规整的出血条纹。慢性病例的胆管发生慢性增生性炎症和肝实质萎缩、变性,导致肝硬化。

根据临诊症状、当地的流行病学资料、粪便检查虫卵等进行诊断。

(三)处理

应将肝片吸虫寄生的脏器做化制处理。

六、棘球蚴病

棘球蚴病(echinococcosis)也称为包虫病(hydatid disease),是由中绦期的细粒棘球绦虫——棘球蚴感染寄生于肝、肺和其他器官内引起的一种人兽共患寄生虫病。家畜中牛、羊、猪和骆驼均可感染,以牛和绵羊受害最重。人受感染后棘球蚴常寄生于肝脏和肺脏,对人体健康危害很大。

(一)宰前检疫

轻度感染或初期感染都无症状。绵羊对本病最易感,严重感染时育肥不良,被毛逆立,易脱毛。肺部感染则连续咳嗽,咳嗽发作时常卧于地上。牛肝脏感染时,营养失调,反刍无力,常臌气,体瘦衰弱。

(二)宰后检验

棘球蚴主要寄生在肝脏,其次是肺脏。家畜患病时肝、肺等受害脏器体积增大,表面凹凸不平,可在该处找到棘球蚴;有时也可在脾、肾、脑、皮下、肌肉、骨、脊椎管等器官发现棘球蚴。切开棘球蚴可见液体流出,将液体沉淀,用肉眼或在解剖镜下可看到许多生发囊与原头蚴(即包囊砂);有时肉眼也能见到液体中的子囊甚至孙囊,偶然还可见到钙化的棘球蚴或化脓灶。

诊断该病有多种血清学方法,最简便的方法是Casoni 皮内试验,但容易有假阳性或假阴性出现。间接血凝试验和 ELISA 有较高检出率。

(三)处理

棘球蚴寄生的脏器和有病变的脏器应做化制处理,皮张做消毒处理。

七、鸡球虫病

鸡球虫病(coccidiosis)是由艾美耳属的各种球虫感染引起鸡的一种全球性的原虫病。该病多侵害幼鸡和青年鸡,能造成大批死亡。

(一)宰前检疫

病鸡的典型症状是腹泻,排出混有血液的粪便,甚至排出鲜血。病鸡精神不振,衰弱,羽毛松乱,翅下垂,嗜睡,严重者死亡。

(二)宰后检验

病变主要集中在消化道,不同种的球虫所造成的病变部位不一样。柔嫩艾美耳球虫主要侵害盲肠,可见肠管扩张、肿胀,外表呈暗红色,硬度较大。切开盲肠,可见肠壁增厚,黏膜出血,肠内容物为血液和血凝块或混有血液的黄色干酪样坏死物。堆型艾美耳球虫主要寄生于小肠前段和十二指肠部分,肠壁发炎增厚,肠管变粗,弹力消失,外观上呈明亮的灰白色。黏膜面可见黏膜肥厚和球虫增殖的白色小点。

根据临床症状、流行病学资料和病变,宰前用饱和盐水漂浮法或粪便涂片查到球虫卵囊,可确诊为球虫感染;宰后取肠黏膜触片或刮取肠黏膜涂片查到裂殖体、裂殖子或配子体,可确诊为球虫感染。

(三)处理

病变脏器应做化制处理,其余部分无限制出厂(场)。

复习思考题

1. 我国法规规定的一类动物疫病有哪些?

2. 生猪屠宰过程中需要检验的传染病和寄生虫病有哪些?

4. 如何鉴别诊断猪瘟、猪丹毒、猪肺疫、猪副伤寒和猪弓形虫病?

5. 如何区别鸡马立克病与鸡淋巴细胞白血病?

(杨泽晓　胡艳欣)

第十章　病变组织、器官和品质异常肉的检验与处理

在宰后检验中,有时会发现组织器官各种各样的病理变化,以及肉的品质异常,其原因多是由于生前患有疫病或普通疾病,因发生肿瘤或饲料中毒,或因代谢障碍而使肉的颜色、气味和滋味发生异常。具有病变的组织器官和品质异常的肉品,对人体健康存在危害,必须将其检查出来,并按有关规定进行处理,才能保证消费者的食肉安全。

第一节　局限性和全身性病变组织的检验与处理

一、出血

出血(hemorrhage)是指血液从心脏和血管内流出至组织间隙、体腔(内出血,internal hemorrhage)或体表(外出血,external hemorrhage)。引起组织器官出血的原因有病原性和非病原性,应注意鉴别。

(一)检验

1. 病原性出血

因病原微生物引起的传染病所致,多发生于皮肤、皮下组织、肌肉以及器官的浆膜、黏膜,表现为渗出性出血,或出血性浸润,并伴有全身性出血病变和组织器官的各种病变。

(1)点状出血　多呈针尖大至米粒大,散在分布或弥漫性密布,见于浆膜、黏膜和肝脏、肾脏和肺脏等器官的表面。

(2)斑状出血　呈绿豆大、黄豆大或更大的密集的红色斑块。

(3)出血性浸润　血液弥漫浸透于组织间隙,使出血的局部呈大片暗红色。

2. 机械性出血

因机械力作用所致。屠畜被驱打、撞击、外伤、骨折、吊挂时最易发生,多发生于体腔、肌间、皮下和肾周,表现为局限性血管破裂性出血,组织内有较大量的出血,易压挤周围组织形成局限性血液团块,称为血肿。

3. 窒息性出血

因缺氧所致,多发生于颈部皮下、胸腺和支气管黏膜,表现为数量不等的暗红色瘀点或瘀斑,同时可见颈部、胸腹腔静脉怒张,呈黑红色。

4. 电麻性出血

屠宰电麻致昏时,因电麻电压过高或时间过长所致,多见于肺脏,两侧膈叶背缘的肺膜下,呈散在、放射状或喷雾状界限不清的鲜红色小点状出血,有时密集成片。其次是头部淋巴结、分泌黏液的软腭、唾液腺、脾包膜、肾脏、心脏、脊椎骨和颈部肌间结缔组织。淋巴结切面周边轻度发红,但不肿大。肝脏也可见有出血,但在肝实质的暗色背景上不容易被发现。

5. 呛血

多见于用切颈法屠宰的家畜肺脏,因屠宰时切断"三管"(血管、气管、食管),流出的血液被吸入肺脏所致,呛血区往往局限于肺膈叶背缘,向下逐渐减少。外观呈鲜红色,范围不规则,由无数弥漫性放射状小红点组成,触之富有弹性。切开肺组织呈弥漫性鲜红色或暗红色。支气管和细支气管内有游离的凝血块,支气管淋巴结周边可能有出血,但淋巴结不肿大。

(二)处理

(1)病原性出血　应查清病原,根据疾病的性质进行处理。

(2)非病原性出血　轻微的,胴体和内脏可不受限制利用;严重的,销毁或化制出血部分和呛血肺,其余部分不受限制利用。

二、组织水肿

水肿(edema)是组织液在细胞间隙积聚过多致

使组织内液体含量增加的现象。因组织液的生成与回流的平衡被破坏导致生成量大于回流量而引起，水肿不是一种独立的疾病，而是多种疾病的一种共同病理过程。水肿按其发生部位不同分为全身性水肿和局限性水肿。在屠体上的任何部位发现水肿时，首先应排除炭疽；其次要判明水肿的性质，即炎性水肿还是非炎性水肿。

（一）检验

1. 全身性水肿

系全身组织水肿，皮下组织显著水肿增厚，同时伴有其他组织器官的水肿，多因心力衰竭、肝病、肾病、营养不良所致。

2. 局限性水肿

多因感染、中毒、缺氧或外伤所致，如皮下水肿、各种器官炎性水肿等。皮肤水肿，可见皮肤肿胀，色泽变浅，质如面团，失去弹性，指压留痕；切开时可见皮肤增厚，皮下疏松结缔组织呈黄白色胶冻状，并流出多量淡黄色透明液体。肌间结缔组织水肿，也呈黄白色胶冻状，切开时流出淡黄色透明液体。黏膜水肿，可见黏膜呈局限性和弥漫性肿胀。器官水肿多见于肺脏，肺脏明显肿胀，质地实变，重量增大，肺胸膜紧张而有光泽，表面因高度淤血而呈暗红色；肺间质增宽呈半透明状，猪和牛尤为明显；肺切面呈暗紫红色，从支气管和细支气管内流出大量白色泡沫状液体。其他实质器官（如心、肝、肾等）水肿时，病变不明显，仅见稍肿胀，色变淡，切面较湿润。

（二）处理

全身性水肿或炎性水肿时，整个胴体和脏器做销毁或化制处理；局部创伤性水肿或个别脏器非炎性水肿时，销毁病变组织及其周围组织。

三、蜂窝织炎

蜂窝织炎（phlegmona）是指在皮下、肌间等疏松结缔组织内发生的一种弥漫性化脓性炎症。引起蜂窝织炎的主要病原是溶血性链球菌，可因皮肤擦伤或软组织损伤后感染所致，也可由于局部化脓性病灶的扩散或淋巴、血液的转移引起。蜂窝织炎发展迅速，波及范围广，同时出现高度水肿，炎区有大量的中性粒细胞弥漫性浸润，与周围正常组织无明显界限。

（一）检验

多发生于皮下、黏膜下、筋膜下、软骨周围、腹膜下及食道和气管周围的疏松结缔组织，表现为胴体放血不良，淋巴结、心、肝、肾等器官的充血、出血和变性等。

（二）处理

①若病变已全身化，且肌肉有退行性变化时，整个胴体和内脏做化制或销毁处理。

②若全身肌肉保持正常的外观和性质，须进行致病菌检查，呈阴性时，切除病变后迅速发出利用；呈阳性时，经高温处理后利用。

四、脓肿

脓肿（abscess）是指化脓菌感染后引起的组织内局限性化脓性炎症，主要表现为组织溶解液化，形成充满脓液的腔，是宰后检验中常见的一种病变。脓肿主要由金黄色葡萄球菌引起，多发生于皮肤和内脏，如肺、肝、肾、心壁和脑等。脓肿灶一般呈局限性且有包囊。发生于皮肤的脓肿为疖和痈，位于皮肤表面的易破溃形成溃疡，位于皮肤深部的可形成窦道和瘘管。

（一）检验

脓肿的特征为圆球或近圆球形，外有灰白色包膜，内有黄白色或黄绿色脓汁。当在任何组织器官发现脓肿时，均需考虑脓毒败血症，尤其是对无包囊而周围炎症反应明显的新脓肿，一旦查明是转移来的，则表明是脓毒败血症，如肺、脾、肾等器官的脓肿多为转移性脓肿，其原发病灶可能在头面部、四肢、子宫、乳房等部位。

（二）处理

①脓肿形成包囊时，将脓肿切除，其余部分不受限制出厂（场）；若脓肿数量较多而又难以切除时，整个器官或胴体做化制或销毁处理。

②多发性新鲜脓肿（无包囊或包囊不明显，周围有炎症反应），或脓肿具有特殊不良气味时，整个器官或胴体化制或销毁；被脓汁污染的或与脓肿毗邻吸附有脓液难闻气味的胴体部分，应将其割除做化制处理。

五、败血症

败血症（septicemia）是指病原微生物（细菌和病毒）突破机体的防御屏障，在体内增殖并大量进入血液循环，血液中持续存在病原微生物及其毒性产物，引起广泛的组织损伤和全身病理反应的过程。病原菌、病毒粒子、寄生原虫出现于循环血液中的现象，分别称为菌血症（bacteremia）、病毒血症（viremia）、虫血症（parasitemia）；血液内病原体或局部组织坏死产生的毒素蓄积而引起全身中毒现象称毒血症（toxemia）。化脓菌进入血液，随血流在相应组织器官产生广泛性脓肿，称脓毒败血症（pyosepticemia）。败血症常伴有菌血症、病毒血症、虫血症或毒血症等出现，它们可能是败血症的前期征兆。根据病原体有无传染性将败血症分为传染病性败血症和非传染性败血症两大类。

（一）检验

1. 传染病性败血症

传染病性败血症由一些特异传染病原体（如炭疽、巴氏杆菌、丹毒丝状杆菌）所引起，往往无局部炎症反应而直接表现为全身性败血症过程，表现为尸僵不全，血凝不良，溶血现象。实质器官出现变性、坏死及炎症变化，可见全身淋巴结肿大呈急性浆液性和出血性淋巴结炎，镜检可见淋巴结充血、出血、坏死及水肿等变化。皮肤、浆膜和黏膜上出现多发性点状出血或出血斑，皮下、浆膜与黏膜下的结缔组织出血性胶样浸润。脾脏呈急性脾炎变化，依病原不同，其体积可肿大 2～4 倍或肉眼不见肿大；肿大的脾脏被膜紧张呈青紫褐色，边缘钝圆，质地松软易碎，有波动感，切面隆突流出紫红色或紫黑色浓稠粥样液体，固有的细微结构模糊不清，脾组织容易刮脱甚至从切面自动流出，又称为"败血脾"。肺淤血、水肿，体积增大呈紫红色。心脏心肌变性，质地松软，切面呈土黄色无光泽，心室腔显著扩张且积留多量暗紫色凝固不良的血液。肝脏变性肿大，呈灰黄或土黄色，质脆呈"槟榔肝"。肾脏变性肿大，质地松软，包膜易剥离。在脓毒败血症时，突出的表现是全身有转移性脓肿。

2. 非传染病性败血症

非传染病性败血症又称感染创伤败血症，在局部感染的基础上，由局部病灶转为全身化的病理过程，不具传染性。如体表创伤（鞍伤）、手术创伤（包括去势、断脐等）等，因护理不当或治疗不及时造成细菌感染所致，多见于免疫功能降低的动物。除具有上述败血症的病理变化外，不同的感染创伤败血症在局部（病原体侵入门户）出现多种多样的明显原发病灶特征病变，如创伤感染的皮下脓肿、蜂窝织炎，脐带感染的出血性、化脓性脐炎，产后子宫感染的化脓性或坏疽性子宫内膜炎，尿道感染的肾盂肾炎和膀胱炎，异物引起的化脓性坏疽性肺炎，乳房感染的乳房炎以及口腔感染的化脓性坏死性扁桃体炎等。此外，病原体由侵入部位扩散到全身的通道（淋巴管、淋巴结、静脉等），也会出现发炎、肿胀、化脓、栓塞等病变。

（二）处理

①由传染病引起的，胴体和脏器做销毁或化制处理。

②由非传染病引起的，病变轻微，肌肉无变化者，高温处理后出厂（场）；病变严重或肌肉有明显病变者，做化制或销毁处理。

六、脂肪组织坏死

脂肪组织坏死（fat necrosis）是指脂肪组织的一种分解变质现象。按其病因可分为胰性脂肪坏死、营养性脂肪坏死和外伤性脂肪坏死 3 种类型。

（一）检验

1. 胰性脂肪坏死

胰性脂肪坏死又称酶解性脂肪坏死，主要见于猪。由于胰腺炎、胰腺导管阻塞或机械损伤，胰脂肪酶、蛋白酶游离出来并被激活，分解周围脂肪所致。病变多见于胰腺间质及其附近肠系膜脂肪组织，有时可波及网膜和肾周围的脂肪。病变部位外观呈细小致密、浑浊无光、灰白色颗粒状，质地坚硬，失去正常弹性和油腻感。

2. 营养性脂肪坏死

营养性脂肪坏死常见于牛和绵羊，偶见于猪。因机体代谢中体脂利用不全，脂肪分解速度超过脂肪酸的转运速度，致使脂肪酸沉积在脂肪中。病变可见于全身各处脂肪，但以肠系膜、网膜和肾周围脂肪最常见，严重时可导致肠管部分或完全的腔外性梗阻。病变脂肪呈白垩色，暗淡无光泽，质地坚硬。早期脂肪组织散在粉笔灰样淡黄或白色坏死点，后期呈块状或结节状，可相互融合，周围通常呈现炎性变化,病程较长时可见坏死灶周围形成结缔组织包囊。其发生一般与慢性消耗性疾病或恶病质(结核病、副结核病)有关,也见于肥胖牲畜的急性饥饿、消化障碍(肠炎、创伤性胃炎、肠胃阻塞)或其他疾病(肺炎、子宫炎)。

3. 外伤性脂肪坏死

外伤性脂肪坏死多见于猪,多发于背部脂肪。由于皮下组织机械性损伤,受伤脂肪细胞破裂,脂滴外溢在局部形成肿块,释出的脂肪酶分解局部脂肪所致。坏死脂肪特点与前两种相同,但局部积聚渗出物,易误诊为脓肿或创伤感染;切开局部,可见黄色或白色油脂样物或增生的结缔组织。

(二)处理

①脂肪坏死轻微,无损商品外观的,不受限制利用。

②脂肪坏死明显,将病变部分割除化制,其余部分不受限制利用。

③若系传染病所引起的,应结合具体疾病做化制或销毁处理。

第二节　病变器官的检验与处理

一、心脏病变

除疫病的特定病变外,心脏的主要病理变化有心肌炎、心内膜炎和心包炎等,还可发现心脏肥大、脂肪浸润(肥胖病)等异常现象。

(一)检验

1. 心肌炎

由各种原因引起的心肌的炎症,发生过程中多伴有某些全身性疾病,如传染病、代谢病、中毒、变态反应性疾病等。根据炎症的性质分为非化脓性和化脓性心肌炎。病变心肌似煮肉状,灰白色或灰黄色,无光泽,质地松弛,心脏扩张,表面散在多发性黄白色或灰白色斑块或条纹状病灶,俗称"虎斑心",慢性经过时心肌纤维萎缩、变性、坏死或消失,心脏体积缩小,硬度增加,心肌表面有灰白色的斑块凹陷区,甚至形成心脏动脉瘤,常以局部机化或间质增生为结局。化脓性心肌炎在心肌内散在有大小不等的化脓灶,多由子宫、乳房、关节、肺脏等处化脓灶的化脓

性细菌栓子经血流转运到心肌而引起,或因异物损伤心肌后继发感染,或邻近部位的化脓性炎直接蔓延所致,以钙化、包囊形成和机化为结局。

2. 心内膜炎

心内膜炎系心脏内膜及其瓣膜的炎症,依据侵害部位病变特点的不同,可分为疣性心内膜炎和溃疡性心内膜炎。疣性心内膜炎以心瓣膜损伤轻微和形成疣状赘生物为特征,多见于二尖瓣的心房面和主动脉半月瓣的心室面,疣状物呈黄红色或灰黄色,上覆血液凝块易于剥离,最常见于慢性猪丹毒。溃疡性心内膜炎以心瓣膜损伤较严重,炎症侵及瓣膜深层,发生明显坏死,出现溃疡灶病变为特征,多位于二尖瓣、三尖瓣或肺动脉瓣,溃疡周围常有出血和炎症反应,且有肉芽组织增生,表面附有灰黄色凝结物,常见于瓣膜闭合线处和瓣膜的游离缘,触之粗糙,呈锯齿状外观,最常见于猪链球菌病。

3. 心包炎

心包炎系心包壁层和脏层(浆膜心外膜)的炎症。最常见的是浆液-纤维素性心包炎和牛创伤性心包炎。浆液-纤维素性心包炎以大量浆液和纤维素性渗出为特征,心包高度紧张,心包壁极度增厚,被绒毛样纤维蛋白膜所覆盖,常常与周围组织器官(肺、膈、肝)发生粘连,形成"绒毛心"。结核性心包炎时,浆膜上形成肉芽肿,附着厚层的干酪样坏死物质,称为"盔甲心"。牛创伤性心包炎是因锐利异物穿透网胃,经膈肌刺伤心包所致,心包壁显著增厚,心包腔扩张,心包腔中蓄积大量污秽的含气泡并散发恶臭的淡黄色纤维蛋白或脓性渗出物;心包脏面和心外膜表面有污绿色的纤维素性化脓性渗出物附着,剥离后心外膜浑浊粗糙,充血、出血;病程长时可见心包、横膈、网胃发生粘连,可发现异物刺穿所形成的瘘管。

(二)处理

①心肌肥大、脂肪浸润、慢性心肌炎而不伴有其他脏器的病变,心脏不受限制利用。

②严重的心肌炎、心内膜炎、非创伤性心包炎,心脏做化制或销毁处理。

③创伤性心包炎,心脏连同周围患病组织做销毁处理。对胴体的处理需进行沙门氏菌检查,阴性者,胴体不受限制利用;阳性者,胴体必须进行高温处理。

二、肺脏病变

肺脏是一个发生病变较多的器官，除疫病引起的特定病变外，在肺脏上还可见到形式多样的肺炎、胸膜炎、坏疽、气肿、脓肿、严重淤血、水肿以及呛血、呛食、呛水等。

（一）检验

1. 肺坏疽

肺坏疽又称坏疽性肺炎，是因异物（饲料、呕吐物、药物等）被误咽入肺引起炎症，腐败菌和化脓菌侵入，出现肺组织坏死和腐败分解为特征的肺炎。剖检可见肺局部肿大，触摸坚硬，切开病变部可见污灰色、灰绿色甚至黑色的膏状或粥状坏疽物，有恶臭味。有时病变部因腐败溶解而形成空洞，流出污灰色恶臭液体。

2. 肺气肿

肺气肿即肺脏因含气体过多导致体积异常膨大。肺泡内气体增多称为肺泡性肺气肿，常见于长期不合理的剧烈使役、运动，剧烈挣扎和嘶叫，以及慢性支气管炎、一侧性气胸等，表现肺体积膨大，肺组织呈粉红或苍白，边缘钝圆，似吹胀的囊泡凸出于肺表面，固有的弹性减退，触之柔软，指压留痕，切开时发出特殊的爆破音，切面呈海绵状或蜂窝状；气体进入间质称为间质性肺气肿，常见于吸入刺激性气体、液体或肺脏被异物刺伤，某些中毒病和流行热等，表现胸膜下和肺小叶间质组织内有一连串气泡，有的融合成大气泡。眼观可见肺小叶间质明显增宽。

3. 肺炎

支气管肺炎可见肺尖叶、心叶和膈叶前下部有不规则的实变区，局限于一个肺叶或局灶性分布于两肺各叶，病变区中央部位呈灰白色到黄色，周围为暗红色，外围颜色正常，其中灰白色病灶是以细支气管为中心的渗出区，呈岛屿状或三叶草样分布；肺切面可见散在的病灶区，粗糙突出，质地较硬，用手挤压可从小支气管中流出一些灰白色浑浊的黏液-脓性或脓性分泌物。纤维素性肺炎以肺泡内有大量纤维素渗出物为特征，一般侵害单侧或两侧，多见于左肺尖叶、心叶、膈叶，早期为充血水肿病变，挤压有淡红色泡沫状液体流出，有红色肝变期和灰色肝变期的肝变病灶，严重的在肺胸膜和肋胸膜表面被覆纤维素性物并与周围组织器官粘连。化脓性肺炎是在支气管肺炎或纤维素性肺炎的基础上，继发化脓菌感染，引起肺组织发生单一或多发性的坏死或脓肿。病变部位质地实变呈灰黄色，化脓灶的形状不规则，呈岛屿状散在，病灶内部脓液随时间延长可钙化。

4. 肺呛水

因加工带皮猪时，在猪心跳、呼吸未停止即行烫毛，烫池中的污水通过鼻孔或口被吸入肺中所致。呛水区主要在尖叶和心叶，有时波及膈叶。肺极度膨胀肿大，呈浅灰色或橙黄色，透明、湿润。肺胸膜紧张，富有弹性，间质不增宽。透过肺胸膜可看到许多细小的气泡，切开时可流出多量温热浑浊的液体，往往夹杂血污、被毛等。支气管淋巴结无变化。

5. 肺萎缩

肺萎缩指肺组织塌陷，使肺实质出现相对无空气的区域，又称肺泡塌陷。屠宰时因强烈的应激因素刺激，细支气管痉挛性收缩，空气不能进入肺泡导致肺萎缩。整个肺脏体积缩小，失去弹性，切开肺叶，其组织结构致密，细支气管呈闭合状态。此外，根据病因和发病机制又可分为阻塞型、压迫型和坠积型。阻塞型常见于慢性支气管炎、支气管肺炎、病原微生物感染及吸入有害气体和异物；压迫型常见于胸腔积水、胸腔积血、渗出性胸膜炎、气胸、纵隔与肺肿瘤等；坠积型见于虚弱大动物长期躺卧一侧的肺下部。

此外，肺电麻出血、肺呛血的检验详见本章第一节。

（二）处理

①肺呛水、肺呛血和呛食、肺电麻出血以及肺萎缩，轻微者不受限制利用；严重者切除局部，其余部分不受限制利用。

②其他病变的肺应做化制或销毁处理。当肺坏疽、肺脓肿伴发毒血症时，整个胴体和脏器做化制或销毁处理。

三、肝脏病变

肝脏是一个常发病变的器官，除疫病的特定病变外，还可见到诸多病原性、营养性、代谢性以及屠宰加工引起的变化。

（一）检验

1. 肝脂肪变性

肝脂肪变性是肝细胞质内出现大小不等的游离

脂肪小滴的现象,是传染或中毒因素引起组织中物质代谢调节紊乱的结果,多见于败血症。表现为肝脏肿大,被膜紧张,边缘钝圆,呈不同程度的浅黄色、黏土色或黄褐色,质地软而易碎,切面肝小叶结构模糊不清,触之有油腻感,称为脂肪肝。若发生脂肪变性的肝脏同时伴有淤血和变性,形成红黄相间类似槟榔切面的花纹,则称之为"槟榔肝"。脂肪变性的分布因病因不同而异,如磷中毒时脂变在肝小叶边缘区,发生在肝小叶中央区多见于缺氧,严重的中毒和感染时脂肪变性细胞弥漫分布在肝小叶中,结构破坏,与脂肪组织相似。

2. 肝硬变

肝硬变是由多种原因引起的肝细胞变性和坏死,继而发生肝细胞再生和结缔组织与胆管广泛增生,使肝结构改建,逐渐变形、变硬及纤维化的慢性病理过程。肝脏色泽正常或呈灰白色,被膜增厚,体积比正常肝脏缩小(萎缩性肝硬变)或增大(肥大性肝硬变),质地坚硬,无弹性。萎缩性肝硬变时,肝脏表面粗糙不平,呈细颗粒状或结节小丘状,颜色灰红、鲜黄或暗黄,称为"石板肝"。肥大性肝硬变时,肝脏体积增大2~3倍,肝小叶纹理不清,表面平滑,称为"大肝"。还可见胆汁淤积,胆栓形成,胆汁浸染使肝脏表面和切面呈绿褐色或深绿色。

3. 肝淤血

肝淤血多见于右心衰竭,肝脏组织内血液含量增多,致使肝脏体积增大,被膜紧张,边缘钝圆,表面呈蓝紫色,质地坚实;切开肝脏,有多量凝固不良的深紫色血液流出,切面呈暗红色。

4. 肝坏死

肝坏死主要由感染或中毒引起,以肝细胞发生变性、坏死为特征的病变,呈弥漫性或局灶性坏死。肝的实质和表面散在针头大、粟粒大、榛实大或更大的灰白色或灰黄色凝固性坏死灶,数量不等,形状不规则。质地脆弱,结构模糊,周缘常有红晕(炎性带)。见于仔猪副伤寒、禽类巴氏杆菌病、鸭瘟、绵羊黑疫等。

5. 饥饿肝

饥饿肝系在饥饿、长途运输、惊恐奔跑、竭力挣扎、骨折、挫伤等各种因素的刺激下,引起不伴有胴体和其他脏器异常的肝脏色泽异常变淡的现象。肝脏呈黄褐色或土黄色,尤其是肝小叶中心色泽明显变淡,而且浑浊,但体积大小、结构和质地则无变化,肝门淋巴结正常。

6. 富脉肝和锯屑肝

富脉肝和锯屑肝均多见于牛。富脉肝又称毛细血管扩张,主要与物质代谢障碍有关,如饲料中缺硒和维生素E,另有人认为与育肥过度有关。富脉肝的特征为肝脏表面和实质有许多形状不规则、大小不等的暗红色斑,肝表面的病灶稍凹陷,切面呈海绵样网状结构,有血液从网孔流出。多见于育肥的肉牛和老龄动物。锯屑肝除病灶颜色呈灰色外,其他表现与富脉肝相似。肝脏表面有数量不等、较细小的坏死灶,直径约2 mm,散在分布,好似在肝脏表面撒了一层锯屑。多见于青年育肥牛。

7. 肝中毒性营养不良

肝中毒性营养不良因全身中毒、感染或者硒、维生素E和含硫氨基酸缺乏所致,以变性、坏死继而很快发生溶解为主的一种病理过程,各种家畜均可发生,但多见于猪。初期肝脏体积增大,色黄,质地脆弱,呈脂肪肝样;之后在黄色的背景上出现红色斑纹,似槟榔肝样,但其色彩更为复杂,肝脏体积缩小,明显坏死,窦隙扩张充血,局部肝组织塌陷呈红色。

(二)处理

①脂肪肝、饥饿肝、富脉肝和锯屑肝以及轻度的肝硬变、肝淤血,不受限制利用。

②"槟榔肝"、严重的肝硬变(大肝、石板肝)、肝坏死、中毒性营养不良肝,一律做化制或销毁处理。

四、脾脏病变

宰后见于脾脏的病变主要是多种类型的脾炎和梗死。

(一)检验

1. 急性脾炎

脾脏急性肿大,多见于急性猪丹毒、急性猪副伤寒、急性猪链球菌病以及牛泰勒虫病等急性经过的血液原虫病和一些败血性传染病。如败血性炭疽,表现为脾脏明显肿大,一般较正常大2~3倍,有时可达4~16倍,被膜紧张,边缘钝圆,质地柔软,呈蓝紫黑色;切面隆突,富含血液,脾小梁和脾小体分辨不清,脾髓软化,刀刮有多量粥样软化脾髓附着,呈黑红色,如煤焦油状,涂片镜检可见大量炭疽杆菌。

2. 坏死性脾炎

坏死性脾炎多见于巴氏杆菌病、猪瘟、弓形虫病、鸡新城疫、鸡霍乱、鸡结核等急性传染病。脾脏不肿大或轻度肿大，其外形、色彩、质度与正常脾脏无明显差别，但在表面或切面上有针尖大至粟粒大的灰白色坏死灶。

3. 化脓性脾炎

化脓性脾炎脾脏肿大，脾脏表面和切面可见大小不一的黄白色化脓灶（脓肿），主要是由其他部位的化脓灶经血流转移而来（如腺疫、肺脓肿等转移），也可因直接感染引起，多由外伤或脾脏周围的组织、器官化脓而波及。

4. 慢性脾炎

慢性脾炎多见于病程较长的亚急性或慢性传染病和寄生虫病，如结核病、布鲁菌病、猪丹毒、猪副伤寒、牛传染性胸膜肺炎、锥虫病、梨形虫病等。脾脏轻度肿大或比正常大1～2倍，被膜增厚，边缘稍钝圆，质地硬实，切面平整或稍隆突，在暗红色的背景上可见灰白色或灰黄色增大的脾小体呈颗粒状向外突出；但有时这种现象不明显，整个脾脏切面色彩变淡，呈灰红色。若发生于脾脏的结核病灶较大，肉眼可见结核结节。某些传染病呈慢性经过时，脾脏体积缩小，质地变硬，发生纤维性脾炎过程。

5. 脾脏梗死

脾脏梗死属于猪瘟的一种特征性病变。脾脏稍肿大，梗死灶多发生于脾脏的边缘，特别是前缘部，数量多少不等，由数个到几十个，黄豆至蚕豆大，呈黑红色或紫黑色，与周围组织界限分明，稍隆突于被膜表面，触摸有坚实感。切面呈暗红色，致密而干燥，失去脾组织的正常结构。

6. 脾脏急性肿胀

脾脏急性肿胀又称"屠宰脾"，特征为脾脏体积增大2～3倍，有时可达5～10倍，表现与败血脾类似，被膜紧张，边缘钝圆，质地较软，切面隆突呈暗红色，但脾髓不软化，血液鲜红色，凝固良好。细菌学检验阴性，常伴有肠、胃和肝等脏器不同程度的充血、淤血，但胴体及淋巴结均正常。原因是屠宰使血管运动中枢受强烈刺激而麻痹，导致脾脏血管紧张性丧失而发生淤血。

7. 脾脏传染性肉芽肿

脾脏传染性肉芽肿多见于结核病、布鲁菌病等。结核结节多在脾脏被膜或实质深层多发或单个存在，还有几个结节相互融合，圆形或不规则形，胡椒粒大至豌豆或核桃大，灰白色或黄色，由增生性结节逐渐纤维化转变为普通肉芽组织进而瘢痕化，形成厚的结缔组织包囊，若结节中心继发坏死，逐渐转变为中心干酪样坏死与钙化。

（二）处理

凡是具有病理变化的脾脏，一律做化制或销毁处理；胴体和其他脏器依据疾病的性质进行处理。

五、肾脏病变

除特定传染病和寄生虫病引起的肾脏病变外，尚可发现肾囊肿、肾结石、肾盂积水、肾梗死、肾皱缩、肾硬化、肾脓肿、各种肾炎（肾小球肾炎、间质性肾炎、化脓性肾盂肾炎）以及肿瘤等。

（一）检验

肾囊肿多因输尿管以上尿道阻塞所致。病变肾脏肿大、柔软、表面不平，有单个或多个大小不等的透明囊泡突起，发生于一侧或两侧肾脏。多发性囊肿常位于肾实质深部，切面呈不规则蜂窝状，囊壁薄而透明，囊内充满透明略带淡红色液体，偶见囊液呈胶样。囊泡可压迫肾组织而发生萎缩。肾囊肿见于各种动物，猪最为多发，马、牛次之，羊、犬少见。

（二）处理

轻度的肾囊肿、肾结石，局部病变切除后可利用，其他各种病变的肾脏一律进行化制处理。

六、胃肠病变

在宰后检验中，常见的胃肠变化有各种炎症、出血、充血、糜烂、溃疡、化脓、坏疽、寄生虫结节、肿瘤等。有时还发现猪肠壁和局部淋巴结含有气泡，其他部位无异常，称为"肠气泡症"。

（一）检验

1. 胃溃疡

胃溃疡（gastric ulcer）系各种因素引起的急性或慢性、至少深达胃黏膜肌层的溃疡，溃疡灶最常发生在食道区和贲门黏膜的连接处。初期表现点状出血或充血，继而沿褶壁线状或弥漫性出血，红色或暗褐色；随着炎症的发展，黏膜出现火山口状的溃疡病灶或增生，颜色有红色、红褐色、黄色等。处于活动期的胃溃疡灶多为垂直凿孔样黏膜缺陷，溃疡的深度从固有膜、黏膜下层、肌层甚至整个胃壁不等。胃壁穿孔后愈合，呈渐圆的黏膜缺损，瘢痕表面粗糙。

2. 肠气泡症

肠气泡症又称肠气肿（pneumatosis cystoides intestinalis），仅见于猪，其发生与吸收肠内容物中气体有关。在空肠和回肠段，尤其是肠管与肠系膜连接处，出现直径约 2 cm 的气泡。在肠管浆膜下的气泡多呈丛状，肠管和肠系膜连接处的气泡多呈葡萄串状。气泡大多透明，有些有血色，指压气泡均有捻发音，加压易破。发生气泡的回肠段，肠腺和肠上皮坏死，间质结构疏松，细胞成分减少。

（二）处理

患肠气泡症的肠管，放气后可供食用；其他病变的胃肠一律进行化制处理。

第三节　肿瘤的检验与处理

一、肿瘤概述

肿瘤（tumor）是机体正常细胞在体内、外某些致病因素的综合作用下，发生基因结构改变或基因表达调控机制失常，并逃脱机体排斥而在机体内呈异常无限制地分裂增殖的细胞群。这些细胞的分裂增殖速度较正常细胞快，故其分化、成熟程度低，形态幼稚、多变，并丧失正常细胞的生理功能。肿瘤一旦形成，不因病因消除而停止生长，不受生理调节。几乎所有的动物都有肿瘤的发生。

肿瘤的外形多种多样，与肿瘤的发生部位、组织来源、生长方式和肿瘤的性质密切相关，一般有结节状、菜花状、分叶状、息肉状、乳头状、溃疡状、弥漫状等。肿瘤的体积大小相差悬殊，这与它的生长时间、发生部位和肿瘤性质有关，生长在紧密狭小腔道（如脊椎管或脑室）内的肿瘤体积较小。肿瘤的颜色一般为灰白色，但因肿瘤组织成分不同可具有特殊的颜色，此外还与肿瘤组织的变性、坏死和出血有关，如黑色素瘤呈灰黑色，血管瘤呈红色或紫红色。肿瘤的硬度取决于肿瘤组织的成分、肿瘤的种类、肿瘤实质和间质的比例以及有无变性坏死等，如由骨、软骨组织形成的肿瘤质地坚硬，脂肪瘤和黏液瘤则较为柔软。在动物机体内生长的各种肿瘤，对机体能产生各种各样的影响，均具有一定的危害性。根据肿瘤形态学及肿瘤对机体的影响将其分为良性肿瘤和恶性肿瘤两大类。

二、良性肿瘤的检验

（一）特点

细胞分化程度高，不易见到核分裂相，结构与其起源的组织相似，异型性不显著；生长缓慢，有时可停止生长，甚至发生退化；多呈膨胀性或外生性生长，常呈球形、结节状或息肉状，用手可推动，无转移现象；表面较平整，不破溃，有包膜，与周围正常组织界限明显；切面灰白色或乳白色，质地较硬；对机体无严重影响。

（二）常见良性肿瘤

1. 乳头状瘤

乳头状瘤（papilloma）又称疣，是由鳞状上皮细胞转化来的肿瘤，多发于表皮和黏膜，眼观呈乳头状或树枝状，是最常见的表皮组织肿瘤之一，多见于口腔、头部、眼睑、指（趾）部和生殖道等部位，呈大小不一的乳头状或菜花状，表面粗糙，突起于皮肤或黏膜表面，有的具有宽广的基部或柄。膀胱和肾盂发生的乳头状瘤，绒毛状特征明显，因此称为绒毛瘤。生长于皮肤的乳头状瘤，颜色多为灰褐、黑褐、淡红或灰白，表面有裂隙，摩擦时易碎裂和出血。各种动物均可发生，以反刍动物多见。

2. 纤维瘤

纤维瘤（fibroma）是由纤维性结缔组织生成的肿瘤，肿瘤组织由胶原纤维和结缔组织细胞构成，呈膨胀性生长，多呈结节状，常见于皮肤、皮下、黏膜下、浆膜下、肌膜、腱、骨膜以及子宫、阴道等处。根据细胞和纤维成分的比例，可分为硬性纤维瘤和软性纤维瘤。前者含胶原纤维多，细胞成分少，质地坚硬，多呈结节状，与周围组织分界明显，有完整的包膜，切面干燥，灰白色，纤维呈编织状交错分布；后者含细胞多而胶原纤维少，质地柔软，也多呈结节状，有完整的包膜，切面湿润，呈淡红色。纤维瘤可继发玻璃样变、黏液变性和钙化等。

3. 脂肪瘤

脂肪瘤（lipoma）是由脂肪组织生成的肿瘤，由脂肪细胞与成脂细胞形成，与正常的脂肪组织区别在于瘤内有少量分布不均匀的间质（血管及结缔组织），从而将瘤体分隔成大小不等的小叶。脂肪瘤生长缓慢，多呈球形、半球形、分叶状，或以细长根蒂悬垂于器官表面。肿瘤组织柔软,表面光滑呈黄白色。常见于富含脂肪的皮下组织、大网膜、肠系膜及肠壁等处,黏膜下、乳腺、子宫等部位也有发生。脂肪瘤有时也可继发黏液变性、坏死和钙盐沉着等。

4. 腺瘤

腺瘤(adenoma),由腺体器官的上皮生成的肿瘤,呈结节状,多见于猪、牛、马、鸡的卵巢、肾、肝、甲状腺、肺脏等器官的黏膜或深部腺体。腺瘤组织有时和正常腺组织很难区别,但腺瘤细胞的形态和大小稍不一致,腺瘤管腔的排列、大小和形态不整齐;小叶构造不明显,大小不均。来自黏膜的腺瘤呈息肉样突起或乳头状增生,肿瘤基部有蒂或无蒂,切面似增厚的黏膜;来自深部腺体的腺瘤,常有完整的包膜,肿瘤与周围组织分界清楚。

三、恶性肿瘤的检验

(一)特点

细胞分化程度较低,与其起源的组织差异大,核分裂相多,细胞间变明显,组织结构呈异型性;生长迅速;浸润性生长,形状不规则如菜花样、多个结节融合等,用手不易推动,常发生转移;表面凹凸不平,常无包膜,与周围组织分界不清楚;切面灰白色或鱼肉样,质地较软,均匀一致或呈分叶状,有的发生坏死、出血、溃疡;引起机体恶病质。

(二)常见恶性肿瘤

1. 鳞状上皮癌

鳞状上皮癌(squamous cell carcinoma),简称鳞癌,发生于鳞状上皮覆盖的皮肤和有此种上皮的口腔、舌、食管、喉头、胃、阴道、尿道、膀胱及子宫等处黏膜,特别是皮肤缺乏色素的部位,有多发的倾向;其他不是覆盖鳞状上皮的组织,如鼻咽、支气管和子宫体的黏膜,其上皮发生了鳞状化生之后,也可出现鳞癌,如鸡食管癌、猪鼻咽癌。这种肿瘤大多是长期慢性刺激或在慢性炎症基础上发展而成的。鳞癌一般质地硬而脆,多呈不规则团块状,其四周呈树根样或蟹足样向周围组织浸润生长,故与健康组织分界不很清楚,导致局部组织肿胀,结构破坏,早期表面出现被痂皮覆盖的溃疡,后期溃疡加深而周边隆起,呈火山口状。增生物初期为乳头状,发展为菜花样,表面常发生溃疡和出血,同时其附近的淋巴结常发生肿大。切面为灰白色,粗颗粒样,干燥,无光泽,无

包膜,可见出血与坏死。

2. 腺癌

腺癌(adenocarcinoma)通常由腺上皮发生,也可由化生的移行上皮发生,常生长于胃、肠、子宫体、卵巢、鼻腔、鼻窦和肝脏等部位,是动物中相当常见的恶性肿瘤。如常发生于成年母鸡的鸡卵巢癌,由黄曲霉毒素慢性中毒引起的原发性肝癌。腺癌多为不规则团块,无包膜或包膜不完整,与周围健康组织分界不清,质硬而脆,颜色灰白,无光泽。腺腔的大小不一,有的显著扩张呈囊状,有囊腔结构的腺癌称囊腺癌,囊腔内有分泌物,但也有呈无管腔的实性癌;有些腺癌常有出血、坏死与溃疡。浸润性较低的腺癌其体积一般较大,反之则较小;富含纤维组织间质的腺癌硬度较高。

3. 纤维肉瘤

纤维肉瘤(fibrosarcoma)发生于结缔组织,最常见于皮下结缔组织、骨膜、肌腱、口腔黏膜、心内膜、骨、肝、肾、脾脏和淋巴结等处,不规则结节状,如呈浸润性生长与周围组织界限不清,无完整包膜,质地较坚实,切面鱼肉样,色泽淡红,富有光泽,常见出血和坏死。各种动物均可发生,多见于牛。

4. 骨肉瘤

骨肉瘤(osteosarcoma)起源于成骨细胞,多发生于猫、犬、马、绵羊和牛等多种动物的长骨骨骺和头骨。分化较好的骨肉瘤质地坚硬,颜色淡黄或灰白,有较多的肿瘤性骨组织,且与骨干长轴相垂直,骨皮质增厚或形成肿块,骨髓腔常被肿瘤所破坏和侵占。分化较差的骨肉瘤,肿瘤中骨质甚少,甚至无骨组织形成,故其质地柔软,呈灰白色或淡红色,且常有出血与坏死。骨肉瘤既产生瘤性骨质又破坏原有骨质,甚至完全破坏骨组织,肿瘤可穿过骨膜蔓延到周围软组织并形成肿块。

5. 骨化石病

骨化石病(osteopetrosis)又称脆性骨质硬化型白血病,见于牛、犬、兔、鼠和鸡,病变可累及所有软骨内成骨和膜内成骨的骨骼,表现为骨质极致密,较正常重,难于锯开;但骨质很脆,用中等力即可使其折断,易发生病理性骨折。骨断面看不到骨髓腔、骨密质与骨松质呈同样结构。造血组织减少,常伴发全骨髓萎缩性造血障碍性贫血。镜下见骨骺软骨过度钙化。干垢端新生网织骨有大量钙盐沉积,骨小梁粗大而不规则。骨干的大部分充满了钙化的软骨或网织骨。破骨细胞发育不全,使过度钙化的软骨

不能吸收及骨化,钙化的网织骨亦不能吸收改建为成熟的层板骨,是本病发生的主要原因。

6. 淋巴肉瘤

淋巴肉瘤(lymphosarcoma)发生于淋巴组织,由未成熟的淋巴网状细胞组成,含间质很少,正常的淋巴组织被完全破坏,网状纤维的性状和排列也不正常,生长迅速,呈弥漫性增生,容易广泛转移,以淋巴结、脾、肝和肾最多见。全身淋巴结肿大 1～3 倍,质软湿润,呈油脂样均匀的灰白色,或灰红相间的杂花色,结构模糊不清。脾脏通常肿大,边缘钝圆,呈淡红褐色,切面呈颗粒状,有小米粒至豆粒大的灰白色结节。肝脏和肾脏显著肿大,呈均匀的淡红黄色或黄灰色,质地脆弱,切面结构模糊,有时呈肉豆蔻状的杂花色。

7. 黑色素瘤

黑色素瘤(melanoma)是由产生黑色素的细胞所构成的肿瘤,各种动物均可发生,最常见于马,尤其是青毛与白毛色的老龄马更为多见,其次是牛、羊、犬和猪。常见于肩胛骨内面的肌间结缔组织、长骨部、腰部及尾根部等皮下形成结节状的黑色素瘤。肿瘤呈单发或多发,大小不等,原发瘤呈结节状,质地较坚硬,转移瘤可使组织弥漫性肿大,质地较柔软,灰黑色或黑褐色,切面呈分叶状,呈现深黑色的肿瘤团块被灰白色的结缔组织分割成大小不等的圆形小结节。

8. 肾母细胞瘤

肾母细胞瘤(nephroblastoma)又称肾胚胎瘤(embryonal nephroma),来自胚胎期遗留的肾胚芽组织,多发生于肾脏或靠近肾脏的组织。多见于未成年的兔、猪、鸡,也见于牛、羊。兔、猪肾母细胞瘤可发生于一侧肾或两侧肾,常在肾脏的一端形成肿瘤,大小不等,最小的仅米粒大,呈圆形或分叶状,白色或黄白色,有包膜或包膜不完整,肾实质受压迫而使肾脏萎缩变形;切面结构均匀,灰白色或灰红色,肉瘤样,有时有出血和坏死。

四、患肿瘤畜禽肉的卫生处理

肿瘤病畜禽宰后检验的处理,主要是根据胴体的营养状况(即肥瘦)、肿瘤的良性与恶性、是否转移,在同一组织或器官上发现一个还是多个肿瘤而定。

①一个脏器上发现肿瘤病变,胴体不消瘦,且无其他明显病变的,患病脏器进行化制或销毁处理,其他脏器和胴体高温处理后利用;胴体消瘦或肌肉有变化的,胴体和脏器全部做化制或销毁处理。

②两个或两个以上脏器发现有肿瘤病变,应将胴体和脏器销毁。

③经确诊为淋巴肉瘤或白血病,不论肿瘤病变轻重或多少,胴体和脏器一律进行销毁处理。

第四节　性状异常肉的检验与处理

性状异常肉是指气味、色泽以及组织状态出现异常现象的肉。

一、气味和滋味异常肉的检验与处理

各种动物肉都具有其固有的气味和滋味。当动物在生前,或宰后肉的保存过程中,受到某种因素的影响,将导致肉的气味和滋味不良或异常。

(一)检验

1. 饲料气味

屠畜生前长期喂饲带有浓郁气味的饲料,如萝卜、甜菜、芜菁、苦艾、独行菜、油渣饼、泔水以及动物性饲料鱼粉、鱼肝油下脚料、蚕蛹等,使肉带有特殊的气味和滋味。

2. 性气味

未去势或晚去势的公畜肉和脂肪带有难闻的性气味,以公猪、公羊、公兔肉的性气味尤为强烈,这种气味主要是由睾酮和间甲基氮茚等物质引起,随着去势时间的延长而逐渐减轻或消失。一般认为肉的性气味在去势后 2～3 周消失,脂肪组织的性气味在去势后 2.5 个月后消失,而唾液腺的性气味消失则更晚些。

3. 病理气味

屠畜生前患有某些疾病,可对其肉的气味和滋味产生不良影响。如发生恶性水肿和气肿疽时,肉常有陈腐的油脂气味;发生蜂窝织炎、子宫炎和胃肠臌气症时,肉带有粪臭味;体内存在腐败液化病灶时,肉具有腐败气味;发生创伤性化脓性心包炎和腹膜炎时,肉有粪臭味和氨臭味;患肾炎、膀胱炎和尿毒症时,肉有尿味;发生酮血症时,肉有怪甜味;胃肠道疾患时,肉有腥臭味;发生砷、有机磷中毒时,肉有大蒜味等。

4. 药物气味

屠畜生前使用过具有强烈气味的药物,如注射过樟脑油、灌服过松节油、煤酚皂液、克辽林或吸入过乙醚、氯仿、丙酮等,引起肉和脂肪带有药物的固有气味。

5. 附加气味

当肉品在运输或保藏的过程中,置于具有特殊气味(如烂水果、蔬菜、鱼虾、油漆、消毒药、煤油、氨味、建筑材料味等)的环境里(容器、保藏室、运输车厢等),会使肉带有某种特有的附加气味。

6. 变质气味

肉品在贮存、运输或销售过程中发生自溶、腐败或脂肪氧化等变化时,肉会出现酸味、臭味或哈喇味。

(二)处理

①若为病理性原因,按疾病的性质进行处理。

②若为非病理性原因,应将肉先行通风驱散24 h,然后剪小块进行煮沸试验。如仍有不良气味者,做化制或销毁处理;如仅胴体的局部或脏器有不良气味,则将局部或整个脏器销毁,其余部分不受限制利用。

③药物气味、附加气味和变质气味的肉应销毁处理。

二、色泽异常肉的检验与处理

肉的正常色泽不仅是反映肉用动物种属特性之一,也是人们识别肉品质量的依据之一。肉的色泽因动物的种类、性别、年龄、肥度、宰前状态等不同而有所差异。色泽异常肉的出现主要是病理性因素、腐败变质、冻结、色素代谢障碍等因素造成。

(一)黄脂

黄脂(yellow fat)又称为黄膘,是指脂肪组织的一种非正常的黄染现象。黄脂的发生与长期饲喂胡萝卜、黄玉米、南瓜、紫云英、芜菁、油菜籽、亚麻籽、油饼、鱼粉、蚕蛹、鱼肝油下脚料等和机体色素代谢功能失调,或牲畜的品种、遗传、年龄、性别、过度肥胖等有关。饲料中不饱和脂肪酸含量过高,同时维生素 E 或其他抗氧化剂缺乏,长期服用或注射土霉素也会导致黄色素在脂肪组织中沉积而使脂肪发黄。

1. 检验

外观特征为皮下和腹腔脂肪组织呈鲜黄色,浑浊,质地坚硬,带鱼腥味或蛹臭味;一般随着放置时间的延长,黄色逐渐减退,烹饪时无异味。肝脏呈黄褐色且有显著的脂肪变性,其他组织不发黄;骨骼肌、心肌呈灰白色,肾脏呈灰红色,髓质呈浅绿色;淋巴结肿胀、水肿,可见散在出血点;胃肠道黏膜充血。

2. 处理

若系饲料引起,无其他病变和不良气味时,不受限制利用;如伴有不良气味,则做化制或销毁处理。

(二)黄疸

黄疸(jaundice,icterus)是由于机体发生某些传染病、寄生虫病、中毒性疾病、溶血性疾病,引起胆色素代谢障碍或胆汁分泌和排泄障碍或红细胞破坏过多,致使大量胆红素进入血液,而将全身各组织染成黄色的结果。

1. 检验

除脂肪组织发黄外,皮肤、黏膜、浆膜、结膜、巩膜、关节滑液囊液、组织液、血管内膜、肌腱,甚至实质器官,均染成不同程度的黄色。尤其关节滑液囊液、组织液、血管内膜、皮肤和肌腱的黄染,在黄疸与黄脂的感官鉴别上具有重要意义。此外,85%以上病例的肝脏和胆道都有病变。黄疸胴体一般随放置时间的延长,黄色非但不见减退,甚至会加深。

当感官检查不能确诊黄脂与黄疸时,可进行实验室检验,测定胆红素。鉴别方法包括硫酸法和氢氧化钠法,具体操作程序和步骤详见实验指导。

2. 处理

在发现黄疸时,必须查明黄疸的性质,真正的黄疸胴体和内脏做化制或销毁处理。如系传染病引起的黄疸,应结合具体疾病进行处理。

(三)红膘

红膘(red fat)系由皮下脂肪的毛细血管充血、出血和血红素浸润的结果,仅见于猪。除与败血性传染病(如急性猪丹毒、猪肺疫、猪副伤寒等)有关外,大量的红膘是因猪体生前受寒风刺激或日光暴晒以及机械创伤引起的。电麻不足,心跳未停即行烫毛的猪,皮肤及皮下组织也会发红,背部尤为明显。

1. 检验

皮下脂肪组织(肥膘)呈现淡红色或粉红色,严重者似铁锈红色。

2. 处理

若内脏和淋巴结有典型病变,应结合疾病综合判断处理。若无病变或病变不明显,胴体和内脏进行高温处理。

(四)白肌肉

白肌肉(pale soft exudative meat)简称 PSE 肉,仅见于猪,除与品种和遗传因素有关外,主要是由宰前的应激反应所致,如长途运输、疲劳、拥挤、高温、雨淋、驱赶、捆绑等,导致机体能量消耗增加,氧供应不足,糖原酵解过多,产生大量乳酸,肉的 pH 下降至 5.7 以下(正常鲜肉 pH 5.8~6.4),引起肌蛋白变性,肌肉系水力降低,出现 PSE 肉综合特征。

1. 检验

其特征是肌肉颜色苍白、无弹性、质地松软、表面有液体渗出。常发生于背最长肌和后肢的半腱肌、半膜肌、股二头肌,其次为腰肌、前肢的臂二头肌、臂三头肌。后肢病变往往左右两侧对称。轻者肌肉呈淡粉红色,表层苍白,修割后的下层仍呈正常色泽,肌肉轻微水肿,断面较正常柔软和湿润,心肌有白色条纹和不规则斑块状病灶。中度者肌肉呈苍白色或灰白色,如水煮肉样,肌肉明显水肿,弹性差,手指容易戳入,断面渗出多量肌浆,且凹陷处有肌浆潴留,肌间结缔组织呈胶样浸润。重度者肌肉呈灰白色,晦暗无光泽,表面明显湿润,放置或悬挂时,可见下端滴流渗出的肌浆。

2. 处理

白肌肉的胴体无害,可以食用,但不宜用作腌腊制品的原料。

(五)白肌病

白肌病(white muscle disease)属于营养代谢性疾病,主要与维生素 E 和微量元素硒缺乏有关。由于机体细胞膜受过氧化物的毒性作用,导致细胞发生变性和坏死,临床上出现骨骼肌和心肌显著变性和凝固性坏死,同时有间质结缔组织的增生,出现运动姿势异常、运动障碍和急性心脏衰弱,猪、牛、羊、马均可发生,但多见于幼畜。

1. 检验

其特征是心肌和骨骼肌发生变性和坏死,为典型的透明变性或蜡样坏死。病变的肌肉多呈灰白色条纹和斑块,膈肌呈放射状条纹,严重的整个肌肉呈弥漫性黄白色,切面干燥,似鱼肉样外观,常呈左右两侧肌肉对称性损害。肌肉质地略显干硬,晦暗无光,在苍白色切面上可见大量散在的灰白色小点(炎性细胞浸润灶),偶尔还有局部钙化灶。病变常发生于负重较大的肌肉,主要是半腱肌、半膜肌和股二头肌,其次是背最长肌。心包积水,心肌色淡,左心肌变性明显,心脏纵沟和冠状沟脂肪呈胶样萎缩,同时可见到肺水肿、充血和胸腔积液,全身淋巴结呈髓样肿胀。胃黏膜点状出血,肝、肾实质变性。羊白肌病时,腰、背、臀部及后肢肌肉颜色苍白,似煮熟肉样,呈现土黄色或黄白色的点状或索状。心肌扩张,质地脆弱,出血;肝脏肿胀,硬而脆,表面有灰黄色坏死灶;皱胃黏膜脱落,胃底出血;小肠壁变薄,黏膜充血。

2. 处理

若仅有局部轻微病变时,则加以修割,其余部分可食用。若全身肌肉有病变时,胴体做化制或销毁处理。

(六)DFD 肉

DFD(dark, firm and dry)肉又称黑干肉,主要由于屠畜宰前受应激原长时间轻微刺激,如饲喂规律紊乱、宰前停食过久、环境温度剧变、长途运输等,肌糖原大量消耗,乳酸含量减少,肌肉 pH 接近中性,系水力增强,表现 DFD 肉综合特征。牛、羊、猪均可发生,但多见于牛肉,其次是羊肉,猪肉最少。

1. 检验

其特征是肌肉颜色暗红,质地坚硬,切面干燥。

2. 处理

一般不影响食用,但因胴体不耐贮藏,不宜鲜销,可熟制加工后迅速利用;由于其保水性强,质地干燥,调料不易扩散,不宜作为腌腊制品的原料。

(七)黑色素异常沉着

黑色素异常沉着(melanosis)又称黑变病,是指黑色素异常沉着在组织和器官内而引起的病理变化。先天性的发育异常,或后天性黑色素细胞扩散、演化时,即可发生。各种家畜都有发生,最常见于幼畜,特别是深色皮肤的动物。黑色素沉积于肝脏形成所谓"黑肝",多见于牛、羊和猪,主要特征就是肝脏表面和切面呈黑色,可能与采食多量鹅冠草和猫尾草有关。

1. 检验

黑色素沉着多见于心、肝、肺、肾、胸膜、脑膜、脑脊髓膜、淋巴结、胃肠道、皮下等部位,沉着区域呈棕褐色或黑色,波及范围由斑点大小至整个器官。

2. 处理

轻度黑色素沉着的组织器官可以食用;重度黑色素沉着的组织器官做化制或销毁处理。

(八)卟啉色素沉着

卟啉是血红素不含铁的色素部分,由卟啉衍生而来。当相关基因发生改变,卟啉代谢紊乱,血红素合成障碍时,体内就有卟啉色素存在,血液、尿、粪便中的浓度高于正常水平,并沉着于全身组织导致卟啉色素沉着(prophyria)发生,属于一种常染色体隐性遗传病。各种动物均可发生,以牛、猪最常见。

1. 检验

尿液呈琥珀色至红葡萄酒色,曝光后,变成暗棕色至棕黑色;皮肤有卟啉色素沉着时,在无黑色素保护的部分,经日光照射会引起充血、渗出性炎症,之后形成水疱、坏死、结痂和斑痕;全身骨骼、牙齿、内脏均呈红褐色、褐色或棕褐色,色素主要见于牙基质和骨骼的致密层,紫外线照射可发红色荧光,发生于猪称"乌骨猪""红牙病",通常骨膜不着色,骨结构也不改变,软膜、韧带及肌腱均不着色。肝、脾、肾等器官显不同程度的棕色。全身淋巴结稍肿大,切面中心部分呈棕色。

2. 处理

将病变骨骼、内脏和皮肤做销毁处理,其余部分不受限制利用。

(九)嗜酸性粒细胞性肌炎

嗜酸性粒细胞性肌炎(eosinophilic myositis)是一种慢性、非肉芽肿性肌炎,主要发生于牛、猪,偶尔发生于绵羊和马。本病的发病原因目前尚不清楚,但有人认为可能与变态反应有关。

1. 检验

其特征是嗜酸性粒细胞浸润肌肉组织,形成一种局灶性或弥漫性肌肉炎症。病变通常仅局限于心肌和骨骼肌,骨骼肌中以胸肌、膈肌、背最长肌、臀部肌肉最为常见。病灶呈界限清楚的灰白色、浅黄绿色或黄白色区。新鲜病灶一般呈绿色,有时呈灰色或黄色,若伴发出血,则呈暗红色;陈旧病灶为灰绿

色、灰色或黄色,有的伴有结缔组织增生,甚至发生纤维化。显微镜下可见肌纤维萎缩或变性、坏死、消失,局部肉芽组织增生,有大量的嗜酸性粒细胞和多量淋巴细胞、浆细胞和单核细胞。

2. 处理

若仅有局部轻微病变时,则加以修割,其余部分不受限制利用;若全身肌肉有病变时,胴体做化制或销毁处理。

第五节　中毒动物肉的检验与处理

一、中毒动物肉的检验

动物中毒是指有毒物质通过皮肤、消化道、呼吸道黏膜等途径进入机体,并在组织器官中发生物理或化学作用,引起机体机能性或器质性病理变化,动物表现出相应的症状,甚至死亡。因发生中毒后被迫宰杀或中毒死亡后冷宰的动物以及用药物毒杀的动物肉品统称为中毒动物肉。中毒动物肉对人体的危害一方面是中毒动物肉中残留的毒物能通过食物链使人发生中毒;另一方面是毒物破坏了动物肠道网状内皮细胞的防御功能,导致抵抗力降低,肠道微生物区系发生异常,诱发或继发沙门氏菌等致病菌大量生长繁殖,使胴体含有相当数量的活菌或毒素,人可因食用这类肉而发生食源性感染或食物中毒。因此,加强对中毒动物肉的检验和处理,对于确保广大消费者食肉安全具有十分重要的意义。

由于引起动物中毒的原因复杂多样,而且毒物对机体的作用差异较大,多数中毒都会有一定的病理变化,但有的却检查不出明显病变。因此,对中毒动物肉的检验与评价比较困难,如果怀疑是中毒动物肉,必须结合病史调查,在宰前临床检查、宰后脏器和胴体的病变检查以及必要的毒物检验等的基础上,进行综合判断。

(一)病史调查

1. 了解相关情况

包括饲喂的饲料种类和来源、保存方式和时间、调制方法、饲料更替或变换和喂量;使用和接触农药、化肥的种类、数量、程度和持续时间;周围工业"三废"的排放情况;畜舍内及其附近是否施用灭鼠

药、消毒剂；近期是否进行过驱虫或预防用药；还应注意交通、水源、作物的保管和利用等情况。

2．了解发病情况

包括发病时间、病程和经过、症状变化、发病数、死亡数，发病后是否经过急救、效果如何，是否为采食量大、体格健壮、采食时间长的动物首先发病且症状严重等。

（二）宰前临床检查

1．中毒病的特点

（1）群发性　多数动物同时或相继发病，一般在饲喂后数小时至数日内乃至数周内突然成群发病或相继发病。

（2）共同性　发病动物具有共同的临床表现和相似的剖检变化，其中以消化系统和神经系统的症状最为明显。食欲旺盛的健壮动物症状加剧。

（3）同因性　发病动物具有相同的发病原因，为饲喂同种饲料、饲草引起，条件改变后发病随即停止。

（4）无热性　发病动物体温一般正常或低于正常，但并发炎症或肌肉痉挛时可能发热。

（5）无传染性　发病动物与健康动物之间不发生传染。

2．中毒主要症状

引起动物中毒的有毒物质较多，中毒后的临床症状也各不相同，应仔细检查动物的精神状态、皮肤和黏膜、有无神经症状和胃肠道症状，呕吐物性状、色泽、气味等，从而加以鉴别。

（1）食盐中毒　主要表现为神经症状和消化紊乱。兴奋不安，转圈运动，肌肉震颤，角弓反张，不断咀嚼，流涎或口吐白沫，磨牙，口渴，眼睑及面部阵发性痉挛，眼球颤动，心跳加快，呼吸困难，后肢麻痹，瞳孔散大，阵发性惊厥，昏迷死亡。

（2）亚硝酸盐中毒　突然发病，无明显前驱症状即短时间倒地死亡。可视黏膜发绀，体温正常或偏低，末梢部位厥冷，流涎，呕吐，口吐淡红色泡沫状液，严重呼吸困难，肌肉战栗或衰竭倒地，末期强直性痉挛，最后窒息而死。

（3）氢氰酸中毒　腹痛不安，全身痉挛抽搐，口腔等可视黏膜呈鲜红色，急喘流涎，口吐白沫，呼吸加快且困难，呼出的气体带有苦杏仁味，体温下降，瞳孔放大，最后因呼吸麻痹而死亡。

（4）菜籽饼中毒　泌尿型以排尿频率增加，血红蛋白尿、泡沫尿和贫血为特征；呼吸型以肺气肿、水肿、咳嗽、呼吸困难，甚至皮下气肿为特征；消化型以食欲减退、废绝、流涎、腹痛、腹泻或便秘、粪带血液，严重时心脏衰弱，体温下降，虚弱而死。慢性中毒表现为生长缓慢，甲状腺肿大，感光过敏。

（5）棉籽饼中毒　体温一般正常，精神沉郁，食欲减退、废绝，心跳剧烈，呼吸困难，肌肉震颤，虚弱，消瘦，尿频，腹泻等，最后因肺水肿、心衰、营养不良和恶病质而死亡。

（6）蓖麻籽中毒　体温升至 $40.5 \sim 41.5$℃，精神沉郁，呕吐、口吐白沫，腹痛、腹泻，排带血或黑色的稀粪，有恶臭，黄疸，血尿，肌肉震颤，呼吸困难；严重者突然倒地、痉挛、嘶叫，可视黏膜和皮肤严重发绀，尿闭，昏睡而死。

（7）马铃薯中毒　严重者呈现神经症状，兴奋、狂躁、沉郁、昏睡、痉挛、麻痹、共济失调，呼吸微弱，瞳孔散大，呼吸麻痹而死等。轻者以胃肠炎症状为主，流涎、呕吐、腹痛、腹泻、粪便混有血液，少尿或排尿困难，全身衰弱，嗜睡等。湿疹或水疱性皮炎，头、颈和眼睑部捏粉样水肿（马铃薯斑疹）。

（8）酒糟中毒　急性中毒表现为体温升高，食欲减退或废绝，出现腹痛、腹泻等胃肠炎症状，初兴奋不安、步态不稳，后四肢麻痹、卧地不起，多因呼吸中枢麻痹而死亡。慢性中毒表现为消化紊乱、便秘或腹泻，可视黏膜潮红、黄染，皮疹或皮炎，时有血尿，不孕或流产。牛表现神经兴奋、共济失调或卧地不起，出现顽固性前胃迟缓，呼吸困难、下痢和后肢皮肤湿疹等症状。

（9）蕨中毒　反刍动物精神沉郁，食欲大减或废绝，渐进性消瘦，体温升高至 $40.5 \sim 43$℃，反刍停止，流涎、咳嗽，腹痛，频频努责，粪便干燥色暗红，里急后重，可视黏膜有斑点状出血，贫血和黄染。慢性者长期间歇性血尿，后期呈恶病质。绵羊发生永久性失明（俗称"睁眼瞎"）和无目的行走、转圈，角弓反张，周期性强直性惊厥。猪表现食欲减退，消瘦虚弱，体温下降，呼吸、心率缓慢，呕吐和便秘，心力衰竭而亡。

（10）黑斑病甘薯中毒　病猪精神不振，口吐白沫，食欲废绝，腹部膨胀，粪干硬发黑，后期腹泻，便中带有大量黏液和血液，小便茶黄；呼吸困难，呈腹式呼吸，心跳加快，运动障碍，步态不稳，阵发性痉挛，重症者出现神经症状，盲目运动，抽搐而死。多数病牛的突出症状是呼吸困难，往往将精神沉郁、食欲不振和反刍减退等症状掩盖，可视黏膜发绀，瞳孔散大,全身痉挛,窒息而死。

(11)黄曲霉毒素中毒 以肝脏损害为主,伴有血管通透性破坏和中枢神经损害,精神沉郁,渐进性食欲减退,消瘦,被毛蓬乱,皮肤发痒,口渴,尿呈橘黄色或褐黄色,甚至便血,可视黏膜苍白或黄染,皮肤表面出现紫斑,步态不稳,过度兴奋、间歇性抽搐、角弓反张,进而沉郁,行走无力,衰竭而亡。

(12)玉米赤霉烯酮中毒 急性中毒时兴奋不安,走路蹒跚,全身肌肉震颤,突然倒地死亡;同时可视黏膜发绀,体温无明显变化,外生殖器肿胀,食欲减退,腹痛腹泻等。慢性中毒的母畜出现雌激素亢进症,兴奋不安,假发情,频尿,不孕、流产或死胎。

(13)T-2毒素中毒 体温下降,精神委顿,步态蹒跚,拒食、呕吐,流涎,腹泻,消瘦,皮肤和黏膜糜烂脱落、出血,形成坏死性病变,各脏器广泛性出血,伴有血便和血尿。

(14)有机磷农药中毒 表现为毒蕈碱样、烟碱样作用或中枢神经系统症状。轻度中毒表现为先兴奋后精神沉郁,食欲降低或废绝,恶心呕吐或反刍停止,呕吐物有大蒜味或农药味,流涎、出汗;中度中毒症状更为严重,呼吸困难,瞳孔缩小,腹痛、腹泻,肌肉颤抖或痉挛,呼吸麻痹而死亡;重度中毒表现为昏迷,肌肉抽搐,粪尿失禁,全身震颤,突然倒地,心跳加快,瞳孔缩小,很快死亡。

(15)磷化锌中毒 初期兴奋甚至惊厥,后期昏迷嗜睡,食欲减退,呕吐不止,口吐白沫,腹泻、腹痛、粪便混有血液,口腔及咽黏膜有溃烂,口腔与呼出的气体和呕吐物及粪便带有蒜臭味,随着病情发展,结膜黄染、发绀,呼吸困难,尿色带黄,尿蛋白、红细胞管型,粪便呈灰黄色。末期全身僵硬,四肢痉挛,休克昏迷,窒息而死。

(16)有机氟中毒 主要表现为中枢神经系统和循环系统机能障碍。突然发病,心动过速,共济失调,惊恐,尖叫,向前直冲,呕吐,痉挛,倒地抽搐,呼吸迫促,口流涎,倒地后四肢如游泳状,角弓反张,数分钟至数小时死亡;稍轻者全身肌肉震颤,昏迷,体温降低,1~2 d死亡。

(17)砷中毒 主要表现重剧性胃肠炎症状和腹膜炎体征。剧烈腹痛,出血性下痢,且有蒜臭味;流涎,口腔黏膜潮红、肿胀,齿龈黑紫色,呼出气体有蒜臭味;随病程进展,兴奋不安转为沉郁,肌肉震颤,步态蹒跚,共济失调,麻痹衰竭而死,尸体多不易腐败。慢性者食欲、反刍减退,渐进性消瘦,全身虚弱,被毛粗乱,持续性腹泻,黏膜潮红或黄染,四肢末梢冷厥。

(18)铜中毒 急性中毒有胃肠炎和黄疸、贫血症状,排血红蛋白尿。表现为食欲下降或废绝,呕吐,流涎,腹痛腹泻,脱水,粪便稀并混有黏液,呈深绿色。心动过速,惊厥,麻痹甚至休克,之后出现溶血、黄疸和血红蛋白尿。慢性中毒可损害肝脏、肾脏以及神经系统。

(三)宰后病变检查

由于病变常见于毒物进入机体时通过的部位及有关组织器官,因此可在血液、体表皮肤、淋巴结、皮下肌肉组织、实质器官(心、肝、脾、肾)、呼吸系统(肺、气管)、消化系统(胃、肠)、泌尿系统(膀胱)等部位找到特定的病变。感官检验时应以血液、体表皮肤、肌肉、脏器为重点。

(1)食盐中毒 胃肠黏膜充血、出血,甚至脱落,小肠黏膜弥漫性炎症,肠系膜淋巴结充血、出血;体腔、心包积水,心肌松弛,有小出血点;肺水肿;肝肿大、质脆;脾脏可见出血性梗死;肾紫红色肿大,包膜易剥离,膀胱有严重的水肿和炎症。镜检脑组织,可见脑膜炎、脑水肿和嗜酸性粒细胞在血管周围浸润呈特征性"袖套"现象。

(2)亚硝酸盐中毒 特征性病变就是血液呈咖啡色、紫褐色酱油状,且凝固不良;可视黏膜发绀,眼结膜呈紫红色水肿样,口鼻青紫、流出白色泡沫或淡红色液体,肺充血、出血、水肿,支气管内有大量的白色泡沫状液体;心外膜点状出血,心腔内充满酱油色血液;腹部明显增大,胃肠黏膜充血、出血及易脱落,肠淋巴结肿胀隆突于黏膜表面;肝呈暗红色,肾淤血。

(3)氢氰酸中毒 尸僵缓慢,不易腐败,血液呈鲜红色,凝固不良。可视黏膜呈樱桃色,体腔和心包腔内有浆液性渗出物;口鼻流出泡沫状的液体,肺脏充血、出血、水肿,气管和支气管内充满大量淡红色泡沫状液体;胃内容物有苦杏仁味;心外膜及各组织器官的浆膜和黏膜有斑点状出血,实质器官变性。

(4)菜籽饼中毒 尸僵不全,血液呈油漆样,凝固不良。胃肠道黏膜充血、肿胀、出血,胃内常有少量凝血块,胃黏膜脱落;肺脏水肿、淤血、破坏性气肿;肝脏实质变性、色黄质脆、斑状坏死;肾点状出血,膀胱积有血尿;甲状腺肿大。

(5)棉籽饼中毒 实质性器官广泛性充血和水肿,全身皮下组织呈浆液性浸润。胃肠黏膜充血、出血、水肿甚至溃烂;心内、外膜有淤血点;肝充血、肿大、色黄质脆;肾肿大,实质变性,被膜散在点状出血;肺充血、水肿,气管和支气管有泡沫样液体;全身淋巴结肿大。胸腹腔有淡红色的透明渗出液;皮肤充血并有红色斑点。

(6)蓖麻籽中毒 主要为出血性胃肠炎和各实质器官充血、出血、变性、坏死。血液黏稠且凝固不良。皮下脂肪淤血,胸腹腔积有黄红色液体;胃肠道黏膜广泛弥漫性严重出血,内容物混有血液,肠系膜淋巴结水肿。心肌弛缓,心冠脂肪、心耳、心内外膜有出血点;肺膨隆,黑紫色,切开流出多量紫红血液,支气管内充满气泡;肝黑紫色,质硬脆;脾黑紫色,柔软,有少量出血点;肾肿胀、出血;膀胱积尿。

(7)马铃薯中毒 皮肤常见大面积的红紫斑,可视黏膜苍白或微黄染,心脏充满不易凝固的暗红色血液;胃肠黏膜潮红、出血、坏死甚至脱落,肠系膜淋巴结肿大、出血;肝肿大,边缘钝、质脆,色泽暗红;胆囊肿大,脾肿大淤血,肾轻度肿大伴有肾炎损伤性变化;心内、外膜有散在的出血点。脑充血、水肿。

(8)酒糟中毒 胃肠黏膜充血、出血,胃内容物有酒糟和醋味,肠系膜淋巴结充血、出血,直肠出血、水肿、黏膜脱落;心内膜出血,肺充血、水肿,肝、肾肿胀,质地变脆;皮下组织有出血斑;脑和脑膜充血,脑实质出血。

(9)蕨中毒 皮下、肌肉、脂肪、实质器官、全身的黏膜及浆膜有明显的出血性变化,左心内膜及膀胱黏膜出血严重,肌肉出血可形成血肿,全身各处疏松结缔组织及脂肪组织呈胶样水肿。慢性者为膀胱肿瘤,形成形状多样、大小、颜色各异的恶性肿瘤,贫血和营养不良。绵羊为视网膜变性和萎缩,血管狭窄,脑灰质软化。

(10)黑斑病甘薯中毒 肺显著膨大,比正常大约3倍以上,外观呈明显的网状花纹,质脆易破裂,有水肿和块状出血,切开后流出多量带血的液体及泡沫;胃肠黏膜充血、出血、坏死,易脱落,内有未消化的甘薯块渣;肝肿大,切面呈槟榔样花纹,胆囊肿大1~3倍,胆汁稀薄呈深绿色;心、肾、脾均有不同程度的充血、出血。肌肉、皮下、腹膜蓄积气体。

(11)黄曲霉毒素中毒 主要表现为肝脏病变、贫血和出血。全身黏膜、浆膜、皮下和肌肉出血,皮下脂肪黄染;胃弥漫性出血,肠黏膜出血、水肿,胸腹腔积液,淋巴结出血性炎症;肝脏肿大呈黄褐色、质脆,表面有出血点,胆囊扩张充满胆汁;脾脏出血。慢性中毒可见肝细胞和间质组织增生,肝硬化。病程久可见肝细胞癌或胆管癌。

(12)玉米赤霉烯酮中毒 主要是阴道、子宫和卵巢的病变,包括阴唇肿大,阴道黏膜水肿、坏死和上皮脱落、严重的外翻等。子宫颈上皮鳞状细胞变性,子宫内膜发炎。卵巢发育不全或萎缩。公畜睾丸萎缩。同时淋巴结水肿,胃肠黏膜充血、水肿,肝轻度肿胀,质地较硬,色淡黄。

(13)T-2毒素中毒 表现为营养不良性消瘦和恶病质。口腔、食道、胃肠道黏膜呈卡他性炎症,水肿、出血和坏死,尤以十二指肠和空肠处最为明显;心肌变性和出血,心内膜出血;脑实质出血和软化;肝、脾肿大、出血。禽类可见内脏广泛性出血和损害,小肠、肾脏、心脏出血;肛门肿胀;胸腺、法氏囊肿胀。

(14)有机磷农药中毒 胃内容物有大蒜臭味或农药味,胃肠黏膜充血、肿胀、坏死,甚至糜烂、溃疡,肠系膜淋巴结肿胀;肝肿大、淤血;胆囊肿大、出血;肾脏肿大,质软脆,被膜易剥离,切面紫红色;脾淤血、肿胀;肺明显淤血、水肿及出血,伴发灶性气肿,气管及支气管内有大量泡沫样液体,细支气管黏膜呈花边状外观;脑充血、水肿。脊髓和外周神经发生脱髓鞘变性。

(15)磷化锌中毒 腹腔有暗红色积液;口腔、咽、胃肠道黏膜潮红、肿胀、充血、出血和溃疡,黏膜易脱落,胃内容物有蒜臭味,将其移至暗处可见有磷光;肝、肾淤血、混浊肿胀;肺间质水肿,气管内充满泡沫状液体;心脏扩张,心肌变性;脑组织水肿、充血、出血。偶见皮下组织水肿以及浆膜点状出血。

(16)有机氟化物中毒 血液呈酱黑色,凝固不良;胃肠臌气,胃内充满难闻的液体和气体,胃肠黏膜充血、出血,黏膜易脱落;心脏扩张,心肌变性,心内、外膜有出血斑点;肝、肾淤血、肿大;肺淤血和水肿,脑膜充血、出血。

(17)砷中毒 胃、小肠、盲肠黏膜充血、出血、水肿、糜烂和溃疡,常覆以灰黄色假膜,严重时可见穿孔,胃内容物有蒜臭味;肝、脾脏脂肪变性;胸膜、心内外膜、膀胱有点状或弥漫性出血。慢性中毒还见有中毒性肝炎、慢性真皮炎、神经炎和关节非对称性肿大。

(18)铜中毒 急性中毒,胃、十二指肠充血、出血、溃疡甚至破裂,胸、腹腔内有大量红色积液;肝脏、肾脏肿大呈青铜色,膀胱出血,内有褐红色尿液;全身性黄疸,血液呈巧克力色。慢性中毒肝脏呈黄色,质脆,灶性坏死;胆囊增大且含有浓绿色胆汁;肾脏显著肿大,被膜下有出血斑,质脆;肾小管上皮细胞变性、肿胀,肾小球萎缩;脾脏肿大,弥漫性淤血和出血。

（四）毒物检验

1．样品采取和保存

对中毒的活体动物，可采取胃内容物、粪便、血液、尿液；若动物已死亡，可剖检采取胃肠内容物、肠组织、心脏、肝脏、肾脏、膀胱、淋巴结、血液、尿液等；必要时还可采取可疑的剩余饲料。检样应无菌、多点、足量采取，具有代表性，液体样品如血液、尿液采集量 $50\sim200$ mL，固体或半固体采集 $50\sim200$ g。

盛放检样的容器应清洁、无菌，不能用消毒剂处理。包装时注意无菌操作，密封后详细标注样品名称、采集人、采集地点、采集时间等备用资料。

被检样品采取后，应冷藏，尽快送至检验单位检验。一般不应加防腐剂，若一定要加防腐剂，只可加酒精，并且注明。

送检时最好将病志和剖检记录一同送上，以便参考。

2．毒物分析

（1）预试验 预试验的目的是利用简单的方法，如观察毒物的颜色、嗅闻毒物的气味、测酸碱性、灼烧试验以及化学预试验等，做初步检查，明确检验的方向，决定检验的方法和步骤。

（2）确证试验 根据预试验提供的线索，有目的地检验可能引起中毒的毒物。如果是无机化合物毒物，检验它的阳离子和阴离子；如果是有机物，则检验其基团。最后经过分析，得出结论。

（3）定性检验 根据检验毒物的特殊化学反应，判断某种毒物是否存在。因此，使用的化学反应必须容易辨认，如溶液颜色的改变、沉淀的生成与溶解、气体的产生等。

（4）毒物含量测定 一般情况下，只要确定是什么毒物引起的中毒就达到了检验的目的，但在某些情况下对某些毒物的含量进行测定具有重要意义，如确定某种毒物是否达到中毒剂量。

二、中毒动物肉的处理

经检验确认为中毒动物肉，一律做化制或销毁处理。

复习思考题

1．简述引起组织器官出血的原因和处理原则。

2．简述败血症的分类及其处理。

3．试述良性肿瘤和恶性肿瘤的特点。

4．试述黄脂肉和黄疸肉的区别。

5．试述白肌肉和白肌病的检验与处理。

6．简述 DFD 猪肉的特征与处理。

7．试述动物中毒病的特点及中毒动物肉的处理。

（姜艳芬 李郁）

第十一章　市场肉类的兽医卫生监督与检验

市场肉类的兽医卫生监督是对集贸市场、农贸市场和超市等市场交易中的肉类所进行的监督检疫，其主要任务是监督检查，即对市场交易的动物肉类进行验证、查物、抽检、重检、补检等。市场肉类的卫生监督与检验是控制病畜禽及其产品进入流通环节的一道关口。为了防止动物疫病的传播扩散，促进养殖业的发展，保护人类健康，必须加强市场肉类的卫生监督与检验。

第一节　市场肉类兽医卫生监督的意义和基本要求

一、市场肉类兽医卫生监督的意义

我国的市场已趋于多元化，市场的需求决定生产的规模，全国各地的养殖业和屠宰加工业发展不平衡，地区价格差异较大，形成了肉品大流通，因而市场上的肉类来源广泛。有些屠宰场（点）和个体经营者，不经过动物卫生检验，将病、死畜禽肉带进市场销售；加上由于市场畜禽肉品交易具有"由分散到集中、再由集中到分散"的特点，导致动物疫病通过市场流通而传播，给人类健康和畜牧业的发展造成了相当大的危害。因此，加强市场肉类卫生监督与检验工作，对防止病害及检疫不合格的动物及其产品流入市场，控制人畜共患病和动物疫病的传播与流行，保证人们的食肉安全等具有重要的意义。

二、市场肉品卫生监督与检验机构

市场肉品卫生监督与检验工作由当地动物卫生监督机构的官方兽医来完成。

1. 中、小城市的市场肉品卫生监督检验机构

在中、小城市都建有专门的市场肉品卫生监督检验站。该监督检验站应有：病理学检验室，旋毛虫和细菌镜检实验室，理化检验实验室；有条件的设

有：肉品无害化处理室（必须设有高温处理锅和保存检样肉的冰箱），废弃品的临时贮藏室，洗涤消毒室，工作人员办公室和休息室。

2. 大城市的市场肉品卫生监督检验机构

在大城市各区都有市场肉品卫生监督检验站，并另建有设备良好的中心化验室，包括病理学检验室、理化检验室、微生物学检验室 3 部分。各区市场肉品卫生监督检验站在监督检查中遇到疑难问题时，可将肉品或采集的病料送到中心化验室检验。

3. 农牧地区的市场肉品卫生监督检验机构

农牧地区较大的集镇，建有较简易的肉品卫生监督检验站，可进行病理剖检和简单的理化检验及细菌涂片镜检。

三、市场肉品卫生监督检验员的职责

1. 查验有关证件，监督交易环境卫生

查验有关证件，对交易环境进行卫生监督，凡无有关证件或环境卫生不符合要求者，不得设点经营。

2. 对上市肉类进行卫生监督检疫与处理

按照有关规定，对上市肉类进行卫生监督检验和处理，凡病死、毒死、死因不明的畜禽肉以及未经检验或检验不合格的肉类，一律不准出售。

3. 严格处理有害肉品

检出腐败变质、脂肪酸败、霉变、生虫、污秽不洁等性状异常的肉品，以及运输过程中被农药、化肥污染的肉品，一律做销毁处理。

4. 做好肉品安全的宣传

采取多种形式向肉品经营者宣传动物卫生要求和经肉感染人的人畜共患病的危害性，提高他们的卫生意识，自觉抵制购入和销售病、死畜禽肉。

5. 及时掌握产地动物疫病动态及动物屠宰检疫情况

必须及时掌握产地动物疫病动态及动物屠宰检

疫情况,做到心中有数,以防染疫肉类上市。

第二节　市场肉类监督检验 的程序和方法

一、上市肉类的卫生监督

上市肉类的卫生监督要点如下。

①各种上市的畜禽肉类,必须由动物卫生监督机构统一管理,定点屠宰,集中检疫,市场监督,划行归市,并做好卫生防护工作。

②上市的各种畜禽肉类,货主必须出具《动物检疫合格证明(产品)》;胴体上要有检疫验讫印章。无证无章的肉类,不准上市出售。

③动物卫生监督机构负责检查有关证明,核对证物。如有证物不符或证明过期等不符合规定的,应就地进行重检、补检或消毒,并按规定进行处罚。

④凡病死、毒死、死因不明、腐败变质、污秽不洁或掺假造伪的畜禽肉及野生动物肉类等,一律不准上市出售,并在动物卫生监督机构的监督下进行无害化处理。

⑤上市肉类的包装、容器和运输工具,必须清洁卫生,严禁使用有毒、有害的容器、工具进行包装和运输。

⑥上市肉类要定点定位销售,要避开有碍肉类卫生的环境和场所,防止污染。市场每天要进行全面清扫,坚持定期消毒,污物要进行无害化处理。

二、市场肉类监督检验的程序

(一)询问疫情

以询问的方式向货主重点了解有关疫情和屠宰情况,如屠宰动物的来源,产地有无疫情及疫病流行情况等。

(二)查证、验章

检查由动物卫生检疫机构出具的检疫合格证明,并仔细核对动物胴体上加盖的验讫印章或产品包装上加封的检疫标志。注意检疫合格证明与验讫印章是否相符,检疫合格证明上的印戳是否清晰。对转让、涂改、伪造检疫证明者和验讫印章者,以及检疫证明超过有效期和未盖印章者,应按未经检验

肉处理,依法实施补检或重检,并作出相应的处罚。

(三)检查运输工具和包装物的卫生状态

①检查运输工具的卫生状态,如运输过化肥、农药等有害、有毒或不洁之物后的车辆,不经清洗和消毒再装运肉品,也会造成肉品污染或腐败变质。

②使用不符合卫生要求的包装会造成肉类污染,或刚屠宰的热鲜肉不经过散热冷却就装入塑料袋内,会造成肉类的腐败变质。

以上不洁的运输工具和包装物,是影响肉品质量的重要因素,要特别注意,遇到这种情况,禁止销售。

(四)肉类检验

检验要点如下。

①对于来自定点屠宰场并经过动物卫生检验的肉品,首先应视检头、胴体和内脏的应检部位有无检验刀痕及切面状态,并检查甲状腺、肾上腺和病变淋巴结是否已摘除,以判定是否经过检验和证实其检验的准确性。

②发现漏检、误检以及有病、死畜禽肉或某种传染病可疑时,应进行全面检查,并做相应的理化检验和细菌学检验。

③对于牛、羊及马属动物,当发现放血不良,并在皮下、肌间有浆液性或出血性胶样浸润时,必须补充检查炭疽。

④当发现严重污染,或有腐败变质可疑时,必须做肉新鲜度检验。

⑤未经兽医卫生检验流入市场的肉品,必须进行全面补检。检查的着重点是:胴体放血程度和杀口状态,胴体皮肤、皮下组织、肌肉、脂肪、胸腹膜、关节以及连带头、蹄、内脏等有无异常,以便控制病死畜禽肉流入市场。

三、各种动物肉的监督检验要点

上市销售的肉类有猪肉、牛肉、羊肉、家禽肉、狗肉、兔肉、马属动物肉和野生动物肉等,对进入市场的各种动物肉品的卫生监督检验,主要以感官检查为主,当发现可疑肉品时,必要时可做理化检验和细菌学检验。

(一)猪肉的监督检验要点

1. 头部检验

①剖检下颌淋巴结,以检验局限性炭疽和结核。

②剖检两侧咬肌，以检验猪囊尾蚴病。

③视检鼻盘、唇、口腔黏膜、齿龈等，以检验口蹄疫和传染性水疱病。

2．胴体和内脏检验

①依次检查颈浅背侧淋巴结、髂内淋巴结和腹股沟浅淋巴结，以了解整个胴体的健康状况。

②剖检深腰肌，发现囊尾蚴时，为了查明虫体的分布和感染强度，可增检肩胛外侧肌、股内侧肌。采集两侧膈肌脚检验有无旋毛虫。

③注意猪瘟、猪丹毒、猪肺疫、猪弓形虫病所表现在皮肤、内脏、淋巴结等部位的相关病变。

（二）牛肉的监督检验要点

1．头部检验

①剖检两侧咬肌，以检验牛囊尾蚴病。

②剖检下颌淋巴结和咽后内侧淋巴结，视检唇、齿、眼、咽喉黏膜、舌面及上下颌骨状态，注意有无水疱、溃疡或烂斑，以检验牛口蹄疫、放线菌病、结核病、巴氏杆菌病。

2．胴体和内脏检验

①检验胴体时，应注意放血程度、肌间有无浆液性或出血性胶样浸润，以及淋巴结的变化，以检验炭疽和结核病。

②剖检臀股部肌肉、腰肌、膈肌脚、颈肌、咬肌和舌肌，以检验牛囊尾蚴病。

③剖检肩前淋巴结、髂下或髂内淋巴结、腹股沟深淋巴结，以了解整个胴体的健康状况。

④视检肺脏时，若食道与器官连在一起，应检查食道上有无肉孢子虫。

（三）羊肉的监督检验要点

羊肉检验和牛肉基本相同，一般不剖检淋巴结。

1．头部

主要视检唇、口腔黏膜，注意有无痘疮或溃疡等病变。

2．胴体和内脏检验

视检胴体放血程度、脂肪和肌肉的色泽、胸腹膜、关节及脊柱断面有无异常。视检肝、肺，注意棘球蚴及其他寄生虫寄生。

（四）家禽肉的监督检验要点

重点检查皮肤的完整性和体表清洁程度。首先

检查皮肤有无破损及拔毛是否干净，观察皮肤的色泽、皮下血管充血程度及宰杀口残留血液状态，判定放血程度。检查体腔内是否有残留的肠段、粪便和内脏。

（五）家兔肉的监督检验要点

重点检查胴体的放血程度，视检胴体表面是否完整，有无粪污及残留的兔毛，体腔内是否有残留的脏器等。着重视检胸腹膜有无炎症、出血、脓肿、结节、黄疸及其他病变。

（六）马属动物和骆驼肉的监督检验要点

重点检查鼻中隔、鼻甲骨，剖检下颌淋巴结，以检验鼻疽。骆驼肉还需检验咬肌、颈肌、腰肌等，以检验囊尾蚴病。

（七）犬肉的监督检验要点

重点检查狂犬病、旋毛虫病等。必要时可进行细菌检验和理化检验。视检胴体色泽是否正常，有无放血不良和一侧性坠积性淤血现象。采取横膈膜肌脚检查有无旋毛虫。

四、处理和登记

①对于证物相符且新鲜卫生的肉类准予出售。对证物不符的肉类给予重检，对未经检验的肉类给予补检，经检验确认为合格者，出具《动物检疫合格证明（产品B）》，并加盖检疫验讫印章，准予上市。

②对于不合格的肉类产品，在动物卫生监督机构的监督下进行高温或其他无害化处理。不适于食用的肉类，应化制或销毁，并出具《检疫处理通知单》。

③上述各项工作均应做好登记。

第三节　病、死畜禽肉的监督检验与处理

官方兽医对上市肉类进行监督检验时，尤其是胴体与内脏不连同上市的情况下，必须特别注意患病的、濒死期急宰的畜禽肉，死后冷宰的或物理性横死的畜禽肉。病、死畜禽肉的检验以感官检查和剖检为主，不能确诊时则需进行快速理化检验和细菌学检验。

一、感官检查和剖检

病、死畜禽肉的鉴别主要着眼于宰杀刀口、放血程度、血液坠积情况和畜禽的病理变化等方面的检验。

(一)病畜肉

病畜肉通常是患病急宰的畜肉,在对其进行感官检查和剖检时,必须考虑到下列特征。

1. 宰杀口状态异常

健康家畜由于组织血管的收缩,宰杀口外翻,切面粗糙,其周围组织有明显的血液浸染区。而病畜急宰后,其宰杀刀口一般不外翻,切面平整,刀口周围组织稍有或无血液浸染现象。

2. 明显放血不良

病畜肉明显放血不良,肌肉暗红色或黑红色,切面潮湿,血管断端常有血珠渗出,甚至形成血液浸染区,挤压时有小血珠外溢。脂肪、结缔组织中和胸膜下血管显露,脂肪呈不同程度红染。剥皮肉的表面常有渗出血液形成的血珠。

3. 坠积性淤血明显

濒死期动物在宰前通常较长时间侧卧,由于重力引起体内血液的下沉,其侧卧位的皮下组织、胸腹膜和成对器官的卧侧出现暗红色树枝状坠积性淤血。

4. 淋巴结病变显著

病畜的淋巴结,由于疫病的不同而出现肿大、充血、出血、坏死或其他病理变化,是重要的诊断依据。

(二)死畜肉

病死后冷宰的死畜肉,感官检查和病理剖检特征与上述病畜肉基本相同,只是病理变化更加明显。其宰杀刀口不外翻,切面平整光滑,刀口周围组织无血液浸染现象;严重放血不良,肌肉呈黑红色,血管内有较多血液;在胴体一侧的皮下组织、肌肉及浆膜,呈明显的坠积性淤血,在侧卧部位的皮肤上有淤血斑;淋巴结有显著的病理变化。

(三)病、死禽肉

病死禽往往拔毛不净,毛孔突出,尸体消瘦。病禽宰杀刀口无血液浸染现象,死禽多数无宰杀刀口。病禽屠宰后放血不良,皮肤呈红色、暗红色,鸡冠、肉髯呈紫红色或紫黑色。颈部、翅下、胸部等的皮下血管淤血。肌肉切面呈暗红色或紫色,湿润多汁,有时有血滴渗出。死禽肉放血极度不良,或根本没放血,肌肉切面呈紫黑色,且在皮肤表面见到紫色斑点。

二、细菌学检验

在感官检查和剖检时,一旦发现有病、死畜禽肉的征象时,应立即采取病料,以无菌方法制备两张以上的触片,干燥、固定,染色后镜检,可对有特征性的炭疽杆菌、巴氏杆菌、链球菌、红斑丹毒丝菌(丹毒杆菌)等作出快速诊断结果。

采取病料时,对猪胴体应采取下颌淋巴结或胴体上存留的淋巴结;对牛、羊应采取颈浅淋巴结、腹股沟深淋巴结或存留的其他淋巴结;脏器主要采自肝、脾、肾。

三、理化检验

理化学检验在病、死畜禽肉的鉴别上具有一定的辅助作用,虽然方法较多,但操作简单,易在市场肉类监督检验中应用,而且结果比较可靠,主要有以下几种方法。

(一)放血程度检验

主要是采用滤纸浸润法。

1. 操作方法

取干滤纸条(宽 0.5 cm,长 5 cm),将其插入被检肉的新切口处 1~2 cm 深,经 2~3 min 后观察浸润情况。

2. 结果判定

放血不良者,滤纸条被血样液浸润且超出插入部分 2~3 mm;严重放血不良者,滤纸条被血样液严重浸润且超出插入部分 5 mm 以上。

(二)硫酸铜肉汤反应

1. 原理

由于患病动物生前体内组织蛋白质已发生了不同程度的分解,形成初期分解产物——蛋白胨、多肽等,在滤液中多以负电荷的阴离子形式存在。当肉汤反应时,在电解质(硫酸铜)参与下,蛋白质分解产物可与硫酸铜试剂中的 Cu^{2+} 结合生成难溶于水的蛋白盐而沉淀,依此可判定是否为病、死动物肉。

2. 操作方法

(1)肉浸液(肉汤)制备　称取样品精肉 10 g,绞碎,置于三角瓶内,加入蒸馏水 40 mL,搅匀后加塞,置沸水浴中 10 min,趁热过滤,冷却到室温备用。

(2)样品测定　取肉浸液 2 mL 置于试管中,加 5%～10% 硫酸铜溶液 3～5 滴。混匀,静置,观察反应,同时做空白对照试验。

3. 结果判定

(1)健康新鲜肉　肉汤透明(-)或轻度混浊(+)。

(2)有病动物肉　肉汤出现絮状沉淀(++)或肉汤变成胶冻状(+++)。

(三)过氧化物酶反应

1. 原理

过氧化物酶只存在于健康动物的新鲜肉中,有病动物肉一般无过氧化物酶或者含量甚微,当肉浸液中有过氧化物酶存在时,可以使过氧化氢分解,产生新生态氧,将指示剂联苯胺氧化成为蓝绿色化合物,经过一定时间则变成褐色。

2. 操作方法

①称取样品精肉 10 g,绞碎,置于 200 mL 烧杯内,加入蒸馏水 100 mL,浸泡 15 min,过滤后即为肉浸液。

②取 2 支试管,1 支加入 2 mL 肉浸液,另 1 支加入 2 mL 蒸馏水作为对照。

③用滴管向各试管中分别加入 0.2% 联苯胺酒精溶液 5 滴,充分振荡。

④用滴管吸取 1% 过氧化氢溶液向上述试管分别滴加 2 滴,稍加振荡,立即观察在 3 min 内颜色变化的速度与程度。

3. 结果判定

健康新鲜肉的肉浸液在 0.5～1.5 min 内呈蓝绿色,后变为褐色;病死畜禽肉的颜色不发生变化,但有时延迟出现淡蓝绿色,但很快变为褐色。

四、病、死畜禽肉的处理

在市场肉品卫生监督检验中,一旦发现病、死畜禽肉,应按下述方法处理。

①凡是检出病、死畜禽肉,不论是何原因,一律不准上市销售。若检出烈性传染病(如炭疽、口蹄疫等)时,应在官方兽医的监督下就近销毁处理;对污染的场地、车辆、工具、衣物等进行消毒;并报告上一级主管部门,严密监视疫情动态。

②对一般疫病急宰后的畜禽肉,按照《病死及病害动物无害化处理技术规范》(农医发〔2017〕25 号)进行处理。

③对销售病、死畜禽肉者,除按规定处理肉类外,还应处以罚款,吊销其营业执照;若因此引起食源性感染或食物中毒的,还应追究法律责任。

第四节　市场劣质肉的检验与处理

一、注水肉的检验与处理

注水肉是指在临宰前向动物活体内,或在屠宰过程中往胴体内或肌肉中注入(灌入)大量水的肉。注水的方式有直接注水肉和间接注水肉。直接注水肉是在宰后不久用注射器连续给肌肉丰满部位注水。间接注水肉是在屠宰前利用自来水的压力直接往胃中连续灌水,直到动物昏迷,胴体膨胀滚圆,过 1～2 h 后再进行屠宰放血;或通过血管注水,使之通过血液循环进入组织中。家禽大多是将胴体置于水中长期浸泡,或在分割肉中掺水,然后冷冻。

市场上的白条注水肉不仅直接侵害了消费者的经济利益,还严重影响了肉品卫生质量,因此,加强肉品卫生监督检验是一项长期而重要的任务。

(一)注水肉的检验

1. 视检

肌肉明显湿润,色泽变淡,肌纤维明显变粗。经注水后动物的一些内脏呈水肿样。

2. 触检

用手触摸注水肉,缺乏弹性,有湿润感;手指按压下去的凹陷往往不能完全恢复,按压时切面常有水珠渗出。如果是注水冻肉,还有滑溜感。光禽胴体肌肉因注水,肉湿润,缺乏弹性,手指按压有水珠渗出。

3．放大镜检查

用15～20倍放大镜观察肌肉组织结构变化。正常肉的肌纤维分布均匀,结构致密,紧凑无断裂,看不到血液及渗出物。注水肉的肌纤维肿胀粗乱,结构不清,有大量渗出物。

4．刀切检验法

将待检肉用手术刀将肌纤维横切一个深口,注水肉稍停一会即可见切口渗水,正常肉则看不见切口渗水。注水冻肉,刀切时有冰碴感。

5．加压检验法

取长和宽均为10 cm、高3～7 cm的待检精肉块,用干净的塑料纸包裹,上面放5 kg重的哑铃或其他重物,待10 min后观察,有较多血水被挤压出来的为注水肉,无血水流出或仅有几滴血水流出的为正常肉。

6．试纸检验法(本法不宜检查冻肉)

新华202型定量滤纸剪成1 cm×10 cm长方条,在待检肉新鲜切口处插入1～2 cm深,停留2～3 min。然后观察被肉汁浸润的情况。正常肉只有插入部分的滤纸条湿润,不越过插入部分或越过不超过1 mm;轻度注水肉,滤纸条被浸湿,越出插入部分2～4 mm,且纸条湿的速度快、均匀一致;严重注水肉,滤纸条被浸湿,均匀一致,超过插入部分4～6 mm以上。同时,注水肉黏着力小,检验滤纸条容易从肉上剥下,纸条拉力小而易碎。

7．熟肉率检验法

将待检精肉切成0.5 kg重的肉块,放在锅内,加水2 000 mL,从水沸计时,煮沸1 h,取出肉块,待冷却后称重,用熟肉重除以鲜肉重,求得熟肉率。正常肉的熟肉率大于50％,而注水肉的熟肉率低于50％。

8．肉的损耗检验法

将待检肉吊挂在15～20℃通风凉爽的地方,经过24 h,正常肉的损耗率在0.5％～0.7％,而注水肉的损耗可达4％～6％。

9．肌肉含水量测定

先将称量瓶在105℃烘箱中烘1～2 h至恒重,盖好,干燥器内冷却,分析天平称重得W_1;再取待检肉3 g左右于称量瓶中加盖,称重得W_2,放入105℃烘箱中烘4 h以上至恒重(两次重复烘的质量之差小于2 mg,就是恒重),干燥后的冷却重得W_3。计算公式如下:

$$肉品水分=(W_2-W_3)/(W_2-W_1)\times100\%$$

正常猪肉的含水量在67.3％～74％;注水肉含量大于74％。

(二)注水肉的处理

根据《生猪屠宰管理条例》(2016年修订)第二十七条、第二十八条规定,注水肉应当予以没收做销毁处理,同时对当事人给予经济处罚,停止屠宰活动,甚至取消定点屠宰厂(场)资格。构成犯罪的,依法追究刑事责任。

二、公、母猪肉的检验与处理

(一)公、母猪肉的监督检验

为了维护消费者的利益,在市场上鉴别出的这类猪肉,按有关规定处理。检验时通常采用感官和性气味检查等检查方法。

1．肉的感官特征

(1)种公猪肉

①皮肤呈青白色、毛孔粗而稀;皮肤厚、质感硬,刀切有干涩感;两肩部皮肤角质化,呈棕色,切割时发硬、阻力大。

②皮肤与皮下脂肪界限不清,皮下脂肪层较薄,较坚韧。

③肌肉发红,肌纤维粗,纹路明显,肌肉横切面颗粒粗大;尤其臀部和颈部肌肉呈暗红色,无光泽。

(2)种母猪肉

①皮肤厚硬而粗糙,皮下组织结构松弛,尤其是颈部和下腹部皮肤皱缩;毛孔粗大而深,特别是荐部皮肤;脂肪层薄,瘦肉多,呈砖红色。

②在乳房处切开脂肪可见有灰白色乳腺,深入脂肪层内,形成蜂窝层,乳房周围毛孔粗大而稀少。

③母猪的肋骨扁而宽,骨膜白中透黄,尤其是前5根肋骨更为明显,骨盆腔较宽阔。

2. 性气味检查

猪(尤其是公猪)的胴体散发出一种十分难闻的气味,称为性气味。公畜肉性气味较明显,是由 α-睾丸酮引起的,以臀部肌肉最浓厚。脂肪性气味消失较慢,一般在去势后 2～2.5 个月才消失;唾液腺(颌下腺、腮腺)性气味的消失则更慢。因此,检查时嗅其脂肪、唾液腺的气味具有重要的鉴别意义。煎炸试验、烧烙试验、煮沸试验有助于性气味的检查。

(二)公、母猪肉的处理

根据《生猪屠宰产品品质检验规程》(GB/T 17996—1999)、《鲜、冻猪肉及猪副产品 第 1 部分:片猪肉》(GB/T 9959.1—2019)和《分割鲜冻猪瘦肉》(GB/T 9959.2—2008)规定,种公猪、种母猪和晚阉猪不得用于加工鲜、冻片猪肉及分割鲜冻猪瘦肉;可制作灌肠、腊肠等复制品,脂肪可以炼制食用油。

第五节　肉类交易市场的兽医卫生监督

肉类的卫生状况与广大消费者的身体健康有着密切的关系。为了保障人民的身体健康,必须加强对肉类交易市场、肉类交易过程进行动物卫生监督。

一、肉类批发交易市场的兽医卫生监督

(一)肉类交易市场的基本卫生要求

①有合理布局、便于交易的交易大厅,大厅内根据交易的内容划分区域,如猪白条肉交易厅,小包装肉类交易厅,其他肉类交易厅。

②地面要保持清洁,便于冲洗和消毒,每天交易完后地面要进行消毒冲洗,四周墙壁要用不易积灰、易于打扫消毒、不易腐蚀的白色瓷砖等材料贴壁。

③屋顶留有一定的高度,便于空气流通。灯光用白色的光源,便于进行肉类的检验。

④肉类交易大厅外面设有专用的存放病害肉的地方,便于隔离。设有悬挂横梁,便于肉类的悬挂,或有堆放的台面。有专用的冷冻(藏)设备和场所,便于交易后剩余肉品的存放。

⑤每天交易完后地面要进行冲洗、消毒。可用 0.3%～0.4% 的漂白粉水溶液、2%～4% 的次氯酸钠溶液加入 2% 碳酸钠或其他有效的消毒方法进行喷洒消毒。

(二)肉类批发市场的卫生防疫工作要求

①摊位光线充足、通风、避雨、整洁,场地宽敞平整,有车辆冲洗消毒设施等。

②当地动物卫生监督机构派官方兽医对肉类批发交易进行卫生监督管理。

③建立肉类卫生检疫检验报告制度,定期向动物卫生行政管理部门报告。

④建立防疫消毒制度,每天清洗内外环境,定期消毒和消灭"四害",保持内外环境的卫生。

(三)对肉类经营者的卫生要求

①肉类经营者应当持有《食品卫生许可证》《营业执照》以及本人健康证明。

②经营场所应当保持清洁卫生,盛器清洁,肉品不落地,地面保持干净,有畅通的下水道,经营者个人衣着整洁卫生,亮牌经营。

③进场交易的肉类,必须有《动物检疫合格证明(产品 A 或 B)》;凡无证、无章、来路不明的肉类,一律不得进场交易和销售。

④肉类进场后,应当有吊钩悬挂,做到头蹄、胴体和内脏不落地。

⑤不得将病、死畜禽肉及变质的肉类带入市场销售。

二、违章处理

(一)对批发市场违章经营者的处罚

依照《动物防疫法》进行责令停业整顿或相应的处罚。

(二)对市场经营法人的处理

①对于因传染病、中毒死亡或死因不明的动物肉类检疫证明不符合规定的,无检验证明的或伪造、涂改检验证明、无统一格式的"验讫印章"的,来自封锁疫区的动物产品,一律不得经营销售。

②对于违章经营者应停业整顿,立即采取有效措施,没收并收回已出售的动物及其产品,并根据《动物防疫法》作出相应的处罚。

③对未出售的动物及其产品依法补检,检疫合格的加盖验讫标记,并出具检疫合格证明;检疫不合格的由经营者在官方兽医的监督下做防疫消毒和其

他无害化处理,无法做无害化处理的,给予销毁处理;如发现疑似烈性传染病的畜禽及其产品,立即按规定实施卫生处理,并追查疫源,同时上报动物疫情。

　　④对固定摊点销售病、死畜禽肉的除无害化处理外,还应协助工商执法人员对其处以罚款,没收非法所得,吊销营业执照;若因此而引起食物中毒或发生人畜共患病的,以及致人死亡的,还应追究法律责任。

复习思考题

　　1. 简述市场肉类监督检验的程序和方法。

　　2. 简述上市猪肉、牛肉的卫生监督检验要点。

　　3. 病死畜禽肉的感官检验主要着眼于哪几方面？病死畜禽肉应如何实施卫生处理？

　　4. 如何快速鉴别和处理注水肉？

（李劫　胡艳欣）

第三篇

各类动物性食品的
加工卫生与检验

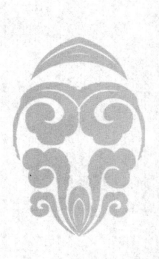

第十二章 肉的形态结构及在保藏过程中的变化与检验

肉是最受人类欢迎的营养食品之一。广义来说,凡是适合人类作为食品的动物机体的所有构成部分都可成为肉。肉包括骨组织、肌肉组织、脂肪组织和结缔组织,这些组织的组成成分彼此各不相同,因而决定了肉的食用性质和商品价值。"肉"这一名称在不同的加工和利用上有不同的含义:在肉品工业和商品学中,肉是指去毛或皮、头、蹄、尾和内脏的家畜胴体(carcass)或称白条肉(carcass meat),把去羽毛、内脏及爪的家禽胴体称为光禽,把头、蹄、内脏及爪统称为副产品(by-product)或称下水(offal)。

在肉制品生产中,肉仅指肌肉以及其中的各种软组织,不包括骨及软骨组织。在加工分割肉时,肉根据不同部位而冠以不同的名称,如分割猪肉中的前腿肌肉、大排肌肉、后腿肌肉;分割牛肉中的股部肉、臀部肉、里脊肉等;分割鸡肉中的翅膀、全腿、带骨胸肉、去骨胸肉等。在屠宰加工及生产转运中,根据肉的温度状态和所处条件,将其分为热鲜肉、冷却肉、冷冻肉等。

刚屠宰后的畜禽肉需要在一定温度下放置一段时间,使肉发生一系列生物化学变化,肉的适口性和风味都会得到改善,即达到了肉的成熟阶段。成熟的肉如果保藏不当,会发生自溶、品质下降、腐败。腐败的肉营养价值降低,腐败过程中容易产生有毒物质,食用腐败的肉会对人体健康产生很大的危害。因此,对肉进行新鲜度检验非常重要。

第一节 肉的形态结构及在保藏过程中的变化

一、肉的形态结构与化学组成

肉是由肌肉组织、脂肪组织、骨骼组织和结缔组织组成,这些组织在肉中的数量和比率,因动物种类、品种、性别、年龄、肥度及用途不同而有差异。

(一)肉的形态结构

1. 肌肉组织

肌肉组织是构成肉的主要成分,是肉的最有食用价值的部分。各种畜禽的肌肉平均占活体质量的27%~44%,占整个胴体质量的50%~60%。其中肉用品种的肌肉含量较高,肥育的较未肥育的百分比低,幼龄与老龄、公畜禽与母畜禽之间也有差异。肌肉组织在畜禽体内的分布很不均匀,家畜主要分布在臀部、肩部和腰部以及胸部、腹部和四肢,而禽类则以胸肌和腿肌最发达。

肌肉组织的组成主要包括肌纤维(肌细胞)和结缔组织,基本单元是肌纤维。肌肉组织是肌纤维的集合体,在每一根肌纤维的外围包有结缔组织肌膜,肌纤维内充满肌浆,许多肌纤维纵向排列连接成肌束,外被肌膜束,许多肌束与血管、淋巴管、神经共同组成完整的肌肉。肌纤维因动物种类与性别的不同而有粗细的不同。水牛肉的肌纤维最粗,黄牛肉、猪肉次之,绵羊肉最细;公畜肉粗,母畜肉细。横断肌肉可看到呈颗粒状的肌束,其颗粒的大小与肌纤维的粗细、肌间结缔组织发达程度相一致。此外,肌纤维内肌浆含有肌红蛋白,肌肉活动越多,肌红蛋白含量越高;饲料中铁的含量,肌肉中血液和氧的供应等都能影响肌红蛋白的含量,从而使肌肉呈现不同程度的红色。

2. 脂肪组织

脂肪组织是由疏松结缔组织和大量脂肪细胞聚集而成。脂肪存在于畜禽身体各部分,主要分布在皮下、肠系膜、网膜、肾周围、坐骨结节、眼窝、假肋、膝襞等,有时也贮存于肌肉间和肌束间,而使肉的断面呈大理石样外观。肌间脂肪的贮积,能改善肉的滋味和品质。不同动物体的脂肪含量因其种类、品种、年龄、性别和肥育程度而有很大的差异,少的仅占胴体质量的 2％，多的可达 40％。猪的脂肪呈白色，质地较软；牛的脂肪呈淡黄色，羊的脂肪呈白色，其质地都较硬；鸡、鸭、鹅等家禽的脂肪均为不同程度的黄色，其质地均较软。脂肪的颜色不仅取决于动物的种类，而且因品种、年龄、饲料而改变。硬度、熔点也随不同动物而不同。

3. 结缔组织

结缔组织是构成肌腱、筋膜、韧带、肌膜和血管壁等的主要成分，分布于畜禽机体各部分，主要起支持和连接作用，并赋予肌肉以韧性、伸缩性和一定的外形。结缔组织除了细胞成分和基质外，主要是胶原纤维、弹性纤维和网状纤维。胶原纤维有较强的韧性，不能溶解和消化，只有在 70～100℃ 湿热处理时发生水解、硬度减小形成明胶。弹性纤维在高于 160℃ 时才水解，通常水煮不能产生明胶。肉中结缔组织的性质与含量随动物年龄、性别、肥育程度等不同而有差异，其数量占胴体质量的 9.7％～12.4％。富含结缔组织的肉，不仅适口性差，营养价值也不高。

4. 骨组织

胴体中骨的含量与动物的种类、品种、年龄、性别、肥瘦等有密切关系。胴体中骨与净肉的质量比可决定肉的食用价值，而该价值与骨质量成反比。典型的畜禽屠体中骨骼所占的百分比为：牛肉 15％～20％，犊牛肉 25％～50％，猪肉 12％～20％，羔羊肉 17％～35％，鸡肉 8％～17％，兔肉 12％～15％。

骨骼是由外部的骨密质和内部的骨松质构成。前者致密、坚实，后者疏松如海绵状。因骨骼内腔和骨松质里充满骨髓，所以松质骨越多，食用价值越高。骨骼中一般含 5％～27％的脂肪和 10％～32％的骨胶原，其他成分为矿物质和水。故煮熬骨骼时能产生大量的骨油和骨胶，可增加汤的滋味，并使之具有凝固性。

上述 4 种组织中，肌肉组织和脂肪组织是肉的营养价值所在，这两部分占全肉比例越大，肉的食用价值和商品价值越高。

（二）肉的化学组成

肉的化学组成包括水分、蛋白质、脂肪、碳水化合物、无机盐及某些种类的维生素。这些物质的含量因动物的种类、品种、性别、年龄、个体、部位以及营养状况而异。见表 12-1。

表 12-1　畜禽肉类的化学组成含量　　％

名称	成分				
	水分	蛋白质	脂肪	碳水化合物	灰分
猪肉（肥瘦）	46.8	13.2	37.0	2.4	0.6
猪肉（肥）	8.8	2.4	88.6	0	0.2
猪肉（瘦）	71.0	20.3	6.2	1.5	1.0
牛肉（肥瘦）	72.8	19.9	4.2	2.0	1.1
牛肉（瘦）	75.2	20.2	2.3	1.2	1.1
羊肉（肥瘦）	65.7	19.0	14.1	0	1.2
羊肉（瘦）	74.2	20.5	3.9	0	1.2
马肉	74.1	20.1	4.6	0.1	1.1
驴肉（瘦）	73.8	21.5	0.4	0.1	1.1
兔肉	76.2	19.7	2.2	0.9	1.0
狗肉	76.0	16.8	4.6	1.8	0.8
鸡	69.0	19.3	9.4	1.3	1.0
鸡（土鸡，家养）	73.5	20.8	4.5	0	1.0
肉鸡（肥）	46.1	16.7	35.4	0.9	0.9
鸭	63.9	15.5	19.7	0.2	0.7
鹅	61.4	17.9	19.9	0	0.8
鸽	66.6	16.5	14.2	1.7	1.0
鹌鹑	75.1	20.2	3.1	0.2	1.4

1. 水分

表 12-1 显示，水是肉中含量最多的成分，在肉的化学组成中也是最不稳定的，在 8.8％～76.2％ 之间，其含量与脂肪含量密切相关，随着动物肥度增加，肉中脂肪含量升高而水分含量则相应减少。

2. 蛋白质

蛋白质占肉中固形物的 80％。根据肌肉组织中蛋白质在盐溶液中的溶解程度以及在肌肉中存在的部位，可区分为肌原纤维蛋白、肌浆蛋白和基质蛋白。

（1）肌原纤维蛋白（myofibrillar protein）　占肌肉总蛋白的 40％～60％，包括肌凝蛋白、肌球蛋白、肌动蛋白和 2～3 种调节性结合蛋白，是肌肉收缩的物质基础，与肉的某些重要品质特性（如嫩度）密切相关。

（2）肌浆蛋白（sarcoplasmic protein）　占肌肉总蛋白的 20％～30％，包括肌溶蛋白、肌红蛋白、肌球蛋白 X 及肌粒中的蛋白质等，主要功能是参与肌纤维中的物质代谢。由于这些蛋白质可溶于水或低离子强度的中性盐溶液，是肉中最容易提取的蛋白质,且提取时黏度很低,故称之为肌肉的可溶性蛋白质。

(3)基质蛋白质(stroma protein)　也称间质蛋白质,主要存在于结缔组织中,包括胶原蛋白、弹性蛋白、网状蛋白、黏蛋白等。在肌肉总蛋白中所占比例为:哺乳动物为 10%～17%,禽肉和鱼肉为1%～7%。

3. 脂肪

脂肪对肉的食用品质影响很大,肌肉中脂肪的多少直接影响肉的多汁性和嫩度。动物的脂肪可分为蓄积脂肪和组织脂肪。蓄积脂肪包括皮下脂肪、肾周围脂肪、大网膜脂肪和肌间脂肪;组织脂肪为脏器内的脂肪。脂肪的主要成分是三酰甘油,约占90%,以及少量的磷脂和胆固醇。脂肪的性质随动物的种类而异,主要受各种脂肪酸含量所影响。肉类脂肪有 20 多种脂肪酸,其中饱和脂肪酸以硬脂酸和软脂酸居多,不饱和脂肪酸以油酸居多,其次是亚油酸。磷脂和胆固醇所构成的脂肪酸酯类对肉类制品质量、颜色、气味具有重要作用。不同动物脂肪的脂肪酸组成不一致,故其熔点也有差别,见表 12-2。

表 12-2　不同动物脂肪的脂肪酸组成

脂肪种类	含量/%				熔点/℃
	硬脂酸	油酸	棕榈酸	亚油酸	
牛脂肪	41.7	33.0	18.5	2.0	40～50
羊脂肪	34.7	31.0	23.2	7.3	40～48
猪脂肪	18.4	40.0	26.2	10.3	33～38
鸡脂肪	8.0	52.0	18.0	17.0	28～38

4. 碳水化合物

肌肉中碳水化合物主要以糖原形式存在,含量一般为1%左右。同种动物中糖原的含量与其肥瘦和疲劳程度有关。动物在宰前休息越好,肌肉中糖原含量就越高,也就越有利于宰后肉的成熟和保藏。

5. 无机盐

肉中无机盐的含量为1%左右,包括钾、钠、钙、镁、硫、磷、氯、铁、锌、铜、锰等元素,对维持机体正常生理功能是不可缺少的,是构成体组织特别是骨骼与牙齿的主要成分。无机盐主要存在于水分和蛋白质中,因此瘦肉中含量比脂肪多,内脏中含量比瘦肉更丰富。各种畜禽肉中的无机盐含量无很大差别,同一种动物不同部位的含量变化也不大。

6. 维生素

肉中含有各种维生素,但在不同的肉品或脏器中含量差异较大。肌肉中脂溶性维生素含量很少,除维生素 C 外的水溶性维生素的含量比较丰富。猪肉中维生素 B_1 的含量比其他肉类要多得多,而牛肉中叶酸的含量则又比猪肉和羊肉高,禽肉中维生素 E 含量较高。动物脏器中维生素含量较多,特别是肝脏,几乎各种维生素的含量都很高。

7. 含氮浸出物

含氮浸出物是一类存在于肌浆的非蛋白含氮物质,包括各种游离氨基酸、肌酸、磷酸肌酸、核苷酸类物质(ATP、ADP、AMP、ITP、IMP)、肌肽、鹅肌肽(甲基肌肽)、组胺等,在肌肉中约占 1.5%。这类浸出物能刺激胃液分泌,促进消化活动,是肉汤鲜味的主要来源。

二、鲜肉在保藏过程中的正常变化

(一) 肉的僵直

1. 概念

畜禽被屠宰后,体内经过一系列的复杂变化过程,使肌动蛋白和肌球蛋白合成肌动球蛋白(肌纤凝蛋白),致使肌肉产生永久性收缩,肌肉的伸展性消失并发生硬化,此变化过程称为肉的僵直(meat rigor mortis)。

2. 机理

刚屠宰的畜禽,其肌肉中肌动蛋白与 Mg^{2+} 及 ATP 形成复合体,阻碍了与肌球蛋白的结合,使肌肉具有弹性。随着血液和氧气供应的停止,正常代谢中断,肉内糖原发生无氧酵解。由于糖原无氧分解产生乳酸,致使肉的 pH 下降,经过 24 h 后,pH 可从 7.0～7.2 降至 5.6～6.0。但当乳酸生成到一定界限时,分解糖原的酶类即逐渐失去活性,而另一酶类(无机磷酸化酶)的活性大大增强,开始促使 ATP 分解,形成磷酸,pH 可继续下降直至 5.4,致使肌肉中的 ATP 含量急剧降低,从而引起肌浆网破裂,释放出 Ca^{2+},此时 Ca^{2+} 再也不能通过钙泵收回到肌浆网中,促使肌动蛋白-Mg-ATP 复合体的解离,导致肌球蛋白与肌动蛋白结合,生成没有伸展性的肌动球蛋白(肌纤凝蛋白),最终形成了永久性的收缩。

3. 特点

(1)pH 降低　畜禽自屠宰后到僵直,pH 可从中性偏碱性(7.0～7.2)降至 5.4 左右。肉呈酸性不仅对微生物,特别是对细菌的繁殖有抑制作用,使肉的耐藏性提高,同时也会显著影响肌肉蛋白质的生物化学性质和胶体结构。

(2)保水性降低　各种蛋白质的亲水能力大小不同,而蛋白质的等电点对其亲水性也有显著影响,故在不同 pH 时,蛋白质对水的亲和力也不同。肌肉蛋白质的等电点一般均偏酸性。当肌肉 pH 为 7 时,其含水量为肌肉本身等容积;pH 6 时为肌肉容积的 50%;pH 5 时为肌肉容积的 25%。

(3)适口性差　僵直中的肉肌纤维强韧,保水性低,嫩度下降,肉质坚硬、干燥、缺乏弹性。这种肉在加热炖煮时,由于胶原蛋白不易转化成明胶,使肉保持较高的硬度,不易咀嚼和消化,肉汤也比较混浊,缺乏肉的香味和滋味。

4. 影响因素

肌肉僵直出现的早晚和持续时间的长短与动物种类、年龄、环境温度、生前状态和屠宰方法有关。

不同种类动物从死后到开始僵直的时间和发展的速度是不同的,一般来说,鱼类最快,其次按禽类、马、猪、牛的顺序依次减慢。肉的僵直开始于死后 1～6 h,10～20 h 达最高峰,24～48 h 僵直过程结束,肉开始缓解、变软进入成熟阶段。

僵直时间的长短与多种因素有关,如肌肉的 ATP 含量、糖原含量、pH 以及环境温度等。肌肉僵直的速度与 ATP 含量密切相关,ATP 减少的速度越快,僵直的速度亦越快。糖原含量直接影响 ATP 生成量,对于宰前处于患病、饥饿、过度疲劳的畜禽,宰后肌肉中糖原含量明显减少,ATP 生成量则更少,僵直期大大缩短。环境温度越高,酶活性越强,僵直期出现的早且维持的时间短;反之,僵直越慢,而且持续时间也越长。因此,要延长肉的保存期,最好是推迟和延长僵直的时间。在现代肉类工业的冷却条件下,各种肉类僵直出现的时间为猪肉 1～8 h,牛肉 5～24 h,羊肉 10 h,仔鸡 3～4 h,鱼 1～22 h。

5. 解僵

解僵是指肌肉僵直达到顶点之后,保持一定的时间,之后肌肉逐渐软化的现象。解僵所需的时间依照动物种类、肌肉类型和环境温度而异。在 2～4℃下动物肌肉解僵的时间分别为:猪肉、马肉 3～5 d,牛肉 7～8 d,鸡肉 2 d。从僵直开始到解僵之间的时间越长,肉保持新鲜度的时间也越长。

(二)肉的成熟

1. 概念

屠宰后的畜禽肉在适当温度条件下,经过一定时间,通过一系列生物化学变化后,使肉从僵直状态变得柔软而有弹性,切面富有水分,易于煮烂,肉汤澄清透明,肉质鲜嫩可口,具有愉快的香气和滋味,食用性质改善的肉称为成熟肉,此变化过程称为肉的成熟(meat ageing),又称后熟。

2. 机理

①因为 Ca^{2+} 在酸性介质的影响下,从蛋白质化合物中脱出,并引起部分肌球蛋白的凝结与析出,因而使肌浆中液体部分分离出来,故此时肌肉的切面水分较多,煮出的肉汤也较透明。

②酸性介质使肌间粗硬的结缔组织吸水膨胀软化,肌肉中结缔组织结构松散,同时构成胶原纤维的肌节中 Z 线结合松散而发生肌原纤维断裂,使适口性有所改善。

③适宜的 pH 使肌纤维细胞器溶酶体中的组织蛋白酶开始发挥作用,缓慢地分解肌肉中蛋白质为小分子肽或氨基酸、核苷酸,这不仅使蛋白质结构松软,同时赋予肉一种特殊的香味和鲜味。肉的成熟是在细胞酶的催化下进行的。

3. 特点

(1)酸性反应　肉在成熟过程中,pH 发生显著的变化。如前所述,屠宰后的畜禽肉,由于肌糖原酵解为乳酸,加之 ATP 分解产生磷酸,使肉的 pH 下降至 5.4～5.6 之间。此后随着保藏时间的延长,肉的 pH 开始慢慢地上升,但仍保持在 5.6 左右。酸性环境可抑制或杀灭某些微生物,延长肉的保藏期。

(2)保水性增强　僵直期肉的保水力降到最小值,随着解僵,其保水力逐渐回升,至成熟期达到最大值,肌肉的横断面湿润,有肉汁渗出。

(3)适口性好　肉在成熟过程中,不仅使肌肉变得柔软鲜嫩,富有弹性,容易煮熟,肉汤澄清透明,脂肪团聚于表面,而且产生的小分子肽或氨基酸、核苷酸等风味物质,均可增强肉的香味和滋味。

(4)形成干膜　肌肉表面形成一层干燥薄膜,似羊皮纸样感觉,既可防止肌肉下层的水分蒸发,减少干耗,又可阻止微生物的侵入。

4. 影响因素

(1)肌糖原含量　肌糖原含量与肉成熟过程有

着密切的关系。宰前休息不足或过于疲劳的畜禽，由于肌糖原消耗多，成熟过程将延缓，甚至不出现。

（2）环境因素 肉的成熟速度和程度也受环境因素的影响，其中温度对肉成熟的影响最大。由于成熟是一种酶的反应，所以温度高，则发生快。在 2～4℃ 时，需经 12～15 d 达到成熟的最佳状态；12℃ 时需要 5 d；18℃ 时需要 2 d；29℃ 时只需要几个小时。然而，在较高温度下促进肉的成熟是危险的，因为这样的温度同样也适宜于微生物的大量繁殖，不利于肉的保藏。因此，一般采用低温成熟的方法：温度 0～2℃，相对湿度 86%～92%，空气流速为 0.1～0.5 m/s，完成成熟时间需 3 周左右。

三、肉在保藏过程中的异常变化

（一）肉的自溶

1. 概念

肉在不合理的保藏条件下，自身组织蛋白酶活性增强而发生蛋白质的强烈分解，造成肉的品质下降，外观也发生明显的改变，此变化过程称为肉的自溶（meat autolysin）。

2. 机理

自溶是伴随成熟过程发展的，两者之间很难划出界限。自溶的本质是由于畜禽屠宰后未经冷却即行冷藏，或相互堆叠热量散不出去，肉长时间保持较高温度，自身组织蛋白酶的活性增强而导致蛋白质急性的、强烈的自家分解，自溶过程只分解蛋白质至可溶性氮及氨基酸为止，即分解至某种程度达到平衡状态就不再分解了。但自溶时，蛋白质分解产生的低分子氨基酸是腐败微生物的良好营养物质。在环境适宜时，微生物就可大量生长繁殖而导致肉的腐败。

3. 特征

（1）质地 肌肉松弛，弹性降低或缺乏。

（2）色泽 肌肉组织暗淡无光，切面呈褐红色、灰红色或灰绿色。自溶过程中，蛋白质除分解产生氨基酸外，还释放出硫化氢与硫醇等物质。硫化氢与血红蛋白结合，形成含硫血红蛋白（H_2S-Hb）时，可使肌肉和肥膘出现不同程度的暗绿色斑，故肉的自溶也称变黑。

（3）气味 具有不同程度的酸味，这与蛋白质分解产物中的有机酸含量有关。

（4）化学特性 呈酸性反应，硫化氢反应阳性，氨反应阴性。

4. 处理

自溶肉轻度变色、变味，则可将肉切成小块，置于通风处，驱散其不良气味，割掉变色的部分，经高温处理后可供食用；若肉因自溶作用已发展到具有强烈难闻气味并严重发黑时，则不宜食用。

（二）肉的腐败

1. 概念

肉的腐败（meat taint）是由致腐微生物引起的以蛋白质和其他含氮物质为主的分解，并形成有毒和不良气味等多种分解产物的化学变化过程。

2. 机理

（1）主要原因 由于自溶产生的氨基酸为腐败微生物的生长繁殖提供了良好的营养条件，所以肉的腐败是紧随着自溶而发生的变化，与自溶过程没有明显的界限。肉的腐败主要是微生物作用造成的。屠宰畜禽中微生物的来源一般有两条途径，一是在屠宰加工、运输、保藏、销售等过程中受到环境微生物的污染（外源性污染）；二是在生前患病或带菌，屠宰之前已有各种微生物侵入机体，造成肉的污染（内源性感染）。

参与肉腐败过程的微生物包括细菌、霉菌和酵母菌，其中主要是腐生细菌，这类细菌广泛分布于自然界。引起肉腐败的细菌主要是分解蛋白质的细菌，如需氧芽胞杆菌属、假单胞菌属、变形杆菌属、微球菌属、厌氧梭菌属等。大量研究表明，假单胞菌属、肠杆菌科、不动杆菌属、乳酸菌和热杀索丝菌是引起冷却猪肉腐败变质的主要菌群。除污染微生物的种类和数量外，有利于微生物生长繁殖的条件，如温度、湿度、pH 和氧的供应等，以及特定腐败菌（specific spoilage organisms，SSO）（引起食品腐败的微生物组群中占绝对优势的几种微生物）的群体感应对肉腐败的发生和发展也具有重要作用。

（2）理化变化 肉的腐败过程包括复杂的化学变化，蛋白质、脂肪都会发生分解，但主要是以蛋白质分解为特征。细菌降解蛋白质需要分泌蛋白酶。蛋白质在致腐微生物分泌的蛋白分解酶和肽链内切酶等的作用下，首先分解为多肽，进而形成氨基酸，然后在相应酶（脱羧基酶、脱氨基酶）的作用下，氨基酸经过脱氨基、脱羧基、氧化还原等作用，进一步分解为各种有机胺（包括甲胺、尸胺、酪胺、组胺、腐胺、色胺等）、有机酸（各种含氮的酸和脂肪酸类）以及吲哚、甲基吲哚、酚、甲烷、硫醇、NH_3、H_2S、CO_2 等，此时肉即表现出腐败特征。

3. 特征

（1）表面发黏　是由于细菌在肉表面上大量生长繁殖后，使肉表面附着一层黏性物质，这种黏性物质包括细菌的菌落和细菌的代谢产物。不同的肉品表面，引起发黏的细菌不同，在 5～30℃贮存条件下，无色杆菌在冷却牛肉上，微球菌在猪半胴体上，乳酸杆菌在真空包装的切片咸肉上。肉表面起始污染菌越少，表面发黏所需时间越长。当肉表面表现出发黏现象时，表面含菌数一般为 10^7 个/cm^2。

（2）变色　表面呈灰绿色、污灰色、甚至黑色，新切面发黏发湿，呈暗红色、微绿色或灰色。变色的原因是由于肉类的色素发生变化或肉表面生长了有色细菌的菌落。肌红蛋白可被氧化为棕色的高铁肌红蛋白；高铁肌红蛋白可与细菌产生的 H_2S 结合形成绿色的硫肌红蛋白，或者由细菌产生的 H_2O_2 将其分解为黄色或绿色的胆色素。不同的细菌引起的颜色变化是不同的。黏质沙雷菌、玫瑰色微球菌引起红色变化；微球菌引起黄橙色变化；葡萄球菌、黄杆菌引起黄绿色变化；蓝黑色杆菌引起黑色变化；枯草杆菌、荧光假单胞菌引起褐色变化等。此外，分枝孢子菌属、孢子丝菌属和青霉菌分别引起黑色、白色和蓝绿色变化；一些酵母菌引起白色、粉红色、灰色变化等。

（3）变味　肉的外表和深层都有显著的腐败气味，这是由于微生物的生化活动产生了许多产物造成的。厌氧菌分解蛋白质和氨基酸产生吲哚、甲基吲哚和 H_2S 后形成腐臭味；霉菌产生霉味；乳酸菌和酵母菌产生挥发性有机酸形成各种气味；绿脓杆菌产生焦糖味；酵母菌和草莓假单胞菌在羔羊肉腐败时产生"马铃薯"芳香味；放线杆菌产生土腥味；假单胞菌、真菌分解蛋白质、脂肪酸、碳水化合物等产生苦味。

（4）形状变化　肉质弛软或软糜，指压后的凹陷完全不能恢复，此为微生物分泌各种酶的作用，引起组织细胞破坏，内部物质外溢而造成的。

（5）化学特性　呈碱性反应，硫化氢反应阳性，氨反应阳性。

4. 影响因素

肉中微生物的类型和数量是影响腐败的重要因素，最初存在的微生物可能种类繁多，但通常只有一种（很少有 3 种以上）微生物会快速增殖，从而导致肉的腐败。微生物的种类不同，其分解利用蛋白质的能力和程度也各异，这就决定了它们在食品腐败

过程中所起的作用。能分泌胞外蛋白酶的细菌（如梭状芽胞杆菌属、假单胞菌属、变形杆菌属、链球菌属等）对蛋白质的分解能力特别强，而无胞外蛋白酶的细菌（如微球菌属、葡萄球菌属、无色杆菌属、黄杆菌属、大肠杆菌属等）对蛋白质的分解能力很弱。微生物分解蛋白质的能力，与其入侵有密切关系。细菌在对数生长期局限于肉的表面，当蛋白分解菌达到其最大的细胞密度时，它们向肉的深部侵入，显然是由其分泌的胞外蛋白酶将肌间结缔组织分解的结果，非蛋白分解菌则不侵入肉的深部，即使当它们和分解蛋白的细菌生长在一起时也是如此。

图 12-1 显示，肉的腐败过程分解曲线一般呈 S 形，即从开始到 A 点分解很慢，经过一定时间，到达 A 点以后，则分解非常快，其产物生成量几乎是直线上升，此时挥发性盐基氮总量大致为每百克 20～40 mg，常与人们感官觉察到的初期腐败状况相符合。再经过一定时间到达 B 点时，分解产物几乎不再增加，分解似乎达到了平衡状态。这条曲线的线型与细菌增殖曲线线型很相似。肉腐败时，细菌数目大量增加，每克腐败肉中所含不同种类的细菌约有 1 亿多个。影响肉腐败速度的因素还有肉的水分活度（A_w）、pH、环境温度等。

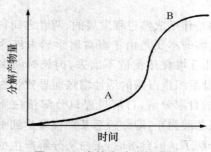

图 12-1　肉的腐败分解曲线

5. 处理

肉在任何腐败阶段，对人都是有危险的。无论是参与腐败的某些细菌及其毒素，还是腐败形成的有毒分解产物，都能危害消费者的健康。因此，腐败肉一律禁止食用，只能化制或销毁。

第二节　肉的卫生检验与品质评定

肉的卫生指标包括肉新鲜度、肉中有毒有害物质及微生物 3 个方面。此处的"肉"是指生鲜（冻）畜禽肉类。

一、肉新鲜度的检验

肉新鲜度即肉的新鲜程度。对于鲜肉来说，其货架期即是鲜肉在一定条件下保持一定新鲜度的时间，它受品种、生理状况及储藏条件等多种因素影响，且在肉品加工、流通、贮存过程中鲜肉易受内源酶、外界环境、微生物等的作用而发生腐败变质，因而新鲜度的评定不仅有助于确定货架期，而且为肉品的质量安全控制提供可靠依据。

由于肉在腐败过程中会发生一系列变化，这些变化可以从感官、物理、化学和微生物学等方面进行检查，作出判断。因此，肉新鲜度的检验是从感官性状、腐败分解产物的特性和数量、细菌污染程度 3 个方面来进行。肉的腐败变质是一个渐进性过程，变化非常复杂，同时还受多种因素的影响，在实际应用中，很难用单一指标来评定肉的新鲜度。只有通过感官检验与实验室检验相结合的综合评定，才能客观地对肉的新鲜程度作出正确的判断。

(一)感官检验

肉在腐败变质时，其感官性状包括色泽、黏度、弹性、气味、肉汤特征等会发生改变，可借助人的感觉器官，通过视觉、嗅觉、触觉、味觉等来判定肉的新鲜度。感官检验人员必须经过专业训练，并且符合感官评定人员的要求，参见《肉与肉制品感官评定规范》(GB/T 22210—2008)。

由于畜禽肉很容易吸收外来气味，特别是少量腐败肉和完全正常的新鲜肉放在一处，或者没有去净的血污迅速发生腐败时，则腐败气味也能被吸收甚至转移到鲜肉中。因此，感官检验应进行色泽、黏度、弹性、气味、肉汤等各个项目的检查，最后进行综合分析和判定，才能比较客观地反映出肉的质量。

(二)实验室检验

肉新鲜度的感官检验快捷、方便、实用，其结果接近消费者的判定标准，但不可否认此种方法有一定的局限性，受人主观性和片面性的限制，且对于肉腐败变质初期和微生物分解产物难以得出正确结论。因此，在许多情况下，除了进行感官检验以外，尚须进行实验室检验，并且要充分注意两者之间的相互联系和相互补充。

实验室检验包括理化指标测定和微生物检测。物理测定方法的主要依据是蛋白质分解时，肉中低分子物质增多，肉的导电率、折光率、黏度、保水量等

发生变化；化学鉴定指标主要是对蛋白质可能产生的分解产物，如氨和胺类、有机酸、H_2S、吲哚、三甲胺、挥发性盐基氮等进行测定。微生物检验则是根据肉中细菌总数来判定肉的污染程度及其新鲜度。

由于肉的腐败变质阶段、自身性状及其所处的环境因素不同，分解产物的种类和数量也不相同，极其复杂。尽管多年来，许多人在多方面研究探索肉腐败变质的理化检验指标，提出了多种实验室检验方法。但迄今为止，挥发性盐基氮依然被公认在肉的腐败变质过程中，能有规律地反映肉品新鲜程度的变化，不仅在新鲜肉和变质肉之间差异非常显著，而且与感官变化相一致。因此，我国现行食品卫生标准中肉新鲜度的唯一理化指标是挥发性盐基氮(total volatile basic nitrogen，TVBN)。TVBN 是指动物性食品由于酶和细菌的作用，在腐败过程中，使蛋白质分解而产生氨以及胺类等碱性含氮物质。此类物质具有挥发性，其含量越高，表明氨基酸被破坏的越多。根据《食品安全国家标准　食品中挥发性盐基氮的测定》(GB 5009.228—2016)，测定 TVBN 的方法有半微量定氮法、自动凯氏定氮仪法和微量扩散法。

1. 半微量定氮法

动物性食品由于酶和细菌的作用，在腐败过程中，蛋白质发生分解，产生氨及胺类等碱性含氮物质，这些物质在碱性环境中具有挥发性，故称之为挥发性盐基氮。在半微量凯氏定氮器的反应室内放入样品提取液，利用弱碱氧化镁，使碱性含氮物质游离而被蒸馏出来。被接收瓶中的硼酸所吸收。然后用标准盐酸溶液滴定，根据滴定用去的酸液量，计算出样品中总挥发性盐基氮的含量。

2. 微量扩散法

在康维氏微量扩散皿的外室放入样品提取液，挥发性含氮物质在碱性溶液中释出，利用弱碱试剂(饱和碳酸钾溶液)使含氮物质在 37℃ 游离扩散，扩散到扩散皿的密闭空间中，逐渐被内室硼酸溶液吸收，然后用标准酸液滴定，根据滴定消耗的酸液量，计算出肉样品中 TVBN 的含量。

二、肉中有毒有害物质的检验

(一)肉中有害化学物质的检验

1. 汞的检验

汞的检验按《食品安全国家标准　食品中总汞

及有机汞的测定》(GB 5009.17—2014)操作。

2. 镉的检验

镉的检验按《食品安全国家标准　食品中镉的测定》(GB 5009.15—2014)操作。

3. 铅的检验

铅的检验按《食品安全国家标准　食品中铅的测定》(GB 5009.12—2017)操作。

4. 砷的检验

砷的检验按《食品安全国家标准　食品中总砷及无机砷的测定》(GB 5009.11—2014)操作。

(二)肉中农药残留量的检验

1. 六六六、滴滴涕残留量的检验

六六六、滴滴涕残留量的检验按《食品中有机氯农药多组分残留量的测定》(GB/T 5009.19—2008)、《动物性食品中有机氯农药和拟除虫菊酯农药多组分残留量的测定》(GB/T 5009.162—2008)操作进行检验。

2. 有机磷农药残留量的检验

有机磷农药残留量的检验按《动物性食品中有机磷农药多组分残留量的测定》(GB/T 5009.161—2003)操作进行检验。

(三)肉中兽药残留量的检验

1. 四环素类残留量的检验

四环素类残留量的检验按《动物源性食品中四环素类兽药残留量检测方法　液相色谱-质谱/质谱法与高效液相色谱法》(GB/T 21317—2007)、《鸡肉、猪肉中四环素类药物残留检测　液相色谱-串联质谱法》(农业部1025公告—12—2008)、《动物性食品中四环素类药物残留检测　酶联免疫吸附法》(农业部1025公告—20—2008)操作进行检验。

2. 氯霉素残留量的检验

氯霉素残留量检验按《动物源性食品中氯霉素类药物残留量测定》(GB/T 22338—2008)、《肉与肉制品　氯霉素含量的测定》(GB/T 9695.32—2009)、《动物源食品中氯霉素残留检测　气相色谱法》(农业部1025公告—21—2008)、《动物源食品中氯霉素残留检测　酶联免疫吸附法》(农业部1025公告—26—2008)操作。

3. 磺胺类残留量的检验

磺胺类残留量的检验按《食品安全国家标准　动物性食品中13种磺胺类药物多残留的测定　高效液相色谱法》(GB 29694—2013)操作。

4. 克伦特罗残留量的检验

克伦特罗残留量的检验按《动物性食品中克伦特罗残留量的测定》(GB/T 5009.192—2003)操作。

5. 己烯雌酚残留量的检验

己烯雌酚残留量的检验按《畜禽肉中己烯雌酚的测定》(GB/T 5009.108—2003)、《动物性食品中己烯雌酚残留检测　酶联免疫吸附测定法》(农业部1163号公告—1—2009)操作。

三、肉的微生物学检验

1. 菌落总数测定

按《食品安全国家标准　食品微生物学检验菌落总数测定》(GB 4789.2—2016)操作测定菌落总数。

2. 大肠菌群测定

按《食品安全国家标准　食品微生物学检验大肠菌群计数》(GB 4789.3—2016)操作测定大肠菌群。

3. 沙门氏菌检验

按《食品安全国家标准　食品微生物学检验沙门氏菌检验》(GB 4789.4—2016)操作测定沙门氏菌。

4. 志贺氏菌检验

按《食品安全国家标准　食品微生物学检验志贺氏菌检验》(GB 4789.5—2012)操作测定志贺氏菌。

5. 金黄色葡萄球菌检验

按《食品安全国家标准　食品微生物学检验金黄色葡萄球菌检验》(GB 4789.10—2016)操作测定金黄色葡萄球菌。

四、肉的卫生标准与品质评定

(一)鲜、冻畜禽肉卫生标准

凡供食用的鲜冻肉,必须符合《食品安全国家标准　鲜(冻)畜、禽产品》(GB 2707—2016)的规定。

1. 感官要求

感官要求应符合表12-3的规定。

表 12-3　感官要求

项目	指标	检验方法
色泽	具有产品应有的色泽	取适量试样置于洁净的白色盘(瓷盘或同类容器)中,在自然光下观察色泽和状态,闻其气味
气味	具有产品应有的气味,无异味	
状态	具有产品应有的状态,无正常视力可见外来异物	

2. 理化指标

理化指标应符合表 12-4 的规定。

表 12-4　理化指标

项目	指标	检验方法
挥发性盐基氮/(mg/100 g)	≤15	GB 5009.228—2016

3. 污染物限量

污染物限量应符合《食品安全国家标准　食品中污染物限量》(GB 2762—2017)的规定,见表 12-5。

表 12-5　污染物限量

项目	食品类别	指标/(mg/kg)	检验方法
铅(以 Pb 计)	肉类(畜禽内脏除外)	0.2	GB 5009.12
	畜禽内脏	0.5	
镉(以 Cd 计)	肉类(畜禽内脏除外)	0.1	GB/T 5009.15
	畜禽肝脏	0.5	
	畜禽肾脏	1.0	
总汞(以 Hg 计)	肉类	0.05	GB/T 5009.17
总砷(以 As 计)	肉及肉制品	0.5	GB/T 5009.11
铬(以 Cr 计)	肉及肉制品	1.0	GB/T 5009.123

4. 农药残留限量

农药残留限量应符合《食品安全国家标准　食品中农药最大残留量限量》(GB 2763—2019)的规定,见表 12-6。

表 12-6　农药残留限量

项目	食品类别	最大残留限量或再残留量/(mg/kg)	检验方法
硫丹	哺乳动物(海洋哺乳动物除外)肉类(以脂肪计)	0.2	
	猪、牛、羊肝	0.1	GB/T 5009.162、GB/T 5009.19
	猪、牛、羊肾	0.03	
	禽肉类(包括内脏)	0.03	
五氯硝基苯	禽肉类	0.1	GB/T 5009.162、GB/T 5009.19
	禽类内脏	0.1	
艾氏剂	哺乳动物(海洋哺乳动物除外)肉类	0.2(以脂肪计)	GB/T 5009.162
	禽肉类	0.2(以脂肪计)	GB/T 5009.19

续表 12-6

项目	食品类别	最大残留限量或 再残留量(mg/kg)	检验方法
滴滴涕	哺乳动物肉类及其制品 脂肪含量 10% 以下 脂肪含量 10% 及以上	0.2(以原样计) 2(以脂肪计)	GB/T 5009.162、GB/T 5009.19
狄氏剂	哺乳动物(海洋哺乳动物 除外)肉类 禽肉类	0.2(以脂肪计) 0.2(以脂肪计)	GB/T 5009.162、GB/T 5009.19
林丹	哺乳动物(海洋哺乳动物 除外)肉类 脂肪含量 10% 以下 可食用内脏(哺乳动物) 脂肪含量 10% 及以上 家禽肉(脂肪) 可食用家禽内脏	0.1(以原样计) 0.01 1(以脂肪计) 0.05 0.01	GB/T 5009.162、GB/T 5009.19
六六六	哺乳动物(海洋哺乳动物 除外)肉类及其制品 脂肪含量 10% 以下 脂肪含量 10% 及以上	0.1(以原样计) 1(以脂肪计)	GB/T 5009.162、GB/T 5009.19
氯丹	哺乳动物(海洋哺乳动物 除外)肉类 禽肉类	0.05(以脂肪计) 0.5(以脂肪计)	GB/T 5009.162、GB/T 5009.19
七氯	禽肉类 哺乳动物(海洋哺乳动物 除外)肉类	0.2 0.2	GB/T 5009.162、GB/T 5009.19
异狄氏剂	哺乳动物(海洋哺乳动物 除外)肉类	0.1(以脂肪计)	GB/T 5009.162、GB/T 5009.19

5.兽药残留限量

应符合国家有关规定和公告。

(二)品质评定

1.新鲜肉

新鲜肉准许出售。

2.腐败变质

腐败变质肉一律不准出售供食用,应化制或销毁。

3.肉品残毒

凡有害化学物质、农药和兽药残留量超出国家食品卫生标准的肉品,不准食用,应化制或销毁。

(三)病、死畜禽肉的安全处理

凡感官检验明显有病、死畜禽肉特征的肉品,即可作出判定;当感官检验怀疑但不能确定为病、死畜禽肉时,应根据实验室结果综合判定。

1.患病畜禽肉

必须按照农业部发布的《病死及病害动物无害化处理技术规范》(农医发〔2017〕25 号)中的规定进行安全处理。

2.病死畜禽肉

凡因疾病而死亡的畜禽肉,一律不准出售,必须按照农业部发布的《病死及病害动物无害化处理技术规范》(农医发〔2017〕25 号)进行安全处理。

复习思考题

1. 成熟肉具有哪些特征? 在生产实际中,促进肉的成熟的方法是什么?

2. 简述肉腐败的卫生学意义。肉的自溶、腐败的实质是什么?

(李郁　陈明勇)

第十三章　肉的保藏加工及肉制品的
卫生监督与检验

肉类及其制品是人体所需蛋白质及其他营养物质的主要来源,是人们日常生活中不可缺少的食品,但由于其高蛋白和高水分特性而易于腐败变质,降低其食用价值和商品价值,缩短其货架期,并危害人们的健康和生命。为了确保肉类及其制品的质量和安全,多年来我国的食品研究人员一直都在致力于各种有效的肉类保藏技术研究,创造了许多优良的肉品保藏和加工方法,其中包括肉品腌制、肉类冷冻加工及肉罐头等。在现代,随着人们生活水平的提高和生活节奏的加快,为了满足不同消费者的需求,分割肉和各种熟肉制品已占据很大的消费份额。因此,为保障人们的饮食安全,必须做好肉在保藏和加工过程中的兽医卫生监督和肉制品的卫生检验工作,在其生产中应遵循《肉制品生产 HACCP 应用规范》(GB/T 20809—2006)。

第一节　肉的冷冻加工和
冷藏肉的卫生检验

随着人们对安全、高品质肉类需求量的增加和肉类贸易的全球化,为了确保肉类在加工、运输及贮藏过程中的质量,提高冷冻肉食用品质及延长货架期,就当前来说,肉的冷冻加工、冷藏和冷藏运输是现代保障肉品的最完善的方法之一,在肉品工业和商业贸易中起着举足轻重的作用。

一、肉类冷冻加工的基本原理

(一)低温对微生物的作用

1. 抑制微生物的生长繁殖

任何微生物的生长繁殖都需要一定的温度范围,这个温度范围的下限温度称为微生物的零度温度,在这个温度下微生物就处于被抑制状态,不能再进行生长繁殖。原因是低温使微生物的新陈代谢受到扰乱,同时低温可使菌体内部的结构受到破坏。如一般腐败菌和致病菌的生长繁殖,在10℃以下显著减弱,0℃就非常缓慢,当温度低到使肉呈冻结状态时,这些微生物就会慢慢死亡。然而,对嗜冷菌来说,-5℃或-10℃才能达到零度温度。霉菌和酵母菌的零度温度也较低。因此,为了保证冷冻和冷藏肉的安全,需将温度降至-10℃以下。某些病原在不同温度下的存活时间见表13-1。

表 13-1　某些病原在不同温度下的存活时间

属名	冻肉中保存温度	存活时间
沙门氏菌	-163℃	3 d
结核杆菌	-10℃	2 年
口蹄疫病毒	一般冷冻温度	144 d
猪瘟病毒	一般冷冻温度	366 d

2. 减少水分的供应

肉在冻结以后,肉中的水分就会结成冰。在-3.5℃时,肉中水分约有70%结成冰,在-5℃时,有82%的水分结成冰,在-10℃时,约有94%的水分结成冰。在结冰情况下,水分就不能被微生物利用。在肉中水分结成冰的同时,微生物本身的水分也结成冰,从而夺取了微生物生存和发展所需要的水分。微生物的繁殖速度及微生物群构成种类取决于水分活度(A_w)。大多数细菌只能在 A_w 高于0.85的基质中繁殖,如肉毒梭状芽胞杆菌 A_w 要求为0.94～0.96,沙门氏菌为0.92,多数细菌为0.90,金黄色葡萄球菌为0.87～0.88,当将 A_w 降至0.7左右时,绝大部分的微生物均被抑制。然而低温对一些耐低温的细菌的致死作用是微小的,例如结核杆菌在-10℃的冻肉中可存活2年。因此,绝不能把冷冻作为带菌肉的无害化处理手段。冻肉解冻以后,存活的细菌又很快的繁殖起来,所以,解冻的肉应在较低的温度下尽快加工利用。

(二)低温对酶的作用

冷冻之所以能够较长时间保持肉的新鲜程度,除了低温对微生物的抑制作用外,还表现在低温对酶的活性有抑制作用。大多数酶在 30～40℃ 范围内活性最高,随着温度的降低,酶的活性减弱。当温度下降到 0℃ 时,酶的活性明显被抑制,当接近 −20℃ 时,其活性就很不明显。屠宰后肉发生僵直、成熟、自溶、腐败等过程与酶的活性强弱有着直接的关系。酶的活性增强,则可加速肉中的化学反应过程,使肉保持新鲜状态的时间缩短,甚至发生腐败变质;反之,肉中所发生的反应过程就会变慢,肉就可在较长时间内保持新鲜状态。因此,肉品在保藏过程中,温度越低,保藏的时间就越长。目前在我国肉品冷藏温度大多不低于 −18℃ 的条件下,均有一定的冷藏期限。

二、肉类冷冻加工的方法和要求

(一)肉的冷却

屠宰加工后的畜禽肉,平均温度为 37～40℃,这样高的温度和潮湿,有利于酶的作用和微生物的生长繁殖。因此,屠宰加工后的畜禽肉,如不立即销售或作加工肉制品的原料使用,均应及时进行降温,以防发生自溶和腐败。

1. 肉的冷却与目的

冷却(chilling)是指将温热鲜肉深层的温度快速降低到预定的适宜温度(0～4℃)而又不使其结冰的过程。降温处理后的肉称为冷却肉(chilled meat)。冷却肉可在短期内有效地保持新鲜度,香味、外观和营养价值都很少变化,同时也是肉的成熟过程。所以,冷却常作为短期贮存畜禽肉的有效方法,同时也是采用两步冷冻的第一步。

2. 肉冷却的卫生要求

肉的冷却是在装有吊轨并有足够制冷量的冷却库内完成的。其卫生要求是,冷却室应保持清洁,定期进行消毒,最好安装功率 1 W/m³ 的紫外光灯,每昼夜连续或间隔照射 5 h,这样可使空气达到 99% 的灭菌效率;胴体不叠加,应保持 3～5 cm 的间距;按等级、种类进行冷却,以确保在相近的时间内冷却完毕;保证肉在冷却过程中的质量,应尽量缩短进入

冷库前的停留时间,整个冷却时间不要超过 24 h,冷却终了,胴体后腿肌肉最厚部中心的肉温应达到 0～4℃。

3. 畜肉冷却的方法

目前国内外对冷却肉的加工方法有一段冷却法、两段冷却法和超高速冷却法。

(1)一段冷却法　在冷却过程中只有一种空气温度,即 0℃ 或略低。热鲜肉在国内的冷却方法是先将库温降到 −1～−3℃,然后进肉,保持库温在 0～3℃,10 h 后稳定在 0℃ 左右。开始时相对湿度为 95%～98%,随着肉温下降和肉中水分蒸发强度的减弱,相对湿度降至 90%～92%,空气流速为 0.5～1.5 m/s。猪胴体和四分体牛胴体约经 20 h,羊胴体约 12 h,大腿最厚部中心温度即可达到 0～4℃。

(2)两段冷却法　第一阶段,空气的温度相当低,冷却库温度多在 −10～−15℃,空气流速为 1.5～3 m/s,经 2～4 h 后,肉表面温度降至 −2～0℃,大腿深部温度在 16～20℃。第二阶段,库温为 0～−2℃,空气流速为 0.5 m/s,10～16 h 后,胴体内外温度达到平衡,2～4℃。此方法的优点是干耗小,周转快,质量好,切割时肉流汁少。缺点是易引起冷缩(cold shortening),影响肉的嫩度,但猪肉脂肪较多,冷缩现象不如牛羊肉严重。

(3)超高速冷却法　库温 −30℃,空气流速为 1 m/s,或库温 −20～−25℃,空气流速 5～8 m/s,大约 4 h 即可完成冷却。此法能缩短冷却时间,减少干耗,缩减吊轨的长度和冷却库的面积。

4. 禽肉的冷却方法

禽肉的冷却方法很多,如用冷水、冰水或空气冷却等。在国内,一般小型家禽屠宰加工厂常采用冷水池冷却光禽,然后上市销售或送作加工禽肉制品。采用这种方法冷却时,应注意经常换水,保持冷水的清洁卫生,也可加入适量的漂白粉,以减少细菌污染。在中型和较大型的家禽屠宰加工厂,一般采用空气冷却法。在冷却间,将光禽吊挂于钩上,胴体与胴体之间保持 3～5 cm 的空隙,不能相互紧贴,更不能堆在一处,以使冷空气吹遍肉的表面。应用这种方法冷却时,进肉前库温降至 −1～−3℃,肉进库后开动冷风机,使库温保持在 0～3℃,相对湿度 85%～90%,空气流速 0.5～1.5 m/s,经 6～8 h 肉最厚部中心温度达 2～4℃ 时,冷却即宣告结束。在冷却过程中,因禽体吊挂在挂钩上而下垂,往往引起

变形,冷却后需人工整形,以保持外形丰满美观。

5. 冷却肉的保存期

冷却肉不能及时销售时,应移入冷藏间进行冷藏。根据国际制冷学会推荐,冷却肉和肉制品的保藏温度和贮存期限见表 13-2。

表 13-2　冷却肉的保存时间

品种	温度/℃	相对湿度/%	预计贮藏期/d
牛肉	-1.5～0	90	28～35
羊肉	-1～0	85～90	7～14
猪肉	-1.5～0	85～90	7～14
腊肉	-3～-1	80～90	30
腌猪肉	-1～0	80～90	120～180
去内脏肉	0	85～90	7～11

(二)肉的冻结

1. 肉的冻结

肉中所含的水分,部分或全部变成冰,肉深层温度降至 -15℃ 以下的过程,称为冻结(freezing),冻结后的肉称为冻肉(frozen meat)。加工冻肉的目的是为了作长期保藏。冻结的肉,虽然其色泽、香味都不如鲜肉或冷却肉,但能较长期贮藏,也能作较远距离的运输,因而仍被世界各国广泛采用。

2. 畜肉的冻结方法

目前国内外冻结肉的方法有两步冻结法、一次冻结法和超低温一次冻结法。

(1)两步冻结法　鲜肉先行冷却,而后冻结。冻结时,肉应吊挂,库温保持 -23℃,如果按照规定容量装肉,24 h 内便可能使肉深部的温度降到 -15℃。这种方法能保证肉的冷冻质量,但所需冷库空间较大,冻结时间较长。

(2)一次冻结法　肉在冻结时无须经过冷却,只需经过 4 h 风凉,使肉内热量略有散发,沥去肉表面的水分,即可直接将肉放进冻结间,吊挂在 -23℃ 下,冻结 24 h 即成。这种方法可以减少水分的蒸发和升华,减少干耗 1.45%,冻结时间缩短 40%,但牛肉和羊肉会产生冷收缩现象,该法所需制冷量比两步冻结法约高 25%。

(3)超低温一次冻结法　将肉放在 -40℃ 冻结间中,只需数小时至 10 h,肉的中心温度达到 -18℃ 即成。冻结后肉色泽好,冰晶小,解冻后的肉与鲜肉相似。我国尚未广泛采用此法。

3. 禽肉的冻结方法

屠宰加工之后的禽肉,在直接冻结前要进行塞嘴、包头和整形工作。这样不仅可以防止微生物从口腔中侵入,而且使光禽美观。禽肉的冻结一般是在空气介质中进行的,采用吊挂式强冷风冻结或搁架式低温冻结。冻全禽时,如果是塑料袋包装的,可放在带尼龙网的小车或吊篮上进行强冷风冻结。没有包装的光禽大部分放在金属盘里吊挂冻结,脱盘后再镀冰衣冷藏。分割禽肉也采用金属盘吊挂冻结,然后脱盘包装。如果是搁架式冻结间,则将金属盘直接放在架管上,盘与盘之间应留有一定的距离。送入冻结间进行冻结的禽肉,应整批进入,一次进完,冻结期间避免再送进待冻结的鲜肉,否则会引起冻结间温度波动,影响产品质量。

冻结间的空气温度一般为 -23℃,空气相对湿度为 85%～90%。当禽体最厚部肌肉中心温度达 -16℃ 时,冻结即宣告结束,这一过程需 12～18 h。当前采用快速冻结工艺,即悬架连续输送式冻结装置,使吊篮在 -28℃ 的冻结间连续缓慢运行,从不同角度受到冷风吹,只需 3 h 左右,即可使禽肉中心温度达 -16℃。快速冻结的禽肉质量好,外形美观,干耗小(低于 1%),值得广泛应用。

(三)冻肉的冷藏

1. 冻肉冷藏的卫生要求

冻结好的冻肉应及时转移至冻藏间冷藏。冻藏时,一般采用堆垛的方式,以节省冷库容积。冻禽肉在冷藏间的堆放形式分为有包装和无包装两种。有包装的禽肉一般以 100 箱为一堆,注意勿将箱倒置。无包装的光禽,冻结完后将其堆成垛,要尽量堆紧密一些。

2. 冻肉冷藏的温度要求

冻藏间的温度应保持在 -18℃,相对湿度为 95%～100%,空气流动速度应以自然循环为宜,一昼夜内温度升降的幅度不要超过 1℃,温度大的波动会引起重结晶等现象,不利于冻肉的长期冷藏。外地调运的冻结肉,肉温偏高,肉的中心温度如低于 -8℃,可以直接入冻藏库,高于 -8℃ 的,须经过复冻结后,再入冻藏库。经过复冻的肉,在色泽和质量方面都有变化,不宜久存。

3. 冷冻肉的保存期

冻肉的保存期取决于保藏温度、入库前的质量、种类、肥度等因素,其中主要取决于温度。在同一条件下,各类肉保存期的长短,依次为牛肉、羊肉、猪肉、禽肉。国际制冷学会规定的冻结肉类的保藏期见表13-3。

表13-3　冻结肉类的保藏期

品种	保藏温度/℃	保藏期/月	品种	保藏温度/℃	保藏期/月
牛肉	−12	5～8	猪肉	−23	8～10
牛肉	−15	8～12	猪肉	−29	12～14
牛肉	−24	18	猪肉片(烤肉片)	−18	6～8
包装肉片	−18	12	碎猪肉	−18	3～4
小牛肉	−18	8～10	猪大腿肉(生)	−23～−18	4～6
羊肉	−12	3～6	内脏(包装)	−18	3～4
羊肉	−12～−18	6～10	猪腹肉(生)	−23～−18	4～6
羊肉	−23～−18	8～10	猪油	−18	4～12
羊肉片	−18	12	兔肉	−23～−20	＜6
猪肉	−12	2	禽肉(去内脏)	−12	3
猪肉	−18	5～6	禽肉(去内脏)	−18	3～8

三、冷冻肉的卫生监督与检验

为了保证冻肉的卫生质量,不论是生产性冷库还是周转性冷库,都必须配备一定数量的卫生检验人员,健全监督检验制度,做好各种检验记录,并对冷库进行卫生管理。

(一)生产性冷库鲜肉的接收与检验

冷库是肉类联合加工生产或屠宰场的一个组成部分。入库的鲜肉必须盖有清晰的检验印章,只有适于食用的鲜肉,才能作为冷冻加工的原料;加工不良和需要修整的胴体和分割肉,要退回屠宰加工和分割肉车间返工,符合卫生和质量要求后才能进行冷冻加工;胴体在冷却间和冻结间要吊挂,胴体或冷冻盘之间要保持一定的距离,不能相互接触;要禁止有气味的商品和肉混在一起冷冻和冷藏,以防冻肉吸附上异味。

(二)冻肉调出和接收时的卫生监督与检验

1. 冻肉出库时的卫生监督和检验

检查冻肉的冷冻质量和卫生状况;检查运输车辆的清洁卫生情况;将冻肉装上车辆后,要关好车门,加以铅封;开具检验证明书后放行。

2. 接收冻肉时的卫生监督和检验

检查运肉车辆的铅封和兽医检验证明书;检查印章是否清晰;对运输来的冻肉进行质量检验;按检验结果填写入库检验原始记录表和商品处理通知单,入库原始记录表应记明车船号、到埠时间、发货单位、品名、级别、数量、吨位、肉温、质量情况及存放冷库的库号和货位号。对于冷冻不良的冻肉要立即进行复冻,并填写进库商品供冷通知单,通知机房供冷。对于卫生不符合要求的冻肉要提出处理意见,发出处理通知单,不准进入冷库。

(三)冻肉在冷藏期间的卫生监督与检验

冻肉在冷藏期间,兽医卫生监督检验人员要经常检查库内温度、湿度、卫生情况和冻肉卫生质量情况并做好记录。发现库内温、湿度有变化时,要抽检肉温,查看有无软化、变形等现象。已经存有冻肉的冻藏间,不应加装软化肉或鲜肉,以免原有冻肉发生软化或结霜。冻藏间应严格执行先进先出的制度,以免冻肉贮藏过久而发生干枯和氧化。另外,靠近库门的冻肉易氧化变质,要注意经常更换,同时注意各种冻肉的安全期,对于临近安全期的冻肉要采样化验,做好产品质量分析和预报工作,防止冻肉干枯、氧化及腐败变质。

(四)冻肉常见的异常现象及其处理

冻肉在低温冷藏过程中,一般不会产生腐败和其他异常现象。如果肉的卫生状况不良,库内温度经常波动,常会引起肉品污染,致使微生物生长繁殖和肉内组织酶的活动,从而导致冻肉出现许多异常现象。其中以微生物引起的异常为多见。常见冻肉的异常有下列几种。

1. 发黏

发黏多见于冷却肉。原因是在冷却过程中胴体相互接触,通风不好,降温较慢,导致明串珠菌、微球菌、无色杆菌及假单胞菌等在接触处繁殖,并在肉表面形成黏液样物质,手触之有黏滑感,甚至起黏丝,同时还发出一种陈腐气味。这种肉如发现较早,尚无腐败现象时,在洗净、风吹散味后,或者修割后供食用。一旦有腐败迹象,则禁止食用。

2. 脂肪氧化

冻肉存放过久,脂肪变为淡黄色,有哈喇味者称为脂肪氧化。轻者氧化仅限于表层,可将表层削去作工业用;深层经煮沸试验无酸败味者,可供加工后食用。脂肪氧化严重的冻肉作工业用。

3. 干枯

冻肉存放过久,特别是反复冻融,肉中水分丧失,则发生干枯。轻者应尽快食用;严重者形如木渣,味同嚼蜡,营养价值低,可作工业用。

4. 发光

在冷库中冷藏的肉上常见有磷光,这是由一些发光杆菌引起的。肉上有发光现象时,一般没有腐败菌生长。有腐败菌生长时,磷光便消失。发光的冻肉应尽快经卫生处理后供食用。

5. 变色

冻肉色泽的变化,除自身由于氧化作用使肌肉由红色变成褐色外,常常是某些细菌及真菌所分泌的水溶性或脂溶性的色素所致。如黏质沙雷菌、玫瑰色细球菌可使冻肉特别是熟肉表面呈现红色斑点;嗜盐杆菌、红皮假单胞菌等可使咸鱼变红;而香肠、腌肉出现橙红或微带橘红色变化,常常是红色酵母所引起。有的细菌还可引起肉发生蓝色、黑色的变化。变色的肉如无腐败现象,可进行卫生清除和修割后加工食用。一旦有腐败现象,禁止食用。

6. 发霉

霉菌在肉的表面生长时,常形成白点或黑点。小白点是由肉色分枝孢霉(*Sporotrichium carnis*)所引起,直径2~6 mm,很像石灰水点。这种白点多在肉表面,抹去后不留痕迹,肉可供食用。小黑点是由蜡叶芽枝霉(*Cladosporium herbarium*)引起,直径6~13 mm,一般不易抹去,有时侵入深部。如黑点不多,可修去黑点部分后供食用。其他如青霉、曲霉、刺枝霉、毛霉等也可在肉表面生长,形成不同颜色的霉斑,应根据发霉轻重供加工后食用或作工业用。

7. 深层腐败

常见于冷却肉的股骨附近的肌肉,因冷却时散热不好,在缓慢散热过程中深部肌肉受大量繁殖的腐败菌作用而变质。这种变质肉也见于冷却肉存放过久。深层腐败不易被发现,检验时应注意用插扦法抽检深部肌肉。一旦发现深层腐败的肉,不能作为食用。

8. 氨水浸湿

冷库跑氨后,肉被氨水浸湿,在解冻后肉有松弛或酥软变化,则应作工业用或销毁。如程度较轻,经流水浸泡,用纳斯勒氏法测定,反应不明显的可供加工复制品。

9. 异味

异味是指腐败以外的污染气味,如鱼腥味、氨味、汽油味等。对于有鱼腥味的肉,用清水清洁后可食用;有氨味和汽油味的肉,不能食用。

四、冷库的卫生管理

对肉品进行冷加工,并不能改善和提高肉品的质量,仅是通过低温处理,抑制微生物的活动,达到较长时间贮藏的目的。因此,在冷库的使用中,冷库的卫生管理是一项重要工作。要严格执行国家颁布的卫生条例,尽可能减少微生物污染食品的机会,以保证食品质量,延长贮藏期限。

1. 冷库的环境卫生

肉品进出冷库时,都需要与外界接触,如果环境卫生不良,就会增加微生物污染食品的机会,因而冷库周围的环境卫生是十分重要的。冷库四周不应有污水和垃圾,冷库周围的场地和走道应该经常清扫,定期消毒,并做好防鼠工作。垃圾箱和厕所应该距离冷库有一定距离,并保持清洁。运输货物用的车辆在装货前应该进行清洁、消毒。

2. 冷库的设备卫生

冷却肉冷藏库的内墙最好用防霉涂料涂布;冷库内的架子、钩子、冷冻盘、小车等用具和设备应用不锈钢制品制成或镀锌防锈;库内的照明应加保护罩;冷库的安全设备要齐全,应有防火、防走电、防跑氨和报警设施。

3. 冷库工作人员的个人卫生

冷库的工作人员经常接触多种食品,如果不注意卫生,本身患有传染病,就会成为微生物和病原菌的传播者。因此,对冷库工作人员的个人卫生必须要有严格的要求。冷库作业人员要勤理发、勤洗澡、勤洗工作服,工作前后要洗手,经常保持个人卫生。同时必须定期检查身体,如发现患有传染病者,应立即进行治疗并调换工作,未痊愈前,不能进入库房,更不得接触肉品。

第二节　分割肉的加工卫生与检验

分割肉作为香肠、肉制品、罐头等再加工产品的原料肉或大众消费生肉,在世界各国得到迅速发展。所谓分割肉(cut meat),是指按照销售规格的要求,将屠宰后的胴体按照部位分割成的小肉块。猪、牛、羊、禽肉均可加工成分割肉,以供市场所需。根据国内外市场的需要,可分割为带骨分割肉、剔骨分割肉和去脂肪分割肉等不同规格。分割肉的加工是指屠宰后经过兽医卫生检验合格的胴体,按不同部位肉的组织结构切割成不同的肉块,经修整、冷却、包装等工序的加工过程。胴体不同部位的肉质量等级不一样,其食用价值不同,加工方法的适应性有差异。因此,对肉体进行适当的分割,便于评定其价格,分部位销售和利用,提高其经济价值和使用价值。

一、分割猪肉的加工

不同品种和不同质量规格的分割肉其加工的具体要求不同,总体工艺过程:白条肉预冷、三段锯分、小块分割与修整、快速冷却、包装和冻结。

(一)白条肉预冷

从国内外看,加工分割肉的方式方法比较多。第一种是将宰后38℃左右的热鲜肉立即进行分割加工,称为热剔骨。其优点在于容易进行肥膘的剥离、剔骨和修整,肌膜较完整。但是由于肉温较高,微生物生长繁殖,常常导致肉卫生质量降低;大量热鲜肉进入分割车间,使分割车间负荷增大,温度不易控制;这种分割肉在冻结时易产生血冰。因此,有条件的加工厂最好不采用这种方法。第二种方法是将热鲜肉冷却到0～7℃,再进行分割加工,称为冷剔骨。其优点是微生物的繁殖受到抑制,减少污染,肉的卫生质量较好,分割车间热负荷减小。不足之处是肥膘的剥离、剔骨和修整等操作不易进行,易伤肌

膜,出肉率较低。第三种方法是将宰后的热鲜肉送至0℃的预冷间,在3h内将肉的中心温度降至20℃左右,肉平均温度10℃左右,再进行分割加工。这种方法有诸多优点:抑制微生物的生长繁殖,能保证产品的卫生质量;肌肉酶的活性受到抑制,肉的成熟及其他生化反应过程减慢,肉的保水性稳定,冻结时不易产生血冰,肌红蛋白的氧化受到抑制,保证了肉色泽艳丽;肉温在10℃左右,并在20℃以下的分割间加工,可保证操作方便,易于剔骨、去肥膘和修整,劳动效率高。因此,我国的大多数肉联厂采用这种方式加工分割肉。

(二)三段锯分

将预冷后的白条肉(即半胴体)传送至电锯处,胴体前部从第5、第6肋骨中间直线锯下,胴体后部从腰荐椎连接处直线锯下,从而将胴体锯分为前腿、中段和后腿三部分。

(三)小块分割与修整

不同品种和不同质量规格分割肉加工的差异主要体现在这道工序上。

1. 带皮带骨分割肉的加工

将半胴体锯分为前腿、中段和后腿3段后,再按要求切割修整即可。

2. 带肥膘的分部位分割冻猪肉加工

将中段在脊椎骨下4～6cm的肋骨处平行斩下,带脊背部位,略修割脂肪层,为大排;中段去大排后,带肋骨的部位,割去奶脯,为带骨方肉;前腿部分剔骨,并略修割脂肪层,为去骨前腿肉;后腿部位剔骨,略修割脂肪层,得去骨后腿肉。分部位分割肉按冻结后肉表层脂肪厚度分为3个等级,即一级、二级、三级,分级规格见表13-4。

表13-4　分部位分割冻猪肉表层脂肪最大厚度的分级规格

cm

项目	分级指标		
	一级	二级	三级
大排肉	≤2.0	>2.0～2.6	>2.6
带骨方肉	≤2.0	>2.0～2.6	>2.6
去骨前腿肉	≤2.0	>2.0～2.6	>2.6
去骨后腿肉	≤2.0	>2.0～2.6	>2.6

3. 分割冻猪瘦肉的加工

《分割鲜、冻猪瘦肉》(GB/T 9959.2—2008)适

用于鲜、冻猪瘦肉按部位分割、加工的产品。分割冻猪瘦肉为去皮、去骨、去皮下脂肪的四块肌肉，是目前我国各肉联厂加工的主要分割肉品种。

（1）颈背肌肉　指从第5、6肋骨中间斩下的颈背部位肌肉，简称Ⅰ号肉（图13-1中1）。

（2）前腿肌肉　指从第5、6肋骨中间斩下的前腿部位肌肉，简称Ⅱ号肉（图13-1中2）。

（3）大排肌肉　指在脊椎骨下4～6 cm肋骨处平行斩下的脊背部位肌肉，简称Ⅲ号肉（图13-1中3）。

（4）后腿肌肉　指从腰椎与荐椎连接处（允许带腰椎一节半）斩下的后腿部位肌肉，简称Ⅳ号肉（图13-1中4）。

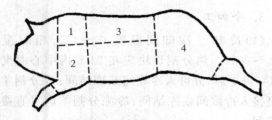

图13-1　猪胴体分割示意图

无论哪一种分割肉，在分割修整时都应刀法平直整齐，保证产品美观。尽量修净伤斑、淋巴结、碎骨、出血点、脓包和血污等。要求剔骨和去脂肪的，应把骨和皮下脂肪尽量除尽，但应同时注意保持肌膜完整。分割车间应装设空调，保证车间的温度不超过15℃，空气流速0.25 m/s，相对湿度60%，从而确保产品的质量。

（四）快速冷却

快速冷却即二次冷却。把修整好的分割肉平摊在铁盘内（注意肌膜面向下，不要挤压），放入冷却间，将肉的中心温度降至7℃以下。快速冷却与热鲜肉的预冷合称为两段冷却。为了保证成品无冰霜和血块，快速冷却应越快越好。为此冷却间的温度应事先控制在-5℃左右，产品入库后温度迅速稳定在0～4℃，在2 h以内完成二次冷却过程。

（五）包装

冷却好的肉用聚乙烯塑料或玻璃纸包裹两圈半以上，按品种分别装入瓦楞纸箱内。每箱净重一般为25 kg。

（六）冻结

包装好的肉在-25℃以下的结冻室内，冻结

48 h左右，使肉的中心温度降至-15℃以下。然后转入-18℃的冻藏库内保藏。这种采取先装箱再冻结的方式需要较长的时间，才能达到冻结要求。因此，这种加工方式不仅冻库利用率低，生产效率低，而且冻肉质量较差，解冻时肉汁流出较多。现在多数加工厂先把包裹的分割肉放入铁盒中冻结，一般24 h内即完成冻结，然后转入瓦楞纸箱中，入冷藏库贮藏。

二、分割牛肉的加工

牛肉的分割是指以满足市场需求为目的，以肉牛胴体部位肉形态、质量、烹饪加工用途等质量特性为依据，对动物卫生检疫检验合格的牛胴体加以规范、精细分割的加工过程。牛肉的分割加工是原料（活牛）转向商品（食品）实现快速增值的必备条件，是生产优质安全牛肉不可缺少的重要环节，最终使肉牛育肥饲养户养牛效益得以体现。

剥皮后立即将胴体分成两半，并尽力沿脊柱中心将胴体锯成相等的两半。然后在每半胴体的第12和13肋间将胴体分成前和后1/4胴体，通常在后1/4胴体上保留一根肋骨以保持腰肉的形状，便于将其切成肉块。

（一）鲜、冻分割牛肉

《鲜、冻分割牛肉》（GB/T 17238—2008）标准适用于鲜、冻带骨牛肉按部位分割、加工的产品。

1．分割

应确保分割间温度保持在12℃以下，分割部位肉如图13-2所示。

2．整修

整修应平直持刀，保持肌膜、肉块完整。肉块上不得带伤斑、血点、血污、碎骨、软骨、病变组织、淋巴结、脓包、浮毛或其他杂质。

3．贮藏或冻结

（1）贮藏　分割肉块应在0～4℃、相对湿度80%～95%的贮藏间贮存。

（2）冻结　分割肉块应在-28℃以下48 h内，再使肉块的中心温度降至-18℃以下。

（二）优质高档牛肉的分割

优质高档牛肉一直是国外分割牛肉和我国出口牛肉的分割方法。近年来，优质高档牛肉在我国的销售市场也逐渐扩大，主要是一些饭店用量较大。

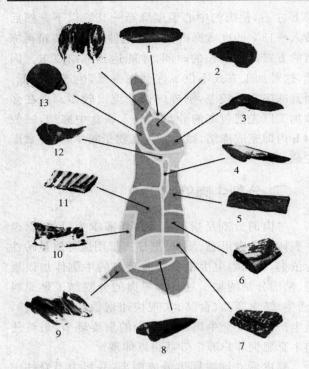

图 13-2　鲜、冻分割牛肉分割部位图
1. 小黄瓜条　2. 米龙　3. 大黄瓜条　4. 里脊　5. 外脊
6. 眼肉　7. 上脑　8. 辣椒条　9. 腱子肉　10. 胸肉
11. 腹肉　12. 臀肉　13. 牛霖

我国涉外饭店需求量较大、售价较高的高档分割牛肉有牛柳、西冷、眼肉，另有嫩肩肉、胸肉；优质分割牛肉有臀肉、大米龙、小米龙、膝圆、腰肉、腱子肉等（图 13-3）。

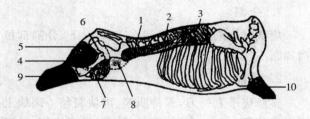

图 13-3　优质牛肉分割示意图
1. 牛柳　2. 西冷　3. 眼肉　4. 小米龙　5. 大米龙　6. 臀肉
7. 膝肉　8. 腰肉　9. 后腱子肉　10. 前腱子肉

三、分割羊肉的加工

《羊肉分割技术规范》（NY/T 1564—2007）适用于羊肉分割加工。

（一）基本要求

1. 原料

羊肉原料应符合《鲜、冻胴体羊肉》（GB/T 9961—2008）、《冷却羊肉》（NY/T 633—2002）、《羔羊肉》（NY 1165—2006）的规定。

2. 分割

分割方法分为热分割和冷分割，生产时可根据具体条件选用。

（1）热分割　以屠宰后未经冷却处理的鲜胴体羊肉为原料进行分割，热分割车间温度应不高于20℃，从屠宰到分割结束应不超过 2 h。

（2）冷分割　以冷却胴体羊肉或冻胴体羊肉为原料进行分割，冷分割车间温度应在 10～12℃，冷却胴体羊肉切块的中心温度应不高于 4℃，冻胴体羊肉切块的中心温度应不高于 -15℃，分割滞留时间不超过 0.5 h。

3. 冷加工

（1）冷却　冷却间温度 0～4℃、相对湿度85%～90%。热分割切块应在 24 h 内中心温度降至 4℃以下后，方可入冷藏间或冻结间；冷分割羊肉可直接入冷藏间或冻结间；冷冻分割羊肉可直接入冷藏间。

（2）冻结　冻结间温度应低于 -28℃、相对湿度95%以上，切块中心温度应在 48 h 内降至 -15℃以下。

（3）冷藏　冷却分割羊肉应入 0～4℃、相对湿度80%～90%的冷藏间中，肉块中心温度保持在0～4℃；冷冻分割羊肉入 -18℃、相对湿度95%以上的冷藏间中，肉块中心温度保持在 -15℃以下。

（二）分割方法

按《羊肉分割技术规范》（NY/T 1564—2007）规定，分割方法见图 13-4。

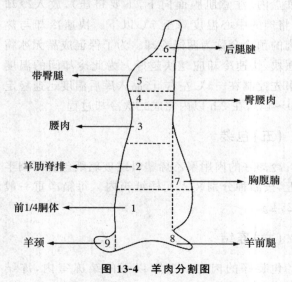

图 13-4　羊肉分割图

四、鸡胴体的分割加工

《鸡胴体分割》(GB/T 24864—2010)适用于鸡胴体的分割加工。

(一)基本要求

1. 原料

(1)鸡应来自非疫区,健康状况良好,并有当地动物防疫机构出具的检疫合格证明。

(2)宰前应禁食 12 h 以上,但要保证饮水充足。

2. 分割环境的要求

肉鸡屠宰分割厂区、厂房及环境要求应符合 GB 12694—2016 的规定。

3. 人员要求

屠宰加工操作的人员的卫生应符合 GB 12694—2016 的规定。

4. 加工要求

(1)分割　应采用将整鸡以预冷后分割的工艺。分割即按分部位规格分割成七部分,分割时必须严格卫生要求。从活鸡放血至加工或分割产品到包装入冷库的时间应控制在 2.5 h 内。

(2)修整　分割的各部位的鸡肉,必须修剪外伤、血点和血污以及毛根等杂质。

(3)冷加工　分割后的鸡肉产品应在-23℃的结冻库中进行冻结,使其中心温度达到-15℃,采用盘冻的冻结时间应不超过 24 h,采用箱装的冻结时间不超过 36 h。

(二)分割方法

首先屠宰加工成全净膛的白条鸡,在冷却间将白条鸡冷却至 4℃左右,然后进行分割加工。鸡的分割加工有手工分割和机械分割两种方法。

1. 手工分割

先从第 1 颈椎处去头,再截下全颈,然后从踝关节处载去两脚。从肩关节处割去两肢。割开胸部皮肤,剔出胸肌或割成带胸骨产品,最后再从髋关节处截去两腿。剩下的骨架可作进一步的深加工。

2. 机械分割

采用防护电动环形刀将鸡对着齿旁的刀片,一次性将鸡分成两半、5 块、7 块、8 块或 9 块。5 块切割机把鸡切为 2 条腿、2 块胸、1 块腰背,不带背的腿和胸是最受欢迎的零售规格;7 块分割有 2 块胸肉、2 条腿、2 只翅和小胸肉;8 块切割有 2 只翅、2 条大腿、2 条小腿、2 块鸡胸;9 块切割时要在锁骨与胸骨间做一水平切割,两块带锁骨胸肉质量几乎相同,这种规格最受欢迎。

(三)分割规格

1. 1/2 无骨胸肉

从胸骨(又称龙骨)纵线一分为二的胸肉,并带有大于胸肉的皮的部分。

2. 小胸肉

小胸肉也称胸里肌,附在锁骨和乌喙骨之间的肌肉。

3. 鸡腿

鸡腿即含有整个胫骨(小腿骨)和股骨在内的皮、肉部分。

4. 鸡翅

鸡翅即含有 3 道关节(肩关节、肘关节、腕关节)的全翅部分。

5. 鸡爪

跗关节以下部分即为鸡爪。

6. 肫(肌胃)

肫即修剪去腺胃及肠管和表面脂肪,并去掉内容物和黄色角质层(鸡内金)的肌肉部分。

7. 鸡副产品

鸡副产品包括鸡肫、鸡架、鸡头、鸡脖、鸡肝、鸡心等。

五、分割肉加工的卫生要求

(一)原料肉的卫生要求

分割肉的原料要求符合《中华人民共和国食品卫生法》《动物防疫法》等法规质量要求。原料肉必须是来自非疫区,经兽医宰前检疫、宰后检疫健康无病的肉类。未阉割或晚阉割的公母猪及其他影响品质的肉都不能作为原料肉。经屠宰加工后的胴体必须清洁干净才能进入降温间冷却。

(二)加工过程的卫生要求

①经检验合格而挑选为分割肉原料的白条肉或白条鸡,送至冷却间进行冷却,当肉的温度达到分割加工要求时,才能进行分割。

②分割加工时仍须注意产品的修整,应修去出血点、血污、伤斑、脓疱、碎骨、软骨及淋巴结,但在修割时不能损坏肌肉外形的完整性,以保持较高的商品价值。

③操作过程中一旦发现刀尖断头,应立即停止操作,报告卫检人员进行处理,决不允许隐瞒不报。

④对于不慎落地的肉品必须放入专用盛器,由卫检人员进行卫生处理。

⑤操作过程力求在短时间内完成,注意不要将肉堆积时间过长,以免影响分割肉的品质。

(三)包装的卫生要求

1. 包装

将按规格要求分割的肉定量装入符合食用卫生要求和标签法的塑料包装袋内,贴卫检员代号纸,封口后装箱入库。

2. 包装操作过程中的卫生质量要求

具体要求如下。

①操作人员要穿戴工作衣帽,操作前双手清洗消毒。

②严格掌握各种产品品种的规格和计量标准。

③封口前要先排除袋内的空气,封牢袋口。

④成品装箱前要用3道塑料带扎成,印好唛头(shipping mark),注明品种、质量、生产日期、检验员代号。

⑤每个工班的卫检人员应对每箱产品认真抽查,并做好产品质量记录。

⑥加工过程中各道工序畅通无阻,不堆积,成品及时包装进库。

⑦预冷后的小包装品种须做到称量快、装袋快、装箱后冻结快(速冻),防止温度上升影响质量。

⑧生产场地及四周环境、器具、设施必须进行消毒,专职卫检人员应在生产现场严格把好卫生质量关。

六、分割肉的卫生检验

所谓分割肉,是指按照销售规格的要求,将屠宰后的胴体按照部位分割成的小块肉。猪、牛、羊、禽肉均可加工成分割肉,以供市场所需。

(一)视检

1. 包装袋标签的检查

检查项目包括标准号、有效期、品名、生产日期

等,如果冷冻分割肉已超期,则应开箱检查肉表面有无霉斑。

2. 包装质量的检查

注意封口是否牢固,塑料袋有无破损。例如,充气包装的袋瘪塌,表示已漏气,真空包装的塑料薄膜不和肉紧贴,说明包装袋已破损或封口不严,其肉品质量有可能发生了变化,应注意检查肉的质量。

3. 袋内情况观察

袋内情况主要是观察肉表面有无变色、霉斑,或袋内是否有血水或已结冰的血水。如有血水或已结冰的血水,说明该肉品是PSE猪肉或是经二次冻结的肉。

(二)触检

此处指对小包装分割肉的触检。打开包装箱,触压小包装袋的坚实性,以判断冻结分割肉是否已融冻变软。

(三)嗅检

把小包装袋贴近鼻孔,分几点仔细嗅闻有无异常气味,尤其是有无变质或腐败臭味。

(四)理化检验

对冷冻的分割肉,在冷藏2个月以后,必须定期采样进行新鲜度的理化指标测定。对于临销售前的冷冻分割肉,亦须采样进行新鲜度的理化指标测定。

第三节　肉的腌制加工卫生与检验

一、肉腌制加工的原理和方法

肉品腌制是以食盐为主,并添加其他辅料(硝酸盐、亚硝酸盐、蔗糖、香辛料等)处理肉类的过程。腌制主要是为了改善风味和颜色,以提高肉的品质。

(一)腌制成分及其作用

1. 食盐

食盐是肉类腌制最基本的成分,也是必不可少的腌制材料。食盐的作用如下。

①突出鲜味作用:肉制品中含有大量的蛋白质、脂肪等具有鲜味的成分,常常要在一定浓度的咸味

下才能表现出来。

②防腐作用：盐可以通过脱水作用和渗透压的作用，抑制微生物的生长，延长肉制品的保存期。5％的 NaCl 溶液能完全抑制厌氧菌的生长，10％的 NaCl 溶液对大部分细菌有抑制作用，但一些嗜盐菌在 15％的盐溶液中仍能生长。某些种类的微生物甚至能够在饱和盐溶液中生存。

③食盐促使硝酸盐、亚硝酸盐、糖向肌肉深层渗透：然而单独使用食盐，会使腌制的肉色泽发暗，质地发硬，并仅有咸味，影响产品的可接受性。

2. 糖

在腌制时常用的糖类有葡萄糖、蔗糖和乳糖。糖类主要作用如下。

①调味作用：糖和盐有相反的滋味，在一定程度上可缓和腌肉咸味。

②助色作用：还原糖（葡萄糖等）能吸收氧气防止肉脱色；糖为硝酸盐还原菌提供能源，使硝酸盐转变为亚硝酸盐，加速 NO 的形成，使发色效果更佳。

③增加嫩度：糖可提高肉的保水性，增加出品率；糖也利于胶原膨润和松软，因而增加了肉的嫩度。

④产生风味物质：糖和含硫氨基酸之间发生美拉德反应，产生醛类等羰基化合物及含硫化合物，增加肉的风味。

⑤在需发酵成熟的肉制品中添加糖，有助于发酵的进行。

3. 硝酸盐和亚硝酸盐

腌肉中使用亚硝酸盐主要有以下几方面的作用。

①抑制肉毒梭状芽胞杆菌的生长，并且具有抑制许多其他类型腐败菌生长的作用。

②优良的呈色作用。

③抗氧化作用，延缓腌肉腐败，这是由于它本身有还原性。

④有助于腌肉独特风味的产生，抑制蒸煮味产生。

4. 碱性磷酸盐

肉制品中使用磷酸盐的主要目的是提高肉的保水性，使肉在加工过程中仍能保持其水分，减少营养成分损失，同时也保持了肉的柔嫩性，增加了出品率。

5. 水

浸泡法腌制或盐水注射法腌制时，水可以作为一种腌制成分，使腌制配料分散到肉或肉制品中，补偿热加工（如烟熏、煮制）的水分损失，且使得制品柔软多汁。

（二）影响腌肉制品色泽的因素

1. 亚硝酸盐的使用量

亚硝酸盐的使用量直接影响肉制品发色程度，用量不足时，颜色淡而不均匀；用量过大时，过量的亚硝酸根的存在又能使血红素物质中的卟啉环的 α-甲炔键硝基化，生成绿色的衍生物。为了保证肉呈红色，亚硝酸钠的最低用量为 0.05 g/kg。

2. 肉的 pH

亚硝酸钠只有在酸性介质中才能还原成 NO，一般发色的最适宜的 pH 范围为 $5.6\sim6.0$。pH 高，肉色就淡，特别是为了提高肉制品的持水性，常加入碱性磷酸盐，加入后常造成 pH 向中性偏移，往往使呈色效果不好。pH 低，亚硝酸盐的消耗量增大，又容易引起绿变。

3. 温度

温度影响发色速度，生肉呈色反应比较缓慢，经过烘烤、加热后，则反应速度加快，而如果配好料后不及时处理，生肉就会褪色，特别是灌肠机中的回料，因氧化作用而褪色，这就要求迅速操作，及时加热。

4. 添加剂

抗坏血酸有助于发色，并在贮藏时可起护色作用；蔗糖和葡萄糖由于其还原作用，可影响肉色强度和稳定性；加烟酸、烟酰胺也可形成比较稳定的红色；有些香辛料如丁香对亚硝酸盐还有消色作用。

5. 其他因素

如微生物和光线等影响腌肉色泽的稳定性。因为亚硝基肌红蛋白在微生物的作用下引起卟啉环的变化，在光的作用下，NO-血色原失去 NO，再氧化成高铁血色原，高铁血色原在微生物等的作用下，使得血色素中的卟啉环发生变化，生成绿色、黄色、无色的衍生物。

（三）腌制方法

肉类腌制的方法可分为干腌、湿腌、盐水注射及混合腌制法 4 种。

1. 干腌法

干腌法是直接将食盐或混合盐涂擦在肉的表面，然后层堆在腌制架上或层装在腌制容器内，依靠外渗汁液形成盐液进行腌制的方法。我国一些地方特产(如火腿、咸肉、烟熏肋肉)均采用此法腌制。干腌法腌制时间较长,食盐进入深层的速度缓慢,很容易造成肉的内部变质。但腌制品有独特的风味和质地。

2. 湿腌法

湿腌法是将原料肉浸泡在预先配制好的腌制溶液中,并通过扩散和水分转移,让腌制剂渗入肉内部,并获得比较均匀的分布。常用于腌制分割肉、肋部肉等。湿腌的缺点是其制品的色泽和风味不及干腌制品,腌制时间长,蛋白质流失多,含水分多,不宜保藏,另外卤水容易变质,保存较难。

3. 盐水注射法

盐水注射法是采用针头向原料肉中注射盐水。用盐水注射法可以缩短腌制时间(如 72 h 可缩至 8 h),提高生产效率,降低生产成本,但是其成品质量不及干腌制品,风味略差。为进一步加快腌制速度和盐液吸收程度,注射后通常采用按摩或滚揉操作,以提高制品保水性,改善肉质。

4. 混合腌制法

利用干腌法和湿腌法互补性的一种腌制方法。用于肉类腌制可先行干腌而后放入容器内用盐水腌制,如南京板鸭、西式培根的加工。干腌法和湿腌法相结合可以避免湿腌液因食品水分外渗而降低浓度和因干腌及时溶解外渗水分;防止干腌引起肉品表面发生脱水现象和湿腌引起的内部发酵或腐败。

二、肉腌制加工与贮藏的卫生要求

(一)肉腌制加工的卫生要求

1. 原料肉和辅料

①待宰肉畜必须来自非疫区,健康良好,并有兽医检验合格证书。

②用于加工肉制品的原料肉,须经兽医检验合格,符合 GB 2707—2016 和国家有关标准的规定。

③各种腌腊肉品所用辅料(如食盐、香料、酱油、酱色等)都必须符合卫生质量标准。

④投产前的原料和辅料必须经过卫生、质量检验,不合格的原料和辅料不得投入生产。

2. 腌制用具

所有用于腌制的设备和工具等,都必须保持清洁卫生。

3. 腌制室

原料肉腌制间的室温应控制在 2～4℃,防止腌制过程中半成品或成品腐败变质。

4. 加工人员

定期进行体验,要求身体健康,无传染病、肠道类疾病和化脓性外科疾病。注意个人卫生,工作服和手套应经常保持清洁。

5. 成品验收

质量检验人员要对成品进行品质规格和卫生质量的检验,合格者加盖检印。各种腌腊肉品有不同的规格要求和分级。

(二)腌腊肉品贮藏的卫生要求

1. 贮藏

产品应储存在干燥、通风良好的场所。不得与有毒、有害、有异味、易挥发、易腐蚀的物品同处贮存。

2. 贮藏方法

腌腊肉品在贮藏室中的放置方法有晾挂法和盘叠法两种。晾挂法占用仓库面积大,但便于通风干燥,以免回潮发霉。盘叠法可节省仓库,但在气候潮湿时存放过久易使成品回潮。两种方法各有优缺点,可以交替使用,成品有干燥现象时可盘叠起来保存,发生回潮现象时要及时挂起来风吹。

3. 定期检查

腌腊肉品在贮藏期间要定期检查,一般每周一次。注意有无黏液、霉斑和虫害,如发现有异常现象,应及时处理。

4. 保藏期限

在正常情况下,各种腌腊肉品的保藏期限为 3～4 个月。

三、腌腊肉制品的卫生检验

腌腊肉品的新鲜度检验,一般以感官检验为主,根据外观、组织状态、气味、煮沸后肉汤等几方面判定其新鲜度。实验室检验主要是测定食盐、亚硝酸盐、水分含量。

(一)感官检查

1. 材料和用具

(1)材料　灌肠、腊肉、火腿、香肠、板鸭等。

（2）用具　检验刀、钩、镊子、瓷盘等。

2. 检验方法和判定标准

腌肉制品的卫生检疫以感官检查为主，检查外表的色泽、干湿度、组织结构状况、清洁状况和气味等。为检查肉块内部的色泽、气味和组织结构状况，可采用竹扦插入法和切开法。感官检查主要采用看、扦、斩 3 步检验法。看是从表面和切面观察其色泽和硬度，以鉴别其质量好坏；扦是探测腌肉深部的气味；斩是在看和扦的基础上，对内部质量产生疑问时所采用的辅助方法。通过检查，鉴定其表面和切面的色泽和组织状况，然后深刺、嗅查深部气味。肉的深层常由于腌制前冷却不充分，残留余热或加工时搓揉不够以及用盐不当，食盐未渗透到该部（特别是骨骼和关节处），这些部位易于腐败变质，因此深部插扦具有重要意义。

（1）外表观察　首先观察表面肌肉和脂肪组织或肠衣表面的色泽，有无污秽、霉苔或黏腻，组织结构是否紧密，有无害虫等。

（2）切开观察　外表观察后可平行肌纤维切开 1~2 个切面，观察深层的色泽和组织状态，并嗅其气味。

（3）插入检查　对于大块腌肉和火腿，为探知其深层有无腐败、异味和臭味，可用竹扦插入，然后拔出竹扦，立即嗅察其气味。若竹扦连续使用，可在每次插竹扦前擦去扦上污染的气味，也可另换新扦。当连续多次嗅检后，嗅觉可能对气味变得不敏感，经一定操作后要有适当的间隙，以免误判。

（二）理化检验

1. 新鲜度的检验

检验时按肉水为 1:4 的比例制备浸出液，然后测定 pH、游离氨、蛋白质沉淀显色反应等（表 13-5）。

表 13-5　腌腊制品新鲜度指标

项目	优质	次质	变质
pH	浓腌： 5.7~6.3 淡腌： 5.7~6.5	浓腌： 6.4~6.6 淡腌： 6.6~6.8	浓腌： >6.6 淡腌： >6.8
爱贝尔试剂	无反应	白色的雾很快消失	大量稳定白色云雾
蛋白沉淀反应	透明无反应	轻度浑浊	白色絮状沉淀

2. 氯化钠检验

（1）原理　将样品炭化并以水浸泡后，以铬酸钾为指示剂，用标准硝酸银溶液直接滴定以测定其氯化钠含量。

（2）试剂　5% 铬酸钾溶液、标准 0.05 mol/L 硝酸银溶液。

（3）方法

①称取 5 g 磨碎样品放入蒸发皿中，用小火炭化。

②取炭分加水 80 mL，静置 30 min，过滤入 100 mL 容量瓶中，加水至刻度，摇匀。

③取滤液 20 mL 入锥形瓶中，加铬酸钾溶液 1 mL，用 0.05 mol/L 硝酸银标准溶液滴至砖红色终点。

（4）结果判定　腊肉及风干肉中氯化钠含量在 10% 左右者，视为合格产品。

3. 亚硝酸盐检验

（1）原理　亚硝酸盐与氨苯磺酸作用，再与 α-萘胺起偶氨反应，可生成紫红染料。根据其颜色的深浅作比色定量。

（2）试剂　主要试剂如下。

①亚硝酸钠标准溶液：取化学纯亚硝酸钠 0.15 g 入 100 mL 容量瓶中，加水至刻度。取此溶液 25 mL 于 500 mL 容量瓶中，加水至刻度。此溶液 1 mL 含亚硝酸钠 0.007 5 mg。

②氨苯磺酸及 α-萘胺试剂：取氨苯磺酸 0.5 g，溶于 12% 醋酸 150 mL 中。另取 α-萘胺 0.2 g 加水 20 mL，煮沸过滤；透明滤液加 12% 醋酸 180 mL。需用时取此二液等量混合。

（3）方法　步骤如下。

①取磨碎样品 10 g 放入烧杯中，加水 100 mL 盖以玻璃片。

②在室温中放置 40 min，不时用玻璃棒搅拌，然后用干燥折叠滤纸过滤。

③取纳氏比色管 5 支，各加入亚硝酸钠标准溶液 0.5、1.0、1.5、2.0、2.5 mL，并各加水至 100 mL。

④取滤液 10 mL 入纳氏比色管中，加水至 100 mL。

⑤标准管及样品管各加氨苯磺酸及 α-萘胺混合试剂 2 mL，混匀，静置 15 min 后进行比色。

（4）结果判定　腊肉及风干肉中亚硝酸盐含量在 20 mg/kg 左右者视为合格产品。

(三)虫害检查

各种腌腊肉品,特别是较干的或回潮黏糊的制品,在保藏期间,容易出现各种虫害。常见的有以下几种:酪蝇(人误食酪蝇蛆,可损害肠壁,引起下痢)、火腿甲虫、红带皮蠹(又名火腿皮蠹,俗称火腿鲣节虫)、白腹皮蠹、火腿螨(与人手接触时能引起皮炎),应注意检查。

(四)检验结果卫生评价

①腌腊肉制品中亚硝酸盐含量,超过国家规定标准含量者应作工业用,其他理化指标也应符合国家肉制品卫生标准。

②在香肠、香肚的肉馅中有蝇蛆、霉迹或鼠粪者作工业用。

③在香肠、香肚中,有下列情况者,应经适当卫生处理或复制(清洗、熏制或煮熟等),必要时根据肉馅的品质、卫生检验结果,作有限制的期限销售。

a.肠衣外壳污秽,有霉迹或黏稠。

b.肠衣破裂或肉馅开裂、肉质不坚实者。

c.切面有灰色斑点或肥肉多数发黄者。

④腌腊肉制品的感官指标应符合一级鲜度和二级鲜度的要求(表 13-6 至表 13-10),变质的腌腊肉制品不准出售,应予以销毁。

⑤腌腊肉制品的各项理化指标(表 13-11)均应符合国家卫生标准。水分、食盐等超过标准要求,可限期处理,但不得上市销售。如感官变化明显,则不得食用,应予以销毁。

⑥腌腊肉制品出现发光、变色、发霉等情况,但未腐败变质的,可进行卫生清除或修割后供食用。

表 13-6　广式腊肉感官指标

项目	一级鲜度	二级鲜度	变质
色泽	色泽鲜明,肌肉呈鲜红色,或暗红色,脂肪透明或呈乳白色	色泽稍淡,肌肉呈暗红色或咖啡色,脂肪呈乳白色,表面可以有霉点,但抹后无痕迹	肌肉灰暗无光,脂肪呈黄色,表面有霉点,抹后仍有痕迹
组织状态	肉身干爽、结实	肉身松软	肉身松软,无弹性,指压凹痕不易恢复,带黏液
气味	具有广式腊味固有的风味	风味略咸,脂肪有轻度酸败味	脂肪酸败明显,或有其他异味

表 13-7　火腿感官指标

项目	一级鲜度	二级鲜度	变质
色泽	肌肉切面呈深玫瑰色或桃红色,脂肪切面白色或微红色,有光泽	肌肉切面呈暗红色或深玫瑰色,脂肪切面淡黄色或白色,光泽较差	肌肉切面呈酱色,上有各色斑点,脂肪切面呈黄色或褐黄色,无光泽
组织状态	致密而结实,切面平整	较致密,但稍软,切面平整	疏松,甚至黏糊状,尤以骨髓及骨周围组织更明显
气味	具有特有的中淡香味,稍有花椒味、酱味、豆豉味	鲜味较差,有轻度酸味	具有腐败的气味、臭味、严重的酸味

表 13-8　板鸭感官指标

项目	一级鲜度	二级鲜度	变质
外观	体表光洁,黄白色或乳白色,咸鸭有时呈灰白色,腹腔内壁干燥有盐霜,肌肉切面呈玫瑰红色	体表呈淡红色或淡黄色,有少量油脂渗出,腹腔潮湿稍有霉点,肌肉切面呈暗红色	体表发红或呈深黄色,有大量油脂渗出,腹腔潮湿发黏,有霉点,肌肉切面呈灰白、淡红或绿色
组织状态	肌肉切面致密,有光泽	切面疏松,无光泽	疏松发黏
气味	具有板鸭固有的气味	皮下及腹内脂肪有哈喇味,腹腔有腥味或轻度霉变	有腐败酸臭味、有严重哈喇味
煮沸后肉汤及肉味	芳香,液面有大量团聚的脂肪,肉嫩味鲜	鲜味较差,有轻度哈喇味	有臭味,严重哈喇味及涩味

表 13-9　咸猪肉感官指标

项目	一级鲜度	二级鲜度	变质
外观	外表干燥清洁	外表稍湿润、发黏,有时有霉点	外表稍湿润、发黏,有霉点或其他变色现象
组织状态	质地紧密而结实,切面平整有光泽,肌肉呈红色或暗红色,脂肪切面白色或微红色	质稍软,切面尚平整,光泽较差,肌肉呈咖啡色或暗红色,肌肉微带黄色	质松软,切面发黏,没有光泽,肌肉切面色泽不均匀,呈酱色,脂肪呈黄色或带绿色,骨骼周围常带灰褐色
气味	具有咸肉固有的气味	脂肪有轻度酸败味,骨组织周围稍有酸味	脂肪有明显酸败味,肌肉有腐败气味

表 13-10　香肠(腊肠)和香肚感官指标

项目	一级鲜度	二级鲜度	变质
外观	肠衣(或肚皮)干燥且紧贴肉馅,无黏液及霉点,坚实而有弹性	肠衣(或肚皮)稍有湿润或发黏,易于肉馅分离,但不易撕裂,表面稍有霉点,但抹后无痕迹,发软而无韧性	肠衣(或肚皮)湿润发黏,易于肉馅分离,易撕裂,表面霉点严重,抹后仍有痕迹
组织状态	切面结实	切面整齐,有裂隙,周缘部分有软化现象	切面不齐,有明显裂隙,中心部有软化现象
色泽	切面肉馅有光泽,肌肉灰红至玫瑰红色,脂肪白色或微带红色	部分肉馅有光泽,肌肉深灰或咖啡色,脂肪发黄	肉馅无光泽,肌肉灰暗,脂肪呈黄色
气味	具有香肠固有的气味	脂肪有轻微酸味,有时肉馅带有酸味	脂肪有明显酸败味

表 13-11　腌腊肉制品的理化指标

项目	指标
过氧化值(以脂肪计)/(g/100 g)	
火腿、腊肉、咸肉、香(腊)肠	≤0.5
腌制禽制品	≤1.5
三甲胺氮/(mg/100 g)	
火腿	≤2.5
苯并[a]芘^a/(μg/kg)	≤5
铅(Pb)(mg/kg)	≤0.2
无机砷(As)/(mg/kg)	≤0.05
镉(Cd)/(mg/kg)	≤0.1
总汞(以 Hg 计)/(mg/kg)	≤0.05
亚硝酸盐残留量/(mg/kg)	
肉制品	≤30
腌制盐水火腿	≤70

　a. 仅适用于经烟熏的腌腊肉制品。

四、腌腊肉制品的卫生标准

《食品安全国家标准　腌腊肉制品卫生标准》(GB 2730—2015)适用于以鲜(冻)肉为主要原料制成(未经熟制)的各类肉制品,其主要安全指标要求如下。

1. 原料要求

原料肉应符合相应的国家标准和有关规定。辅料应符合相应的国家标准和有关规定。

2. 感官要求

感官要求无黏液、无霉点、无异味、无酸败味。

3. 理化指标

理化指标应符合表 13-11 的规定。

4. 食品添加剂

食品添加剂质量应符合相应的标准和有关规定。食品添加剂的品种和使用量应符合 GB 2760—2014 的规定。

5. 食品生产加工过程的卫生要求

腌腊肉制品生产加工过程的卫生要求应符合 GB 12694—2016 的规定。

6. 包装

包装容器与材料应符合相应的卫生标准和有关

规定。

7. 标识

定型包装的标识要求应符合有关规定。

8. 贮存

产品应贮存在干燥、通风良好的场所。不得与有毒、有害、有异味、易挥发、易腐蚀的物品同处贮存。

9. 运输

运输产品时应避免日晒,雨淋。不得与有毒、有害、有异味或影响产品质量的物品混装运输。

第四节　肉类罐头的加工卫生与检验

罐藏是一种特殊形式的肉品加工方法和保藏方法。罐头食品因其具有长期保存、容易运输、便于携带、食用方便等优点,是野外作业人员和旅游者最理想的食品。随着我国人民生活水平的不断提高,罐头食品已逐渐成为日常生活中餐桌上的菜肴,极大地丰富了广大群众的膳食。

罐头食品是经过杀菌并在一定真空条件下保藏的食品。如果在生产加工过程中原料受到微生物的严重污染,杀菌时又未将腐败菌和致病菌彻底杀灭,在保藏过程中于适宜条件下,残存的腐败菌或致病菌可大量生长繁殖,导致罐头食品腐败变质。这种罐头食品对消费者的健康具有很大的威胁,食入后可能引起食物中毒。因此,对罐头食品的生产加工进行卫生监督和对成品罐头进行卫生检验,具有重要的卫生学意义。

一、肉类罐头加工的卫生监督

肉类罐头有不同的种类和规格,不同厂家的加工方法亦不完全相同,但一般的加工程序是:空罐清洗→消毒→原料预处理→装罐→预封→排气→密封(真空封罐)→杀菌→冷却→保温→检验→包装。

(一)空罐的清洗和消毒

1. 空罐的种类及要求

肉类罐头所使用的空罐种类及大小均按照部颁标准中罐头部分的规定执行。为防止内容物与罐内壁起反应,有时需在内壁涂布各种涂料。涂料必须无臭、无味并与内容物不起任何反应。涂膜还需对加热和机械冲击具有抵抗性。

2. 清洗消毒

检验合格的空罐,用沸水或0.1%的碱溶液充分洗涤,再用清水冲洗,然后烘干待用。

(二)原料的准备和处理

1. 原料

(1)原料肉　用于生产罐头的原料肉,必须来自非疫区的健康畜禽,并经兽医卫生检验合格。肌肉深层的温度不应超过4℃,夏天不应超过6℃。整个肉尸表面应有坚固的干膜。

(2)辅佐料　用于生产生罐头的所有辅佐料,都必须符合国家卫生标准。

(3)生产用水　罐头厂家的生产用水,必须符合国家生活饮用水卫生标准的要求。

2. 原料肉的整理与预煮

原料肉按标准劈割成长条进行预煮,一般煮至八成熟。预煮又称紧肉。经过预煮能排除肌肉中一部分水分,使组织紧缩并具有一定的硬度,便于装罐。同时可以防止肉汁混浊和产生干物质量不足的缺点。

3. 切块

将预煮后的肉,按各种罐头的标准要求,切成适当大小的肉块。

(三)装罐与封罐

1. 装罐

根据罐头的种类和规格标准,进行称重。将肥瘦、大小搭配后进行装罐。装罐时须留一定的顶隙(即罐中内容物的顶点到盖底的间隙),一般8~10 mm。顶隙的作用在于防止高温杀菌时,内容物膨胀使压力增加而造成罐的永久性膨胀和损害罐头的严密性。

2. 浇汤

装罐后迅速注入预先调制好的肉汤,以增进肉的风味,促进传热,排除罐中空气,减小加热杀菌时的罐内压力,提高杀菌效果,防止罐头在贮藏过程中的氧化和变形。汤的浓度及调料的配合,需根据各种罐头的标准要求进行。

3. 预封

预封是指某些产品在进入加热排气之前,或进入某种类型的真空封罐机前,所进行的一道卷封工序。即将罐盖与罐筒边缘稍稍弯曲勾连,使罐盖在排气或抽气过程中不致脱落,并避免排气箱盖上蒸汽、冷凝水落入罐内。同时还可防止罐头由排气箱送至封罐机时顶隙温度的降低。但在生产玻璃罐装食品时,不必进行预封。

(四)排气

在密封前从装完料的罐盒中将空气排出,使密封后的罐头内形成一定的真空度,这个工序称为排气。

1. 排气的目的

①阻止需氧菌及霉菌的生长繁殖。

②防止或减轻加热杀菌时因空气膨胀而产生的容器变形或破损。

③控制或减轻在贮藏过程中氧对罐盒内壁的腐蚀作用。

④减轻因加热而造成的罐内食品色、香、味的变化。

⑤避免或减轻因加热而造成的罐内食品维生素或其他营养素的破坏。

2. 排气方法

排气方法的选择需根据原料的种类、性质、机械设备等来决定。主要排气方法有以下几种:

(1)热装排气　将待装食品加热到沸点,迅速装入已洗净和杀菌的空罐中,趁热加盖密封,冷却后,罐内即形成一定的真空度。热力排气法是使用得最早、最基本的排气方法,但它会使生产过程复杂化,并延长生产时间。因此,目前已很少采用。

(2)连续加热排气　将经过预封的罐头,由输送装置送入排气箱内,其中有90～98℃的蒸汽加热装置,经3～15 min后,从箱内送出,随后用封罐机密封。这种方法要求罐头有足够的顶隙度,且只能排出顶隙间的空气,不易排出内容物中的空气,故在实际生产中应用不多。

(3)真空封罐机排气　在封罐的同时由真空泵排除空气,因而不需要预封机和排气箱等设备。目前,我国大多数工厂采用此法。

(五)封罐

罐头食品之所以能够长期保存,主要是罐头经过杀菌后,靠罐盒(或软罐头复合膜)的密封性使内容物与外界隔绝,不再受到外界空气的作用及微生物的污染,从而不致引起罐头食品的腐败变质。由于罐藏容器的种类不同,密封的方法也各不相同。

1. 马口铁罐的密封

其密封与空罐的封底原理、方法和技术要求基本相同。目前罐头厂常用的封罐机有半自动封罐机、真空封罐机和蒸汽喷射排气封罐机等。

2. 玻璃罐的密封

玻璃罐的密封是依靠马口铁皮和密封垫圈紧压在玻璃罐口而成。目前其密封方法有卷边密封法、旋转式密封法、撳压式密封法等。

3. 软罐头的密封

软罐头的密封必须使两层复合塑料薄膜边缘内层相互紧密结合或熔合在一起,达到完全密封的要求。一般采用真空包装机进行热熔密封。

(六)杀菌和冷却

1. 杀菌方法

杀菌是罐头食品生产中最重要的环节,其目的在于杀灭罐内存在的致病菌和腐败菌,破坏食物中的酶,在罐内形成一定的真空度或酸碱性等条件下,抑制残留的细菌和芽胞的繁殖,从而使罐头制品在2年以上的保藏中不变质。

肉类罐头属低酸性食品,细菌芽胞有很强的耐热性。因此,必须采用116℃以上的温度高压进行灭菌。为提高杀菌效果,现常采用旋转搅拌式灭菌器。这种方法改变了过去罐头灭菌器内静置的方式,杀菌温度也从原来的110～115℃提高到了121～127℃,缩短了杀菌时间。罐头的具体杀菌温度和杀菌时间的选择可参考轻工业部颁发的罐头标准。

2. 罐头的冷却

罐头杀菌后,罐内仍保持很高的温度,应即时冷却。罐头冷却不当,则会导致食品维生素损失,色、香、味变差,组织结构也会受到影响。同时还会使得嗜热性细菌生长繁殖,加速罐头容器腐蚀。

在掌握冷却速度和压力时,必须考虑到食品的性质、容器的大小、形状、温度等因素,防止在迅速降温时可能发生的爆罐或变形现象。一般冷却至38~40℃为宜。此时罐内压力已降到正常,罐内尚存一部分余热,有利于罐面水分的蒸发。如果冷却至很低的温度,则罐面附着的水分不易蒸发,会导致生锈而影响质量。玻璃罐在温度急剧变化时容易发生破损,应逐步冷却。冷却时首先放入80℃水中5 min,再放入60℃水中,最后放入40℃温水中。冷却的方法通常有两种:喷淋冷却和浸渍冷却。浸渍冷却是将杀菌后的罐头迅速放入经氯处理的流动冷却水中冷却。

(七)检选和保温试验

1. 检选

罐头在杀菌、冷却后要进行外观检查,剔除密封不严和变形严重的罐头。

2. 保温试验

罐头在杀菌、冷却并经第一次检选后,需进行保温试验,以排除由于微生物生长繁殖而造成内容物腐败变质的可能性,保证罐头食品在保质期限内保持其卫生质量。保温试验就是将罐头放置在适合于大多数微生物生长的温度(37℃)下,经过一段时间后进行观察。保温的时间是能使微生物生长繁殖,产生气体而使罐头发生膨胀现象(称为胖听)所需要的时间。大多数微生物都能在37℃经2~5昼夜生长繁殖而使罐头发生膨胀现象。因此,保温试验的时间,对事先已冷却到室温的罐头规定为5昼夜,没有事先冷却的罐头规定为10昼夜。

(八)干燥贮藏

检查合格的罐头,为防止生锈,应擦干水,然后装箱贮藏。罐头贮藏的最适温度为0~10℃。温度超过32℃时,食品中的维生素会受到破坏。同时,如果贮藏温度过高,达到适合微生物繁殖的温度时,罐内残留的细菌芽胞就会发育繁殖,使食品变质,甚至发生腐败膨胀;贮藏温度低于0℃时,易发生冻结,影响食品组织结构并使之变味。即使冻结被融解后,也不能恢复其原有的色、香、味和组织状态。

二、肉类罐头的卫生检验

(一)感官检验

1. 外观检验

预先将被检罐头编号,并记录好被检样品品名、种类、规格、制造厂商、生产批次、来源及硬印号等,然后检验容器的外观。

(1)商标纸和罐盖硬印的检查　检查商标纸和罐盖硬印是否完整和符合规定,确认生产日期和保质期。

(2)罐盒情况的检查　撕下商标纸,检查接缝和卷边是否正常,焊锡是否完整均匀;卷边处有无皱褶、切角、铁舌、裂隙和流胶现象;罐身及盖底有无凹瘪变形及锈蚀等现象。如有锈斑,应以小刀轻轻刮去锈层,仔细观察有无穿孔;必要时可用放大镜观察,并以探针探测。

(3)敲打试验　将罐头放于桌上,以木槌敲打盖面,良好的罐头面应凹陷,发出清脆实音,不良罐头表面膨胀,发音不清脆,有浊音或鼓音。

(4)玻璃罐检查　观察玻璃罐罐身是否透明,有无气泡,铁盖面是否有膨胀现象,封口是否完整严密,罐口橡皮圈有无融化或龟裂现象。

2. 密闭性检查

把罐头标签撕掉,洗净擦干,置于85℃的热水中浸泡5~7 min,水量应为被检罐头容量的4倍以上,水面应高出罐头5 cm,观察有无气泡从罐内溢出,若有,则证明该罐头密闭性不好。若仅有2~3个气泡出现自卷边和接缝部分,这可能是卷边或折压缝内原来含有空气,而不是漏气。

3. 真空度测定

罐头内的真空度是指罐内气压与罐外气压的差数。正常的罐头,外界大气压应大于罐内压力,因此罐头底盖都向内凹陷。制造罐头的过程中,排气和密闭时的温度越高,则冷却后罐头的真空度也越高。当罐内食品被细菌分解产生气体,或罐内的铁皮被腐蚀产生氢气时,则真空度显著降低。

(1)真空表法　可借助真空表检查真空度。

①仪器:真空表。

②操作方法:测定时,右手拇指和食指夹持住真空表,把表基部的橡皮座平面紧贴在罐盖上面,针尖对准罐盖中央,用力压下,使橡皮座里的空心针刺入罐内,读取读数。注意针尖周围的橡皮垫必须紧贴罐盖,以防空气进入罐内,影响测定效果;另一个影响读数的因素是针尖插入太深,针尖进入汤汁或罐内容物。

(2)排水测定法　在无真空测定器的情况下,可采用本方法。首先称出被检罐头的全部质量(第一次称重),再将罐头倒立浸置水中(此时罐头的底正好与罐外水面相等,以免因水而造成误差),然后将封盖松开,让水进入罐内的顶隙(即罐内未装满食品的部分)取代真空的位置,此时进入罐头内的水量相当于罐头的真空度,之后将盖复原压紧并取出,擦干罐外的水,第二次称重;最后将罐盖除去,向罐内注满水,作第三次称重,按下式即可求出近似真空度。

$$真空度(cm) = \frac{第二次罐头质量-第一次罐头质量}{第三次罐头质量-第一次罐头质量} \times 76$$

$$= \frac{真空体积的水}{原始顶隙体积的水} \times 76$$

4. 罐头膨听的鉴别

将检查密闭性后的罐头擦干,在罐头上贴上注有编号与送检日期的标签,然后放入 37℃ 温箱中,经 5 昼夜后取出,放在室温,使罐头降至室温时,观察记录其膨胀现象。正常罐头不见膨胀,或当冷至室温时膨胀自行消退。罐头膨听(俗称"胖听")的形成原因不同,一般分为生物性膨听、化学性膨听和物理性膨听(表 13-12)。

表 13-12　罐头膨听的鉴别和处理

膨听类别	膨听的原因	鉴别					处理
		敲打检查	按压试验	膨胀试验	真空度检查	穿孔检查	
生物性膨听	由于罐内的细菌发育,产生气体而引起	有内容物空虚的感觉,发出鼓音	用手指强压罐盖不能压下或去除压力后立即恢复	置 37℃ 温箱内经 5 昼夜膨胀更显著	真空度为 1～3 个大气压	逸出气体,并有腐败气味	工业用或销毁
化学性膨听	由于罐头酸性内容物与金属容器作用产生氢气而引起	有内容物空虚的感觉,发出鼓音	用手指强压罐盖不能压下或去除压力后立即恢复	置 37℃ 温箱内经 5 昼夜无显著变化	真空度为 1～3 个大气压	有气体逸出,无腐败气味。但常有酸味或令人不快的金属气味	工业用或销毁
物理性膨听	①由于食品在装罐时温度很低,装入食品过多而引起	有内容物充实的感觉,发实音	用手指强压往往形成不能恢复原状的凹陷	置 37℃ 温箱内经 5 昼夜无显著变化	真空度不到 1 个大气压	无气体逸出	如内容物无变化,允许食用,但宜在食用前煮沸 30 min 以上
	②由于罐头内容物冻结时罐内水分膨胀的结果	有内容物充实的感觉,发实音	用手指强压往往形成不能恢复原状的凹陷	置 37℃ 温箱内经 5 昼夜无显著变化	真空度不到 1 个大气压	无气体逸出	如内容物无变化,允许食用,但宜在食用前煮沸 30 min 以上
	③在高气压地区制造的罐头运到低气压地区后,由于罐内压力相对的升高而引起的膨胀	有空虚的感觉,发鼓音	用手指强压罐盖,一般能被压下去,但去压力后,又见恢复膨胀状态	置 37℃ 温箱内经 5 昼夜无显著变化	真空度不到 1 个大气压	无气体逸出,无异常味	如果罐头出产地与检验地区的地势高低有很大差异,且确证无其他原因者准予食用。这种膨胀往往是成批地出现

5. 内容物检查

(1)组织形态检查　先把被检罐头放入 89～90℃ 水中,加热到汤汁融化(午餐肉、凤尾鱼等罐头不需要加热),然后用开罐器打开罐盖,把内容物轻轻倒入白瓷盘中,观察其组织形态结构,并用玻棒轻轻拨动,检查其组织是否完整,块形大小和块数是否符合标准,有无粘罐现象。

(2)色泽检查　观察内容物中固形物的色泽是否符合标准,收集汤汁于量筒中,静置 3 min 后,观察其色泽和澄清程度。

(3)滋味和气味检查　用汤匙取固形物和汤汁,嗅检有无异味,并品尝是否具有应有的风味。

(4)杂质检查　检查有无碎骨、毛根、血块、淋巴结、草、木屑、砂石及其他杂质。

(二)理化检验

1. 重金属

罐头食品的重金属污染主要来源于加工过程，即通过与各种金属加工机械、管道、容器和工具的接触而产生，并且是锡、铜、铅等金属污染的主要原因。罐头食品锡污染的机会有很多，主要来自罐头铁皮上的镀锡、接缝中的焊锡。罐头食品中的铜，来自加工过程中的铜质浓缩锅、铜勺、铜丝筛网、铜制管道和铜制阀门等。罐头食品的铅，主要来自镀锡和焊锡里的铅。因此，检测肉类罐头食品中重金属的含量，具有重要的卫生学意义。

2. 食品添加剂

肉类罐头中添加的食品添加剂种类较多，但在卫生方面需要控制其含量的主要有亚硝酸盐和复合磷酸盐类。

(三)微生物检验

对于外形有损坏的、胀罐的、漏罐及内容物有被细菌污染可疑或有变质现象的罐头，应进行微生物学检验。

1. 样品处理

先将罐头用酒精棉球擦去油污后，浸泡在5%石炭酸或3%来苏儿溶液中15 min。再将95%酒精倒在罐顶上点燃灭菌，然后用灭菌开罐器打开罐头，除去表层，用灭菌镊子取中部样品，分别进行检验。

2. 直接涂片检查

样品直接涂片，革兰染色，镜检，如果出现革兰阴性杆菌，可说明加工不良，而出现革兰阳性球菌和酵母菌，说明该漏气和腐败。但是涂片上所见细菌，可能是在加工过程中被杀死的死菌，故不能仅靠涂片作出结论。

3. 细菌总数检验

菌落总数是指食品检样经过处理，在一定条件下培养后，所得1 mL(g)检样中所含菌落总数。菌落总数测定是用来判定食品被细菌污染的程度及其卫生质量，它反映食品在生产加工过程中是否符合卫生要求，以便对被检食品作出适当的卫生学评价。食品中菌落总数的多少标志着食品卫生质量的优劣。

4. 致病菌检验

取1 g左右样品分别接种于需氧性培养基、亚硒酸钠增菌液(检验沙门氏菌属)、MM肉汤(检验沙门氏菌属)、GN肉汤(检验志贺氏菌属)、葡萄糖肉汤(检验葡萄球菌及链球菌)、熟肉培养基厌氧培养(检验肉毒梭菌及韦氏梭菌)、疱肉培养基(检验肉毒梭菌)，37℃温度下24 h培养后，再分别按各种菌鉴别方式进行。

5. 动物试验

将加入样品的生理盐水试管置37℃温箱，30 min浸出，经过滤后的浸出液接种小白鼠，腹腔注射0.5 mL或皮下注射0.3 mL，共接种两只。同时用煮沸1 h的浸出液，注射(注射部位、剂量同前述)小白鼠两只，作为对照，观察72 h，若发现有小白鼠发病或死亡情况时，应再用原浸出液注射小白鼠5只，若仍为阳性，则应该按细菌性食物中毒的检验程序查找原因。

6. 评定标准

各类罐头的要求是一致的，即无致病菌及因微生物作用引起的腐败现象，应符合罐头食品的商业无菌要求。

(四)检验结果的卫生评定

1. 良质罐头食品

经检验符合感官指标、理化指标、微生物指标并在保质期内的良质罐头可以食用。良质罐头必须符合下列检验标准。

①外观商标及罐盖硬印清晰、完整、清洁，罐型正常，结构良好，无锈蚀、裂隙、碰伤，密闭性良好，罐头的盖、底向罐内稍凹，无膨胀。容器内壁无腐蚀现象，涂抹无脱落、软化。罐内无焊锡小粒和内流胶现象，也无大量硫化斑存在。不符合上述标准的列为次品处理。

②室温条件下真空度不低于26.6 kPa(200 mmHg)。

③内容物具有该产品的色、香、味、形，无杂质存在，净重、固形物、氯化钠、重金属含量均符合标准中的规定和要求。

④无致病菌存在。

2. 膨听、漏气、漏汁的罐头

应予废弃，如确系物理性膨听，则允许食用。

3. 仅外观缺陷罐头

外观检查有缺陷，内容物又无感官变化者，均应迅速食用。

4. 开罐检查感官不合格罐头

开罐检查，罐内壁硫化斑色深且布满的，内容物有异物、异味等感官恶劣的，均不得食用，应予废弃。

5. 理化指标超过标准的罐头

不得上市销售，超标严重的，应予销毁。

6. 检出细菌罐头

微生物检验发现致病菌的，一律禁止食用，应予销毁。检出大肠杆菌或变形杆菌的，应进行再次杀菌后销售。

三、罐头食品的卫生标准

（一）肉类罐头卫生标准

《食品安全国家标准 罐头食品》（GB 7098—2015）适用于以畜、禽肉为主要原料，经处理、分选、修整、烹调（或不经烹调）、装罐（包括马口铁罐、玻璃罐、复合薄膜袋或其他包装材料容器）、密封、杀菌、冷却而制成的具有一定真空度的肉类罐头食品。其指标要求如下。

1. 原料要求

应符合相应的标准和有关规定。

2. 感官指标

无泄漏、膨听现象存在；容器内外表面无锈蚀、内壁涂料完整；无杂质。

3. 理化指标

理化指标应符合表 13-13 的规定。

表 13-13 肉类罐头理化指标

项目	指标
总砷（As）/（mg/kg）	≤0.5
铅（Pb）（mg/kg）	≤0.5
锡（Sn）/（mg/kg）	
镀锡罐头	≤250
总汞（以 Hg 计）/（mg/kg）	≤0.05
镉（Cd）/（mg/kg）	
锌（Zn）/（mg/kg）	≤100
亚硝酸盐（以 $NaNO_2$ 计）/（mg/kg）	
西式火腿罐头	≤70
其他腌制类罐头	≤50
苯并[a]芘[a]/（μg/kg）	≤5

a. 苯并[a]芘仅适用于烧烤和烟熏肉罐头。

4. 微生物指标

应符合罐头商业无菌的要求。

5. 食品添加剂

食品添加剂质量应符合相应的标准和有关规定。食品添加剂的品种和使用量应符合 CB 2760—2014 的规定。

（二）鱼类罐头卫生标准

《食品安全国家标准 罐头食品》（GB 7098—2015）适用于以鲜（冻）鱼经处理、分选、修整、加工、装罐（包括马口铁罐、玻璃罐、复合薄膜袋或其他包装材料容器）、密封、杀菌、冷却而制成的具有一定真空度的鱼类罐头食品。其指标要求如下。

1. 原料和辅料要求

鱼应符合 GB 2733—2015 的规定。辅料应符合相应卫生标准的规定。

2. 感官指标

无杂质、无脱落的内壁涂料，无异味，无锈蚀，无泄漏，无膨听。

3. 理化指标

理化指标应符合表 13-14 的规定。

4. 微生物指标

应符合罐头商业无菌的要求。

5. 食品添加剂

食品添加剂质量应符合相应的标准和有关规定。食品添加剂的品种和使用量应符合 GB 2760—2014 的规定。

表 13-14 鱼类罐头理化指标

项目	指标
苯并[a]芘[a]/（μg/kg）	≤5
组胺[b]/（mg/100 g）	≤100
铅（Pb）（mg/kg）	≤1.0
无机砷（As）/（mg/kg）	≤0.1
甲基汞/（mg/kg）	
食肉鱼（鲨鱼、旗鱼、金枪鱼、梭子鱼及其他）	≤1.0
非食肉鱼	≤0.5
锡（Sn）/（mg/kg）	
镀锡罐头	≤250
锌（Zn）/（mg/kg）	≤50
镉（Cd）/（mg/kg）	
鱼类罐头（凤尾鱼、旗鱼罐头除外）	≤0.2
凤尾鱼、旗鱼罐头	≤0.3
多氯联苯[c]/（mg/kg）	≤0.5

a. 仅适用于烟熏鱼罐头；b. 仅适用于鲐鱼罐头；c. 为 PCB28、PCB52、PCB101、PCB118、PCB138、PCB153 和 PCB180 总和计。

第五节　熟肉制品的加工卫生与检验

熟肉制品是指以鲜、冻畜禽肉为主要原料，经选料、修整、腌制、调味、成型、熟化和包装等工艺制成的肉类加工食品，由于其营养丰富，食用方便，深受消费者青睐。熟肉制品主要分为酱卤肉制品、熏烧烤肉制品、熏煮香肠火腿制品3类。

一、熟肉制品加工的卫生要求

（一）原料的卫生要求

1. 原料肉

为了保证食品的质量，熟肉制品生产中使用的所有原料肉必须符合食品卫生标准或要求。参考时应优先使用国标，无国家标准时，依次按行业标准、地方标准、企业标准执行。原料肉除了应符合卫生标准外，还应新鲜无污染，以保证食品的质量。用于制作的肉必须经过清洗，无毛、无血、无异物；严禁变质、有异味的原料和辅料投入生产和使用。用于灌肠产品的动物肠衣应搓洗干净，清除异味。

2. 辅佐料

用于加工熟肉制品的辅佐料，必须符合我国国家卫生计生委颁布的《食品安全国家标准　食品添加剂使用标准》(GB 2760—2014)。凡有霉变或质量达不到国家食品卫生要求的佐料，都不能用来生产熟肉制品。

3. 生产用水

熟肉制品加工厂和肉联厂中的熟制品加工车间的生产用水，必须符合我国《生活饮用水卫生标准》(GB 5749—2006)，对加工用水水质有特殊要求的食品应符合相应规定。间接冷却水、锅炉用水等食品生产用水的水质应符合生产需要。

（二）加工过程的卫生要求

1. 加工场地和设备

熟肉制品加工车间和设备、用具的卫生条件，参考分割车间和设备的卫生要求，原料整理和熟制过程的用具必须分开。

2. 加工过程

原料肉和作料都必须用清洁的容器盛放，在整理原料肉时如果发现有缺陷的肉或变质肉，应及时报告卫生监督和检验人员，以便按规定处理。

在熟制过程中，应严格遵守操作规程，按产品规格要求，必须做到烧熟煮透。这不但关系到卫生质量和食用安全，而且也与熟制品的风味、嫩度和营养价值有关。

凡接触或盛放熟制品的器具，要求每使用一次，都必须消毒一次。

3. 工作人员

所有加工熟制品的操作人员，必须遵守卫生制度。进车间前应换好清洁的工作服和工作帽，女工应将头发全部套进工作帽中。在加工过程中尽量不要讲话，打喷嚏应及时避过肉品。严禁边操作边闲谈，以免肉品收到飞沫中微生物的污染。应勤剪指甲，操作人员随时清理自身岗位及其周围的污染物和废弃物，接触熟产品时应使用一次性手套，并在戴前洗手。进行原料和半成品加工的人员在接触终产品时，应先彻底清洗、消毒手部，并更换工作服。

（三）产品保存、发送和接收时的卫生要求

1. 保存

除肉松等脱水产品以外，要以销定产，随产随销，最好当天售完。除真空包装的产品和熏制品外，其他熟制品夏季存放一般不得超过12 h，隔夜者必须回锅加热。生产量大而必须短期保存者，应在0℃左右冷藏，但一般不能超过2 d，销售前应进行卫生指标检验。加工好的肉制品应在冷却间冷却，不得随意暴露；冷却后的肉制品应放入专用冷藏柜中贮存，等待使用或销售，不得常温储存；冷藏时应分类存放，成品不得与生肉、半成品混放。

2. 发送

应有专人负责对车辆、容器及包装用具等进行检查，运输熟制品的车辆必须专用。较长距离的运输必须用带有制冷设备的食品专用车辆。

3. 接收

销售单位在接收熟肉制品时，应严格验收，对不符合卫生质量的产品应拒绝接收。销售时应注意用具和销售者的卫生，避免使熟制品受到污染。

（四）加工人员的健康要求

熟肉制品加工操作从业人员做到有合格健康证明、有培训资料、有良好的卫生习惯。患有消化道传染病、化脓性或渗出性皮肤病等其他有碍食品卫生

疾病的不得上岗;不得将与加工制作无关的个人用品和饰物带入操作间;不得在加工场所内吃食物、吸烟和随地吐痰。加工操作人员在下述情况下必须勤洗手、勤消毒:开始工作之前;上厕所之后;处理被污染的原材料之后;从事与生产无关的其他活动之后。接触熟肉制品人员在离开加工场所后再返回前应洗手、消毒。

二、熟肉制品的卫生检验

熟肉制品是直接进食的肉制品,食用时不必再经加热烹调的肉制品,其卫生质量直接关系到广大消费者的身体健康和肉食安全性,因此对这类肉制品的卫生检验提出了更高的卫生要求,除感官检验外,必须进行微生物学检验。

(一)感官检验

熟肉制品的卫生检验,多以感官检查为主。感官检验就是用眼看、鼻闻、口尝、手摸来判定肉制品的质量,但必须借助简单的助检工具、方盘、检验刀,并且检验刀和方盘不生锈、清洁、无异味。主要检查制品的外表和切面的色泽、坚实度和弹性、气味、滋味,以及有无黏液、霉斑等。夏、秋季节还要注意有无苍蝇停留的痕迹及蝇蛆,苍蝇常产卵于整只鸡、鸭的肛门、口、腿、耳等部位,蝇卵孵化后蝇蛆进入体腔或深部,此时制品外观色泽和气味往往正常,但内部已被蝇蛆所带的微生物污染,故应特别注意检查。

(二)实验室检验

1.理化检验

理化检验主要检测熟肉制品的亚硝酸盐残留量、熏烤制品的苯并[a]芘含量以及某些熟肉制品的食品添加剂含量。

2.微生物学检验

按照国家食品卫生标准要求,对熟肉制品必须进行细菌总数、大肠杆菌群和致病菌的检验(方法按国家标准 GB 4789.2—2016《食品安全国家标准　食品微生物学检验　菌落总数测定》、GB 4789.3—2016《食品安全国家标准　食品微生物学检验　大肠菌群计数》及 GB 4789.1~4789.31—2016《食品安全国家标准　食品微生物学检验》各有关致病菌检验)。酱卤肉类采用重量法做菌落总数的测定,烧烤肉类采用表面积细菌总数的测定。致病菌的检验均系对肠道致病菌和致病性球菌进行检验。

(三)卫生评价

①熟肉制品中的细菌菌落总数、大肠菌群数不得超过国家规定指标,不得有致病菌。

②对于细菌菌落总数、大肠菌群数超过国家规定指标,而无感官变化和感官变化轻微的熟肉制品,或无冷藏设备需要隔夜存放的熟肉制品,应回锅加热后及时销售。

③对亚硝酸盐含量超过国家标准的灌肠,以及水分含量超标的肉松,不得上市销售。

④肉和肉制品中,包装破坏外观受损者不得销售。

⑤凡有变质征象或检出致病菌者,均不得销售和食用。

三、熟肉制品的卫生标准

《食品安全国家标准　熟肉制品》(GB 2726—2016)规定了熟肉制品的卫生指标要求和检验方法以及食品添加剂、生产加工过程、包装、标识、运输、贮存的卫生要求,本标准适用于以鲜(冻)畜、禽肉为主要原料制成的熟肉制品、包括熟肉干制品。其安全指标要求如下。

1.原料要求

原料和辅料应符合相应标准和有关规定。

2.感官指标

无异味、无酸败味、无异物;熟肉干制品无焦斑和霉斑。

3.理化指标

理化指标应符合表 13-15 的规定。

4.微生物指标

微生物指标应符合表 13-16 的规定。

表 13-15　熟肉制品理化指标

项目	指标
水分/(g/100 g)	
肉干、肉松、其他熟肉干制品	≤20.0
肉脯、肉糜脯	≤16.0
油酥肉松、肉粉松	≤4.0
复合磷酸盐[a](以 PO_4^{3-} 计)/(g/kg)	
熏煮火腿	≤8.0
其他熟肉制品	≤5.0
苯并[a]芘[b]($\mu g/kg$)	≤5.0

续表13-15

项目	指标
铅(Pb)/(mg/kg)	≤0.5
无机砷(As)/(mg/kg)	≤0.05
镉(Cd)/(mg/kg)	≤0.1
汞(以Hg计)/(mg/kg)	≤0.05
亚硝酸盐	按GB 2760—2014执行

a. 复合磷酸盐残留量包括肉类本身所含磷及加入的磷酸盐,不包括干制品;b. 限于烧烤和烟熏制品。

表13-16 熟肉制品微生物指标

项目	指标
菌落总数/(CFU/g)	
烧烤肉、肴肉、肉灌肠	≤50 000
酱卤肉	≤80 000
熏煮火腿、其他熟肉制品	≤30 000
肉松、油酥肉松、肉粉松	≤30 000
肉干、肉脯、肉糜脯、其他熟肉干制品	≤10 000
大肠菌群/(MPN/100 g)	
肉灌肠	≤30
烧烤肉、熏煮火腿、其他熟肉制品	≤90
肴肉、酱卤肉	≤150
肉松、油酥肉松、肉粉松	≤40
肉干、肉脯、肉糜脯、其他熟肉干制品	≤30
致病菌(沙门氏菌、金黄色葡萄球菌、志贺氏菌)	不得检出

5. 食品添加剂

①食品添加剂质量应符合相应的标准和有关规定。

②食品添加剂的品种和使用量应符合GB 2760—2014的规定。

6. 生产加工过程

熟肉制品生产加工过程的卫生要求应符合GB 12694—2016的规定。

7. 包装

产品的包装容器与材料应符合相应的卫生标准和有关规定,防止有毒有害物的污染。

8. 标识

定型包装熟肉制品的标识要求按GB 7718—2011的规定执行。

9. 贮存及运输

(1)贮存 产品应贮存在干燥、通风良好的场所,不得与有毒、有害、有异味、易挥发、易腐蚀的物品混贮,要冷藏的产品应低温贮存。

(2)运输 运输工具应清洁无污染,运输产品时应避免日晒、雨淋,需要冷藏的产品应冷藏运输,不得与有毒、有害、有异味或影响产品质量的物品混装运输。

复习思考题

1. 分割猪肉、牛肉、羊肉和鸡肉加工的共同点和差异是什么?

2. 火腿腌制的原理和方法是什么?

3. 如何防止熟肉制品的食品污染?

4. 肉类罐头加工的基本工艺流程包括哪些?

5. 如何进行肉罐头的卫生检验?

(严玉霖 沈张奇)

第十四章　食用动物油脂和副产品的加工卫生与检验

食用动物油脂指经动物卫生监督机构检疫、检验合格的生猪、牛、羊、鸡、鸭的板油、肉膘、网膜或附着于内脏器官的纯脂肪组织,炼制成的食用猪油、牛油、羊油、鸡油、鸭油。

食用动物油脂在炼制前称为脂肪,是我国广大人民群众喜爱食用的一种油脂,具有独特的风味,具有很高的营养价值。但是,来自患病动物的脂肪对消费者的身体健康危害很大;动物油脂保藏不当或保藏时间过长,则会发生变质,食用变质油脂也会对食用者的健康产生一定的影响。因此,必须对食用动物油脂进行卫生检验和监督。

第一节　食用动物油脂的加工卫生与检验

一、生脂肪的理化特性

生脂肪又称为贮脂,是指屠宰动物体内所有脂肪组织,包括肥膘(皮下脂肪)、板油(肾周围脂肪)、花油(网膜及肠系膜脂肪)和杂碎油(其他内脏和骨髓脂肪)等。就其组织结构而言,生脂肪是由脂肪细胞及起支持作用的结缔组织基架构成。生脂肪的理化特性与动物的品种、年龄、性别、饲料种类、肥育程度及脂肪组织在动物体内蓄积的位置等有关。

(一)生脂肪的化学组成

生脂肪中有甘油酯、水分、蛋白质、碳水化食物、维生素、胆固醇、类脂化合物及矿物质等。其中甘油酯含量在 70%～86%,脂肪组织中的甘油酯是多种饱和脂肪酸及不饱和脂肪酸甘油酯的混合物。在饱和脂肪酸甘油酯中软脂酸和硬脂酸的含量最多,而组成不饱和脂肪酸甘油酯的各种不饱和脂肪酸中,最常见的是油酸和亚油酸,其次还有十六碳烯酸、二十二碳烯酸等。由于脂肪酸的种类很多,因此,动物油脂是由多种脂肪酸组成的混合甘油酯。

动物油脂是人体必需脂肪酸的重要来源,近年来研究认为,海产鱼类脂肪中所含的二十碳五烯酸和二十碳六烯酸具有降低人血脂的功能,对防治人的心血管疾病有特殊效果。

(二)生脂肪的理化特性

生脂肪的理化特性,主要取决于混合甘油酯中脂肪酸的组成。

1. **饱和脂肪酸的熔点高于不饱和脂肪酸**

饱和脂肪酸熔点较高,因此,在常温下呈固体状态。如花生酸的熔点为 77.0℃,硬脂酸为 71.2℃,软脂酸(棕榈酸)为 63.0℃。不饱和脂肪酸的熔点比较低,在常温下呈液态。如亚油酸为 -5℃,亚麻酸为 -11.3℃。

2. **硬脂酸的含量与熔点成正比**

脂肪中硬脂酸的含量越高,则熔点越高。牛脂肪为 25%,羊脂肪为 25%～30%,猪脂肪为 9%～15%。显然,牛、羊脂肪中硬脂酸的含量比猪脂肪高。所以,牛脂肪的熔点为 42～50℃,羊脂肪的熔点为 44～55℃,猪脂肪熔点则为 36～46℃。

3. **不同部位脂肪组织的熔点不同**

脂肪组织在动物体内蓄积的部位不同,其熔点也有差异。一般肾周围脂肪熔点较高,皮下脂肪熔点较低,胫骨、系骨和蹄骨的骨髓脂肪熔点更低些。

4. **脂肪的熔点和凝固点决定着脂肪的食用价值**

通常熔点高的脂肪比熔点低的脂肪难以被人体消化吸收。除了脂肪酸的熔点外,脂肪中脂肪酸的凝固点也与脂肪的硬度有直接的关系。因此,脂肪的熔点和凝固点,决定着脂肪的食用价值。猪脂肪的消化率为 94%,牛脂肪为 89%,而羊脂肪仅为 81%。

5. **不饱和脂肪酸的含量与营养价值有关**

脂肪中不饱和脂肪酸的含量越高,则该脂肪的不饱和程度就越高。脂肪中有许多不饱和脂肪酸，如亚油酸、亚麻酸等，是人体必需脂肪酸，只能从油脂中摄取。所以含不饱和脂肪酸甘油酯较多的动物油脂，其营养价值也较高。

二、食用动物油脂加工与保存的卫生监督

食用动物油脂原料是从屠宰加工车间、肠衣车间、复制品加工车间、罐头车间等处收集的生脂肪组织。

(一)油脂原料的收集与保存

1. 严把生脂肪来源的卫生关，防止污染

收集的生脂肪必须来自健康动物，严格卫生操作，保持用具清洁，防止粪、尿或其他污物污染。

2. 防止生脂肪发生腐败变质

生脂肪中含有大量的水分、含氮物质及脂肪酶，在室温下堆放较久，则可因腐败微生物和组织酶的活动，导致生脂肪发生腐败变质。因此，收集的脂肪原料应由防尘、防蝇设备的专用车，及时送往油脂加工车间迅速炼制。特别要注意给脂肪原料迅速降温，以防止因堆积而腐败变质。在没有炼油设备的屠宰场，应将收集的生脂肪及时冷藏或盐腌保存。

(二)生脂肪加工方法

生脂肪通过加热熔炼，除去结缔组织及水分，获得纯甘油酯的过程叫炼制，所得的产品叫油脂。根据在生脂肪炼制过程中加水与否，可将脂肪炼制方法分为干炼法和湿炼法。

1. 干炼法

干炼法分为直接熔炼法、蒸汽熔炼法及真空熔炼法3种。

(1)直接熔炼法　是用锅直接加热，适用于无蒸汽设备的小型厂。此法的缺点是受热不均匀，易使油渣变焦而降低成品质量。

(2)蒸汽熔炼法　采用双层敞口锅，锅上装有搅拌机，熔炼时将蒸汽通入双层的夹层中供热，使绝大部分脂肪从原料中分离出来，这种方法熔炼的油脂质量较高。

(3)真空熔炼法　一般为卧式密闭夹层锅，热能以蒸汽由夹层中供给，锅内装有搅拌器，锅顶部有装料口，装料口上接有真空泵和排气管。真空熔炼过程还有脱臭作用，故此法炼制的油脂质量好。

2. 湿炼法

熔炼前向锅内加水，并使蒸汽直接通入原料锅内加热。其特点是产品异味小，色泽白。湿法熔炼分为常压熔炼法、高压熔炼法和离心连续熔炼法3种。

(1)常压熔炼法　一般在普通敞口锅中进行，锅底装有蛇形蒸汽管，管上有排气孔，内通蒸汽。蒸汽除作为热源外，尚有搅拌作用。

(2)高压熔炼法　该法只适用于有条件食用的次等原料。

(3)离心连续熔炼法　将生脂肪放入离心连续炼油系统中，经过机械搅碎，蒸汽加热溶化，再通过离心将油脂中的渣、水、油分开，炼出的油脂可达到特级或一级标准的精制动物油脂。目前，此炼制法在我国肉联厂被普遍采用。

(三)生脂肪加工中的卫生监督

1. 原料的卫生要求

①生脂肪应在专用原料库和专用容器中放置，原料必须新鲜、干净、无污染和赘生物。

②用食盐保鲜的脂肪原料，炼制前应将盐分漂洗掉，否则会影响出油率。

2. 油脂加工与贮存的卫生要求

①选择最佳炼油方法，提高油脂纯度，以避免油渣及其他杂物残留和污染。严格控制油脂水分，以降低酶的活性，延缓油脂氧化。炼制有条件食用油脂时，应采用有效杀菌的熔炼法，并遵守炼制操作规定。

②严格按照规定剂量添加符合国家卫生标准的抗氧化剂，以防止动物油脂酸败。

③炼油的机械设备及贮存容器，不应含有铁、铜、铅、锰等金属元素。炼油车间的地面、工作台和所有设备，必须每天清洗并消毒。

④油脂炼制加工人员必须身体健康，按卫生要求操作。

⑤炼制好的油脂应该贮存于符合卫生要求的场所，在低温、避光和密闭的条件下保存，使油脂氧化作用降低到最低水平。

⑥食用动物油脂在出厂前应进行感官检验、酸价和过氧化值等测定，以判定其卫生质量。

三、食用动物油脂的变质

食用动物油脂在保存过程中，由于受组织酶、脂

肪不饱和程度、油渣、空气中的氧气、光线、水分、温度、金属、外界微生物等的作用,会发生水解和一系列氧化过程,使油脂变质酸败。

由于猪、马、鱼油脂中含有较多的不饱和脂肪酸,再加上其中无天然抗氧化剂存在,所以很容易发生氧化变质,出现发黏、变黄和令人不愉快的气味与滋味,并形成对人体有害的各种醛、醛酸、酮、酮酸及羟酸等化合物,可引起食用者的食物中毒,或诱发某些肿瘤性疾病。

动物油脂变质分解的主要形式为水解和氧化,多数情况下是两种形式同时存在。

(一)脂肪水解作用

水解是生脂肪在保存加工中较易发生的一种异常现象。因生脂肪本身含有大量的水分和其他含氮物质,如果不及时熔炼,其中的混合甘油酯便发生水解作用,分解成游离脂肪酸和甘油等。游离脂肪酸使生脂肪的酸值升高,气味和滋味发生异常,甘油溶于水中而流失,使生脂肪的质量减轻。

(二)油脂氧化作用

氧化作用在炼制后的油脂中较易发生,油脂的氧化过程通常称为酸败。油脂氧化产生对人体有害的各种酮类、醛类以及各种氧化物等化合物。

1. 生成过氧化物

过氧化物是油脂中不饱和脂肪酸的双键处被氧化生成的中间产物,其性质不稳定,进一步可生成各种醛类、酮类和羟酸等化合物。油脂中过氧化物的含量表示油脂的新鲜程度,对监测油脂的早期酸败有实际意义。

2. 生成醛酸

此种现象是不饱和脂肪酸所生成的过氧化物进一步分解的结果。

3. 生成酮和酮酸

可发生于油脂中的饱和与不饱和脂肪酸,其中饱和脂肪酸易被氧化。油脂氧化生成的醛、酮类物质和某些低级脂肪酸,能使酸败的油脂带有特殊刺鼻的油哈喇气味和酸涩味,这些都是油脂酸败鉴定中较为敏感和实用的指标。

4. 生成羟酸(称为酯化或硬酯化)

油脂在光的催化作用下,发生氧化形成羟酸,并引起油脂熔点和凝固点增高,颜色发白、质地硬实,有陈腐气味和滋味。

综上所述,油脂在加工和保存过程中,受各种不利因素的作用,发生水解和氧化,产生游离脂肪酸、过氧化物、醛类、酮类、低级脂肪酸以及羟酸等现象。油脂酸败的化学过程主要是水解和自动氧化的连锁反应过程。在油脂酸败过程中,将脂肪的分解称为水解;生脂肪和油脂氧化产生醛类、酮类及低级酸等物质,称为氧化酸败;而油脂氧化的另一种形式生成羟酸,则称为酯化或硬酯化。

要防止油脂变质,关键是提高油脂的纯度。在原料选择、加工和保存中,应做好卫生监督工作。

四、食用动物油脂变质的危害与预防措施

(一)食用动物油脂变质的危害

1. 感官性状改变

动物油脂变质后产生强烈的令人难以接受的滋味和气味(哈喇味),油脂颜色变黄。

2. 营养价值降低

酸败变质的油脂,其不饱和必需脂肪酸和维生素 A、维生素 D、维生素 E 受到严重破坏,用于烹调时其他食物中易氧化维生素也受到破坏。由于油脂的营养价值大大降低,长期食用这类油脂将会出现皮肤干燥、鳞状脱屑、体重减轻、发育障碍、肝脏肿大等临床症状。

3. 产生有毒有害物质

动物油脂经一系列氧化分解过程后,生成的氧化物等中间产物极不稳定,往往进一步分解生成各种醛、醛酸、酮、酮酸及羟酸等化合物,它们对人体有毒害作用。油脂酸败产物对机体重要酶系统(如琥珀酸脱氢酶、细胞色素氧化酶等)都有破坏作用。环氧丙醛能引起人的胃肠炎;丙烯醛是人类癌症的诱发剂。酸败的油脂饲喂小鼠,可破坏其生殖机能,如长期连续饲喂,可使小鼠发生中毒死亡。

(二)防止动物油脂变质的措施

1. 保持动物油脂原料新鲜纯净

生脂肪应取自于健康屠畜,保证新鲜、干净、无污染。原料采集后必须及时炼制加工,不能积压,以

免变质。炼油厂内应设有单独的原料堆放间,原料不能触及地面。原料炼制前应清洗干净,并去除其中非脂肪组织和血污。

2. 防止动物油脂在加工过程中出现变质

选择最佳炼油方法,提高油脂纯度,以避免油渣及其他杂物残留和微生物污染;严格控制水分含量在 2% 以下,以抑制微生物繁殖和降低酶的活性,延缓油脂氧化。

3. 添加抗氧化剂

为了延缓动物油脂的氧化过程,常向油脂中加入抗氧化剂,以保持其稳定性,延长油脂的储藏期。常用的抗氧化剂有丁基羟基茴香醚(BHA)、二丁基羟基甲苯(BHT)、没食子酸丙酯(PG)和维生素 E,但要严格控制使用量。

4. 防止动物油脂在储藏期出现变质

油脂应包装在密封、隔氧和避光的容器中,存放于低温、干燥的环境,并在保质期内售出和食用。

五、食用动物油脂的卫生检验

(一)样品的采取

1. 液体油脂

将油脂搅拌均匀,用干燥的特制金属取样器(或玻璃管)斜角插入容器底部取样。

2. 固体油脂

用刀削去表层,将采样器插入,从不同的油层采样后混合放干净容器中。

(二)检验项目

1. 感官检验

(1)生脂肪的感官检验　应根据脂肪的颜色、气味、组织状态和表面污染度等项目来判定感官质量状况。各种动物生脂肪的感官指标见表 14-1。

表 14-1　生脂肪的感官指标

项目	良质生脂肪			次质生脂肪	变质生脂肪
	猪脂肪	牛脂肪	羊脂肪		
颜色	白色	淡黄色	白色	灰色或黄色	灰绿色或黄绿色
气味	具有脂肪本身固有的气味			轻度不愉快气味	明显酸臭味
组织状态	质地较软,切面均匀	质地硬实,切面均匀	质地较硬,切面均匀	轻度黏滑	发黏严重
表面污染度	表面清洁干燥,无污染物			表面轻度污染	表面污染严重

(2)炼制油脂的感官检验　检验项目有油脂的性状、色泽、气味和滋味以及融化时的透明度等。炼制油脂的感官指标见表 14-2 和表 14-3。

表 14-2　食用猪油脂感官指标(GB/T 8937—2006)

项目	状态	一级	二级
性状及色泽	凝固态	白色,有光泽,细腻,呈软膏状	白色或带微黄色,稍有光泽,细腻,呈软膏状
	融化态	微黄色,澄清透明,不允许有沉淀物	微黄色,澄清透明
气味及滋味	凝固态	具有猪油固有的气味及滋味,并无外来的气味和味道	

表 14-3　食用牛油脂和羊油脂感官指标

项目	牛油脂		羊油脂	
	一级	二级	一级	二级
色泽 （15～20℃时凝固态）	黄色或淡黄色	黄色或淡黄色，略带淡绿色暗影	白色或淡白色	白色或微黄色，或许有淡绿色暗影
性状 （15～20℃时）	有光泽，细腻，坚实	稍有光泽，细腻，坚实	有光泽，细腻，坚实	稍有光泽，细腻，坚实
融化时的透明度	透明	透明	透明	透明
气味及滋味	正常，无杂味和异味	正常，可略带轻微焦味	正常，无杂味和异味	正常，可略带轻微焦味

2. 理化检验

（1）水分的测定　油脂中的水分是油脂发生水解的基础，含量越高水解越快。所以，油脂中的水分的含量将决定其品质的优劣。

（2）酸价的测定　酸价是指中和 1 g 脂肪中所含游离脂肪酸所需氢氧化钾的质量（毫克）。因此，酸价是油脂中游离脂肪酸含量的标志，反映了油脂品质的优劣。酸价越小，油脂质量越好。

（3）过氧化值的测定　油脂氧化过程中产生的过氧化物与碘化钾作用，生成游离碘，以硫代硫酸钠标准溶液滴定碘，计算含量。过氧化值可作为油脂变质初期的指标，往往在油脂尚未出现酸败现象时，已有较多的过氧化物产生，这表示油脂已开始变质。

（4）过氧化物反应　当油脂因氧化作用而产生过氧化物时，能够在过氧化物酶的作用下，释放出新生态氧，可氧化指示剂愈创树脂，使溶液变为蓝色。过氧化物常常发生在油脂酸败的初期，此时油脂可能不呈现任何感官指征。因此，过氧化物定性反应在检查油脂早期酸败方而具有实际意义。

良质油脂过氧化物反应呈阴性（－）；次质油脂过氧化物反应呈阳性（＋），但缺乏油脂酸败的感官变化，该油脂可视为早期酸败油脂；变质油脂过氧化物反应呈阳性（＋），且有油脂酸败的感官变化，表明

油脂已高度酸败。

（5）席夫（Schiff）醛反应　油脂酸败所产生的醛与席夫试剂（品红亚硫酸试剂）发生反应，生成有醌型结构的紫色色素，使溶液呈紫红色。本反应相当灵敏，在油脂酸败的感官指标显现之前，即能发现醛。

良质油脂反应呈阴性（－）；次质油脂反应呈阳性（＋），但缺乏油脂酸败的感官变化；变质油脂反应呈阳性（＋），且感官指标有明显酸败变化。

（6）丙二醛的测定［硫代巴妥酸（TBA）试验］丙二醛值是指每 100 g 油脂中含丙二醛的质量（毫克）。丙二醛是油脂中不饱和脂肪酸氧化水解的最终产物，它与过氧化值不同，可随着油脂氧化的进行而不断增加，故可作为油脂氧化酸败程度的指标。

六、食用动物油脂的卫生标准

食用动物油脂的卫生评价，应以感官检验结合实验室检验进行综合卫生评定。感官指标发生明显酸败变化的油脂，无论其实验室检验结果如何，都不得作为食用。

《食品安全国家标准　食用动物油脂》（GB 10146—2015）规定了油脂感官要求和理化指标，详见表 14-4、表 14-5。

表 14-4　食用动物油脂的感官要求

项目	要求	检验方法
色泽	具有特有的色泽、呈白色或略带黄色、无霉斑	取适量试样置于白瓷盘中，在自然光下观察色泽和状态。将试样置于 50 mL 烧杯中，水浴加热至 50℃，用玻璃棒迅速搅拌，嗅其气味，品其滋味
气味、滋味	具有特有的气味、滋味、无酸败及其他异味	
状态	无正常视力可见的外来异物	

表 14-5　食用动物油脂理化指标

项目	指标	检验方法
酸价(KOH)/(mg/g)	≤2.5	GB 5009.229
过氧化值/(g/100 g)	≤0.20	GB 5009.227
丙二醛/(mg/100 g)	≤0.25	GB 5009.181

第二节　食用副产品的加工卫生与检验

动物屠宰后除胴体以外的部分为副产品(by-products),包括头、蹄、内脏、脂肪、血液、内分泌腺体、皮毛及羽毛等。动物的每种副产品都有一定的用途和经济价值。根据其用途分可为食用副产品、医疗用副产品和工业用副产品 3 类。

一、食用副产品概述

食用副产品包括头、蹄爪(腕跗关节以下的带皮部分)、尾、心、肝、肺、肾、胃肠、脂肪、乳房、膀胱、公畜外生殖器、骨、血液及可食用的碎肉等。尤其是头、蹄、心、肝、肾、胃肠、血液等食用副产品经适当加工后可制成具有独特风味的食品,不但具有很高的营养价值,而且适口性很好,深受我国广大消费者的欢迎。由于食用副产品很容易变质腐败,所以必须用适当方法对所采集的食用副产品原料进行卫生处理和加工,才能得到最有效的利用。

二、食用副产品的加工卫生与监督

食用副产品应采自健康无病的畜禽屠体,经官方兽医卫生检验合格后,由屠宰车间送到副产品加工车间,并应在畜禽屠宰后 2~3 h 内进行加工,避免自溶和腐败。

经初步加工的食用副产品,应迅速放置在 4℃冷库中冷却后,可作灌肠、罐头或熟肉制品的生产原料,送加工车间或冷冻、盐腌加工,或直接送往市场销售。加工中修割或检验时剔除的病变废弃组织器官等应全部销毁。

(一)头蹄加工卫生

头、蹄、尾等带毛的食用副产品,应除去残毛、角、壳及其他污物,并用水清洗干净,严禁采用松香拔毛。大中型屠宰加工企业的头、蹄、尾加工应有浸烫池、打毛机、副产品清洗机、刮毛台、清水池等机器和设备。如果头、蹄、尾等在屠宰的当天不能直接用密封、防漏的容器运出时,应设有专门的贮存间。

(二)内脏加工卫生

心、肝、肺、肾等副产品应分离脂肪组织,除去淋巴结及寄生虫等,剔除血管、气管、胆囊及输尿管等,并用清水洗净血污,迅速降温,不得长时间堆放积压,以防腐烂变质。

胃肠加工设备的设计、安装与操作应能有效地防止对鲜肉的污染,应安装通风装置,以防止和消除异味及气雾。设备应配有能使胃肠内容物和废水以封闭方式排入排水系统的装置;大中型屠宰加工车间的胃肠加工间应采用带式传送机传送,排空清洗后的胃肠应用卫生的方法运输。胃肠产品应设有专用的预冷间、包装间。胃和肠的初步加工,应先剥离胃、肠浆膜上的脂肪组织,剔除肠系膜,切断十二指肠,于胃小弯处纵切胃壁,翻转倒出胃内容物,清除肠内容物,用清水洗净,切忌撕裂、拉断肠管。同时要注意检验胃、肠内有无寄生虫或黏膜的病理变化。要在指定地点的工作台上翻洗胃肠,胃肠内容物应集中在容器内,并随时运往粪便发酵池无害化处理,切忌随地乱倒,污染环境,也不能把清洗的污水未经无害处理直接排入江河或下水道。

(三)食用血液收集与初加工卫生

血液约占屠宰动物活重的 5%,是富有营养价值和工业用途的副产品。其中含有大量营养价值完全的蛋白质,各种酶、维生素、激素及矿物质等,对改善人体新陈代谢、增强体质具有重要作用,被称为"液态肉"。

畜禽血液有广泛的用途,可作为食用、医药用和工业用,尤其是猪、鸡、鸭血是屠宰加工重要的食用副产品,在食用方面除直接烹饪食用外,还可以制作灌肠、罐头、高级营养添加剂及其他食品。

食用的血液在收集与初加工时,必须严格遵守有关卫生要求或标准。应使用空心刀从颈动脉、静脉或心脏穿刺放血,分别收集;容器上标以与胴体相同的编号,经官方兽医检验合格后才可以作为食用。

屠宰时收集的畜禽血液应尽快加工利用或作卫生处理,以免发生变质。凡是与血液接触的容器、设备、刀具,都必须保持清洁、卫生,工作完毕应彻底清洗和蒸汽消毒。

(四)肠衣加工卫生

屠宰家畜的新鲜肠管,经过加工除去肠外脂肪组织、浆膜和黏膜,只保留有韧性、呈半透明状的薄肠称为肠衣。猪、羊小肠的肠衣,由于只保留了黏膜下层,所以非常薄。我国食品工业的肠衣主要用于制作香(灌)肠食品的灌装材料,也是我国畜产品出口的主要品种之一。因此,肠衣的生产必须严格遵守《天然肠衣生产 HACCP 应用规范》(GB/T 20572—2019)中的规定。

1. 肠衣原料的卫生要求

肠衣原料必须来自健康动物的屠体,并于开膛后立即整理加工,以免肠管发生自溶或腐败。对所收集的肠衣原料,应进行严格的卫生检验。

2. 肠衣加工的卫生要求

肠衣的初步加工是从原料的收集开始的,包括清除肠内容物、剔除肠系膜,分离肠外脂肪、刮出肠黏膜、清水漂洗、分路扎把、盐腌或干燥。

加工肠衣时应先将肠管各部分分开,清除肠内容物,然后剔除肠系膜和肠外脂肪,最后刮除肠黏膜,刮肠时刮刀用力要适当,所用的刮刀和机械,必须经常洗涤和消毒。刮除黏膜的肠管,放置凉水中浸泡3～8 h,浸泡后按口径大小和长短,分路、配码,即为成品。如果要保存或出口,则必须在配码后立即作防腐处理,其方法有盐腌法和干燥法。

盐腌的肠衣应保存于 0～10℃ 温度下或外运;干燥法处理的肠衣应保存在温度不高于 25℃ 的条件下,相对湿度应为 50%～60%,否则易产生虫害或生霉。肠衣加工过程中,所产生的大量废物(如黏膜、浆膜、肠碎屑等)应及时清除,并送往化制车间进行化制处理。车间地面、设备及工作人员的用具等,按屠宰车间的卫生要求进行清洗和消毒。

(五)骨骼加工卫生

加工中剔除的骨骼,可加工成食用骨粉、骨泥、骨髓油、骨胶等。畜禽骨骼的加工利用价值和其新鲜程度有很大关系,加工食品的骨骼一定要新鲜。

鲜骨含水量大,附带有残余的鲜肉、脂肪和结缔组织,易受微生物的作用而腐败变质,给生产和食用造成危害。应根据骨骼生产利用的具体情况选择适当的收集和贮存方式。新鲜的湿骨应堆放在低温、空气流通或干燥的地方,避免日光直接照射,潮湿或空气不流通的地方容易使骨骼生霉。干燥的畜禽骨骼可放置在温度较高的场地保存,但要通风和避免日光保存,以保证原料骨骼和产品的卫生与品质。

三、食用副产品的卫生检验

(一)内脏的卫生检验

食用内脏原料在屠宰车间虽经过兽医卫生检验,但在副产品加工车间加工时,仍须进行兽医卫生监督,以发现其深部一些检验时没有发现的病理变化,防止出现漏检。因此,在每个工作岗位点应设置检验台,以便检验员能及时检验。凡发现有水肿、出血、脓肿、发炎、增生、坏死及寄生虫损害的组织和器官,均不得作为食用,应全部化制处理。所有未经初步加工的或因加工质量差,出现腐败变质的产品,以及受到毛、血、粪、污物污染的食用内脏,不得出厂(场)作为食用,避免病原菌污染引起人的食物中毒或食肉传染。

(二)血液的卫生检验

食用原料血必须来自非疫区,且经宰前检疫和宰后检验合格的健康畜禽,屠宰前畜禽体表经过淋浴清洗,以防污秽物污染血液,严格按照卫生要求刺杀放血和收集。

1. 感官检验

采用目测、嗅觉、手触、品尝等方式进行检验,食用动物血应符合表14-6 的感官要求。

表 14-6　食用动物血的感官要求

项目	色泽	气味	组织状态	口感
指标	红色至红棕色,有光泽	动物血固有的气味	呈块状,有弹性	鲜嫩

2．卫生指标

不得检出致病菌。

（三）肠衣的卫生检验

1．肠衣感官检验

根据肠衣的色泽、气味、质地和有无伤痕等进行判定。

（1）猪肠衣的感官要求　原肠和半成品要求如下。

原肠：品质新鲜，色泽、气味正常，保持洁净，不得接触金属物品或沾染杂质。不得有腐败变质、失去拉力或有腐败的气味、异味、不透明的麻筋及仔猪肠。

半成品：除用肠衣专用盐腌渍外，不得使用含有损坏肠质或妨碍食用卫生的化学物质。无杂质、并条、锈蚀、盐蚀，破洞割齐，不带毛头、弯头。无腐败及其他异味。色泽为白色、乳白色、淡粉红色。

（2）羊肠衣的感官要求　原肠和半成品要求如下。

原肠：品质新鲜，色泽、气味正常。保持洁净，不得接触金属物品或沾染杂质。不得有腐败变质、失去拉力或有腐败气味及异味。

半成品：除用肠衣专用盐腌渍外，不得使用含有损坏肠质或妨碍食用卫生的化学物质，无粪污、杂质、锈蚀，破洞割齐，不带毛头。无腐败及其他异味。色泽为白色、青白色、黄白色、灰白色。

2．肠衣的常见缺陷及卫生处理

（1）污染　轻度污染的肠衣，经仔细清除污垢后，可以作为食用。污染严重，无法去净粪污碎屑的肠管，作为工业用或化制。

（2）腐败　因肠原料不新鲜，盐腌不充分或在高温条件下保存时发生腐败变化。腐败的结果使肠管变黑、发臭、发黏，易撕裂。腐败的肠衣，不能食用，应化制或销毁。

（3）褐斑　褐斑的发生是由于腌制时所用的食盐不纯净，混有铁盐和钙盐所致，它们能与肠蛋白质形成不溶于水的蛋白化合物。此外，某些嗜盐微生物也参与褐斑的形成过程。有轻度褐斑的肠衣，先用 2% 的稀盐酸处理，再用苏打水溶液洗涤，除去褐斑后可以作为食用。有严重褐斑的肠衣，不能作为食用。

（4）红斑　是由嗜卤素肉色球菌和一些色素杆菌引起的。当盐腌肠衣保存于 $12\sim25℃$ 的环境中 10 d 以后，常于未被盐水浸泡的肠段上出现玫瑰红色的斑块，使肠衣具有大蒜气味。这些产色素微生物对人无害，一般不影响食用。轻者不受限制食用，严重者化制。

（5）青痕　盐腌肠衣的表面出现青黑色斑痕，这是由于盐制肠衣时，木桶中的鞣酸与盐尤其是肠衣上的铁盐发生化学反应，结果使靠近桶壁的肠衣出现青黑色。青痕较轻者不受限制使用，严重者化制。

（6）生霉　干制肠衣因贮存室内的温度和相对湿度偏高，往往招致各种霉菌生长发育，在肠衣上可见霉斑。轻度生霉的肠衣，如果没有明显的感官变化，而且易于除去霉层的可以食用。严重霉变的肠衣，作工业用或销毁。

（7）肠脂肪酸败　盐腌猪大肠的肠壁含有 $15\%\sim20\%$ 的脂肪，盐腌牛肠衣往往含有 $3\%\sim5\%$ 的脂肪。当肠衣保存条件不良时，可发生酸败，产生不愉快的气味。去脂不良的发生脂肪酸败的干制肠衣，不能作为食用，应作工业用或销毁。

（8）虫蚀　鲣节虫（*Deymestes lardayius*）和蠹虫（*Lepisma saccharina*）及其幼虫，在温暖季节常钻入干制肠衣，引起噬痕或其他损害。有噬痕或被昆虫分泌物污染的肠段，不能作为食用，应化制或销毁。

复习思考题

1．食用动物油脂变质有哪些危害？如何防止食用动物油脂变质？

2．动物油脂加工与贮存有何卫生要求？

3．如何进行食用动物油脂的卫生评价？

4．简述肠衣的感官检验。

5．食用血液在采集与初加工中应注意哪些卫生？

（李劼　梅堃）

第十五章　乳与乳制品的加工卫生与检验

我国乳制品行业起步晚,起点低,但发展迅速。特别是改革开放以来,奶类生产量以每年两位数的增长幅度迅速增加,远远高于1%的同期世界平均水平。但同时,中国人均奶消费量与发达国家相比,甚至与世界平均水平相比,差距悬殊。在人类众多的食品中,乳占有特殊的地位。乳不仅是人类及所有哺乳动物出生后在生命的最初阶段赖以生存、发育的唯一食物,含有适合婴幼儿生长发育所必需的全部营养素,而且也是其他人群平衡膳食的重要组成部分。乳具有营养、能量、免疫、调节等多种功能,对于改善人民生活,增进人体健康,哺育婴儿,补充儿童、孕妇、老人和病人的营养具有重要的作用,被誉为最接近于完美的食品。为了适应奶牛业和乳品工业的快速发展,提高乳品的质量,确保消费者的食用安全,必须加强和规范乳与乳制品的卫生安全监督管理和检验工作;奶牛的饲养管理应遵循《奶牛场HACCP饲养管理规范》(NY/T 1242—2006)的规定,乳制品的加工应遵循《乳制品加工 HACCP 准则》(NY/T 1570—2007)的规定。由于牛乳的消费量占乳品工业的绝对主导地位,故本章主要对牛乳进行论述。

第一节　乳的理化性质及影响乳品质量的因素

一、乳的概念与性质

乳(milk)是哺乳动物从乳腺分泌出来的一种白色或稍带黄色的、不透明的、具有胶体特性的、均匀的生物学液体。有商业价值的乳有奶牛乳、山羊乳、水牛乳、牦牛乳和马乳等。乳制品(dairy products)是以乳为原料而制成的产品,在生产过程中可以加入其他必要的物料,但这些物料的加入,不能以部分或全部替代乳成分为目的。乳制品是指以生鲜牛(羊)乳及其制品为主要原料,经加工而制成的各种产品。

(一)乳的概念

1. 正常乳

成分和性质正常的乳称为正常乳(normal milk),一般指初乳期过后到干乳期(dry period)前由健康乳畜所分泌的乳汁,亦称为常乳。常乳的化学成分和物理性质基本稳定,是加工乳制品的主要原料。

2. 异常乳

严格地讲凡是不适于直接食用和加工乳制品的乳称为异常乳(abnormal milk)。异常乳的物理性状与化学组成明显不同于正常乳,不能直接饮用和作为乳品加工的原料。乳畜受生理、病理、饲养管理或乳被污染等因素影响,常会导致乳的成分和性质发生变化。按其产生的原因不同,异常乳可分为以下3类。

(1)生理异常乳　主要包括初乳和末乳。

①初乳(colostrums):是乳畜分娩后第 1 周内所分泌的乳,又称黄乳、胶乳等。初乳色黄而浓稠,有特殊气味。初乳的干物质含量较高,含有丰富的免疫球蛋白、脂肪、维生素 A、维生素 D、铁和钙等矿物质,营养价值高,可提高仔畜的抗病能力,有利于仔畜的生长发育。初乳的热稳定性较差,加热时易凝固,不适于加工乳制品。

②末乳(late lactation milk):是指乳畜在泌乳停止前10 d 左右内所分泌的乳,又称为老乳。末乳中氯离子含量高,味微咸,酸度低,细菌和解脂酶较多,有油脂氧化气味,气味和适口性均较差。因此,末乳不宜食用、储藏和加工。

(2)微生物污染乳　乳被微生物严重污染产生异常变化,使其理化性质发生改变。最常见的微生物污染乳是乳房炎乳、酸败乳和病原菌污染乳等。

①乳房炎乳:指奶畜的乳房感染发生炎症后所分泌的乳。乳房炎乳中的解脂酶、氯和钠离子以及体细胞含量增高,并含病原菌。

②酸败乳：乳酸菌等微生物污染乳，分解乳糖产生乳酸，致使乳的色泽改变，出现异味，酸度增高，加热时易凝固。

③病畜乳：患有某种疾病或带有某种人兽共患病的病原微生物或其他病原微生物的乳畜所分泌的乳。

（3）化学异常乳　乳的成分或理化性质发生异常变化，包括以下几种。

①低成分乳：由于遗传、饲养管理、生理、病理或环境等因素的影响，乳的成分发生异常变化，引起全乳固体含量过低的乳，如蛋白质含量过低，脂肪含量过低等。

②低酸度酒精阳性乳：指乳的滴定酸度不高，但酒精试验时发生凝固的乳。这种乳可能与动物代谢障碍、饲养管理不当、气候改变或乳的胶体体系被破坏有关。

③冻结乳：在严冬季节长途运输乳，使其发生冻结，乳中部分酪蛋白变性，风味改变，有时酸度上升。

④风味异常乳：指气味和滋味发生异常的乳。异常风味主要来自畜体、饲料、环境、包装材料或加工设备等。

⑤异物混杂乳：指乳中混入了非原有成分的乳。这种乳中含有随饲料进入机体而转移到乳中的农药、有害金属、兽药、霉菌毒素、激素和其他有害化学物质等污染物，以及有意识地掺入乳中的外来物质等。

（二）乳的化学组成

乳的化学成分非常复杂，是多种物质组成的混合物，含有上百种成分，主要由水、脂肪、蛋白质、乳糖、矿物质、维生素及酶类等物质组成。正常情况下，乳中各种成分的含量比较稳定，但有许多因素可以影响乳的化学成分的含量及组成，其中变化最为明显的是脂肪，其次为蛋白质，而乳糖和矿物质的变化则很小。哺乳动物正常乳汁的主要化学成分及其含量见表 15-1。

表 15-1　部分哺乳动物乳汁的化学组成及其含量　　　　　　　　　　　　　%

乳的成分	水分	脂肪	乳糖	酪蛋白	乳白蛋白及乳球蛋白	灰分
牛乳	87.32	3.75	4.75	3.00	0.40	0.75
山羊乳	82.34	7.57	4.96	3.62	0.60	0.74
绵羊乳	79.46	8.63	4.28	5.23	1.45	0.97
马乳	90.68	1.17	5.77	1.27	0.75	0.36
犬乳	75.44	9.57	3.09	6.10	5.05	0.73
人乳	88.50	3.30	6.80	0.90	0.40	0.20

引自金世琳. 乳品工作手册，1987。

1. 水分

水是乳的主要成分，根据水在乳中存在形式的不同，可分为游离水、结合水和结晶水。游离水是其他成分的分散介质，乳中各种物质都以不同的分散度分散其中，使乳汁得以构成均匀而稳定的流体。结合水与蛋白质、乳糖以及一些盐类结合存在，较稳定，不易排出。乳中还有少量结晶水。

2. 乳脂肪

乳脂肪简称乳脂（butterfat），是乳中主要的能量物质和重要的营养成分，是迄今已知的组成和结构最复杂的脂质。乳脂中的磷脂和某些长链不饱和脂肪酸具有多种生物学活性和生理功能，可作为体内一些生理活性物质的前体。乳脂有 97%～99% 为甘油酯，1% 为磷脂。此外，还有少量游离脂肪酸、

胆固醇及其他类脂。乳脂肪以微细球状的乳浊液状态分散于乳中，脂肪球的表面有一层磷脂蛋白膜，使得乳脂肪球均匀地分散于乳汁中不会相互融合。但脂肪球膜能在强酸、强碱或机械搅拌下被破坏。乳脂在常温下呈液态，易挥发，是形成牛乳风味的主要物质，同时也是稀奶油、奶油、全脂奶粉及干酪等乳制品的主要成分。乳脂的相对密度较全乳低，会发生脂肪上浮。

3. 蛋白质

乳中蛋白质（protein）含量为 3.3%～3.5%，其中 80%～83% 为酪蛋白，17%～20% 为乳清蛋白。乳蛋白是一种优质的全价蛋白，极易消化吸收。

（1）酪蛋白（casein）　将脱脂乳 pH 调节至 4.6，在 20℃ 沉淀的蛋白质就是酪蛋白。酪蛋白有 αs_1、αs_2、β、κ 4 种，不溶于水和酒精，可被弱酸和凝

乳酶(皱胃酶)等凝固。酪蛋白是生产干酪(cheese)和干酪素(casein)的主要原料。

(2)乳清蛋白(lactoalbumin) 在 pH 4.6 时酪蛋白沉淀后,存在于乳清中的蛋白质称为乳清蛋白,其热稳定性不如酪蛋白。乳清蛋白主要含有 α 乳白蛋白、β 乳球蛋白、血清白蛋白(BSA)、免疫球蛋白、蛋白胨,还含有游离氨基酸、多肽、乳铁蛋白,以及其他微量蛋白质和含氮化合物。

4. 乳糖

乳糖(lactose)是哺乳动物乳汁中特有的糖类,含量较为稳定。乳糖属于双糖,在乳糖酶(lactase)作用下水解生成葡萄糖和半乳糖。有些人的消化道中乳糖酶的含量较低,甚至缺乏,尤其是有色人种,不能分解乳糖,食用乳后出现腹胀、腹泻等"乳糖不耐受症"(lactose intolerance)的症状。为了解决此问题,可先将乳糖水解成单糖,再生产乳制品,以提高乳糖的消化吸收率,避免"乳糖不耐受症"的发生。

5. 矿物质

乳中的矿物质主要有钾、钠、钙、镁、硫、磷、氯、铁等常量元素(表 15-2),还有锌、铜、锰、碘等微量元素。由于鲜乳中存在具有缓冲能力的盐类和蛋白质,因此,鲜乳保持一定 pH,并呈稳定的胶体状态。牛乳是人类获取常量元素和微量元素的理想食品,尤其是高活性钙、磷、镁、铁及微量元素锌、碘和钼的良好来源。

表 15-2 牛乳中主要矿物质含量 mg/kg

矿物质	钠	钾	镁	钙	磷	氯
平均值	470	1 500	120	1 210	950	1 030
范围	300~700	100~2 000	50~240	900~1 400	700~1 200	800~1 400

引自顾瑞霞. 乳与乳制品的生理功能特性,2000。

乳中氯离子含量和乳糖含量之间有一定的比例关系,从而保证乳具有一定的渗透压。如果乳畜患乳房炎,则导致氯离子含量增高,氯与糖比例失调。

6. 维生素

牛乳中含有几乎所有已知的各种维生素,其中主要有水溶性维生素 B_1、维生素 B_2、维生素 B_6、叶酸、维生素 B_{12}、维生素 C 和脂溶性维生素 A、维生素 D、维生素 E、维生素 K 两大类,其中维生素 B_2 含量丰富。初乳中维生素 A、维生素 D、维生素 B_1 及胡萝卜素含量较高,酸乳在发酵过程中微生物可合成维生素,干酪及奶油中含有丰富的脂溶性维生素。维生素 C 不耐热,见光易分解。

7. 酶

乳中酶的种类较多,现已发现 60 多种,这些酶主要来自乳腺组织、血浆、白细胞及微生物在代谢过程中所分泌的酶,主要有过氧化物酶(peroxidase)、解脂酶(lipase)、磷酸酶(phosphatase)和溶菌酶(lysozyme)等。解脂酶主要存在于末乳中,微生物也可产生解脂酶,它能将脂肪水解为甘油和脂肪酸,使末乳出现哈喇味,使奶油产生焦臭味。磷酸酶为乳中固有的酶,其中酸性磷酸酶耐热,要完全使其失活,需经 95℃ 加热 5 min;而碱性磷酸酶 62.8℃ 经 30 min 或 72℃ 经 15 s 即可失活。因此,利用碱性磷酸酶试验,可以检验鲜乳的消毒是否完全。

8. 其他成分

乳中还含有有机酸、细胞成分、气体、有色物质、激素、生长因子以及生物活性肽和其他微量成分。

乳中体细胞(somatic cell)主要有白细胞、乳腺上皮细胞,偶尔还有少量红细胞。一般正常牛乳体细胞数为 5 万个/mL,不超过 50 万个/mL。当奶牛的乳房发生感染时,体细胞数会明显提高到 50 万~30 000 万个/mL。因此,体细胞计数是评价牛乳卫生质量的一项重要指标,也是判定奶牛是否患有乳房炎的一种方法。

乳中的激素和生长因子的种类很多,目前已检测到 50 多种。主要的生物活性物质有促性腺激素释放激素(GnRH)、促甲状腺素释放激素(TRH)、甲状腺素、吗啡、铃蟾肽(bombesin)、胰岛素等激素和表皮生长因子(EGF)、胰岛素样生长因子(IGF)、转化生长因子(TGF)等细胞因子,尤其在初乳中含量高。

(三)乳的物理性质

乳的物理性质与乳制品加工有密切关系,也是检测乳及乳制品卫生质量的重要依据。

1. 色泽

乳的色泽与乳畜的品种、饲料及产乳季节等因素有关。全脂牛乳呈乳白色或微黄色的不透明液体。乳白色是脂肪球和酪蛋白-磷酸钙复合物对光不规则反射和折射所产生,微黄色来自乳中的胡萝卜素和叶黄素。

2. 气味和滋味

乳具有特殊的乳香气味,主要是由低级脂肪酸、丙酮酸、乙醛类和二甲硫醚等挥发物质所形成,经加热后其香气更浓。牛乳微甜来自乳糖,微酸来自柠檬酸和磷酸,咸味来源于氯化物,而苦味由镁和钙形成。乳房炎乳因氯离子含量较高,故有咸味。山羊乳具有膻味,与其中含有的脂肪酸的种类有关。

3. 密度与比重(相对密度)

牛乳的密度是指 20℃的牛乳与同体积 4℃水的质量比值,正常牛乳的密度为 1.028～1.032;而乳的比重是指 15℃的牛乳与同体积 15℃水的质量比值,正常牛乳的比重为 1.030～1.034。乳的密度是由乳固体物含量所决定。非脂乳固体增加,则密度增加;反之,则密度降低。鲜乳脱脂后密度增加,掺水后密度下降。因此,在原料乳验收时,需测定乳的密度。

4. 冰点和沸点

牛乳的冰点一般在 -0.565～-0.525℃ 之间,山羊乳的冰点平均为 -0.580℃。乳的冰点很稳定,如果在乳中掺水,可导致冰点上升。掺水 1%,冰点约上升 0.005 4℃,故可用测定冰点的方法检验乳中是否掺水。

牛乳的沸点在 101 kPa(1 个大气压)下约100.55℃。乳的沸点受乳中干物质含量的影响,乳浓缩时,沸点会相应上升。

5. 酸度与 pH

乳的自然酸度(natural acidity)和发酵酸度(acidity of fermentation)即为总酸度(total acidity),我国常用吉尔涅尔度(Thorner degrees,°T)表示。新鲜牛乳的自然酸度为 16～18°T,其中来源于磷酸盐和柠檬酸盐的占 10～12°T,蛋白质占 3～4°T,CO_2 占 2°T。如果微生物污染乳并生长繁殖,分解乳糖产生乳酸,则导致乳的酸度升高。这种因发酵产酸而增高的酸度称为发酵酸度。酸度是衡量乳的新鲜度和热稳定性的重要指标,乳的酸度高,则其新鲜度和热稳定性差,耐贮存时间较短。

新鲜牛乳的 pH 在 6.4～6.8 之间,羊乳的 pH为 6.3～6.7。酸败乳、初乳的 pH 在 6.4 以下,乳房炎乳、低酸度乳的 pH 在 6.8 以上。乳的 pH 易受

乳中缓冲成分的影响,所以 pH 与滴定酸度之间的关系不具规律性。

6. 表面张力与黏度

牛乳在 15℃时表面张力为 0.04～0.062 N/m。表面张力与泌乳期、乳中干物质含量和温度有关,初乳蛋白质含量高则表面张力略高,全脂乳表面张力为 0.052 N/m,脱脂乳为 0.056 N/m,乳的温度高则表面张力低。测定乳的表面张力可用于区别正常乳和异常乳,也可初步判定生鲜乳和杀菌乳。

牛乳在 20℃时黏度为 0.001 5～0.002 0 Pa·s(帕斯卡·秒)。乳的黏度与乳的化学组成、泌乳期和温度有关,初乳、末乳和病畜乳的黏度比正常乳的大,乳的含脂率或非脂乳固体含量增加时黏度升高,温度升高时乳的黏度降低。

(四)乳的营养价值

乳中含有丰富的营养成分,可促进人体生长发育、调节生理功能和维持身体健康,所含各种营养素可以被人几乎全部消化和吸收,"白色血液"及"一杯牛奶强壮一个民族"则是对牛乳营养价值的最好诠释。所以,乳和乳制品已经逐渐成为人们食物组成的重要部分,受到世界各国的普遍重视。

1. 乳蛋白质

乳含有优质全价蛋白质,其蛋白质中含有人体需要的全部必需氨基酸,且极易被人体消化和吸收,利用率很高。乳中蛋白质既为婴幼儿和青少年生长发育提供所必需的氨基酸,又为体内其他含氮化合物提供氮源。乳蛋白质的营养价值与谷类或大豆蛋白质具有互补性,目前已用于诸如面条等植物性食品的营养强化。有些蛋白质(如乳铁蛋白、免疫球蛋白、抗高血压肽等)可增强机体免疫功能、抑制肠道有害微生物生长、促进某些微量元素的吸收,还有抗衰老作用。乳中含有的生长因子、免疫活性肽、非蛋白氮等含氮物质都具有重要的生理功能。

2. 乳脂肪

乳脂肪是重要的营养成分与能量物质,其熔点低于人的体温,颗粒小,消化吸收率高达 95%,它含有人体所需要的多种必需脂肪酸,并且又含有其他食物难以替代的脂肪酸,适合各类人群食用。乳中的磷脂可为神经组织提供胆碱来源,是细胞膜的组成部分,可促进神经信息的传递。类脂在细胞生命过程中对物质的转运和能量的传递发挥重要作用,乳脂中的某些成分还具有抗菌、抗癌和抗氧化等

作用。

3. 碳水化合物

乳中的主要碳水化合物是乳糖,进入人体内可调节胃酸,促进胃肠道消化,有利于钙和其他矿物质的吸收,能促进婴幼儿智力的发育,并且有助于肠道中乳酸菌繁殖和抑制有害微生物的生长繁殖,还可参与细胞组成和细胞活动。乳中的葡萄糖、半乳糖、低聚糖等碳水化合物也具有重要的生理功能,例如半乳糖有助于血管内膜组织的迅速生长,延缓动脉硬化的形成。

4. 矿物质

乳中含有多种矿物质,对人体最有营养价值的是钙,其次是磷,而且容易被吸收。钙是构成骨骼和牙齿的主要元素,对婴(幼)儿、青少年和老人来说,牛奶是钙的最好来源之一。磷构成磷脂,组成细胞膜,参与能量代谢,维持体液酸碱平衡。

5. 维生素

牛乳中维生素种类很多,尤其是维生素 B_2 的含量较高。因此,乳品是人体维生素 B_2 的良好来源。

二、影响乳品质量的因素

乳含有丰富的营养,是人类获取各类营养成分的良好食物,但同时也是微生物生长的理想培养基。从挤乳到消费者食用,鲜奶要经过许多环节,若处理不当,任何一个环节都有可能影响到乳品的质量安全,使其营养价值降低、感官性质改变,甚至不能食用。因此,要生产优质乳品,必须加强奶牛的饲养管理和乳品生产加工中的卫生监督,避免不利因素的影响。影响乳品质量安全的主要因素有以下几个方面。

(一)乳畜的种类和品种

乳畜的种类和品种不同,其乳汁的化学组成不同,如羊乳的脂肪含量比其他动物的高,而绵羊乳的脂肪和蛋白含量又较山羊的高(表15-1)。一般而言,泌乳量高的牛,乳中脂肪含量较低,如水牛乳的含脂率较荷斯坦奶牛为高;牦牛乳的脂肪含量超过 6%,适于加工奶油。马乳中乳糖含量高,有利于微生物发酵,可加工马奶酒。山羊乳几乎不含胡萝卜素,因此呈白色,但低级脂肪酸含量高,故有膻味。

(二)乳畜的年龄和泌乳期

乳畜的泌乳量以及乳汁的化学成分都随其年龄、产仔数和泌乳期不同而异。一般来说,初产奶牛乳脂肪和非脂乳固体含量最高,多数奶牛到 7 胎后脂肪含量下降。初产奶牛产奶量少,从第 2 胎起泌乳量逐渐增加,第 5~7 胎后达到高峰。

在整个泌乳期,乳汁的化学组成和物理性质差异很大。初乳呈黄色,脂肪、蛋白质含量高,酸度和相对密度较高。末乳的氯离子含量增加,酸度降低,并含解脂酶。

(三)饲养管理和环境温度

合理的饲养管理和供给乳畜全价优质饲料,既可增加产奶量,又可提高乳的品质,使乳中蛋白质维持在较高水平上。饲料影响乳的色泽、风味、化学组成。营养丰富的饲料可提高产乳量和乳固体含量,若长期饲料供应不足,可使乳的风味改变、干物质含量降低。当乳畜食入苦艾、洋葱、蚕蛹等带有强烈刺激气味的饲料,乳的气味和滋味都可能变得异常。

环境温度影响产乳量和乳的化学组成。炎热季节产的乳其脂肪含量低,寒冷季节的乳脂肪和干物质含量高。气温在 4~21℃ 条件下产奶量和乳的成分无明显变化,但当温度升高到 27℃ 后,产奶量和全脂乳固体含量均下降。

(四)挤乳时间及方法

挤乳方法对乳畜的产奶量和含脂率也有一定影响。初挤的乳中脂肪含量较低,而最后挤出的乳中干物质和脂肪含量较高;每次挤乳间隔时间越长,泌乳量越高,脂肪含量越低;早晨挤的乳比晚间挤的乳中脂肪含量低,挤乳量大。如果在挤乳前后按摩乳房,不仅可提高产乳量,还可以提高脂肪含量。目前在发达地区或奶牛饲养主产区,挤乳基本使用的是机械化或半机械化方式,挤乳设备的好坏可直接影响到奶牛的健康状况,从而间接地影响到牛奶的质量安全。

(五)乳畜的健康状况

乳畜的健康状况对产乳量和乳的质量安全影响更为显著。乳畜患有乳房炎时,会引起产乳量下降,乳中脂肪、蛋白质和乳糖等干物质含量急剧下降,而氯离子含量则有所增加,同时,乳的感官性状改变,体细胞数增加。当乳畜患有结核病、布鲁菌病、炭疽等人畜共患病时,会引起乳的微生物污染。乳畜患有酮病、生产瘫痪、低血钾症、创伤性心包炎等普通病时,乳的理化性质也会发生改变。

（六）乳的微生物污染

微生物污染乳后，可引起乳的酸败和人的食源性疾病。

1. 乳中微生物的来源

乳被微生物污染可通过两个途径：一是在挤乳前被微生物污染（称内源性污染），二是在挤乳后被微生物污染（称外源性污染）。

（1）内源性污染（乳房内污染）　即乳在挤出之前被微生物污染。无论是健康乳畜，还是患病乳畜，其乳头管内都有一定数量和一定类群的微生物，因此挤出的乳中则含有微生物。乳畜乳房常与地面或物体接触，容易被粪便、垫草和土壤污染，环境中微生物通过乳头管移行至乳房内部并大量繁殖，挤乳时则随乳汁排出。进入乳房内的细菌主要存在于乳头管及其分支处，尤其是前端。一般而言，健康奶牛乳汁中细菌数量较少，为 200～600 个/mL；最先挤出的乳液中细菌较多，大约为 6 000 个/mL，随后挤出的乳汁中细菌含量逐渐减少，最后挤出的乳中细菌含量 400 个/mL。所以，挤乳时应将最先挤出的两三把乳汁废弃。

除了上述途径外，侵害动物的致病菌也可引起乳的内源性污染。如果乳畜患病时，体内的病原微生物通过血液循环进入乳房，分泌的乳汁中则带有病原菌。影响乳品卫生的奶牛常见疾病有结核病、布鲁菌病、炭疽、口蹄疫、李斯特菌病、副伤寒和乳房炎等，尤其是布鲁菌病、结核病和乳房炎等疾病最为常见。

（2）外源性污染（乳房外污染）　即乳挤出后被微生物污染。引起外源性污染的微生物的数量和种类比内源性污染的多而复杂，在乳品微生物污染方面占有重要地位。引起乳中微生物外源性污染的来源可概括为以下几个方面。

①体表的污染：乳畜的体表，特别是乳房皮肤常常附着各种各样微生物，如果挤乳前未清洗乳房或不注意操作卫生，极易造成乳汁污染。据资料报道，如果挤乳前未清洗奶牛的乳房和腹部，牛乳中细菌数为 7 058 个/mL，清洗后细菌数降为 718 个/mL。

②环境的污染：灰尘、饲料、粪便、垫草、毛发、昆虫等表面含有大量的微生物，落入乳中可造成污染。如果牛舍空气不新鲜，微生物含量高，附着在灰尘和气溶胶中的微生物均可污染乳。通常牛舍内空气细菌含量为 50～100 个/L，污染严重时细菌数可达 10 000 个/L。环境中的微生物主要是芽胞菌、球菌和大量的霉菌孢子，还有肠道致病菌。

③容器和设备的污染：乳品在生产加工、运输及贮存过程中，使用或接触不清洁的乳桶、挤乳机、过滤纱布、过滤器、贮乳槽车、离心机等加工设备和包装材料，是造成乳品中微生物含量极高的主要根源。特别是夏秋季节，当容器或设备洗刷不彻底、消毒不严格，微生物便在乳的残渣中生长繁殖，进而污染乳。容器中最常见的多数是耐热性芽胞菌，一旦污染，将难以彻底消灭。

④工作人员的污染：挤乳人员的手臂和衣服不清洁、患有传染病或挤乳和加工乳品时不规范操作，均会污染乳品。

⑤其他方面的污染：生产用水不卫生，苍蝇和蟑螂等昆虫滋生，也可造成乳品的微生物污染。

2. 乳中微生物的种类

乳中常见微生物有细菌、霉菌和酵母菌，详见第二章第二节。

3. 微生物污染乳品的卫生意义

乳一旦被微生物污染，在适宜条件下微生物即可大量繁殖，引起乳的腐败变质，还有可能造成食物中毒或人兽共患病的发生。

（1）乳的酸败　乳的营养丰富、含水量高、pH接近中性，一旦被微生物污染，可引起蛋白质分解，产生吲哚、硫醇、粪臭素和硫化氢，乳糖分解产生乳酸，同时其他营养物质也发生不同程度分解。

①乳的感官性状改变：乳发生变质后，乳液冻化，颜色变黄、红或青，并出现酸味、臭味或哈喇味等异常气味和滋味。

②乳的营养价值降低：微生物利用乳糖、蛋白质、脂肪和其他营养物质，使其分解后产生许多变质产物，使其营养价值降低，甚至完全不能食用。

（2）乳源性疾病　人进食被病原菌污染的乳或乳制品，可发生以下两类疾病。

①传染病：经乳传播的人类传染病有伤寒、副伤寒、痢疾、霍乱、白喉、猩红热、甲型肝炎和脊髓灰质炎等。人兽共患病主要有布鲁菌病、李斯特菌病、结核病等。

②食物中毒：污染乳的沙门氏菌、致病性大肠埃希菌、金黄色葡萄球菌、链球菌、肉毒梭菌、蜡样芽胞菌等病原菌，均可引起人的食物中毒。

（七）乳的化学性污染

乳与乳制品中残留的有毒有害化学物质主要有

以下几类。

1. 有害元素

有害元素主要有来自原料、设备等的铅、砷等。

2. 农药残留

农药残留主要来自饲料、饮水的六六六、DDT等有机氯农药。

3. 兽药残留

主要有抗微生物药、抗寄生虫药和激素等兽药残留，以青霉素等抗生素残留最为突出，严重影响酸乳、干酪、奶油等生产。

4. 黄曲霉毒素

乳与乳制品中含有的黄曲霉毒素 M_1，是由饲料中的黄曲霉毒素 B_1 转化而来，主要因玉米等饲料被污染所致。

5. 掺假物

乳中掺假物最为复杂，引起乳和乳制品中多种掺假物残留，如防腐剂、抗生素、中和剂、淀粉、豆浆、食盐、洗衣粉、化肥、硝酸盐、芒硝、白陶土、白鞋粉、广告白等。

三聚氰胺（melamine）是一种三嗪类含氮杂环有机化合物，简称三胺，属于有机化工原料。分子式 $C_3N_6H_6$，被人称为"蛋白精"，可产生蛋白质含量较高的假象。三聚氰胺经胃肠道吸收后，可能于肾脏中结合沉积，形成结石，严重者会造成肾脏功能受损，这种现象较易发生在肾脏尚未发育完全的婴幼儿。2008 年 9 月，中国发生了三鹿婴幼儿奶粉受污染事件，导致食用了受污染奶粉的婴幼儿产生肾结石病症，其原因是奶粉中含有三聚氰胺。

(八)加工和贮藏

1. 加热

乳是一种热敏感性物质，在预热、消毒、灭菌浓缩等热处理中，乳的理化性质将发生一定的变化。加热对乳品质的主要影响：牛乳在 40℃ 以上温度加热时液面形成薄膜，在高温下加热或煮沸时容器的内表面形成乳石（milk stone），经 100℃ 以上温度长时间加热则发生美拉德（Maillard）反应，乳蛋白变性，乳糖分解，维生素 B_1、维生素 B_6、维生素 B_{12}、叶酸素和维生素 C 遭到破坏，游离脂肪酸减少等。此外，高温加热还可以引起乳的黏度增大、可溶性钙和磷比例降低、抑制细菌的酶发生钝化以及风味物质从乳中散失等变化。

2. 冷冻

乳在贮藏运输中发生冻结后，胶体稳定性降低，蛋白质沉淀，脂肪上浮，出现氧化气味、金属味和鱼腥味等异味。冻结后的乳，其周围是透明的冰晶层，乳固体含量和酸度均较低。冻结乳的上表层有脂肪上浮，组织比较柔软。冻结乳的下层固体物质含量较高。而在冻结乳的中间则是蛋白质、盐类、乳糖等固体物含量较高的白色核心，其酸度较高。

此外，在乳品生产加工、贮藏和运输中，冷藏、均质处理、高压杀菌、喷粉、干燥等工艺以及机械设备、添加剂、包装材料等对乳品的品质也有不同程度的影响，会导致乳品的理化性质改变，甚至发生氧化、褐变等变化。

第二节 生鲜乳的生产加工卫生

为了确保乳与乳制品的卫生质量，有效地控制微生物污染，应注意乳的生产卫生和初加工卫生。

一、生鲜乳的生产卫生

为了得到品质良好的乳，在原料的生产中除了改良乳畜的品种、加强饲养管理外，还应严格遵守卫生制度，最大限度地减少污染。奶牛场应制定生产卫生安全制度，加强企业自身安全监督和管理。

(一)饲养场卫生

1. 场址的选择和布局

奶牛场应设管理和生活区、生产和饲养区、生产辅助区、畜粪堆贮区和病牛隔离区，各区应相互独立分隔，生活区与其他各区应相距 50 m 以上，并位于地势高的上风口。畜粪堆贮区和病牛隔离区应位于地势低的下风口处。运送饲料和生奶的道路与装运牛粪的道路应分设，并尽可能减少交叉点。

2. 场区卫生管理

牛场的卫生应符合《奶牛场卫生规范》（GB 16568—2006）的规定。建立良好的消毒制度，每周消毒一次饲槽，每月消毒一次牛舍，每季消毒一次全场，并对进入的车辆进行必要的消毒。场内应有粪便处理设施，粪便处理方法参见农业部颁布的《畜禽粪便无害化处理技术规范》（NY/T 1168—2006）。污水处理后应达到《畜禽养殖业污染物排放标准》（GB 18596—2001）。畜舍应保持清洁、干燥，通风良好,光线充足,经常更换垫草,及时清理粪便,并有防蝇措施;畜舍门前的消毒池内,应经常更换有效消毒剂。

(二)饲养管理

乳畜的饲草和饲料应干净、无杂质和腐烂变质现象。各种饲料的收购和贮藏应符合《饲料卫生标准》(GB 13078—2017)的规定,饮水应符合我国农业行业标准《无公害食品 畜禽饮用水水质》(NY5027—2008),饲养用具应清洁卫生。严格按奶牛饲养标准配制日粮,保证日粮中营养的充分和平衡,特别是矿物质和维生素的充分和平衡。

(三)防疫和检疫

保证乳畜的健康是生产优质乳的先决条件,饲养场必须建立检疫和防疫制度,培育无规定疫病的乳牛群。为了防止人畜共患病的发生,每年对奶牛逐头进行布鲁菌病和结核病的检疫。对奶牛场应进行口蹄疫、牛肺疫、炭疽、蓝舌病、牛白血病、牛传染性鼻气管炎等传染病的监测。应做到病、健畜分养,乳汁分别处理。奶牛发生烈性传染病时,应立即上报疫情,并采取有效防疫措施,销毁被污染的乳汁。条件许可时,每月至少一次对全场奶牛进行牛乳体细胞测试,对体细胞超出 50 万个/mL 的奶牛进一步做病原分离鉴定。

(四)工作人员卫生

饲养人员和挤乳人员取得健康合格证后才能上岗工作。如果从业人员患有痢疾、伤寒、弯曲菌病、病毒性肝炎等消化道传染病(包括带菌者)、活动性肺结核、布鲁菌病、化脓性或渗出性皮肤病以及患有其他有碍于食品卫生的疾病和人畜共患病时,不得从事奶牛的饲养、乳品生产和加工等工作。工作人员应保持个人卫生,挤奶前清洗手臂,工作时必须穿戴口罩、工作衣、工作帽和工作鞋(靴),经常修剪指甲,养成良好的卫生习惯。

(五)容器和设备卫生

盛乳的容器应采取表面光滑、便于清洗、耐碱、无毒、小口的不锈钢桶或塑料桶。容器使用后必须立即用清洁水彻底刷洗,然后用 0.5%～1%氢氧化钠溶液刷洗,再用清水冲洗干净,最后用蒸汽消毒 2～3 min,倒置沥干后备用。最有效的容器洗刷方法是蒸汽消毒。

挤乳机与乳汁的接触面积较大,黏附的乳汁多,而且机器内不易保持干燥,微生物很容易生长繁殖。因此,挤乳机的送乳管和贮乳槽使用后必须及时清洗和消毒。贮存和运输原料的贮乳槽和乳槽车使用后应用水清洗,0.5%～1%氢氧化钠溶液,蒸汽消毒 3～5 min。

(六)挤乳卫生

1. 乳房卫生

挤奶前先将乳房清洗干净,并统一用含氯消毒水(浓度为 200～300 mg/L)浸泡消毒奶头 20 s,用清洗消毒过的干毛巾抹干净奶头,做到一牛一巾。挤完奶后用 1%的碘伏液药浴奶头。

2. 挤乳间卫生

挤乳间应清洁卫生,通风良好。若在牛舍挤乳,应在挤乳前 30 min 清扫牛舍,冲洗地面。挤奶厅每天消毒一次。

3. 挤乳卫生

挤乳员应按照操作规程挤乳。应将挤出的前三把乳汁废弃,但必须收集于专用桶中进行无害化处理。如果奶牛患有乳房炎,所挤乳汁应废弃,并进行无害化处理。

(七)贮藏和运输

过滤后的乳应在 2 h 内冷却至 4℃,然后冷藏,在冷藏中应防止脂肪上浮。国际乳品联合会(IDF)认为,牛乳在 4.4℃时保存最佳,10℃稍差,15℃以上时会影响乳的质量(表 15-3)。

表 15-3 牛乳在不同温度下贮存时细菌生长情况

CFU/mL

贮存温度	刚挤出的乳	24 h	48 h	72 h
4.4℃	4 000	4 000	5 000	8 000
15℃	4 000	1 600 000	33 000 000	326 000 000

原料乳必须用密闭、清洁的乳槽车或乳桶盛装,在早晚运输。运输中避免剧烈震动,防止乳脂肪分离。

二、鲜乳的初步加工卫生

刚挤出的乳中含有微生物,如果贮存在较高的温度下,容易发生腐败变质,因此,挤出的鲜乳必须尽快加工。目前,国内鲜乳有巴氏杀菌乳、灭菌乳、强化乳、花色乳、还原乳等品种,各种产品的加工工艺不完全相同,但基本加工工艺如下:过滤→冷却→原料验收→预处理(净化、冷却、贮藏)→杀菌→冷却→罐装→贮存→运输。乳品厂必须遵守《食品安全国家标准　乳制品良好生产规范》(GB 12693—2010)的规定,加强企业自身卫生管理和产品质量安全管理。

(一)原料乳的验收

原料乳(生乳)必须来自健康动物,各项指标均应符合《食品安全国家标准　生乳》(GB 19301—2010)要求。

(二)乳的净化

原料乳在杀菌之前,应先经过净化,以便除去杂质,降低微生物的数量,有利于乳的消毒。

1. 过滤净化

乳容易被粪屑、饲料、垫草、牛毛、乳块、蚊蝇或其他异物污染。因此,刚挤出的乳,必须尽快过滤,以便除去物理性杂质。在奶牛场,常用纱布、滤袋或不锈钢滤器过滤。将每块纱布折成 3～4 层,其过滤量不得超过 50 kg,注意将纱布和滤袋扎牢,不能有漏洞;滤布和滤器使用后必须清洗和消毒,干燥后备用。

2. 离心净化

在乳品厂常用离心净乳机净化乳,以便除去不能被过滤的极小的杂质及附着在杂质上的微生物、乳中的体细胞,能显著提高净化效果,增强杀菌效果,有利于提高乳的质量。

(三)乳的冷却

刚挤出的乳,温度约为 36℃,是微生物生长的最适温度。如果不及时冷却,乳中微生物大量增殖,乳会变质凝固,酸度增高(表 15-4)。迅速冷却乳既可抑制微生物的繁殖,又可延长乳中抑菌酶的活性。乳中的乳烃素(lactenin)、溶菌酶(lysozyme)和乳过氧化氢酶(lactoperoxidase)等酶类,具有抑菌和抗菌作用。但它们所维持的抗菌时间与乳的温度和细菌污染程度有关。乳的温度越低,细菌含量越少,抑菌时间越长,反之则短。如果乳挤出后迅速冷却到 0℃,抑菌作用可维持 48 h,5℃维持 36 h,10℃维持 24 h,25℃维持 6 h,而在 37℃则仅维持 2 h。

表 15-4　乳冷却温度与乳的保存性的关系

乳的贮存时间	乳的酸度/°T		
	未冷却的乳	冷却到 18℃的乳	冷却到 13℃的乳
刚挤出的乳	17.5	17.5	17.5
挤出 3 h 的乳	18.3	17.5	17.5
挤出 6 h 的乳	20.9	18.5	17.5
挤出 9 h 的乳	22.5	18.5	17.5
挤出 12 h 的乳	变酸	19.0	17.5

乳冷却得越早、温度越低,乳就越新鲜(表 15-4)。所以,刚挤出的乳过滤后必须尽快冷却到 4℃,并在此温度下保存,直至运送到乳品厂。此外,经杀菌后的乳也应尽快冷却至 4～6℃。乳的冷却方法有水池冷却、表面冷却器冷却、蛇管式冷却器冷却和热交换器冷却等。

(四)乳的杀菌和灭菌

为了防止乳的腐败变质,杀灭腐败菌和病原菌,生乳应尽早予以杀菌或灭菌。杀菌是利用物理和化学方法,使微生物失去生命力的操作。灭菌是杀死一切微生物的操作。乳品厂常用的杀菌和灭菌方法有以下几种。

1. 巴氏杀菌法

巴氏杀菌法(pasteurization)的优点是能够最大限度地保持鲜乳原有的理化特性和营养成分,但仅能除去致病菌、有害微生物,仍有耐热菌残留。

(1)低温长时间杀菌法(LTLT)　将乳加热至 62～65℃维持 30 min。

(2)高温短时间杀菌法(HTST)　将乳加热到 72～75℃维持 15～20 s 或 80～85℃维持 10～15 s,一般采用片式热交换器进行连续杀菌。

2. 超巴氏杀菌法

超巴氏杀菌法(ultra pasteurization),将乳加热至 125～138℃维持 2～4 s,然后在 7℃以下保存和销售。

3. 超高温瞬时杀菌法

超高温瞬时杀菌法(ultra heat treated,UHT),流动的乳液经 135℃以上灭菌数秒,在无菌状态下包装,以达到商业无菌(commercial sterilization)的要求。

4. 保持灭菌(二次灭菌)法

将乳液预先杀菌或不杀菌,包装于密闭容器内,在不低于110℃温度下灭菌10 min以上。但可引起部分蛋白质分解或变性，色、香、味不如巴氏杀菌乳，脱脂乳的亮度、浊度、黏度受到影响。

由于采用不同的热处理方法，乳中细菌残存数和致死率不同（表15-5），其质量和保质期也不同。巴氏杀菌乳一般只杀灭乳中致病菌，但残留一定量的乳酸菌、酵母菌和霉菌及芽胞菌，这种产品不宜久存。灭菌乳的生产中可采用UHT或保持灭菌（二次灭菌）法，产品可在密闭容器内保存3～6个月。一般而言，为了达到灭菌效果，温度越高、时间越长越好，但可引起蛋白质分解、变性，营养物质损失。因此，乳品厂应根据企业的设备和产品的种类，选择适宜的热处理方法。

表 15-5　不同杀菌方法生产的乳中细菌残存数

灭菌方法	培养温度/℃	杀菌前细菌数/（个/mL）	杀菌后细菌数/（个/mL）	死亡率/%
低温长时间杀菌法	30	2 985 000	33 960	97.3
	30	1 600 000	4 400	99.7
	35～37	8 000 000	7 500	99.9
高温短时间杀菌法（HTST）	30	2 980 000	58 530	96.7
	35～37	115 000 000	33 600	99.6
超高温瞬时杀菌法（UHT）	35～37	13 000 000	0.5～1	99.999
	35～37	（5.5×10³）～（2.5×10⁸）	0	100

（五）乳的包装

包装材料必须符合食品卫生要求，没有任何污染，并要避光、密封和耐压。灭菌乳的包装应采用无菌罐装系统，包装材料必须无菌。包装容器的灭菌方法有饱和蒸汽灭菌、双氧水灭菌、紫外线辐射灭菌、双氧水和紫外线联合灭菌等。产品标签按GB 7718—2011规定执行。

（六）乳的贮存和运输

1. 贮存

为了保证产品的风味和质量，以免腐败变质，巴氏杀菌乳的贮存温度应为2～6℃，灭菌乳应贮存在干燥、通风良好的场所。贮存成品的仓库必须卫生、干燥，产品不得与有害、有毒、有异味，或对产品产生不良影响的物品同库贮存。

2. 运输

成品运输时应用冷藏车，车辆应清洁卫生，专车专用，夏季运输产品时应在6 h内送到用户。在运输中应避免剧烈震荡和高温，要防尘、防蝇，避免日晒、雨淋，不得与有害、有毒、有异味的物品混装运输。

第三节　鲜乳的卫生检验

一、样品的采集

散装或用大型容器盛装的乳，应将乳液混匀后取样，每次取样量不得少于250 mL。瓶装或袋装的成品，采样数量按每批或每个班次取1‰，不足千件者抽取一件。采集的样品应有代表性，采集理化检验的样品时所用的采样器和容器必须清洁干燥，不得含有待测物质或干扰物质，采集微生物检验用的样品时取样器和容器必须无菌。样品应贮存于2～6℃，尽快送检，以防变质。

二、感官检验

将乳样置于室温或15～20℃水浴中，保温10～15 min后检查。

（一）生鲜乳

生鲜乳（raw milk）系指从正常饲养的、无传染病和乳房炎的健康乳畜乳房内挤出的正常乳。我国约65%的生乳来自个体农户,乳品厂收购生鲜乳时,应检验其色泽、气味、清洁度以及有无杂质或其他异物,还应注意乳是否有掺杂使假现象。

(二)巴氏杀菌乳

巴氏杀菌乳(pasteurized milk)系采用较低温度(一般为62~80℃),在规定的时间内,对乳进行加热处理,达到杀死微生物营养体的目的。应检验其色泽、组织状态、气味和滋味。

(三)灭菌乳

灭菌乳(sterilized milk)与巴氏杀菌乳不同。巴氏杀菌乳一般只杀灭乳中致病菌,而残留一定量的乳酸菌、酵母菌和霉菌。这种产品不能久存。灭菌乳在密闭的容器内可以存放3~6个月,甚至达9~12个月。目前市面上常见的UHT纸包装乳就是典型的灭菌乳。产品包括灭菌纯牛(羊)乳和灭菌调味乳两类6种。检验内容同巴氏杀菌乳。

(四)无公害食品生鲜牛乳

无公害食品生鲜牛乳是指在良好的无公害的生产环境条件下,生产过程中符合规定的无公害乳品生产技术操作规程,产品不受农药、重金属等有害物质污染,或有毒有害物质控制在安全允许的范围内的乳。其检验方法同生鲜乳。

三、理化检验

检验乳的相对密度、蛋白质、脂肪、酸度、有害物质、有无掺假物质等。

四、微生物检验

鲜乳、消毒乳和灭菌乳的微生物指标包括菌落总数、大肠菌群和致病菌(仅限于沙门氏菌、志贺氏菌和金黄色葡萄球菌),具体检验方法分别见GB 4789.2—2016、GB 4789.3—2016、GB 4789.4—2016、GB 4789.5—2012和GB 4789.10—2016。

五、乳房炎乳的检验

乳房炎乳属于异常乳,因乳中可能含有溶血性链球菌、金黄色葡萄球菌、绿脓杆菌和大肠埃希菌等多种致病菌,以及微球菌、芽胞菌等腐败菌,严重影响乳的质量安全。奶牛乳房发生炎症,引起上皮细胞坏死、脱落进入乳汁中,白细胞也会增加,甚至有血和脓。

乳中细胞含量的多少是衡量乳房健康状况及乳卫生质量的标志之一。正常牛乳中体细胞含量一般不超过50万个/mL,平均26万个/mL。当奶牛患有乳房炎时,乳中体细胞数超过50万个/mL。为了防止乳房炎乳混入原料乳中,我国和很多发达国家都采用体细胞计数(somatic cell count)的方法。

检验方法包括氯糖数的测定、凝乳检验法、血与脓的检出、体细胞计数电导率测定等。

此外,还可用溴麝香草酚蓝(BTB)检验法、过氧化氢酶法(H_2O_2玻片法)、烃基(烷基)硫酸盐检验法(CMT)等方法检验乳房炎乳。

六、掺假乳的检验

乳品生产和经营者在乳中加入各种物质,以假乱真、以杂当真或以伪当真,最终目的是获取非法利润,必须对掺假乳进行严格检验。

(一)乳中掺假物的特点

1. 掺假物是廉价的物质

最常见的掺假是加入水。

2. 掺假物和乳的物理性质非常相似

在乳中加入米汤、豆浆、广告白、白鞋粉等,因其色泽与乳的色泽相似,通过感官检查难以辨别。

3. 掺假物起特殊作用

(1)提高乳的密度　乳掺水后,密度降低,然后加入食盐、蔗糖或尿素等物质以提高乳的密度,以假乱真。

(2)提高乳的"蛋白质"含量　三聚氰胺是一种低毒的化工原料,由于其含氮量为66%左右,而蛋白质平均含氮量为16%左右,因此,三聚氰胺被称为"蛋白精",常被不法商人用作添加剂,以提高乳品检测中的蛋白质含量。

(3)降低乳的酸度　乳酸败后加入中和剂,以中和过多的乳酸,如碳酸氢钠。

(4)阻止酒精阳性试验结果出现　为了防止酒精阳性试验结果出现,使假者在乳中掺入洗衣粉等物质。

(5)防止乳的酸败　乳中加入甲醛、过氧化氢等,以抑菌和防腐。

（二）常见掺假物的分类

牛乳掺假情况极其复杂，掺假物种类繁多，五花八门，有时难以检出。据报道，我国牛乳掺假率高达 36%～70%，掺假物有 50 余种，其中以掺水、碱、盐、糖、淀粉、豆浆、尿素等物质较为常见，并且以混合物掺假现象较为普遍。按掺假物的性质不同分为以下几类物质：

1. 水

水是最常见的一种掺假物质，加入量一般为 5%～20%，有时高达 30%。

2. 电解质

为增加乳的密度或掩盖乳的酸败，在乳中掺入电解质。

（1）中性盐类　为了提乳的密度，在牛乳中掺入食盐、芒硝（Na_2SO_4）、硝酸钠和亚硝酸钠等物质。

（2）碱类物质　为了降低乳的酸度，掩盖乳的酸败，防止牛乳因酸败而发生凝结现象，常在乳中加入少量的碳酸钠、碳酸氢钠、明矾、石灰水、氨水等中和剂。

3. 非电解质物质

这类物质加入水中后不发生电离，如在乳中掺入尿素、蔗糖等，其目的是为了增加乳的相对密度。

4. 胶体物质

一般都是大分子物质，在水中以胶体液、乳浊液等形式存在，能增加乳的黏度，感官检验时没有稀薄感。如在乳中加入米汤、豆浆和明胶等，以增加相对密度。

5. 防腐物质

为了防止乳的酸败，在乳中加入具有抑菌或杀菌作用的物质，常见的有防腐剂和抗生素两类。防腐剂主要有甲醛、苯甲酸、水杨酸、硼酸及其盐类、过氧化氢、亚硝酸钠、重铬酸钾等。

6. 其他物质

在乳中掺入牛尿、人尿、白陶土、滑石粉、大白粉、白鞋粉、三聚氰胺等物质。

（三）牛乳掺假检验

乳中掺入其他物质，不但降低乳的营养价值和

风味，影响乳的加工性能和产品的品质，使消费者受到经济损失，而且许多掺假物质可损害食用者的健康，严重时可造成食物中毒，甚至危及人的生命，导致死亡。因此，生产单位和检验部门应严格把关，加强原料乳和产品的掺假检验。

检验人员应通过现场调查，获取资料，对可疑掺假物进行初步分析，确定检验方案。首先检验乳的色泽、气味、黏稠度等有无异常，再加热煮沸样品，检查有无咸味、苦味或其他异味。然后采用物理检验方法检验乳的密度、导电率、冰点等。同时，根据现场调查和感官检验结果，通过分析，确定化学检验项目，采用定量或定性分析方法检验乳中主要营养物质的含量、掺假物质的性质和含量。通过分析与检验，判定牛乳是否有掺假现象。

乳中常见掺假物的检验方法见实验指导。乳与乳制品中三聚氰胺的检测按《原料乳中三聚氰胺快速检测　液相色谱法》（GB/T 22400—2008）和《原料乳与乳制品中三聚氰胺检测方法》（GB/T 22388—2008）测定。

七、乳的卫生标准和卫生评定

我国现行的卫生标准包括《食品安全国家标准 生乳》（GB 19301—2010）和《食品安全国家标准 灭菌乳》（GB 25190—2010）。

（一）鲜乳卫生标准（GB 19301—2010）

1. 感官指标

感官指标应符合表 15-6 的规定。

表 15-6　鲜乳的感官指标

项　目	指　标
色泽	呈乳白色或微黄色
滋味、气味	具有乳固有的香味，无异味
组织状态	呈均匀一致的胶态液体，无凝块、无沉淀、无肉眼可见异物

2. 理化指标

理化指标应符合表 15-7 的规定。

表 15-7　鲜乳的理化指标

项目	指标
相对密度/(20℃/4℃)	≥1.027
蛋白质/(g/100 g)	≥2.8
脂肪/(g/100 g)	≥3.1
非脂乳固体/(g/100 g)	≥8.1
酸度/°T 牛乳 羊乳	 ≤12～18 ≤6～13
杂质度/(mg/kg)	≤4.0

3. 有毒有害物质残留

乳中有毒有害物质残留量应符合表 15-8 的规定。

表 15-8　鲜乳中有毒有害物质残留限量

项目	指标
铅(Pb)/(mg/kg)	≤0.05
无机砷/(mg/kg)	≤0.1
黄曲霉毒素 M_1/(μg/kg)	≤0.5
六六六/(mg/kg)	≤0.02
滴滴涕/(mg/kg)	≤0.02
兽药残留	应符合国家有关标准规定

4. 微生物指标

微生物指标应符合表 15-9 的规定。

表 15-9　鲜乳的微生物指标

项目	指标
菌落总数/(CFU/g)	≤2×10⁶

(二)巴氏杀菌、灭菌乳卫生标准 (GB 25190—2010)

1. 原料、辅料要求

原料、辅料应符合相应的卫生标准和有关规定。

2. 感官指标

无异味、无异物。

3. 理化指标

理化指标应符合表 15-10 的规定。

表 15-10　巴氏杀菌、灭菌乳的理化指标

项目	指标	检验方法
脂肪/(g/100 g)	≥3.1	GB 5413.3
蛋白质/(g/100 g) 牛乳 羊乳	 ≥2.9 ≥2.8	GB 5009.5
非脂乳固体/(g/100 g)	≥8.1	GB 5413.39
酸度/°T 牛乳 羊乳	 12～18 6～13	GB 5413.34
铅(Pb)/(mg/kg)	≤0.05	GB 5009.12
总砷/(mg/kg)	≤0.1	GB 5009.11
黄曲霉毒素 M_1/(μg/kg)	≤0.5	GB 5009.21

4. 兽药残留指标

乳中兽药残留限量应符合相应的国家卫生标准规定。

5. 农药残留指标

乳中农药残留限量应符合 GB 2763—2019 的规定。

6. 微生物指标

微生物指标应符合商业无菌的要求,按 GB/T 4789.26 规定的方法检验。

(三)不合格乳的卫生评定

经过检验,原料乳或成品乳有下列缺陷者,不得食用,应予以销毁。

1. 感官性状异常

乳呈现黄色、红色或绿色等异常色泽,乳汁黏稠,有凝块或沉淀,有血或脓、肉眼可见异物或杂质,或有明显的饲料味、苦味、酸味、霉味、臭味、涩味及其他异常气味或滋味。

2. 理化指标异常

乳的脂肪、非脂乳固体以及蛋白质含量低于国家标准或有关行业标准,黄曲霉毒素、重金属、农药以及其他有害物质超标。

3. 微生物指标异常

乳中检出致病菌,菌落总数或大肠菌群数超标。

4. 掺假乳

乳中掺水或掺入其他任何物质。

5.异常乳

开始挤出的一二把乳汁,产犊前 15 d 的乳,产犊后 7 d 的初乳,应用兽药期间和休药期的乳汁,乳房炎乳及腐败变质乳等。

6.病畜乳

乳畜患有炭疽、鼻疽、口蹄疫、狂犬病、钩端螺旋体病、结核病、布鲁菌病、李斯特菌病、乳房放线菌病等传染病时所产的乳。

第四节　乳制品的加工卫生与检验

一、乳制品的加工卫生

乳制品(dairy products)系指以鲜牛乳或羊乳为主要原料,采用不同的加工方法制成的产品,包括酸牛乳、乳粉、奶油、炼乳、奶油、干酪、干酪素、乳糖、奶片、冰激凌及冷饮制品、乳酸饮料等制品,我国少数民族地区还有扣碗酪(奶酪)、乳扇、奶皮子、奶豆腐(乳饼)、酥油、奶子酒等传统的乳制品。

在乳制品的加工、包装、贮藏及运输等环节中,乳品生产企业应采用 HACCP、GMP 和 SSOP 等食品安全管理体系,从原料乳到产品实行全过程质量安全监控,制定和完善乳品生产技术规范,推广和普及安全生产配套综合技术,严格遵守卫生制度,加工机械设备、用具及容器必须保持清洁。产品必须符合卫生标准,从业人员必须健康,无传染病,保持个人、车间和环境卫生。大力推广生产无公害乳品、绿色乳品和有机乳品的生产。

(一)酸牛乳的加工卫生

酸牛乳(yoghurt)俗称酸奶,是以牛乳或复原乳为原料,添加或不添加辅料,使用含有保加利亚乳杆菌、嗜热链球菌的菌种发酵制成的产品,有纯酸牛乳(natural yoghurt)、调味酸牛乳(flavored yoghurt)和果料酸牛乳(yoghurt with fruit)3 类,每一类有脱脂、部分脱脂或不脱脂 3 种。酸牛乳是发酵乳中最重要的一种,由于乳酸菌分解蛋白质和乳糖,微生物合成维生素,提高了乳的营养价值。

1.原料

(1)原料乳　生产酸乳的生鲜牛乳要符合 GB 19301—2010 的规定,必须新鲜,酸度不得超过 18°T,不得含有害物质,尤其是抗生素和防腐剂。

(2)辅佐料　食品添加剂和营养强化剂须使用 GB 2760—2014 中允许使用的品种,并符合相应的国家标准或行业标准的规定,不得使用防腐剂。食糖符合 GB 13104—2014 的规定。允许加入的果料和水果汁等辅料也须符合食品卫生标准。

2.发酵剂

发酵剂(starter culture)是指生产发酵乳制品时所用的特定微生物培养物,有乳酸菌培养物(seed starter)、母发酵剂(mother starter)和生产发酵剂(bulk starter)3 种类型。发酵剂必须用无害的乳酸菌培养而成,每天须进行菌种活力试验和纯度检验,不定期进行复壮与纯化,防止杂菌和噬菌体生长。菌种制备室和发酵操作间必须保持清洁,定时灭菌,防止杂菌污染和生长。

3.杀菌和发酵

原料乳经预处理、标准化、配料、预热、均质后,95℃维持 30 min,或 90℃维持 35 min,然后立即冷却至 45℃,加入纯化的生产发酵剂进行发酵。发酵好的酸乳,应立即置于 4~5℃冷库,冷却 24 h,以迅速抑制乳酸菌生长,使其达到后熟。

4.贮存和运输

产品应贮存于 2~6℃冷库,保存期不超过72 h。成品采用 3~6℃冷藏车运输,避免强烈震动。

(二)乳粉的加工卫生

乳粉(milk powder)是以牛乳或羊乳为原料经杀菌、浓缩、喷雾干燥而制成的粉末状产品,具有营养价值高、耐贮藏、食用方便等特点。产品有全脂乳粉(whole milk powder)、全脂加糖乳粉(sweetened whole milk powder)、脱脂乳粉(skimmed milk powder)、调制乳粉(flavoured milk powder)、速溶乳粉(instant milk powder)、乳清粉(whey powder)、酪乳粉(butter milk powder)、乳油粉(cream powder)、冰激凌粉(ice cream mix power)、麦精乳粉(malted milk powder)等。在乳粉加工过程中,应防止发生褐变、酸度偏高或微生物污染。

1.原料

原料乳和辅佐料必须经过检验,符合国家标准规定的要求,其要求与酸牛乳原料相同。

2. 杀菌与浓缩

原料乳经预处理、预热、均质后，采用 HTST 或 UHT 杀菌，既可破坏乳中的酶类，杀灭微生物，又可防止或推迟脂肪的氧化，还可使乳中蛋白质达到软凝块化，食用后更容易消化吸收。杀菌工艺中所用设备、管路、贮罐等用具在生产前要彻底清洗和灭菌。浓缩锅以及蒸发管和交换器的列管必须光滑，便于清洗，使用前后须用水彻底清洗，并用饱和蒸汽杀菌 5 min。

3. 干燥、冷却与包装

乳经真空浓缩后应立即进行喷雾干燥。喷雾干燥所用的热风必须是清洁的空气，并经滤器过滤，以除去灰尘、油分、水分、昆虫和其他杂物。热风温度不宜过高，以防风筒周围产生焦粉。干燥室应用不锈钢结构，光滑、严密，以便清洗和消毒。

形成乳粉后尽快排出干燥室，以免受热时间过长，引起蛋白质变性、大量游离脂肪酸生成、色泽与风味改变，并可提高乳粉溶解度和保藏性。

乳粉的温度降至 25℃以下后才能包装，可采用真空包装或充氮包装。包装材料要密封、避光，符合食品卫生要求。每天须对包装间进行 30 min 紫外线照射消毒。

4. 贮存和运输

包装好的产品应贮存于干燥、清洁、通风良好的仓库内，不得与有毒、有害、有异味、易挥发、易腐蚀的物品同处贮存。运输产品时应避免日晒、雨淋，不得与有毒、有害、有异味和影响产品质量的物品混装运输。

(三)奶油的加工卫生

奶油（butter）是以牛乳稀奶油为原料，经过发酵或不发酵，加工制成的固态乳制品，又称为黄油。产品可分为奶油和无水奶油 2 种。在生产中注意防止微生物污染，以及出现金属味和酒精味。

1. 原料

原料乳应为来自健康动物的正常乳，经检验应符合 GB 19301—2010 的规定，不得含有抗生素。

2. 杀菌与冷却

分离后的稀奶油经标准化后，采用 HTST、UHT 或强化热处理（extended heat treatment）杀菌，罐装后于 110～120℃杀菌 10～20 min，以杀灭有害微生物，钝化脂肪酶，防止酸败，除去不良气味，改善奶油的风味。杀菌后立即冷却至 2～10℃，使其达到物理成熟。

3. 发酵与包装

生产酸性奶油时，原料经巴氏杀菌、冷却至发酵温度，加入纯化的发酵剂发酵 10～12 h。包装材料要强韧柔软，不透气，不渗水，不透油，无毒，无害，无异味，避光，符合食品卫生国家标准的规定。

4. 贮存与运输

成品奶油包装后立即送入冷库冻藏，温度不得超过−15℃，保存期不超过 6 个月。在 4～6℃保存期不超过 7 d，若要较长时间保藏，需置于−23℃的冷库。成品不得与有异味的物品存放在一起，在运输产品时应使用冷藏车。

(四)炼乳的加工卫生

炼乳（condensed milk）是以牛乳为主料，添加或不添加白砂糖，经浓缩制成的黏稠状液体产品，分为全脂无糖炼乳（evaporated milk）和全脂加糖炼乳（sweetened condensed milk）2 类。在生产和贮藏中应防止酸度偏高，出现异味、褐变、蛋白凝固、脂肪上浮，或霉菌污染。

1. 原料

原料乳须符合 GB 19301—2010 的规定。添加的稳定剂等食品添加剂须按 GB 2760—2014 执行。全脂加糖炼乳中加糖的目的之一是抑制微生物繁殖，延长炼乳的保存期，所用食糖须符合 GB 13104—2014 的规定。

2. 杀菌与浓缩

采取用 LTLT、HTST 或 UHT 杀菌，以杀灭原料乳中的致病菌和有害微生物，破坏和钝化酶，有利于浓缩过程稳定进行，以保证产品安全，提高保存性。

炼乳是一种浓缩乳，为了除去水分须进行浓缩，常用真空浓缩。在浓缩中要防止因真空度过低及停电、停水等原因造成的沸腾突然停止及倒罐现象。浓缩结束后，应立即对锅体、加热盘管以及雾沫分离器等部分进行清洗和杀菌。浓缩锅再次进料前再以饱和蒸汽杀菌 10 min。

3. 均质与包装

炼乳长时间放置后，会发生脂肪上浮现象，因此需进行均质处理，可改善成品感官质量，并使炼乳易于消化吸收。炼乳均质压力一般在 $10\sim14$ MPa,温度为 $50\sim60℃$。炼乳温度接近大气温度时罐装,并要装满,以防污染或出现"纽扣状"凝块。包装材料常选用金属罐或玻璃罐,须符合食品卫生国家标准,空罐使用前在 $160℃$ 烘烤 $1\sim2$ h,冷却后备用。装罐机每天用后要拆洗和杀菌。罐装间使用前应用紫外线灯杀菌 30 min。

4. 贮存和运输

炼乳应贮存于干燥、通风良好的场所,温度不得高于 $20℃$。运输产品时避免日晒、雨淋。不得与有毒、有害、有异味或影响产品质量的物品混装运输或同处贮存。

(五)干酪的加工卫生

干酪(cheese)是指以牛乳为原料,经巴氏杀菌、添加凝乳酶、排除乳清而制得的新鲜或发酵成熟的乳制品。干酪的种类很多,有数千种,比较著名的有 20 多种,根据干酪硬度与成熟特征分为软质干酪、半硬质干酪、硬质干酪、超硬质干酪和再制干酪。在干酪生产加工中,应防止干酪出现变形、松散塌陷、蜡衣缺陷、外皮缺陷、变色、组织膨胀和风味异常等。

1. 原料

原料乳须符合 GB 19301—2010 的要求,不得有抗生素残留。食盐须符合《食品安全国家标准 食用盐》(GB 2721—2015)中的规定。食品添加剂须符合 GB 2760—2014 的规定。

2. 发酵剂和凝乳酶

干酪发酵剂(cheese starter)有乳酸菌发酵剂(lactobacillus starter)和霉菌发酵剂(mold starter)两大类,常用第一类,其制备卫生要求与酸牛乳相同。凝乳酶即皱胃酶(rennin),应符合《药典》规定,效价不应低于 3 000 单位。

3. 灭菌与包装

原料标准化后,常用 HTST 方法灭菌,可杀灭原料乳中致病菌和有害微生物,使酶钝化,干酪质量稳定、安全,而且热力杀菌使部分蛋白质凝固,留存于干酪中,可以增加干酪产量。包装材料必须符合食品卫生国家标准要求,包装要严密。

4. 贮存与运输

仓库应清洁卫生,干燥,温度为 $2\sim10℃$,相对湿度为 $85\%\sim87\%$。运输温度为 $2\sim8℃$。产品不得与有毒、有害、有异味的物品同处存放或运输。

二、乳制品的卫生检验

乳制品理化指标 2010 年以前按 GB/T 5009.46—2003《乳与乳制品卫生标准的分析方法》规定的方法进行检验,该标准 2010 年废止后,可参考 GB 5009.239—2016、GB 5009.2—2016、GB 5009.6—2016 相关部分。微生物指标按 GB 4789.18—2010《食品安全国家标准 食品微生物学检验 乳与乳制品检验》中规定的方法进行测定。

三、乳制品的卫生标准

(一)酸乳卫生标准

酸乳卫生标准(GB 19302—2010)适用于以牛(羊)乳或复原乳为主原料,经杀菌、发酵、搅拌或不搅拌,添加或不添加其他成分制成的纯酸乳和风味酸乳。其卫生指标要求如下。

1. 原料要求

(1)原、辅料　应符合相应标准和有关规定。

(2)发酵菌种　保加利亚乳杆菌、嗜热链球菌及其他由国务院卫生行政部门批准使用的菌种。

2. 感官指标

感官指标应符合表 15-11 的规定。

表 15-11　酸乳的感官指标

项目	指标	
	纯酸乳	风味酸乳
色泽	色泽均匀一致,呈乳白色或微黄色	呈均匀一致的乳白色,或风味酸乳特有的色泽
滋味和气味	具有纯乳发酵特有的滋味、气味	除有发酵乳味外,并含有添加成分特有的滋味和气味
组织状态	组织细腻、均匀,允许有少量乳清析出;果料酸乳有果块或果粒	

3. 理化指标

理化指标应符合表 15-12 的规定。

表 15-12 酸乳的理化指标

项目		指标	
		纯酸乳	风味酸乳
脂肪/(g/100 g)	全脂	≥3.0	≥2.5
	部分脱脂	0.5~3.0	0.5~2.5
	脱脂	≤0.5	≤0.5
非脂乳固体/(g/100 g)		≥8.1	≥6.5
总固形物/(g/100 g)		—	≥17.0
蛋白质/(g/100 g)		≥2.9	≥2.3
酸度/°T		≥70.0	
铅(Pb)/(mg/kg)		≤0.05	
无机砷(As)/(mg/kg)		≤0.05	
黄曲霉毒素 M_1/(μg/kg)		≤0.5	

4. 微生物指标

微生物指标应符合表 15-13 的规定。

表 15-13 酸牛乳的微生物指标

项 目	指标
大肠菌群/(CFU/g)	≤1
酵母/(CFU/g)	≤100
霉菌/(CFU/g)	≤30
致病菌(沙门氏菌、金黄色葡萄球菌、志贺氏菌)	不得检出

5. 乳酸菌数

乳酸菌数不得低于 $1×10^6$ CFU/g。

6. 食品添加剂

(1)食品添加剂质量 符合相应的标准和有关规定。

(2)食品添加剂的品种和使用剂量 应符合 GB 2760—2014 的规定。

(二)乳粉卫生标准

《食品安全国家标准 乳粉》(GB 19644—2010)适用于以牛(羊)乳或复原乳为原料,添加或不添加辅料制成的粉状产品。本标准也适用于以乳粉为原料,添加辅料制成的粉状产品,但不适用于婴幼儿配方乳粉及工业用乳粉。其卫生指标要求如下。

1. 原料要求

原料应符合相应的卫生标准或有关规定。

2. 感官要求

无异物、无异味、无结块。

3. 理化指标

理化指标应符合表 15-14 的规定。

表 15-14 乳粉的理化指标

项目	指标	
	乳粉	调制乳粉
蛋白质/%	≥非脂乳固体[a]的 34%	≥16.5
脂肪(X)/%	X≥26.0	
复原乳酸度/°T	≤18.0	—
水分/(g/100 g)	≤5.0	
铅(Pb)/(mg/kg)	≤0.5	

续表 15-14

项目	指标
总砷（As）/（mg/kg）	≤0.5
亚硝酸盐（NaNO₂）/（mg/kg）	≤2
黄曲霉毒素 M₁/（μg/kg）	≤0.5

a. 非脂乳固体（%）＝100%－脂肪（%）－水分（%）。

4. 微生物指标

乳粉的微生物指标应符合表 15-15 的规定。

表 15-15　乳粉的微生物指标

项目	指标
菌落总数/（CFU/g）	≤5×10⁴
大肠菌群/（CFU/g）	≤10
金黄色葡萄球菌	≤10
沙门氏菌	不得检出

5. 食品添加剂

（1）食品添加剂质量　符合相应的标准和有关规定。

（2）食品添加剂的品种及其使用剂量　应符合 GB 2760—2014 的规定。

（三）奶油卫生标准

《食品安全国家标准　稀奶油、奶油和无水奶油》（GB 19646—2010）适用于从乳分离出来的富含乳脂肪的乳制品。其卫生指标要求如下。

1. 原、辅料要求

原、辅料应符合相应的标准和有关规定。

2. 感官指标

要求无异味、无酸败味。

3. 理化指标

理化指标应符合表 15-16 的规定。

表 15-16　奶油的理化指标

项目	指标		
	奶油	稀奶油	无水奶油
水分/%	≤16.0	—	≤0.1
脂肪/%	≥80.0	≥10	≥99.8
酸度ª/°T	≤30.0	≤20.0	—
铅（Pb）/（mg/kg）	≤0.05		
六六六（以脂肪计）/（mg/kg）	≤0.5		
滴滴涕（以脂肪计）/（mg/kg）	≤0.5		

a. 不包括以发酵稀奶油为原料制成的产品。

4. 微生物指标

以罐头工艺加工的稀奶油产品应符合商业无菌要求，其他产品的微生物指标应符合表 15-17 的规定。

表 15-17　奶油的微生物指标

项目	指标
菌落总数ª/（CFU/g）	≤1×10⁴
大肠菌群/（CFU/g）	≤10
霉菌/（CFU/g）	≤90
沙门氏菌	不得检出
金黄色葡萄球菌	≤10

a. 不包括以发酵工艺制成的稀奶油产品。

5. 食品添加剂

（1）食品添加剂质量　符合相应的标准和有关规定。

（2）食品添加剂的品种及其使用剂量　应符合 GB 2760—2014 的规定。

（四）炼乳卫生标准

《食品安全国家标准　炼乳》（GB 13102—2010）适用于以牛（羊）乳、乳粉为原料制成的炼乳。其卫生指标要求如下。

1. 原料要求

原料应符合相应的标准和有关规定。

2. 感官指标

要求无杂质、无异味；组织细腻，质地均匀。

3. 理化指标

理化指标应符合表 15-18 的规定。

表 15-18　炼乳的理化指标

项目	淡炼乳	加糖炼乳	调制炼乳	
			调制淡炼乳	调制加糖炼乳
蛋白质/%	≥非脂乳固体ᵃ的 34%		≥4.1	≥4.6
脂肪(X)/%	7.5≤X<15.0		X≥7.5	X≥8.0
全乳固体/%	≥25.0	≥28.0	—	—
蔗糖/%	—	≤45.0	—	≤48.0
酸度/°T	≤48.0			
铅(Pb)/(mg/kg)	≤0.3			
锡(Sn)/(mg/kg)	≤250			
黄曲霉毒素 M₁(折算为鲜乳计)/(μg/kg)	≤0.5			

a. 非脂乳固体(%)＝100(%)－脂肪(%)－水分(%)。

4. 微生物指标

淡炼乳和调制淡炼乳卫生指标应符合商业无菌要求,加糖炼乳和调制加糖炼乳微生物指标应符合表 15-19 的规定。

表 15-19　炼乳的微生物指标

项目	指标
菌落总数/(CFU/g)	≤3×10⁴
大肠菌群/(CFU/g)	≤10
致病菌(沙门氏菌、金黄色葡萄球菌)	不得检出

(五)干酪卫生标准

《食品安全国家标准　干酪》(GB 5420—2010)适用于以乳为原料,经杀菌、凝乳(发酵或不发酵)等工艺制成的干酪产品。其卫生指标要求如下。

1. 原料要求

(1)原料乳及乳粉　应符合 GB 19301—2010 和 GB 19644—2010 有关规定。

(2)凝乳酶、发酵剂　应符合相应的标准有关规定。

2. 感官指标

感官指标应符合表 15-20 的规定。

表 15-20　干酪的感官指标

项目	指标
色泽	具有该类产品正常的色泽
组织状态	组织细腻,质地均匀,具有该类产品应有的硬度
滋味及气味	具有该类产品特有的滋味和气味

3. 理化指标

(1)非脂成分中水分含量　非脂成分中水分含量应符合表 15-21 的规定。

表 15-21　干酪非脂成分中水分含量

产品类型	非脂成分中水分含量ᵃ/(g/100 g)
软质干酪	>67
半硬质干酪	54～69
硬质干酪	49～56
特硬质干酪	<51

a. 非脂成分中的水分含量(g/100 g)

$$=\frac{\text{干酪中的水分含量(g)}}{\text{干酪总质量(g)}-\text{干酪中的脂肪质量(g)}}\times 100$$

(2)脂肪　脂肪含量应符合表 15-22 的规定。

表 15-22　干酪的脂肪含量

产品类型	干物质中脂肪含量/(g/100 g)
高脂干酪	≥60.0
全脂干酪	45.0～59.9
中脂干酪	25.0～44.9
部分脱脂干酪	10.0～24.9
脱脂干酪	<10

(3)污染物　污染物限量指标应符合表 15-23 的规定。

表 15-23　干酪中污染物限量指标

项目	指标
铅(Pb)/(mg/kg)	≤0.3
总砷/(mg/kg)	≤0.5
黄曲霉毒素 M₁(折算为鲜乳计)/(μg/kg)	≤0.5

4. 微生物指标

微生物指标应符合表 15-24 的规定。

表 15-24　干酪的微生物指标

项目	指标
大肠菌群/(CFU/g)	≤100
霉菌[a]/(CFU/g)	≤50
酵母/(CFU/g)	≤50
沙门氏菌、单核细胞李斯特氏菌	0/25 g
金黄色葡萄球菌/(CFU/g)	≤100

a. 不包括霉菌发酵产品。

(六)绿色食品乳制品的卫生标准

《绿色食品乳制品》(NY/T 657—2012)规定了绿色食品液态乳、酸牛乳、炼乳、乳粉、奶油、干酪等乳制品术语与定义、产品分类、技术要求、试验方法、检验规则和标签、标志、包装、运输和贮存。其卫生指标要求如下。

1. 感官要求

应符合 NY/T 657—2012 的规定。

2. 理化要求

应符合 NY/T 657—2012 的规定。

3. 卫生要求

应符合表 15-25 中的规定。

表 15-25　绿色食品乳制品卫生指标

项目	指标					
	液态乳	酸牛乳	炼乳	乳粉	奶油	干酪
汞(Hg)/(mg/kg)	≤0.05	≤0.05	≤0.15	≤0.45	≤0.05	≤0.45
无机砷(As)/(mg/kg)	≤0.05	≤0.05	≤0.20	—	—	≤0.5
锡(Sn)/(mg/kg)	—	—	≤10.0	—	—	—
硝酸盐(NaNO₃)/(mg/kg)	≤6.0	≤11.0	≤15.0	≤50.0	≤50.0	≤50.0
亚硝酸盐(NaNO₂)/(mg/kg)	≤0.2	≤0.2	≤0.5	—	≤0.5	≤2.0
黄曲霉毒素 M₁/(μg/kg)	≤0.2	≤0.2	≤0.5	≤1.8	—	1.8
苯甲酸/(g/kg)	≤0.05					
对硫磷/(μg/kg)	不得检出(<2.6)					
甲拌磷/(mg/kg)	不得检出(<0.01)					
甲胺磷/(μg/kg)	不得检出(<5.7)					
乐果/(mg/kg)	<0.01					
溴氰菊酯/(mg/kg)	<0.001					
氰戊菊酯/(mg/kg)	<0.003					
氯氰菊酯/(mg/kg)	<0.002					
抗生素(指青霉素、链霉素、庆大霉素、卡那霉素)	阴性					

4. 微生物学要求

应符合表 15-26 中的规定。

表 15-26　绿色食品乳制品微生物指标

项目	指标(CFU/g)					
	巴氏杀菌乳	发酵乳	炼乳	乳粉	奶油	干酪
细菌总数	≤50 000	—	≤30 000	≤50 000	≤10 000	—
大肠菌群	≤1	≤1	≤10	≤10	≤10	≤100
酵母和霉菌	—	≤100	—	—	≤90	≤50
沙门氏菌	0/25 g(mL)	0/25 g(mL)	0/25 g(mL)	0/25 g(mL)	0/25 g(mL)	0/25 g(mL)
金黄色葡萄球菌	0/25 g(mL)	0/25 g(mL)	0/25 g(mL)	≤10	≤10	≤100
单核细胞李斯特氏菌	—	—	—	—	—	0/25 g(mL)

四、乳制品中三聚氰胺限量指标

2008 年 10 月 8 日,卫生部等 5 部委公布了乳制品及含乳食品中三聚氰胺临时管理限量值(表15-27)。

表 15-27　乳制品及含乳食品中三聚氰胺临时管理限量

食品	限量(MLs)/(mg/kg)
婴幼儿配方乳粉	1
液态奶(包括原料乳)、奶粉、其他配方乳粉	2.5
含乳 15% 以上的其他食品	2.5

复习思考题

1. 鲜乳初加工需要注意哪些卫生问题?

2. 如何进行鲜乳的卫生检验?

3. 掺假掺杂乳主要有哪些?如何鉴别?

4. 如何检验乳房炎乳?

5. 乳制品有哪些种类?各有什么优缺点?哪一种乳制品最好?

(梅堃　娄华)

第十六章　蛋与蛋制品的加工卫生与检验

禽蛋是人类最重要的天然营养食品之一,在我国禽蛋类市场中最常见的是鸡、鸭、鹅蛋以及鹌鹑蛋,其中鸡蛋占市场供应的80%以上。禽蛋营养丰富又易于被人体消化吸收,是人体优质蛋白质、脂肪酸、碳水化合物、矿物质和维生素等的良好来源。蛋的蛋白质含量比较高,而且为全价蛋白质,其中必需氨基酸的含量及各种元素相互构成比例与人体需要比较接近,几乎完全能为人体所利用。且禽蛋中含有丰富的磷脂、类固醇等重要的营养素以及磷、铁等微量元素。所以,禽蛋和禽蛋制品在我国食品经济中占有非常重要的地位。但是,如果禽蛋来自病禽,或在贮藏、运输、加工等环节中造成外源性污染,也可能会引发人兽共患病或食物中毒,危害人类健康。

第一节　蛋的形态结构和理化性质

一、蛋的形态结构

(一)禽蛋的大小和形态

禽蛋的形态为卵圆形,其纵切面为一端稍尖一端稍钝,气室位于钝端。蛋形一般用蛋形指数来描述,蛋形指数是指蛋横径与长径之比。不同禽蛋的蛋形指数略有不同,如鸡蛋的蛋形指数为0.71~0.76,鸭蛋为0.63~0.83。蛋形指数越小,越不耐压而易破裂,所以该指标会影响商品蛋中破蛋、裂纹蛋的数量。

蛋的大小因蛋禽的种类、品种、年龄、营养状况等条件的不同而异。鸡蛋的平均质量:白莱航鸡为54~60g,海兰褐壳蛋鸡为62~67g,罗曼褐壳蛋鸡为63.5~65.5g,海赛克斯褐壳蛋鸡约为63.2g,芦花洛克鸡为55~60g,浦东鸡平均为57.9g,固始鸡为48~60g,寿光鸡为60~65g。鸭蛋的平均质量:

绍兴麻鸭为63~65g,金定鸭为70~72g,高邮鸭为80~85g。鹅蛋的平均质量:中国鹅为120~160g,烟台五龙鹅为96~163g,太湖鹅为135.3~136.8g,狮头鹅为176.5~217.2g,莱茵鹅为150~190g。

(二)禽蛋的结构

各种禽蛋结构都很相似,主要由蛋壳、蛋白和蛋黄3部分组成,蛋的结构见图16-1。

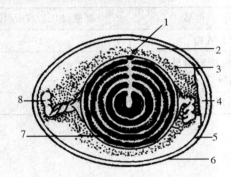

图16-1　蛋的结构

1. 胚珠(胚盘)　2. 稀薄蛋白　3. 浓厚蛋白　4. 气室
5. 壳内膜　6. 蛋壳　7. 蛋黄　8. 系带

1. 蛋壳

蛋壳由包裹在蛋内容物外面的壳内膜、硬蛋壳和壳外膜三部分构成,在蛋纵轴钝端壳内膜的两层膜之间还会形成气室。蛋壳的颜色与禽蛋的种类和品种有关,鸡蛋因品种不同而呈白色或深浅不同的褐色,而鸭蛋和鹅蛋一般均呈青灰色或白色。蛋壳的厚度与家禽的种类、品种及饲养条件有关。鸡蛋壳最薄,平均厚度为0.35mm;鸭蛋壳稍厚,约为0.43mm;鹅蛋壳最厚,为0.62mm。不同品种鸡蛋中,浦东鸡产的蛋蛋壳较白莱航鸡厚,褐色蛋壳较白色蛋壳厚。饲料的成分对蛋壳的薄厚度影响也很大,如饲料中钙、磷缺乏,蛋壳就变薄,甚至成为软壳蛋。

(1)壳外膜　在蛋壳表面分布着一层胶质性物质,称壳外膜,其厚度为0.005~0.01mm,是一种无定形结构、无色、透明、具有光泽的可溶性蛋白质,是角质的黏液蛋白质。蛋在母禽的阴道或当蛋刚产下时，外蛋壳膜呈黏稠状，当蛋排出体外，受到外界冷空气的影响，在几分钟内黏稠的黏液立即变干，紧贴在蛋壳上，形成一层肉眼不易见到的有光泽的薄膜，只有把蛋浸湿后，才能感觉到它的存在。壳外膜的作用主要是保护蛋不受细菌和霉菌等微生物的侵入，防止蛋内水分蒸发和 CO_2 逸出，可以保护蛋的质量和品质。但如果遇潮湿、雨淋、水洗或摩擦，就会溶解或脱落而消失，从而失去保护作用。

（2）硬蛋壳　蛋壳又称石灰质硬蛋壳，是包裹在蛋内容物外面的一层硬壳，它使蛋壳保持固定形状并起着保护蛋白、蛋黄的作用，但质脆，不耐碰或挤压。硬蛋壳的主要成分是碳酸钙，此外还含有碳酸镁、磷酸钙、磷酸镁等无机物和少量有机物。硬蛋壳分为内外两层，外层像海绵状的多层体结构，能起防震作用，内层是棱形体，由无数灰质小点组成。小点之间有空隙，在放大镜下观察，可看到密布的气孔。

禽蛋的气孔非常细小，肉眼无法看到，数量较多，7 000～17 000 个/枚，气孔直径 4～10 μm。相对来说，鸡蛋和鹌鹑蛋气孔较小，鸭蛋和鹅蛋气孔较大。气孔分布不均匀，一般蛋的钝端气孔较多，尖端气孔较少，呈喇叭形，靠蛋壳外面的口大，靠里向的口小。气孔的作用是沟通蛋的内外环境，空气可由气孔进入蛋内，蛋内水分和 CO_2 可由气孔排出，是蛋久存后质量减轻的原因。气孔使蛋壳具有透视性，故在暗室的灯光下可观察蛋内容物。

（3）壳内膜　轻轻将硬蛋壳击破，并将硬蛋壳剥去后，即可见到在硬蛋壳的里面有一层白色的软膜包裹着蛋内容物，这就是壳内膜，它是有机纤维质构成的具有弹性、半透明的网状薄膜。壳内膜分为两层，结构大致相同，都是由长度和直径不同的角质蛋白纤维交织成的网状结构。但外层紧贴硬蛋壳内壁，称蛋壳膜，厚 41.1～60.0 μm，结构致密，微生物不易通过；而内层包裹着蛋白，称蛋白膜，厚 12.9～17.3 μm，结构疏松，微生物能自由通过。这两层膜能有效地阻挡所有的霉菌孢子，但是不能阻挡菌丝体的进入，所以存放时间较久的禽蛋会发生霉变。

（4）气室　气室形成的原因是蛋产出后，因外界温度比禽体温度低，蛋内容物体积收缩，空气便通过气孔进入蛋壳内，从而使蛋壳膜与蛋白膜之间分离开来。气室一般于蛋产出后 6～10 min 在蛋的钝端形成，主要由于钝端接触空气的面积比尖端大，蛋壳单位面积内的气孔含量多，所以外部空气也能最多最快地进入蛋内形成气室。新鲜蛋的气室很小，随

着存放时间的延长，蛋内的水分蒸发渐多，气室也逐渐增大，因此，气室的大小可作为判断蛋新鲜度的指标之一。

2. 蛋白

在蛋壳与蛋黄之间白色透明的黏稠半胶质物质，叫蛋白或蛋清。蛋白是典型的胶体结构，约占蛋内容物的 60%。蛋白分为浓厚蛋白和稀薄蛋白两种，共有 4 层结构，由外向内依次为外稀蛋白、外浓蛋白、内稀蛋白和内浓蛋白。由蛋白的分层可以直观地发现蛋白由于形态不同分为两种，即浓厚蛋白与稀薄蛋白。

（1）浓厚蛋白　新鲜的蛋中浓厚蛋白含量较高，约占全部蛋白的 55%。浓厚蛋白的含量与家禽的品种、年龄、产蛋季节、饲料和蛋贮存时间、温度有密切关系。浓厚蛋白与蛋的质量、贮藏、加工关系最密切。它是一种纤维状结构，含有溶菌酶，有溶解微生物细胞膜的特性，所以具有杀菌和抑菌的作用。但是随着存放时间的延长或受外界较高气温等因素的影响，浓厚蛋白逐渐变稀，溶菌酶也随之逐步减少、消失，从而失去了杀菌和抑菌的能力。此时侵入蛋内的微生物便生长繁殖，使蛋发生腐败变质。所以，浓厚蛋白的多少也是衡量蛋新鲜程度的标志之一。

（2）稀薄蛋白　呈水样胶体，不含溶菌酶，约占全部蛋白的 45%。贮藏时间久的禽蛋容易被细菌污染是因为稀薄蛋白含量增高，实际上浓厚蛋白变稀的过程就是鲜蛋失去自身抵抗力和开始陈化与变质的过程，只有在 0℃ 的条件下，这种变化才被降到最小限度。

（3）系带　系带是位于蛋黄两侧的一条呈白色的浓厚的带状物，构成成分是浓厚蛋白，一端和大头的浓厚蛋白相连接，另一端和小头的浓厚蛋白相连接，作用是将蛋黄固定在蛋的中心。新鲜蛋的系带很粗且富有弹性，系带内含有丰富的溶菌酶。在蛋存放时间延长，外界温度又较高的情况下，系带受蛋白酶的作用被溶解，逐渐变细，直至完全消失，从而失去固定卵黄的作用，因而卵黄上浮，并发生贴壳现象。所以系带的变化与禽蛋的新鲜度有重要的联系，也是甄别禽蛋是否新鲜的标志之一。

3. 蛋黄

蛋黄由蛋黄膜、蛋黄液和胚珠（或称胚盘）3 部分构成。新鲜蛋的蛋黄呈球形，两端由系带牵连被固定在蛋的中央。

（1）蛋黄膜　蛋黄膜是一层透明而韧性很强的

薄膜,包裹在蛋黄液外面,厚度为 16 μm 左右。共有 3 层:内层和外层由黏蛋白组成,中层由胡萝卜素组成。蛋黄膜具有良好的弹性,具有保护蛋黄与胚盘的功能,防止蛋白和蛋黄混合。随着蛋类贮存时间的增加,蛋白中的水分会逐渐渗入蛋黄,使蛋黄体积逐渐增大最终将蛋黄膜撑破,造成蛋黄内容物外溢而形成散黄蛋;当微生物侵入蛋内,在细菌酶的作用下使蛋白质分解、蛋黄膜破裂,则形成泻黄蛋,因此,蛋黄膜韧性的大小与完整程度也是蛋新鲜度的标志之一。

(2)蛋黄液　蛋黄液是一种黄色半透明、浓稠的胶状液体,呈半流动状态,约占蛋总质量的 32%。蛋黄液有黄色和浅黄色两种,彼此相间,由里向外分层排列成非完全封闭式的球状。蛋黄液的中心部分为白蛋黄,形似细颈瓶状,称为淡卵黄柱或蛋黄芯(latebra),淡卵黄柱向外延伸至蛋黄膜下,其喇叭形的口部托着胚珠。煮熟的蛋,在蛋黄与蛋白之间,即蛋黄的外面形成一层灰绿色的物质,这是蛋白中的硫化氢与蛋黄中的铁反应生成的产物。

(3)胚珠或胚盘　在蛋黄表面附着一个 2~3 mm 大小乳白色的小点,为次级卵母细胞,未受精前呈圆形,叫胚珠,直径约 2.5 mm;受精卵经多次分裂后,则形成胚盘,直径 3~3.5 mm。受精的蛋很不稳定,当外界温度升至 25℃时,受精的胚盘就会发育,最初形成血环,随着温度的逐步升高而产生树枝形的血丝,蛋白品质随之而降低,"热伤蛋"也由此而发生。

二、蛋的理化性质

(一)蛋的比重

蛋的比重与蛋的新鲜程度有关,新鲜全蛋的比重为 1.078~1.094,新鲜火鸡蛋、鸭蛋和鹅蛋的比重约为 1.085,陈蛋的比重在 1.025~1.060 之间。随着蛋贮存时间的延长,蛋的比重逐渐降低,故可通过测定蛋的比重来鉴定蛋的新鲜程度。

蛋各个构成部分比重也不同,如鸡蛋蛋壳的比重为 1.740~2.134,蛋白的比重为 1.039~1.052,蛋黄的比重为 1.029~1.030。

(二)蛋的表面张力和黏度

新鲜鸡蛋蛋白的表面张力为 55~65 N/m,蛋黄的表面张力 45~55 N/m,蛋白与蛋黄混合后的表面张力为 50~55 N/m。蛋液的表面张力受温度、pH、干物质含量及存放时间的影响会逐渐下降。

鲜蛋蛋黄、蛋白的黏度不同,如新鲜鸡蛋蛋白的黏度为 3.5~10.5 Pa·s,蛋黄的黏度为 110.0~250.0 Pa·s。在蛋的保藏过程中,随着蛋白质的分解及表面张力的降低,蛋白和蛋黄的黏度均逐渐降低。

(三)蛋的 pH

新鲜鸡蛋蛋白的 pH 一般为 7.2~7.6,蛋黄为 5.8~6.0。在蛋的贮存过程中,随着 CO_2 向外逸出和氨类的产生,蛋的 pH 向碱性方向变化,因此,可通过测定蛋的 pH 来鉴定蛋的新鲜度。

(四)蛋的耐压度

蛋的耐压度用蛋壳强度表示,即每平方厘米能承受的压力(kg/cm^2)。蛋的耐压度,因蛋的形状、蛋壳厚度和家禽种类的不同而异。球形蛋耐压度最大,椭圆形蛋适中,细长形蛋最小;蛋壳越厚,耐压度越大,反之耐压度小。蛋壳的厚薄与蛋壳颜色有关,一般是色浅的蛋壳薄,耐压度小;色深的蛋壳厚,耐压度大。各种不同家禽蛋的耐压度为:鹅蛋>鸭蛋>鸡蛋>鹌鹑蛋。此外,禽蛋耐压度的大小与蛋在收购、运输、贮藏、加工过程中的破损率有密切关系。

(五)禽蛋的热变性和冰点

新鲜鸡蛋蛋白的热凝固温度为 62~64℃,平均 63℃;蛋黄凝固温度为 68~71.5℃,平均 69.5℃。热凝固温度与其中所含的蛋白质种类和比例有关。

新鲜禽蛋蛋白的冰点为 -0.42~-0.45℃,蛋黄为 -0.57~-0.59℃,随着蛋贮藏时间的延长,因蛋白变稀而冰点增高。因此,在冷藏鲜蛋时,应控制适宜的低温,以防冻裂蛋壳。

三、蛋的主要成分与食用价值

禽蛋的主要化学成分是水、蛋白质、脂肪、矿物质、维生素和糖类等。其化学组成受家禽种类、品种、年龄、饲养条件、产蛋期等因素的影响,有较大差异。几种禽蛋的主要化学成分见表 16-1。

表 16-1　蛋的主要化学组成　　　　%

禽蛋种类	水分	蛋白质	脂肪	糖类	灰分
鸡蛋(白皮)	75.8	12.7	9.0	1.5	1.0
鸡蛋(红皮)	73.8	12.8	11.1	1.3	1.0
鸭蛋	70.3	12.6	13.0	3.1	1.0
鹅蛋	69.3	11.1	15.6	2.8	1.2
鹌鹑蛋	73.0	12.8	11.1	2.1	1.0

注:引自杨月欣,等.中国食物成分表.北京大学出版社,2002。

禽蛋能够满足胚胎发育成幼雏所需要的全部营养需求,所以具有很高的营养价值。禽蛋的蛋白质是人类食物中营养价值最高的蛋白质,因其不仅含量高,而且均为全价蛋白质,含有人体不能合成的各种必需氨基酸,并且这些氨基酸相互间的比例符合人体的需要,因而生理价值高达94%(牛乳为85%、牛肉为76%、猪肉为74%、鱼为83%),为人类所有食物之首。所以常把鸡蛋的氨基酸组成当作最高的质量标准,也作为蛋白质质量的参照标准。禽蛋的蛋白质消化率高达98%,与乳类相当(乳为97%～98%),是其他食物无法相比的。禽蛋中的其他营养成分还包括脂肪、矿物质、维生素等。禽蛋中除含有较高量的三酰甘油外,磷脂约占蛋中脂肪总量的1/3,主要包括卵磷脂、脑磷脂和神经磷脂等,这是在其他任何食物中都不可多得的营养成分,它们对神经系统的发育具有特殊的意义。蛋内含有多种矿物质,但从营养角度来讲,最重要的是钙、磷和铁,其中以磷和铁的含量较多,而且易被吸收。钙和磷是构成人体骨骼的主要成分,铁是构成血红蛋白的主要成分,尤其是儿童和少年,需要从食物中摄取较多的钙、磷和铁,蛋中钙的含量虽不太高,但吸收率非常高,也是人体钙的重要来源。蛋中还含有一定量的锌,对儿童的生长发育非常有利。蛋中除维生素C的含量较少外,其他如维生素A、维生素B_1、维生素B_2、维生素D、维生素E、烟酸等的含量都很丰富。

(一)蛋壳的化学成分

蛋壳占整个蛋质量的10%～13%,其主要成分为无机物,占蛋壳的94%～97%,其中碳酸钙约占93%,碳酸镁约占1%,还有少量的磷酸钙、磷酸镁及色素。蛋壳中的有机物只占约4%,主要为蛋白质,多数是在形成蛋壳的过程中由输卵管腺分泌出来的,其中含有约16%的氮,3.5%的硫。

(二)蛋白(蛋清)的化学成分

蛋白(蛋清)是禽蛋的主要组成部分,蛋白约占鸡蛋内容物的64%,鸭蛋内容物的57%,鹅蛋内容物的62%,其化学成分主要为水、蛋白质、碳水化合物、矿物质、脂肪、维生素、酶等。

1. 水分

蛋白中的水分含量为85%～88%,鸡蛋蛋白中的水分含量稍高于鸭蛋和鹅蛋。即使是同一种类的蛋或同一枚蛋的不同位置,各层蛋白的含水量亦有所不同,新鲜蛋外层稀薄蛋白的水分含量为89.10%,中层浓厚蛋白的水分含量为87.75%,内层稀薄蛋白的水分含量为88.35%。随着贮存时间的延长,稀薄蛋白所占的比例会逐渐升高,浓厚蛋白的含量则逐渐减少。

2. 蛋白质

蛋白中的蛋白质含量占总量的11%～13%,含有40多种不同的蛋白质,包括卵白蛋白、伴白蛋白、卵球蛋白、卵黏蛋白和卵类黏蛋白等。这些蛋白质可以分成两大类,一类为简单蛋白,如卵白蛋白、伴白蛋白和卵球蛋白;另一类为糖蛋白类,如卵黏蛋白和卵类黏蛋白。

(1)卵白蛋白　也称清蛋白,占蛋白总量的69.7%,在多肽链中连接有糖基和磷酸基,因此又叫磷脂糖蛋白。可溶于水及稀薄盐溶液中,属于结晶性蛋白质。凝固温度为60～67℃,等电点为pH 4.6～4.9。

(2)伴白蛋白　也称为卵转铁蛋白,与卵白蛋白基本相同,也是一种糖蛋白,占蛋白总量的9%。属于一种易溶解的非结晶蛋白,遇热易变性,可以与Fe、Cu、Zn等金属结合,结合后对热变性的抵抗增强。凝固温度为58～67℃,等电点约pH 6.1。

(3)卵球蛋白　是典型的球蛋白,占蛋白总量的6.7%,包括球蛋白G2和G3两种组分。不溶于水而溶于5%稀盐溶液中。凝固温度为58～67℃,可作为优良的发泡剂。

(4)卵黏蛋白　属于糖蛋白的一种,占蛋白总量的1.9%,为复合蛋白质,该类蛋白质有抗病毒的血凝集作用。蛋白中的浓厚蛋白层,就是由卵黏蛋白包围的卵白蛋白。所以浓厚蛋白层中含卵黏蛋白达80%,而稀薄蛋白中仅含0.9%。在蛋的贮藏中,浓蛋白会水样化,主要就是由卵黏蛋白的变化导致的。

(5)类黏蛋白　含量约为12.7%,仅次于卵白蛋白。与其他蛋白质比较,其溶解度很大,能够抑制细菌性蛋白酶。酸和热都不能使其凝固,但能在酒精中凝固。

3. 碳水化合物

蛋白中的碳水化合物含量很少,仅为1%左右。分两种状态存在:一种以结合状态存在,与蛋白质结合形成糖蛋白;另一种以游离状态存在,如葡萄糖。禽蛋的蛋白中葡萄糖的含量不同:鸡蛋白为0.41%,鸭蛋白为0.55%、鹅蛋白为0.51%。蛋中碳水化合物的含量虽少,但也与蛋白片、蛋白粉等产品的色泽有密切关系。

4. 维生素

蛋白中所含维生素种类和含量都较蛋黄少,主要有维生素 B_2(0.32 mg/100 g)、烟酸(0.2 mg/100 g)及维生素 B_1(0.13 mg/100 g)。

5. 矿物质

蛋白中的矿物质以灰分计约为 0.60%(鸡蛋)。主要有钾(0.121%)、钠(0.126%)、钙(0.044%)、镁(0.011%)、磷(0.182%)等,还含有少量或微量的碘、溴、硼等。

6. 酶

蛋白中含有蛋白分解酶、淀粉酶、溶菌酶等,最近发现还有三丁酸甘油酶、肽酶、磷酸酶、过氧化氢酶等。其中蛋白分解酶在蛋的贮存过程中对蛋白有分解作用,因而使蛋白逐渐变稀,蛋白质含量逐渐减少。溶菌酶在初生蛋中含量最高,主要存在于浓厚蛋白中,与卵黏蛋白结合存在,溶菌酶能够溶解细菌细胞壁中的 N-乙酰神经氨酸和 N-乙酰氨基葡萄糖之间的 β-1-4 糖苷键,故有抗菌特性。随着蛋贮存时间的延长溶菌酶会减少,直至消失,因此,溶菌酶只在一定时间内和一定条件下有杀菌作用,在 37～40℃及 pH 7.2 时活力最强。此外,受精蛋的胚胎发育一开始,酶就开始发挥作用,故酶与雏禽的形成有密切的关系。

(三)蛋黄的化学成分

蛋黄约占鸡蛋内容物的 36%,鸭蛋内容物的 43%,鹅蛋内容物的 38%。蛋黄成分较为复杂,除含水分约 50%外,其余主要成分为蛋白质和脂肪,二者比例约为 1:2,此外还含有糖类、盐类、色素、维生素等。

1. 蛋白质

蛋黄中的蛋白质占 14%～16%,其含量与家禽种类、品种、饲料、气候、年龄等密切相关,蛋白质主要有卵黄磷蛋白、卵黄球蛋白及少量的白蛋白和糖蛋白。

(1)卵黄磷蛋白 卵黄磷蛋白占蛋黄蛋白质总量的 75%～80%,与磷脂结合存在,与卵黄磷蛋白结合的磷脂占 15%～30%。通过过滤将卵黄磷蛋白分为 α-卵黄磷蛋白和 β-卵黄磷蛋白。其性质与球蛋白相似,不溶于水而溶于中性盐及酸、碱的稀溶液中。凝固温度为 60～70℃。

(2)卵黄球蛋白 卵黄球蛋白约占蛋黄中蛋白质总量的 21.6%,含磷量 0.1%,仅次于卵黄磷蛋白,而含硫量高于卵黄磷蛋白。经超速离心可分出

3 种卵黄球蛋白,包括 α-卵黄球蛋白、β-卵黄球蛋白、γ-卵黄球蛋白。等电点为 pH 4.8～5.0。

2. 脂肪

蛋黄中含 30%～33%的脂肪,其中属于三酰甘油的真脂肪约占 20%,其余 10%为以磷脂为主体的复合脂肪以及甾醇等。

(1)真脂 是多种高度不饱和脂肪酸的三酰甘油,为橙色和黄色的半黏稠乳状,三酰甘油的脂肪酸,以油酸最多,棕榈酸、亚油酸、硬脂酸和棕榈油酸含量次之。而亚麻酸、花生四烯酸和二十二碳六烯酸(DHA)含量最少。花生四烯酸、二十碳五烯酸(EPA)及 DHA 都是必需脂肪酸,具有抑制心血管病、降血脂、抗血栓、抗癌等作用。

(2)磷脂 磷脂中大部分为卵磷脂,其次为脑磷脂,以及少量的神经磷脂。这些成分对脑组织和神经组织的发育很重要。磷脂有很强的乳化作用,能使蛋黄保持很稳定的乳化状态。

(3)胆固醇 蛋黄中含有丰富的胆固醇,占总脂质的 4.9%。蛋黄脂质中除胆固醇外均受品种、饲料的影响。

3. 矿物质

蛋黄中的矿物质以灰分计占 1.5%～1.7%,其中以磷最为丰富,占灰分总量的 60%,其次为钙,还有钾、钠、镁及微量的锌、铜、锰、碘等。

4. 维生素

蛋黄中含有丰富的维生素,其中维生素 A(438 μg/100 g)、维生素 B_1(0.05 mg/100 g)、维生素 B_2(0.40 mg/100 g)等含量较多,还含有一定量的泛酸及维生素 D、维生素 E、维生素 K 等。

5. 色素

蛋黄中含有多种色素,从而使蛋黄呈黄色至橙黄色。其中大部分为脂溶性色素,主要为玉米黄质和黄体素等叶黄素,其次为玉米黄素和一定量的β-胡萝卜素、核黄素等。蛋黄中的叶黄素在鸡体内不能合成,全由饲料摄入,所以要增加蛋黄的颜色,应多饲喂黄体素丰富的饲料。

6. 酶

蛋黄中也含有多种酶类,如淀粉酶、蛋白酶、肽酶、磷酸酶、解脂酶、过氧化氢酶等。其中,淀粉酶可用来确定全蛋是否经低温杀菌,因淀粉酶在 64.4℃温度下,经过 2.5 min 的低温杀菌而失活,低于此温度则不失活,淀粉酶的这个失活条件与杀灭沙门氏

菌的条件基本一致。因此,在检验巴氏消毒全蛋的低温杀菌效果时,常选用测定淀粉酶的活性的办法加以判别。

第二节　鲜蛋的贮存保鲜与新鲜度检验

鲜蛋是鲜活的生命体,时刻都在进行一系列生理生化活动,温度的高低、湿度的大小以及污染、挤压、碰撞都会引起鲜蛋质量的变化,因此鲜蛋在贮藏中应因地制宜地采用科学的贮藏方法。

一、鲜蛋的消毒与贮存保鲜方法

(一)鲜蛋的清洁消毒

1. 鲜蛋清洁消毒的意义

鲜蛋经过泄殖腔排出体外,会受到禽粪污染,再加上与饲料、垫草等环境的接触,蛋壳表面易沾染微生物。经过一定的贮存时间后,这些微生物很容易增殖,再通过蛋壳上的气孔进入蛋内,禽蛋虽然含有溶菌酶等对微生物的侵入有一定自卫能力,但是随着贮存时间延长、温度变化,这种能力逐渐减弱,而影响贮存保鲜效果,有时也会引发沙门氏菌等病原微生物的入侵和繁殖。目前,我国鲜蛋出口面临着严重的绿色壁垒问题,其主要问题在于禽蛋的清洁、消毒、分级、包装等加工技术实施不到位,所以鲜蛋清洁消毒对于蛋的保鲜和加工具有重要的意义。

2. 鲜蛋清洁消毒的主要程序

现代化禽蛋的清洁消毒程序分成拣蛋、清洗消毒、风干、涂膜等步骤。

(1)拣蛋　清洗前应拣出破损蛋、次劣蛋、沙壳蛋和畸形蛋。

(2)清洗消毒　清洗用水要符合 GB 5749—2006 的要求,水温应在 10～32℃,清洗后应没有肉眼可见的污物。洗涤剂应无毒、无味,对蛋壳无污染,洗涤效果良好,消毒剂应符合 GB 14930.2—2012 的要求。

清洗消毒过程(以鸡蛋为例):首先鸡蛋经过检视后进入洗蛋装置润湿、预清洗,以软化碎片物,如黏附的粪便和蛋壳上的油状物质。清洗过程是用柔软的滚刷摩擦蛋壳,同时用含有化学消毒剂的水喷洗,鸡蛋在传送带上翻滚前进,水可以被循环使用,

在清洗最后阶段用干净的水清洗,以除去蛋壳表面松散的碎片脏物、化学物质以及一些不溶解的物质。

(3)风干　风干的过程至少包含两个阶段,主要是两种物理过程,一是通过机械力作用除去 70%～80% 的水;二是通过机械蒸汽力的作用除去蛋壳表面的剩余物。前一过程所涉及的部分排水系统通常在空气喷射协助下完成,蒸发同样需要空气喷射来增强,热风的温度高于鸡蛋的温度,但温度不能太高,否则会改变鸡蛋的内在品质,时间较长鸡蛋还会爆炸,污染设备。操作机器的空间温度一般保持在 40～45℃,鸡蛋在处理过程中处于动态,同时配合软刷去除蛋壳表面的大水珠和残余物。

(4)涂膜　鸡蛋经过清洗风干后,表面的角质层受到损坏,需经涂膜来保护,以免细菌和空气进入,从而延长储藏期、确保产品品质。设备设计有专门喷头进行喷涂。涂膜用的保鲜剂应无毒、无味、无色、无害,质地致密,附着力强,吸湿性小,如可以使用可食用的植物油、聚乙烯醇、医用液体石蜡、医用凡士林、葡萄糖脂肪酸酯、偏氯乙烯、硅氧油、蜂蜡等,以及国家允许使用的其他涂膜剂。

3. 常用的消毒杀菌方法

(1)新洁尔灭消毒法　消毒鲜蛋时,将 5% 的新洁尔灭原液配成 0.1% 的水溶液,喷涂或将鲜蛋放入其中浸泡数分钟,取出晾干即可。

(2)漂白粉消毒法　喷涂或将鲜蛋放入含有效氯 1.5% 的漂白粉液中浸泡 3 min,取出沥干后涂膜保鲜。

(3)碘消毒法　将鲜蛋置于 0.1% 的碘溶液中浸泡 30～60 s,取出沥干保鲜。

(4)高锰酸钾消毒法　将鲜蛋放入 0.5% 的高锰酸钾溶液中浸泡 1 min,取出沥干后即可。

(5)福尔马林消毒法　将鲜蛋放入密闭容器或密封性能好的小房屋内,每立方米空间用 30 mL 福尔马林(装在瓷盘等容器内)和 15 g 高锰酸钾(放入福尔马林中),迅速关闭容器或房门、经过 1 h 左右即可。要求温度在 20℃ 以上,否则消毒效果不佳。

(6)过氧乙酸消毒法　有蒸熏和浸泡两种方法。

①蒸熏法:按每立方米空间 1 g 纯过氧乙酸计算,如果室温是在 20～30℃、相对湿度 70%～90% 的密闭条件下,可以把过氧乙酸置于陶瓷或搪瓷容器内,用电炉或酒精灯加热,关好门窗,等到烟雾冒尽后,去掉热源,再熏蒸 20～30 min,之后打开门窗,拿出消毒后的鲜蛋,即可采取保鲜措施。试验证明,这种消毒方法可杀灭蛋壳表面 92.2%～99.71% 的

自然菌。

②浸泡消毒法：将保鲜的蛋放入竹篓内，然后浸入含有1%过氧乙酸溶液的大陶瓷缸内，浸泡3～5 min，取出后自然沥干。

（二）鲜蛋的贮存保鲜方法

鲜蛋是由各种家禽生产的、未经加工或仅用冷藏法、液浸法、涂膜法、气调法、干藏法、消毒法等贮藏方法处理的带壳蛋。鲜蛋贮存的基本原则：①保持蛋的清洁，防止污染，尤其是防止微生物的接触与侵入。例如：在贮存前把严重污染的蛋挑出；贮藏库严格杀菌消毒；用具有一定抑菌作用的涂料涂抹蛋壳；将蛋浸入杀菌溶液中，使蛋与空气隔绝等。②控制必要的条件，防止蛋壳上或者侵入蛋内部的微生物生长繁殖，如对蛋进行消毒或低温贮藏等。③保持蛋的新鲜状态，蛋在产出后，会不断发生生理学变化和生物学变化，如水分流失、二氧化碳的逸出及氧气的渗入、蛋液pH升高、浓蛋白变稀、蛋黄膜弹性降低、蛋的品质下降等，通常可以通过低温或气调法贮藏使鲜蛋保持原有的风味和新鲜度。④抑制胚胎发育，当库温超过23℃，就有胚胎发育的可能，胚胎发育必然会降低蛋的品质，低温贮藏可以避免。

目前国内外有许多保存鲜蛋的方法，一般根据贮藏量、贮藏时间及经济条件等来选择合适的贮藏方法。无论选择哪种方法贮藏鲜蛋，都要求操作简便，费用低廉，适用于大量保存，而且能较长时间保持蛋的新鲜状态。

1. 冷藏保鲜法

冷藏法是利用低温来抑制微生物的生长繁殖和蛋内酶的分解作用，延缓鸡蛋内容物的变化，尤其是延缓浓蛋白水样化和降低质量损耗，以便能在较长时间内保持鸡蛋的新鲜品质。该法优点是在保存鲜蛋的过程中，蛋内各种成分变化小，蛋壳表面几乎无变化，操作简单，管理方便，贮藏效果较好，适合大规模地贮存鲜蛋。冷藏保鲜法是目前世界上应用较为广泛的一种禽蛋保鲜方法，如日本、俄罗斯、美国等国大多采用冷藏法保鲜鲜蛋，我国的大中城市已有专业蛋库采用该法保鲜鸡蛋。鲜蛋冷藏时的要求如下。

（1）冷库消毒　鲜蛋入库前，库内应预先打扫、冲洗、消毒和通风，使库内保持干净、清洁、干燥，同时也可以消灭库内残存的微生物和虫害。

（2）严格选蛋　蛋在冷藏入库前必须经严格的检查，通过感官鉴别、灯光透视检查等去掉破损蛋、污壳蛋和劣质蛋，选择符合质量要求的鲜蛋入库。

注意包装材料应清洁、干燥、无异味、不吸湿，可以减少入库后腐败的发生。

（3）鲜蛋预冷　鲜蛋冷藏前需预冷，若直接送入冷库，会因蛋的温度高而使库温上升，水蒸气在蛋壳上凝集成水珠，易造成霉菌的生长繁殖。预冷库的温度一般是0～2℃，相对湿度在75%～85%，预冷20～24 h，使蛋温降至2～3℃，便可转入冷藏库。

（4）合理码垛　鲜蛋入库要按品种和进库时间分别堆垛，每批蛋进库后应标注货牌，标明入库日期、数量、类别、产地等，并做好相应的记录，准备较长时间贮存的蛋应放置在冷库靠里边的位置，短期保存的蛋放在冷库的靠外边。要有垫板，堆垛应顺着冷风循流方向，垛与墙之间应留20～30 cm的空隙，各堆垛之间要留出间隔，便于通风和检查。垛的高度不能超过风道喷风口，以利于冷空气畅通对流。

（5）控制冷库的温度和湿度　库存期间应经常检查冷库内的温度和湿度，使库内温度和湿度保持在正常范围内。冷库温度保持在0℃左右，每昼夜的温差不得大于±1℃，相对湿度在80%～85%，为了保持库温恒定，要严格控制制冷设备的运转，以适应增多贮藏量后对制冷的要求，如发现温度和湿度异常，应及时调整。

（6）定期检查　鲜蛋贮存到一定时间要进行抽查。抽查的时间和数量要视蛋的情况来决定。质量好的或存放时间较短的鲜蛋，抽查次数可少一些；质量不太好或存放时间较长的鲜蛋，应注意增加抽查次数。一般为每半个月抽查1次，每次抽查数量不少于1%。抽样要有代表性，上、中、下3层和四角及中间都要查到。一旦发现蛋的质量明显下降，应及时出库处理。

对长期贮存的蛋要进行翻箱，防止鲜蛋靠黄或贴壳。最好每月翻1次蛋。兽医卫生人员应遵守鲜蛋质量预测预报工作制度，并按时填写冷藏蛋质量情况报告表，对冷藏到期的蛋或发现质量问题的蛋提出处理意见。

（7）出库要求　在温暖季节，冷藏蛋出库时应先行反暖、在预冷间逐渐升高蛋温，当蛋温升到比外界温度低3～5℃时再出库。否则，将冷藏蛋直接放在20℃以上的环境中，鲜蛋突然遇热，会使表面凝结一层水珠成为汗蛋，这样会使壳外膜破坏，易污染微生物引发变质。

2. 液浸法

液浸法就是选用适宜的溶液，将蛋浸入其中，使蛋同空气隔绝，阻止蛋中的水分向外蒸发，避免细菌污染,抑制蛋内 CO_2 逸出,使鸡蛋保质保鲜的方法,液浸法有石灰水浸渍、苯甲酸浸渍法等,还有的采用混合液浸渍法。该法价格低廉、方法简便,适于大批量贮藏,也适用于农村乡镇企业、家庭等贮藏鸡蛋,但保存后的蛋壳颜色发暗、口味稍差,同时有少部分浸泡液渗入蛋内,长期贮藏后的鸡蛋蛋白变稀、蛋黄扩大、颜色变绿,同时由于蛋壳的气孔被封,蛋壳易破,现在应用较少。

用石灰水贮存禽蛋是我国传统的液浸法之一,石灰水贮藏鲜蛋的原理是当生石灰溶于水后,变成氢氧化钙,与蛋内呼出的二氧化碳作用,生成碳酸钙并沉淀于蛋壳表面,堵塞气孔,使蛋内水分不能向外蒸发,外界微生物也无法向蛋内侵入。再加上石灰水有很强的杀菌能力,故可达到使蛋保鲜的目的。此外,石灰水与空气中的二氧化碳接触,在水面上会形成一层类似冰状的薄膜,可以在一定程度上阻止外界微生物侵入蛋内和防止石灰水的污染,对保护蛋的质量起到较好的作用。

具体方法:先配制石灰水溶液,即在 50 kg 清水中加入 1~1.5 kg 生石灰,搅拌后静置,待其沉淀、冷却。当石灰水澄清、温度下降到 10℃ 以下时,取出澄清液倒入放有鲜蛋的水池或缸中,使溶液淹没蛋面 5~10 cm 即可。

用此法贮存鲜蛋,方法虽然比较简单,但对原料蛋的质量要求却很严格。蛋一定要新鲜、完整,不允许有损伤蛋、劣质蛋的存在,否则会影响其他蛋的质量,所以,蛋保鲜期的长短与保鲜蛋的质量有密切关系。贮藏期间还应尽量降低库温及石灰水温度,夏季温度不可超过 23℃,水温不高于 20℃,冬季不能结冰。贮存期间应定期进行检查(冬春季每月 1 次,夏秋季每 2 周 1 次),贮藏库温度越低,蛋的变化也越小,鲜蛋越耐贮存,一般可达到 4~5 个月。贮藏期间应每日早、中、晚 3 次检查库温和水质,若发现石灰水溶液变混、发绿、有臭味时应及时处理。

3. 涂膜法

涂膜保鲜法是人工仿造禽蛋外蛋壳膜的作用而发展起来的一种方法。将一种或几种具有一定成膜性,且所成薄膜气密性较好的食品级涂料涂布在蛋壳表面,将气孔封闭,避免外界微生物对蛋的污染,以及阻止蛋内水分蒸发和 CO_2 外逸,抑制蛋内 pH 上升、蛋白酶的活性,延缓鲜蛋内的生化反应速度,可以有效地防止蛋白水样化、气室增大等,以达到长时间保持蛋品鲜度的作用。该法操作简便,并且可以采用机械化喷涂,也可以不需要特殊设备条件,成

本低,能有效减少蛋的失重、延长保存期。同时由于涂膜后增加了蛋壳的坚实度,也可以降低运输过程中的破损率。应用前景十分广阔。

涂膜剂要求具有无毒、无味、无色、质地致密、易于干燥、附着力强、吸湿性小、来源广、价格低廉,用量少以及操作简便等特点。用于贮存蛋的涂膜剂有水溶性涂料、乳化剂涂料和油质性涂料等,如液体泡花碱、石蜡、聚乙烯醇、蔗糖脂肪酸脂、动植物油等。目前较为常用的是液体泡花碱和石蜡。

(1)泡花碱涂膜保鲜法　泡花碱学名硅酸钠 (Na_2SiO_3)、又名水玻璃,为白色或灰色粉末,或为块状。能溶于水和碱类,溶于水后成为透明、无色、无味的胶状液体。泡花碱液能黏附于蛋壳上,堵住气孔,阻止蛋内水分的蒸发和 CO_2 逸出,并防止外界微生物的侵入,同时溶液呈碱性,有杀菌防腐作用,因而能起到保持鲜蛋品质的作用。市售的泡花碱液多为糖浆状,有 40、45、50、52、56 波美度 5 种不同浓度。我国多采用 3~4 波美度的水玻璃溶液贮存鲜蛋。

配制方法是将泡花碱原液(45 或 56 波美度)加水稀释至 4 波美度(相对密度 1.029),即泡花碱原液浓度/4-1=加水倍数。将称量好的泡花碱放入缸(池)内,先用少量水将泡花碱充分搅拌溶解。再将其余的水全部倒入缸(池)中,搅拌混匀,然后用波美比重计测量,调至 4 波美度,或用密度计测量,调至 1.029。将预先洗净晾干的鲜蛋逐个放入,水玻璃水溶液 3 kg 可供约 600 枚鲜蛋的贮存使用,浸泡 20~30 min,取出晾干,置于室内保存即可。

用泡花碱贮存的鲜蛋水分含量稳定,营养价值不变,基本能保持原有鲜蛋的风味。采用此法将蛋贮存于 33℃ 的室温内,可保持 4~5 个月不变质,贮于 20℃ 的室温内,有效保鲜期可达 7 个月左右。

(2)松脂石蜡合剂法　将石蜡、松脂、三氯乙烯按照 9:9:32 的比例搅拌均匀,将新鲜、清洁的鸡蛋置于其中浸泡 30 s 后取出晾干,即可在常温下贮存 6~8 个月。

(3)蔗糖脂肪酸脂法　将经过挑选的新鲜蛋浸入 1% 的蔗糖脂肪酸脂溶液中 20 s,取出风干,如果温度低于 25℃ 贮藏时间可超过 6 个月。

(4)蜂油合剂法　蜂油合剂是由蜂蜡和橄榄油按 1:2 的比例混合在一起制成,方法是将蜂蜡 112 mL 放于锅中水浴溶化,然后加入橄榄油 224 mL,边加边仔细调和均匀,然后将挑选的鲜蛋浸入其中,均匀涂上一层后取出晾干,该法可贮存 6

个月以上。

4. 气体贮蛋法

气调法是把鲜蛋贮藏在一定浓度的气体（CO_2或 N_2）中，使蛋内自身所含 CO_2 不易散逸并得以补充，从而减弱鸡蛋内酶的活性，减缓代谢速度，保持蛋的新鲜的方法。常用的气调法有二氧化碳气调法、氮气气调法及其他化学保鲜剂气调法等。采用此法贮藏的禽蛋鲜度好、蛋白清晰、浓稀蛋白分明、蛋黄系数高、气室小、无异味，干耗率低，即使贮存 10 个月，蛋的品质也无明显下降。但是气调法也存在投资大、成本高、操作技术复杂等缺点，应用推广十分困难。

（1）二氧化碳气调法　把选择的鲜蛋放在含有 $20\%\sim30\%$ CO_2 的气体中，因氧气的比例下降，导致蛋的代谢速度减慢，使酶的活性减弱，同时蛋内所含的 CO_2 不易散失，还能够得以补充；高浓度 CO_2 的环境不利于需氧菌的繁殖，兼性厌氧菌的生长繁殖也受到限制，因而能够保持蛋的新鲜度。用此法将鲜蛋在 0℃ 冷库内贮存半年，蛋的新鲜度好，与单纯冷藏法比较，该法对温度和湿度的要求不甚严格，干耗平均降低 2%。

（2）氮气气调法　鲜蛋的外壳被大量的需氧微生物污染，该类微生物发育繁殖，除温度、湿度和营养成分外，必须有充分的氧气供给。其方法是将鲜蛋密闭在较厚的聚乙烯薄膜内，再在袋内充以氮气，切断氧气的供给，以阻止需氧微生物的生长繁殖，从而延长鲜蛋保存期。鲜蛋在这种环境中保存，可以长时间不腐败变质。

（3）化学保鲜剂气调法　利用化学保鲜剂通过化学脱氧而获得气调效果，达到贮蛋保鲜目的。化学保鲜剂一般是由无机盐、金属粉和有机物质组成，主要作用是将贮存蛋的袋中的氧气含量在 24 h 内降至 1%，还具有杀菌、防霉等作用。例如，一种以保险粉为主要成分的保鲜剂，其组成是保险粉、芒硝、消石灰，它不但可以降低氧气的含量，而且具有还原作用，能产生二氧化硫，起防腐杀菌作用。将待贮存的鲜蛋经检验后，放入一定体积的聚乙烯塑料袋中，将保鲜剂各成分混在一起装入透气性小袋中，立即放进塑料袋内并密合袋口即可。

5. 巴氏杀菌贮存法

鲜蛋经巴氏杀菌后，不仅蛋壳表面的大部分细菌会被杀死，而且贴近蛋壳的最外层蛋白会因遇热而发生凝固，能够在一定程度上防止蛋内水分、CO_2 的逸出，阻挡外界微生物的侵入，达到贮藏的目的。

这是一种经济、简便的贮藏法，适合多雨潮湿地区少量蛋的短期贮藏。

方法是先将鲜蛋放入特制的铁丝或竹筐内，每筐放 $100\sim200$ 枚，然后将蛋筐沉浸在 $95\sim100℃$ 的热水中 $5\sim7$ s 后取出。待蛋壳表面的水分沥干，蛋温降低后，即可放入阴凉、干燥的库房中贮存 $1.5\sim2$ 个月。

6. 民间简易贮蛋法

在民间贮藏鲜蛋也有一些较好的方法，包括用谷糠、小米、豆类草木灰、松木屑等与蛋分层共贮等方法，该类方法简便易行，适合家庭少量鲜蛋的短期贮存。

方法是在容器中放一层填充物，上面放一排鲜蛋，间隔放置，装满容器后加盖，将容器于干燥、通风、阴凉的地方存放，每隔 1 个月或半个月翻动检查 1 次，可保存 $5\sim6$ 个月。在贮存中要求选择清洁、无破损蛋，容器和填充物也要清洁、干燥、不吸湿。

二、蛋在保藏过程中的变化

蛋在保藏过程中，由于环境温度、湿度、包装材料等因素的影响，再加上蛋本身的不稳定性，都会使蛋发生一系列的变化，包括生理的、微生物的、物理的和化学的变化。

1. 生理变化

蛋在贮存期间，在较高的温度下将引起胚胎（胚盘）的生理变化。受精蛋的胚胎周围会形成血丝，甚至发育形成雏禽；未受精蛋的胚珠则会出现膨大现象，称之为热伤蛋。这类变化会降低蛋的品质，缩短贮藏期。

2. 微生物变化

蛋被微生物污染包括产前污染和产后污染两条途径。前者是家禽患病，在蛋壳形成之前就被病原微生物污染；后者是当蛋产出后，外界微生物通过气孔进入蛋内。禽蛋被微生物污染后，如遇到适宜的温度，就会大量地繁殖，这些微生物释放出的蛋白水解酶，能够水解蛋中的蛋白，导致蛋白黏度下降，系带松弛，蛋黄膜失去韧性而破裂，形成散黄蛋。蛋白质继续分解会产生氨基酸，并产生胺类物质、氨和硫化氢等腐败产物。

3. 物理变化

物理变化包括质量、气室、水分和 pH 的变化。禽蛋久藏后，壳外膜逐渐消失，气孔暴露，故其水分不断地蒸发，以致蛋的质量减轻，气室增大，蛋品质下降。新鲜蛋白呈碱性,pH 为 8 左右,蛋在贮藏时,由于蛋内 CO_2 的不断逸出,pH 最高可达到 9,随着 CO_2 减少,pH 又逐渐下降,降到 7.0 左右时,尚可食用,若继续下降则不宜食用;新鲜蛋黄的 pH 为 6 左右,随着贮存时间的延长和蛋内化学成分的变化,pH 可逐渐增大到 7。如蛋白和蛋黄的 pH 均接近于 7 时,表明蛋已相当陈旧。

4. 化学变化

蛋白质的比例发生显著变化,其中卵类黏蛋白和卵球蛋白的含量相对增加,而卵伴白蛋白和溶菌酶含量相对减少;蛋黄中卵黄球蛋白和磷脂蛋白的含量减少,而低磷脂蛋白的含量增加;蛋白质被微生物分解会产生一些有害的含氮物质。随着贮存期延长,蛋黄中的脂类逐渐氧化,使游离脂肪酸增加,加快了脂肪的酸败速度。

三、蛋的卫生检验

判断鲜蛋品质的主要标准是评价蛋的新鲜程度。检验蛋的方法很多,主要有感官检验、灯光透视检查、哈夫单位测定、蛋黄指数测定和蛋比重测定等。

(一)蛋样品的采取

鲜蛋在经营或贮藏中往往数量较大,所以一般采取抽样的方法进行检验。样品数量<50 件,抽检 2 件;50 至 100 件,抽检 4 件;101~500 件,每增加 50 件增抽 1 件(所增不足 50 件者,按 50 件计);500 件以上者,每增加 100 件增抽 1 件(所增不足 100 件者,按 100 件计算)。

进出境蛋样品的采集,用于感官、理化、微生物、包装和标识检验的抽样见表 16-2(SN/T 0422—2010),用于微生物检验的样品从下述样品箱中先随机抽取。抽取感官检验样品,鲜蛋每件取样数量不少于 5%,理化检验样品每份不少于 500 g;对小包装产品视情况按批随机取多包混合,总量不得少于 500 g。所有样品一式两份,供检验和留样。用于进出境检疫的蛋样品采样数量见表 16-3。

表 16-2 用于感官、理化、微生物、包装和标识检验的抽样方法

批量/箱	样品量/箱
≤500	5~8
501~1 000	9~12
1 001~1 500	13~17
>1 500	18~30

表 16-3 用于进出境检疫的蛋样品采样数量

产品名称	批量货物的总数/件	抽检货物的采样数/件	每份样品的量/g
蛋品	≤100	7	100~500
	101~250	8	
	251~10 000	9	
	>10 000	(最多 10)	

(二)感官检验

感官检验是检查禽蛋新鲜度最常用的方法,主要是靠检验人员的视觉、听觉、触觉、嗅觉来鉴别蛋的品质。

1. 检验方法

①先观察蛋的形状、大小、色泽、清洁度、有无霉菌污染,然后仔细检查蛋壳表面有无裂纹和破损。新鲜蛋表面干净、完整、坚实,附有一层胶质霜状薄膜。

②然后将蛋靠近耳边轻轻摇晃,通过听其内部响声来判断禽蛋是否新鲜。新鲜的蛋晃动无声响,而散黄蛋和陈蛋则会有水声或震动。

③通过触摸,来判断其新鲜度。新鲜蛋表面不光滑,随时间而变得光滑,霉蛋和贴皮蛋外壳发涩。

④通过鼻嗅可以闻出是否有异味,也可判断其新鲜度。新鲜蛋没有任何异味,而陈蛋和腐败蛋则有异味。

⑤最后将蛋打破,检查蛋白、蛋黄的色泽、形态。

2. 评定

(1)新鲜蛋 蛋壳清洁完整,无粪污、斑点,壳壁坚实,手感发沉。打开后蛋黄凸起、完整、有韧性、透明、稀稠分明,无异味。

(2)破损蛋 包括碰窝蛋、流清蛋、裂纹蛋、穿孔蛋。

①碰窝蛋:鲜蛋受震动磕碰,使局部蛋壳破裂凹陷,蛋壳膜未破,蛋液未外流。

②流清蛋:鲜蛋受挤压、碰撞而破损,蛋壳和壳内膜破裂,蛋白液外流。

③裂纹蛋:蛋壳受外力震动而形成长条裂纹,蛋壳膜未破,蛋液未流出。

④穿孔蛋:蛋受机械损伤,使蛋壳出现小孔,蛋壳膜未破或已破,蛋液未流出。

(3)劣蛋 品质低劣不能食用的蛋,外观往往在形态、色泽、清洁度、完整性等方面有一定的缺陷,包括贴壳蛋、散黄蛋、腐败蛋、霉蛋。如腐败蛋外壳常呈乌灰色;受潮发霉蛋外壳多污秽不洁,常有大理石样斑纹;经孵化或漂洗的蛋,外壳异常光滑,气孔较显露。腐败变质的蛋甚至可嗅到腐败气味。

①腐败蛋:鲜蛋和咸蛋发生腐败变质。根据腐败程度的不同,腐败初期为酸败蛋,腐败后期为黑腐蛋,酸败蛋蛋黄与蛋白混在一起无法分开,呈水样淡黄色,呈酸败气味。黑腐蛋蛋黄与蛋白不能分开,呈黄褐色至黑褐色,有难闻的臭气。

②霉蛋:鲜蛋受潮生霉,表面有黑色斑点,并可进一步蔓延至蛋内的壳膜、蛋白、蛋黄,使品质变化而带霉味。

(三)灯光透视检查

灯光透视是检查鲜蛋品质最方便有效的方法。检查应在暗室里或弱光的环境中进行,利用照蛋器的灯光束透视检样蛋,可观察到气室的大小、内容物的透光程度、蛋黄移动的阴影及蛋内有无污斑、黑点和异物等。

1. 检验方法

(1)照蛋 手持照蛋器,将蛋的大头紧贴照蛋器的灯光出口,使蛋的纵轴与照蛋器约呈30°倾斜,观察气室大小和内容物的透光程度,然后上下左右轻轻转动,观察蛋内容物移动情况,从而判断气室的稳定状态和蛋黄、胚盘的稳定程度,观察蛋内有无污斑、黑点和游动物等。

(2)气室测量 随着贮存时间的延长,蛋内水分不断蒸发,导致气室逐渐增大。因此,测定气室的高度,可以帮助我们判定蛋的新鲜程度。测量气室采用特制的气室测量规尺。测量时,先将气室测量规尺固定在照蛋孔上缘,将蛋的大头端向上嵌入半圆形的切口内,在照蛋的同时即可测出气室的高度。读取气室左右两端的高度。计算公式:

$$气室高度=\frac{气室左边的高度+气室右边的高度}{2}$$

2. 评定

(1)最新鲜蛋 透视整个蛋呈橘红色,蛋黄不显现,内容物不流动,气室高度4 mm以内。

(2)新鲜蛋 透视全蛋呈橙红色,蛋黄略见阴影,气室高度不超过7 mm。这一般是产后约2周以内的蛋,可供冷藏贮存。

(3)普通蛋 内容物呈红黄色,蛋黄阴影清楚,能够转动,且位置上移,不再居于中央。气室高度10 mm以内,且能移动。是产后2~3个月的蛋,应迅速销售,不宜贮存。

(4)可食蛋 因浓厚蛋白完全水解,蛋黄显见,易摇动,且上浮而接近蛋壳(靠黄蛋);气室移动,高度达10 mm以上。这种蛋应迅速销售食用,不宜作蛋制品加工原料。

(5)次劣蛋 包括热伤蛋、异物蛋、蛋白气泡蛋和气室波动蛋等。

①热伤蛋:鲜蛋长时间在高温环境中,胚胎开始发育和增大。灯光透视时,胚胎膨胀,蛋白稀薄,蛋黄色泽发暗,打开蛋壳,蛋黄稍大而松弛,蛋黄膜未破。

②异物蛋:鲜蛋在透视下,可见蛋白部分呈现小黑影,打开后可见血片或组织块。

③蛋白气泡蛋:由于震动造成蛋壳膜脱离而形成气泡,透视时具有气泡样小球随蛋体转动而转动。

④气室波动蛋:由于强烈震动,壳膜脱离严重,灯光透视见气室随蛋的转动而转动。

⑤贴壳蛋:鲜蛋和咸蛋经储存,蛋白变稀,系带松弛或脱落,蛋黄贴于蛋壳上。贴壳程度轻者,照灯检查贴壳处呈红色;贴壳程度重者,贴壳处呈黑色。

⑥散黄蛋:鲜蛋和咸蛋储存时间较久或受热受潮,蛋白变稀,水分渗入蛋黄使蛋黄膨胀,蛋黄膜破裂,蛋黄由蛋黄膜流出而混入蛋白内,灯照时蛋黄散如云状,黄白混杂。

(6)变质蛋 包括重度黑贴壳蛋、重度霉蛋、泻黄蛋、黑腐蛋和孵化蛋等。

①重度黑贴壳蛋:由轻度黑贴壳蛋发展而成。其粘贴着的黑色部分超过蛋黄面积1/2以上,蛋液有异味。

②重度霉蛋:外表霉迹明显。照蛋时见内部有较大黑点或黑斑。打开后蛋膜及蛋液内均有霉斑,蛋白液呈胶冻样霉变,并带有严重霉味。

③泻黄蛋:照蛋时黄白混杂不清,呈灰黄色。打开后蛋液呈灰黄色,稀、混浊,有不愉快气味。

④黑腐蛋:蛋壳呈乌灰色,甚至因蛋内产生的大量硫化氢气体而膨胀破裂。照蛋时全蛋不透光,呈灰黑色。打开后蛋黄、蛋白分不清,呈暗黄色、灰绿色或黑色水样弥漫状,并有恶臭味或严重霉味。

⑤晚期胚胎发育蛋(孵化蛋):照蛋时,在较大的胚胎周围有树枝状血丝、血点或者已能观察到小雏的眼睛,或者已有成形的死雏。

(四)哈夫单位的测定

1. 原理

哈夫单位(Haugh unit)是蛋白高度对蛋重的比例指数,即蛋白品质和蛋白高度的对数有直接关系,以此来衡量蛋品质的好坏。哈夫单位越高,表示蛋白黏稠度越大,蛋的品质越好。

2. 检测方法

先将蛋称重,然后把蛋打在水平玻璃板上,用蛋质分析仪的垂直测微器测定浓蛋白最宽部位的高度,测定时将垂直测微器的轴慢慢地下降到和蛋白表面接触,读取读数,精确到 0.1 mm,选取 3 个点测量,取其平均数为蛋白高度,也可用蛋品质分析仪测得蛋质量和浓蛋白的高度,代入公式计算。

3. 计算公式

$$Hu = 100 \log(H - 1.7W^{0.37} + 7.6)$$

$$或\ Hu = 100 \log\left[-H\frac{G(30W^{0.37}-100)}{100} + 1.9\right]$$

式中,Hu 为哈夫单位;H 为蛋白高度,mm;W 为蛋的质量,g;G 为 32.6(常数)。

4. 判定标准

以 100 最好,30 以下最劣。

(1)特级(AA)　哈夫单位 72 以上。

(2)甲级(A)　哈夫单位 60~72。

(3)乙级(B)　哈夫单位 30~59。

(4)丙级(C)　哈夫单位 29 以下。

5. 哈夫单位表

哈夫单位速查表见表 16-4。

表 16-4　哈夫单位速查表

项目	质量/g				
	49.6	53.2	56.7	60.2	63.8
蛋白高度/mm	哈夫单位				
10	102	101	100	99	98
9	97	96	95	95	94
8	92	91	90	89	88
7	87	86	84	83	82
6	80	79	78	77	75
5	73	71	70	68	67
4	64	62	60	58	56
3	53	50	48	45	42
2	37	34	30	26	22
哈夫单位	蛋白高度/mm				
100	9.6	9.8	10	10.2	10.3
90	7.6	7.8	7.9	8.1	8.3
80	5.9	6.1	6.5	6.5	6.7
70	4.6	4.8	5.0	5.2	5.4

续表 16-4

哈夫单位	蛋白高度/mm				
60	3.6	3.8	4.0	4.2	4.2
50	2.8	3.0	3.2	3.3	4.3
40	2.2	2.3	2.5	2.7	2.8
30	1.6	1.8	2.0	2.2	2.3
20	1.2	1.4	1.6	1.8	1.9

(五)荧光法检验

1. 原理

用紫外光照射,观察蛋壳光谱的变化,来鉴别蛋的新鲜度。这种荧光灯发射的紫外线照在蛋上,由于鲜蛋内容物发生的变化(腐败、产生氨类物质等),将会引起光谱的变化。

2. 检测方法

将荧光灯置于暗室中,将鲜蛋放于灯上,观察其颜色。

3. 判定

鲜蛋的内容物吸收紫外光后发射出红光;不新鲜蛋的内容物吸收紫外光,发出比紫外光波长稍长的紫光。由于蛋的新鲜度不同,其发射光就在红光与紫光之间变化。

(六)蛋黄指数的测定

1. 原理

蛋黄指数是蛋黄高度与蛋黄横径的比值,又称蛋黄系数。蛋越新鲜,蛋黄膜包得越紧,蛋黄指数就越高;反之,蛋黄指数就越低,因此,蛋黄指数可表明蛋的新鲜程度。

2. 检测方法

将被测蛋小心破壳,将蛋内容物打在蛋质分析仪的水平玻璃测试台上,用蛋质分析仪的垂直测微器量取蛋黄最高点的高度,用游标卡尺量取蛋黄最宽的横径,测量时注意不要弄破蛋黄膜(本试验也可用蛋黄指数测定仪进行)。

3. 计算公式

$$蛋黄指数 = \frac{蛋黄高度(cm)}{蛋黄宽度(cm)}$$

4. 判定标准

新鲜蛋的蛋黄指数一般为 0.36~0.44。

（七）蛋比重的测定

1. 原理

鲜鸡蛋的平均比重（相对密度）为 1.084 5。蛋在贮存过程中，由于蛋内水分不断蒸发和 CO_2 的逸出，使蛋的气室逐渐增大，比重降低。所以测定蛋的比重，可推知蛋的新鲜程度。利用不同比重的盐水，观察蛋在其中沉浮情况，推知蛋的比重。

2. 检测方法

先把蛋放在比重 1.073（约含食盐 10%）的食盐水中，观察其沉浮情况。若沉入食盐水中，再移入比重 1.080（约含食盐 11%）的食盐水中，观察其沉浮情况。同前，若在比重 1.073 的食盐水中漂浮，则移入比重 1.060（约含食盐 8%）的食盐水中，观察沉浮情况。

3. 判定标准

在比重 1.073 的食盐水中下沉的蛋，为新鲜蛋；移入比重 1.080 的食盐水中仍下沉的蛋，为最新鲜蛋。在比重 1.073 和 1.080 的食盐水中都悬浮不沉，而只在比重 1.060 食盐水中下沉的蛋介于新陈之间，为次鲜蛋；如在上述 3 种食盐水中都悬浮不沉，则为过陈蛋或腐败蛋。

（八）蛋 pH 的测定

1. 原理

蛋在贮存过程中，由于蛋内 CO_2 向外逸出，加之蛋白质在微生物和酶的作用下不断分解，产生氨及氨态化合物，使蛋内 pH 向碱性方向变化。因此，测定蛋白或全蛋的 pH，有助于鉴定蛋的新鲜度。

2. 检测方法

将蛋打开，取 1 份蛋白（全蛋或蛋黄）与 9 份蒸馏水混匀，用酸度计或 pH 试纸测定全蛋、蛋白和蛋黄的 pH。

3. 判定标准

新鲜鸡蛋的 pH：蛋白 7.2～7.6，蛋黄 5.8～6.0，全蛋 6.5～6.8。

四、蛋的卫生标准及商品评定

（一）鲜蛋的卫生标准

1. 普通鲜蛋卫生标准

鲜蛋的卫生标准依据《食品安全国家标准　蛋与蛋制品》（GB 2749—2015），由中华人民共和国国家卫生和计划生育委员会发布，并于 2016 年 11 月 13 日开始实施，该标准代替 GB 2748—2003 鲜蛋卫生标准。

（1）感官指标　鲜蛋通过灯光透视观察，以及去壳后置于白瓷盘中在自然光下观察色泽和状态，闻其气味等，其感官指标应符合表 16-5 的要求。

表 16-5　鲜蛋的感官要求

项目	指标
色泽	灯光透视时，整个蛋呈微红色；去壳后蛋黄呈橘黄色到橙色，蛋白澄清，透明，无其他异常颜色
气味	蛋液具有固有的蛋腥味，无异味
状态	蛋壳清洁完整，无裂纹，无霉斑，灯光透视时蛋内无黑点及异物；去壳后蛋黄凸起，完整并带有韧性，蛋白稀稠分明，无正常视力可见外来异物

（2）理化指标　鲜蛋的理化指标应符合 GB 2762—2017 的规定。其中铅、镉、汞等的含量符合表 16-6 的要求。

表 16-6　禽蛋重金属的检测要求

项目	指标/（mg/kg）
铅（以 Pb 计）	≤0.2
镉（以 Cd 计）	≤0.05
总汞（以 Hg 计）	≤0.05

（3）农、兽药残留要求　蛋中的农药残留量应符合 GB 2763—2019 的规定，要求见表 16-7。兽药残留限量也应符合国家有关规定和标准，如《食品安全国家标准　食品中兽药最大残留限量》（GB 31650—2019）。

表 16-7　禽蛋农药的检测要求

项目	指标/（mg/kg）
六六六	≤0.1
滴滴涕	≤0.1
林丹	≤0.1
氯丹	≤0.02
七氯	≤0.05
狄氏剂	≤0.1

2. 绿色食品鲜蛋卫生标准

绿色食品鲜蛋的卫生标准见农业部颁发的《绿色食品　蛋与蛋制品》（NY/T 754—2011），该标准规定了绿色食品鲜蛋的要求、检验方法、检验规则、标志、标签、包装、运输及贮存等内容。

(二)蛋的商品评定

鲜蛋的分级应根据蛋的外表及内部情况作出综合评价,分级时应根据企业的情况,同时注意蛋的清洁度、色泽、气室大小、质量、形状,及蛋的新鲜度等。

1. 商品鸡蛋、鸭蛋的清选分级

我国商品鸡蛋、鸭蛋清选分级主要按质量分级,见表16-8,参照我国农业行业标准《禽蛋清选消毒分级技术规范》(NY/T 1551—2007)执行,其他禽蛋的清选分级也可参照此标准使用。

表 16-8　禽蛋的质量分级　　　　　　g

鸡蛋		鸭蛋	
级别	每枚质量	级别	每枚质量
一级	>65	一级	>75
二级	60～65	二级	65～75
三级	55～60	三级	55～65
四级	50～55	四级	<55
五级	45～50	—	—
六级	<45	—	—

2. 收购鲜蛋的等级标准

收购鲜蛋一般不分等级,没有统一的标准,但部分地区制订了收购标准。

一级蛋:不分鸡、鸭、鹅品种,不论大小,以新鲜、清洁、干燥、无破损为主要标准(仔鸭蛋除外),在夏季,鸡蛋虽有少量小血圈、小血筋,仍可作一级蛋收购。

二级蛋:品质新鲜,蛋壳上的泥污、粪污、血污面积不超过50%。

三级蛋:新鲜雨淋蛋、水湿蛋(包括洗白蛋)、仔鸭蛋(每10个不足400 g不收)和污壳面积超过50%的鸭蛋。

3. 冷藏鲜蛋

一级冷藏蛋:蛋的外壳清洁,坚固完整,稍有斑痕。透视时气室允许微活动,高度不超过1 cm;蛋白透明,稍浓厚;蛋黄紧密,明显发红色,位置略偏离中央,胚胎无发育现象。

二级冷藏蛋:蛋的外壳坚固完整,有少许泥污或斑迹。在透视时气室高度不能超过1.2 cm,允许波动;蛋白透明稀薄,允许有水泡;蛋黄稍紧密,明显发红色,位置偏离中央,转动时正常,胚胎稍大。

三级冷藏蛋:蛋的外壳完整,有脏迹而且脆薄。透视时气室允许移动,气室不允许超过全蛋的1/4;蛋白稀薄如水,蛋黄大且扁平,色泽显著发红,明显偏离中央,胚胎明显扩大。

4. 出口鸡蛋的分级标准

依据蛋的质量以及蛋壳、气室、蛋白、蛋黄、胚胎的状况而分三级,见表16-9。

表 16-9　出口鸡蛋的分级标准

项目		一级蛋	二级蛋	三级蛋
蛋质量	单个质量	60 g以上	50 g以上	38 g以上
	10个质量	不少于600 g	500 g以上	380 g以上
蛋壳		清洁、坚固、完整	清洁、坚固、完整	污蛋不大于全蛋的1/10
气室		高度5 mm以上者不超过全蛋的10%	高度5 mm以上者不超过全蛋的10%	高度7～8 mm,不大于全蛋的1/4
蛋白		色清明、浓厚	色清明、较浓厚	色清明、稍稀薄
蛋黄		不显露	略明显,但仍坚固	明显而移动
胚胎		不发育	不发育	微有发育

第三节　蛋制品的加工卫生与检验

蛋制品是以禽蛋为主要原料,经相关加工工艺制成的各类成品或半成品,包括液蛋制品、冰蛋制品、干蛋制品和再制蛋四大类。其中以鲜蛋为原料,经去壳、加工处理后制成的蛋制品工艺较为简单,如全蛋液、蛋黄液、蛋白液等我们称之为液蛋制品,多为加工的半成品。蛋制品在我国人民膳食构成中占1.4%,是优质蛋白质的主要来源。蛋制品的生产加工管理应遵循国家标准《蛋制品生产管理规范》(GB/T 25009—2010)。蛋制品的卫生检验主要包括感官检验和实验室检验。

蛋制品加工过程中原、辅料的要求如下。

①原料蛋应来自健康家禽1周内所产的蛋，并符合相关产品标准。

②用于加工的禽蛋应贮存在温度为0～25℃的环境中，同时应避免受到灰土、禽粪、昆虫及有害物质的污染。

③盛蛋的容器和相关设备，每次使用完都应及时清洁、消毒。

④辅料应符合相关国家标准或行业标准的规定。

⑤加工过程中使用的食品添加剂也应达到国家标准或行业标准的规定，其使用范围和使用量应符合国家标准GB 2760—2014的要求。

一、冰蛋制品的加工卫生与检验

冰蛋制品（frozen egg products）是以鲜蛋为原料，经去壳、加工处理、冷冻等工艺制成的蛋制品，包括冰全蛋、冰蛋黄、冰蛋白等。冰全蛋包括巴氏消毒冰鸡全蛋、高温复制冰鸡全蛋、巴氏消毒次冰鸡全蛋。

（一）冰蛋制品的加工卫生

1. 半成品液蛋制品的加工卫生与要求

原料蛋去掉蛋壳后所得的全蛋液或蛋白液、蛋黄液即为半成品，可用于加工冰全蛋、冰蛋白、冰蛋黄。

（1）原料蛋的检验　利用感官检验和照蛋检验，剔除感官不合格的次劣蛋。

（2）原料蛋的清洗和消毒　将检验挑选出来的新鲜蛋，在流水槽中洗净蛋壳，然后放在含1%～2%有效氯的漂白粉液（或0.04%～0.1%过氧乙酸液）中浸泡5 min，再于45～50℃加有0.5%硫代硫酸钠的温水中浸洗除氯。

（3）晾蛋　将蛋消毒后送至晾蛋室晾干，晾蛋室的所有工具均应清洁无菌。

（4）去蛋壳　去蛋壳有手工打蛋和机械去蛋壳两种方法。手工打蛋时，操作人员应严格遵守卫生制度，防止人为因素对蛋液的污染。

2. 冰蛋成品的加工卫生与要求

（1）搅拌过滤　利用搅拌器将半成品蛋液搅拌均匀，再借助于0.1～0.5 cm²的筛网滤净蛋液内的蛋壳碎片和壳内膜等杂质。

（2）预冷　及时预冷能够阻止细菌繁殖，保证产品质量，并缩短速冻时间。一般在冷却罐内进行，罐内装有蛇形管，蛇形管内有－8℃的冷盐水不停地

循环，使罐内的蛋液快速降低到4℃左右。

（3）装听（桶）　蛋液冷却至4℃时即可装听（桶）。一般有5、10、20 kg装3种，装听（桶）后即可送入速冻间冷冻。

（4）速冻　将装有蛋液的听或桶送至速冻间的冷冻排管上。听（桶）之间要留有一定间隙，以利于冷气流通。速冻间温度要保持在－20℃以下，时间不超过72 h，听（桶）内中心温度达到－15～－18℃时，速冻即可完成。

（5）冷藏　速冻后的听（桶）可以用纸箱包装后冷藏，冷藏库的温度应保持在－15℃以下。

（二）卫生检验

1. 感官检验

（1）检查方法　主要检查冰蛋品的形态、色泽、气味和杂质等项目。

①形态：用餐刀在产品的表面用力紧压，冰冻良好的冰蛋制品，用刀不能切入蛋品内部，即为冰冻坚硬。样品解冻后，肉眼观察冰全蛋、冰蛋白全部为均匀液体，冰蛋黄为稠密均匀的膏状体。

②色泽：解冻前先观察蛋品冷冻状态的色泽，解冻后将蛋液注入50 mL无色烧杯中，放在白纸上观察蛋品的色泽。

③气味：在冰冻蛋品融化后，进行嗅觉检验，应具有蛋品原有的气味而无其他异味，必要时可结合下列试验进行检查，取20 g样品于100 mL烧杯中，加入50 mL沸水，趁热立即嗅其气味。

④杂质：取解冻后的蛋液100 mL，置于白搪瓷盘中，缓缓加入清水100～200 mL，制成稀释液，然后观察其有无杂质。若有可疑杂质及未融解的蛋块时，可用镊子取出，再将剩余的蛋液注入筛孔为1 mm的筛内，过滤，筛去残留杂质，用水冲洗一次，与以上所检出的杂质一并用放大镜进行检查。

（2）感官指标　分别如下。

①巴氏消毒冰鸡全蛋：蛋品坚实、清洁、均匀，黄色或淡黄色，具有冰鸡全蛋的正常气味，无异味和杂质。

②高温复制冰鸡全蛋：蛋品坚实、清洁、均匀，黄色或淡黄色，具有冰鸡全蛋的正常气味，允许有轻度的异味，无臭味和杂质。

③巴氏消毒次冰鸡全蛋：黄色或淡黄色，具有冰鸡全蛋的正常气味，无臭味和杂质。

④冰蛋黄：坚实、清洁、均匀，呈黄色，具有冰蛋黄的正常气味，无异味和杂质。

⑤冰蛋白:坚实、清洁、均匀,白色或乳白色,具有冰蛋白的正常气味,无异味和杂质。

2．理化检验

冰蛋制品的理化检验项目主要包括水分的测定、脂肪含量的测定、游离脂肪酸的测定、汞和镉含量的测定。

(1)水分的测定　冰蛋制品中水分含量的测定可以采用直接干燥法和蒸馏法(GB/T 5009.3—2016)。

(2)脂肪的测定　冰蛋制品中脂肪的测定一般采用三氯甲烷冷浸法。

(3)游离脂肪酸的测定　冰蛋品中游离脂肪酸的测定一般采用乙醇钠滴定法。

(4)冰蛋制品中汞含量的测定　参见 GB 5009.17—2014。

(5)冰蛋制品中镉含量的测定　参见 GB 5009.15—2014。

3．微生物检验

按要求对蛋制品进行菌落总数、大肠菌群、致病菌检验。菌落总数的测定按 GB 4789.2—2016 的方法进行;大肠菌群的测定按 GB 4789.3—2016 平板计数法进行。致病菌主要检查沙门氏菌、志贺氏菌等,其中沙门氏菌的检验按 GB/T 4789.4—2016 方法进行,志贺氏菌的检验按 GB 4789.5—2012 方法进行。

二、干蛋制品的加工卫生与检验

干蛋制品(dried egg products)是以鲜蛋为原料,经去壳、加工处理、脱糖、干燥等工艺制成的蛋制品,包括全蛋粉(巴氏消毒鸡全蛋粉和鸡全蛋粉,现已不生产鸡全蛋粉)、蛋黄粉(鸡蛋黄粉)、蛋白粉(鸡蛋白片)等。

(一)干蛋制品的加工卫生

干蛋制品的加工工艺包括半成品和成品的加工。其中半成品加工方法同冰蛋制品,成品加工的卫生监督如下。

1．干蛋粉加工的卫生要求

干蛋粉(包括全蛋粉、蛋白粉、蛋黄粉)的加工一般采用压力喷雾或离心喷雾法进行喷雾干燥,方法是先将蛋液经过搅拌过滤,除去蛋壳及杂质,并使蛋液均匀,然后喷入干燥塔内,形成微粒与热空气相遇,瞬时就可以除去水分,落入底部形成蛋粉,最后

经晾粉、过筛即为成品。但生产蛋白粉时,需将蛋白液进行发酵,以除去其中的碳水化合物及其他杂质,发酵方法可参照下述蛋白粉的加工过程。

2．蛋白粉(蛋白片)加工的卫生要求

(1)发酵　加工蛋白粉时,对半成品需进行发酵。发酵的目的是除去混入蛋白中的蛋黄、胚盘、黏液质、碳水化合物及其他杂质,使干燥时便于脱水,增加成品的溶解度,提高打擦度,防止成品色泽变深等。

(2)中和　蛋白液经发酵后呈酸性,在烘制干燥过程中会产生气泡,酸度高,不耐贮藏,因此需用氨水中和,使 pH 达 7.0～7.2。

(3)烘干　用浅盘水浴干燥(也称为流水烘架)。将经过发酵、中和后的蛋白液注入烘盘(35 cm×35 cm)中,每盘约 2 kg。蛋白液经 12～24 h 的蒸发后,逐渐凝结成一层薄片,再经 2～3 h 薄片变厚,至其中心厚度达 1.5～2 mm 时,即可揭第 1 次蛋白片;再经 1～2 h,揭第 2 次,依此类推,直至清盘为止。

(4)热晾和拣选　烘干后的蛋白片,还有很多水分(24%左右),必须平铺在布盘上,放在温度为 40～45℃的温室内热晾 4～5 h,至蛋白片发碎裂声,水分降至 15%左右时,进行拣选。拣选是将大片捏成约 1 cm 长的小块,并将碎屑、厚块、潮块等拣出,分别处理。

(5)焐藏和包装　拣选后的大片,称重后倒入木箱,盖上白布或木盖,放置 48～72 h,使水分均匀,这个过程就称为焐藏。最后检验水分和打擦度,合格后即可包装。

(二)干蛋品的卫生检验

1．感官检验

(1)检查方法　主要检查干蛋制品的形态、色泽、气味和杂质等项目,必要时借助放大镜检查杂质状况,过筛称量,测定碎屑含量。

(2)感官指标　分别如下。

①巴氏消毒鸡全蛋粉:为粉末状或极易松散的块状,均匀淡黄色,具有鸡全蛋粉的正常气味,无异味和杂质。

②鸡蛋黄粉:为粉末状及极易松散的块状,均匀黄色,具有鸡蛋黄粉的正常气味,无异味和杂质。

③鸡蛋白片:片状及碎屑状,呈均匀浅黄色,具有鸡蛋白片的正常气味,无异味和杂质。

2．理化检验

干蛋制品中的理化检验项目包括水分的测定、脂肪含量的测定、游离脂肪酸的测定、汞和镉含量的测定等，其检验方法同冰蛋制品。干蛋制品中脂肪的判定标准：巴氏杀菌鸡全蛋粉≥42；鸡蛋黄粉≥60。干蛋制品中游离脂肪酸的测定判定标准：巴氏杀菌全蛋粉、鸡蛋黄粉≤4.5。

3．微生物检验

干蛋制品中微生物检验主要包括菌落总数、大肠菌群、致病菌的检验。菌落总数的测定按 GB 4789.2—2016 的方法进行；大肠菌群的测定按 GB 4789.3—2016 平板计数法进行。致病菌主要检查沙门氏菌、志贺氏菌等，其中沙门氏菌的检验按 GB 4789.4—2016 方法进行，志贺氏菌的检验按 GB 4789.5—2012 方法进行。

三、再制蛋的加工卫生与检验

再制蛋（reformed egg）是以鲜蛋为原料，添加或不添加辅料，经盐、碱、糟、卤等不同工艺加工而成的蛋制品，包括皮蛋、咸蛋、咸蛋黄、糟蛋、卤蛋等。它们都是我国传统的蛋制品，不仅在国内有很大的消费市场，而且在国际市场上的销路也很广，是我国蛋制品出口的拳头产品。

（一）皮蛋加工的卫生要求

皮蛋（basified eggs），又称松花蛋、彩蛋、变蛋等，是一种中国特有的食品，具特殊风味，能促进食欲。皮蛋不但是我国人民喜爱的食品之一，而且出口远销日本、东南亚、欧美等国家和地区。皮蛋因加工用料及条件不同，其产品有不同的种类。按蛋黄部分的软硬分类，有硬心皮蛋（俗称湖彩蛋）和溏心皮蛋（俗称京彩蛋）；按作为原料蛋的禽蛋种类不同，可分为鸭皮蛋、鸡皮蛋和鹅皮蛋；按加工用辅料的不同，可分为有铅皮蛋、无铅皮蛋、五香皮蛋、糖皮蛋等。

皮蛋的制作工艺有 3 种：一是生包法，就是把调制好的料泥直接包在蛋壳上，硬心皮蛋加工采用此法，溏心皮蛋加工也有采用此法的；二是浸泡法，就是把辅料调制成料液，将鲜蛋浸渍在料液中加工而成，溏心皮蛋大多采用此法；三是涂抹法，即先制成皮蛋粉料，然后将皮蛋粉料经调制后均匀地涂抹在蛋壳上来制作皮蛋，快速无铅皮蛋多采用此方法。

1．原料蛋的选择

加工皮蛋的原料蛋一般选用鸭蛋，也有用鸡蛋和鹅蛋的。原料蛋质量的好坏直接关系着成品皮蛋的质量。因此在加工皮蛋前必须认真地挑选原料蛋。挑选的方法一般采用感官检验、照蛋检验和大小分级。

2．辅料的卫生要求

鲜蛋在辅料的作用下，通过一系列的化学反应后成为皮蛋。加工皮蛋的辅料主要有纯碱（或生石灰、烧碱）、食盐、红茶末、植物灰（或干黄泥）、谷壳。加工含铅皮蛋时，还有氧化铅（黄丹粉）作为辅料。所有辅料都必须保持清洁、卫生。氧化铅的加入量必须按标准执行，以免皮蛋中铅过量而危害人体健康。

（二）咸蛋加工的卫生要求

咸蛋（salted eggs）也称盐蛋、腌蛋、味蛋，制作简便方便，费用低廉，耐贮藏。煮熟后，蛋白细嫩，蛋黄鲜红，油润松沙，清爽可口，深受消费者的喜爱。咸蛋的加工方法很多，主要有稻草灰腌制法、盐泥涂包法、盐水浸渍法。

1．原料蛋的选择

加工咸蛋的原料蛋应完整新鲜，加工咸蛋用的鲜蛋应经过严格检验，具体检验方法与皮蛋加工的原料蛋挑选方法相同。

2．辅料的卫生要求

咸蛋加工的主要辅料是食盐。食盐的作用是增加蛋的耐藏性，并使其具有一定的风味，因而咸蛋便由贮蛋方法变成了加工再制蛋的方法。黄泥和草木灰能使食盐在较长的时间内均匀地向蛋内渗透，并可阻止微生物进入蛋内，也有助于防止咸蛋在贮存、运输、销售过程中的破损。加工咸蛋的食盐要求纯净，氯化钠含量高（96％以上），必须是食用盐，禁止使用工业盐加工咸蛋。草木灰和黄泥要求干燥，无杂质，受潮霉变和杂质多的不能使用。同时加工用水需达到生活饮用水卫生标准。

（三）糟蛋加工的卫生要求

糟蛋（pickled eggs）是将新鲜鸭蛋经裂壳后，用优质糯米制成的酒糟腌渍慢泡而成的一种再制蛋，也是我国具有独特风味的产品。它具有蛋壳柔软、蛋质细嫩、醇香可口、回味悠长的特点。

1．原料蛋的选择

通过照蛋检验，剔除各种次劣蛋和变质蛋，选用新鲜、大小均匀的鸭蛋为原料，一般要求每 1 000 枚鸭蛋重 65～75 kg，并且按质量分级，以便成熟时间一致。将挑选的新鲜鸭蛋用清水刷洗净，蛋壳不得留有泥沙、禽粪、杂质和其他污物。洗净后单层放置，晾干水分。

2.辅料的卫生要求

加工糟蛋的辅料主要有糯米及其酒糟、食盐、红砂糖。糯米是制作酒糟的原料，应选用优质糯米，以当年新米最好，要求色白，颗粒饱满，气味好，无杂米粒。这样的糯米制成的酒糟，能产生较多的酸、醇、糖。糯米制成酒糟需用酒药，制糟蛋用的酒药有绍药和甜药2种。加工中使用的红砂糖总糖分不应低于89%，同时食盐质量应符合食用盐卫生标准。

（四）再制蛋的卫生检验

1.感官检验

再制蛋中较为常见的是咸蛋、皮蛋和糟蛋。

（1）皮蛋的感官检查　先仔细观察皮蛋外观（包泥，形态）有无发霉、破损，也可用手掂动，感觉其弹性，或握蛋摇晃听其声音，检验时注意颤动及响水声。皮蛋刮泥后，观察蛋壳的完整性。灯光透视观察蛋内颜色、凝固状态、气室大小等。然后剥开蛋壳，注意蛋体的完整性，检查有无铅斑、霉斑、异物、松花花纹。剖开后，检查蛋白的透明度、色泽、弹性、气味、滋味，检查蛋黄的形态、色泽、气味、滋味等。皮蛋的感官指标如下。

①良质皮蛋：外表泥状包料完整、无霉斑，有弹性感，摇晃时无动荡声，蛋壳无裂纹。灯光透视全蛋呈玳瑁色，蛋内容物凝固不动，气室较小。打开蛋壳，整个蛋凝固、不粘壳、清洁而有弹性，呈半透明的青褐、棕褐或棕黄色，有松花样纹理。将蛋纵剖可见蛋黄呈浅褐色或浅黄色，中心较稀，咸味适中，清凉爽口，具有皮蛋应有的滋味和气味，无异味。

②劣质皮蛋：包料破损不全或发霉，剥去包料后，蛋壳有斑点或破、漏现象，有的内容物已被污染，摇晃后，有水荡声或感觉轻飘。灯光透视检查蛋内容物不凝固，呈水样，气室很大。打开蛋壳，蛋清黏滑，蛋黄呈灰色糊状，严重者大部或全部液化呈黑色，有刺鼻恶臭味或霉味。

（2）咸蛋的感官检查　仔细观察咸蛋的包泥，除去咸蛋的灰泥，再观察咸蛋的外表、大小是否均匀。灯光透视检查时，重点观察咸蛋气室的大小、内容物的移动状态、蛋黄和蛋白的色泽和状态等。必要时打开蛋壳，鉴别蛋的内容物，也可将蛋煮熟后观察其色泽、状态并品尝其滋味。咸蛋的感官指标如下。

①良质咸蛋：蛋的包泥松紧适度，无露白和凹凸不平现象。蛋壳完整，无裂纹和发霉现象，轻微摇动时有轻微水荡声。灯光透视时，蛋白透明，蛋黄缩小。打开蛋壳，可见蛋白稀薄，浓厚蛋白层消失；蛋黄呈红色或淡红色，浓缩，黏度增强但不硬固。煮熟后，蛋白白嫩，咸味适度，蛋黄一般有两圈，外圈淡黄色，内圈金黄色，富有油露。食用时有沙感，有咸蛋固有的香味。

②次质咸蛋：灯光透视，蛋清尚清晰透明，蛋黄凝结呈现黑色。打开后蛋清清晰或为白色水样，蛋黄发黑黏固，略有异味。煮熟后蛋清略带灰色，蛋黄变黑，有轻度的异味。

③劣质咸蛋：灯光透视，蛋清混浊，蛋黄变黑，转动蛋时蛋黄黏滞，更低劣者，蛋清蛋黄都发黑或全部溶解成水样。打开后蛋清浑浊，蛋黄大部分融化，蛋清蛋黄全部呈黑色，有恶臭味。煮熟后蛋清灰暗或呈黄色，蛋黄变黑或散成糊状，严重者全部呈黑色，有臭味。

（3）糟蛋的感官检查　糟蛋的质量以感官检查为主，主要观察蛋壳脱落情况，蛋清、蛋黄颜色和凝固状态，嗅其气味，尝其滋味。糟蛋的感官指标如下。

①良质糟蛋：蛋形态完整，蛋膜不破，蛋壳脱落或基本脱落，蛋清呈乳白色胶冻状态，蛋黄呈橘红色半凝固状态，香味浓厚，稍带甜味。

②次质糟蛋：蛋壳不能完全脱落，蛋内容物凝固不良，蛋清为液体状态，香味不浓或有轻度异味，应尽快食用。

③劣质糟蛋：矾蛋，即糟蛋与蛋壳粘连在一起，如烧过的矾一样，这种糟蛋是因酒糟含醇量低或蛋坛有漏缝所致，不能食用；水晶蛋，蛋内全部或大部分都是水，色由白转红，蛋黄硬实，有异味，不能食用；空头蛋，蛋内只有萎缩了的蛋黄，没有蛋白，不能食用。

2.理化检验

再制蛋的理化检验项目包括汞含量的测定、镉含量的测定等，汞含量的测定参见 GB 5009.17—2014，镉含量的测定参见 GB 5009.15—2014。其中皮蛋的检验项目主要包括皮蛋 pH 的测定、皮蛋总碱度的测定、皮蛋中铅含量的测定等。

3.微生物检验

再制蛋中微生物检验主要包括菌落总数、大肠菌群、致病菌的检验。菌落总数的测定按 GB 4789.2—2016 的方法进行；大肠菌群的测定按 GB 4789.3—2016 平板计数法进行。致病菌主要检查沙门氏菌、志贺氏菌等，其中沙门氏菌的检验按 GB 4789.4—2016 方法进行，志贺氏菌的检验按 GB/T 4789.5—2012 方法进行。

四、蛋制品的卫生标准

《食品安全国家标准　蛋与蛋制品》（GB 2749—2015）规定了蛋制品的定义、指标要求、食品添加剂和污染物限量等。本标准适用于以鲜蛋为原料（添加或不添加辅料）经过相应工艺加工制成的蛋制品。

1. 感官指标

取适量检验样品置于白色瓷盘中，在自然光下观察色泽和状态，尝其滋味，闻其气味。蛋制品的感官指标见表16-10。

表 16-10　蛋制品感官要求

项目	要求
色泽	具有产品正常的色泽
滋味	具有产品正常的滋味
气味	具有产品正常的气味、无异味
状态	具有产品正常的形状、形态、无酸败、霉变、生虫及其他危害食品安全的异物

2. 理化指标

蛋制品的理化指标应符合 GB 2762—2017 的规定。蛋制品中的农药残留量应符合 GB 2763—2019 的规定，要求见表16-11。兽药残留限量也应符合国家有关规定和标准，如《食品安全国家标准　食品中兽药最大残留限量》（GB 31650—2019）。蛋制品中食品添加剂的使用应符合 GB 2760—2014 的规定，食品营养强化剂的使用应符合 GB 14880—2012 的规定。

表 16-11　蛋制品的理化指标

项目		指标
水分/(g/100 g)	巴氏杀菌冰全蛋	≤76.0
	冰蛋黄	≤55.0
	冰蛋白	≤88.5
	巴氏杀菌全蛋粉	≤4.5
	蛋黄粉	≤4.0
	蛋白粉	≤16.0
脂肪/(g/100 g)	巴氏杀菌冰全蛋	≥10
	冰蛋黄	≥26
	巴氏杀菌全蛋粉	≥42
	蛋黄粉	≥60
游离脂肪酸/(g/100 g)	巴氏杀菌冰全蛋、冰蛋黄	≤4.0
	巴氏杀菌全蛋粉、蛋黄粉	≤4.5
挥发性盐基氮/(g/100 g)	咸蛋	≤10
酸度（以乳酸计）/(g/100 g)	蛋白片	≤1.2
铅（以 Pb 计）/(mg/kg)	皮蛋、皮蛋肠	≤0.5
	其他蛋制品	≤0.2
镉（以 Cd 计）/(mg/kg)	蛋制品	≤0.05
总汞（以 Hg 计）/(mg/kg)	蛋制品	≤0.05
六六六/(mg/kg)	蛋制品	≤0.1
滴滴涕/(mg/kg)	蛋制品	≤0.1

3. 微生物指标

蛋制品中微生物的限量标准应符合表16-12 的要求，微生物指标要求应符合 GB 2749—2015 的规定。

表 16-12　蛋制品微生物限量

项　目		采样方案[a] 及限量			
		n	c	m	M
菌落总数[b]/(CFU/g)	液蛋制品、干蛋制品、冰蛋制品	5	2	5×10^4	10^6
	再制蛋（不含糟蛋）	5	2	10^4	10^5
大肠菌群[b]/(CFU/g)		5	2	10	10^2

注 1：[a]样品的采集及处理按 GB/T 4789.19 执行；[b]不适用于鲜蛋和非即食的再制蛋制品。
注 2：n 为同一批次产品应采集的样品件数；c 为最大可允许超出 m 值的样品数；m 为致病菌指标可接受水平的限量值；M 为致病菌指标的最高安全限量值。

复习思考题

1. 蛋的基本理化特性有哪些？
2. 简述鲜蛋清洁消毒的主要程序。
3. 判定鸡蛋的新鲜程度有哪些方法？
4. 试述冷藏鲜蛋的方法和卫生要求。
5. 何谓蛋制品，主要包括哪些种类？

（尹荣焕　沈张奇）

第十七章　动物性水产品的加工卫生与检验

动物性水产品包括鱼类、贝壳类、甲壳类和海兽类,是动物性食品的重要组成部分。动物性水产品按生长水域的性质不同可分为海水产和淡水产两大类。动物性水产食品营养丰富、味道鲜美,并且具有低脂肪、高蛋白、营养平衡性好的特点,是人类食物中动物性蛋白的主要来源之一,现已成为风靡全球的健康食品。

我国是水产品生产大国,总产量连续几年居世界第一,水产品及水产品加工是我国农业的一个重要组成部分,水产品的安全与质量管理成为保障菜篮子质量、促进社会稳定的重要因素。我国水产品安全与质量控制工作随着我国水产品及其加工业和社会生产的发展与技术的进步,正在逐步健全,目前已发布了多项国家和行业标准,并参照国际惯例,开始实行水产品质量认证、产品抽查制度和产品的许可制度,明显地促进了产品的质量改善,水产品卫生质量不仅体现在其营养价值、外观、口感等方面,而且应是对人类的身体健康有益而无害的。全球经济一体化对我国水产品质量提出了更高的要求,无污染、无公害必将成为水产品进入国际市场的入场券。新的挑战促使我们必须采取有力应对措施,建立完善的水产品安全与质量控制体系,确保水产品质量安全,以拓展水产业的发展空间,提高水产品的质量和竞争力,保障人民群众的身体健康,促进渔业的可持续发展。

第一节　鱼和鱼制品的加工卫生

一、鱼的解剖学特点及其与新鲜度的关系

鱼的体形随种类的不同而有差别,一般呈梭形或纺锤形,两侧较扁平,身体分头、躯干和尾3部分。硬骨鱼类头和躯干以鳃盖骨的后缘为界,尾则以肛门或尿殖孔的后缘为界。头部有口、眼、鼻腔和鳃。在躯干和尾部有成对或单个的鳍。鳍可分为胸鳍、腹鳍、背鳍、臀鳍和尾鳍。鳍是鱼运动和维持身体平衡的主要器官。鱼的外部形态见图17-1,内部解剖图见图17-2。

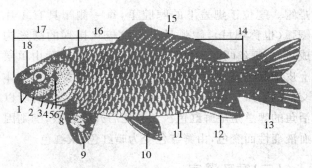

图 17-1　鲤鱼的外形

1. 触须　2. 眼　3. 前鳃盖骨　4. 间鳃盖骨　5、6. 鳃盖骨　7. 鳃盖条骨　8. 鳃盖瓣　9. 胸鳍　10. 腹鳍　11. 侧线　12. 臀鳍　13. 尾鳍　14. 尾部　15. 背鳍　16. 躯部　17. 头部　18. 鼻

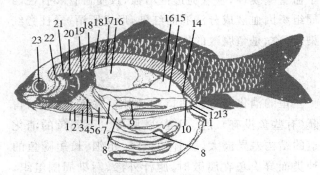

图 17-2　鲤鱼内脏位置侧面解剖图

1. 动脉球　2. 心室　3. 心房　4. 静脉窦　5. 心腹膈膜　6. 肝脏　7. 胆囊　8. 肠　9. 脾脏　10. 输精管　11. 肛门　12. 泄殖孔　13. 膀胱　14. 肾管　15. 睾丸　16. 鳔　17. 肾　18. 头肾　19. 咽骨退缩肌　20. 鳃弧　21. 鳃耙　22. 口腔　23. 舌

(一)皮肤

真骨鱼类的皮肤包括角质层、表皮、真皮和皮下组织。角质层位于皮肤的最外层,是由表皮细胞分

泌的黏多糖、黏液细胞分泌的黏液和脱落的细胞等形成的混合物，是机体的防护屏障。鳞片由真皮产生，呈覆瓦状排列于体表。鱼死亡后，鱼体表鳞片会随着鱼的死亡时间及新鲜度的降低，变得松弛或自然脱落，由此，鳞片的变化是鱼新鲜与腐败的标志。鱼体表的黏液是黏多糖和蛋白质的混合物，遍布于体表，且具有新鲜鱼特有的鱼腥味，但它很容易沾染和滋生细菌。鱼死后随着细菌的生长繁殖，黏液腐败，鱼腥味逐渐消失，出现腥臭乃至腐臭味，因而鱼体表面黏液的气味变化，也是鱼新鲜度的标志之一。

(二)呼吸器官

鱼类除肺鱼外，在水中生活用来呼吸的器官就是鳃。鳃位于鳃盖下的鳃腔里，每一侧鳃具有4片鳃弧(也称鳃弓)，鳃弧是由无数梳状排列的鳃丝构成，每一鳃丝两侧又生出许多鳃小片。鳃小片由单层上皮细胞包裹，内有毛细血管分布，是鱼类进行气体交换的场所。由于鳃丝里血管丰富，表皮又薄，所以活鱼的鳃总是呈鲜红色。鱼若死后开始腐败，鳃则因血液变性而变色，由鲜红色变为暗红色、灰红色。

(三)循环器官

鱼的循环器官主要包括心脏、血管和淋巴管。心脏位于头与躯干交界处附近的体腔中，由静脉窦、心房和心室3部分组成。当鱼死后开始腐败时，由于血管壁变性，管壁通透性增强，致使血管和脊柱四周组织因血液成分浸润而红染，形成所谓"脊柱旁红染"现象，是鱼腐败的特征之一。

(四)消化器官

鱼的消化器官包括口腔、咽喉、食道、胃、肠、盲囊(有些鱼没有)、肝、胆囊、胰腺等。不同鱼的消化道的结构差异极大，肠管的色泽、粗细、长短随鱼的种类而异。鱼在腐败时，胆汁外渗，污染周围组织，俗称"印胆"或"走胆"。

(五)生殖、排泄器官

鱼的生殖器官主要是性腺，雄鱼性腺是精巢，通常称为鱼白。雌鱼的性腺是卵巢，其内充满着大小不同的卵粒，俗称鱼子，性腺的大小和颜色随成熟的程度而不同。排泄器官包括肾和膀胱。肾脏紧贴在脊柱的下面，是两条黑红色的长带，肾脏的后部两侧有两条输尿管通向膀胱。

(六)鳔

鳔又称浮囊，通常呈长袋形，位于体腔的背面，紧贴在脊椎下面，其前端有管道与咽头相连(喉鳔类)。有些鱼类，气道退化，鳔就完全和咽头食道分离(闭鳔类)，鳔内充满气体，其形状和大小，在不同鱼类中有很大的差异，但大多分为两室。鱼体的上下浮沉，靠鳔的张缩调节，有些种类鱼的鳔也参与呼吸。

二、鱼肉的形态结构和常见动物性水产品的主要成分

(一)鱼肉的形态结构

鱼是人类重要的动物性食品。作为食品原料，习惯上将鱼分为可食与不可食两部分，鱼的内脏(鳔除外)、鳃、骨等为不可食部分，其余为可食部分，绝大部分鱼的可食部分占鱼体重的55%～65%。一般来说，鱼类肌肉占体重的40%～50%，无脊椎动物中的头足类(如鱿鱼、章鱼等)肌肉占体重的70%～80%。

鱼体的肌肉部分是横纹肌，内脏则由平滑肌或心肌组成。虽然各种鱼的体型大小悬殊，但就鱼体各种组织与肌肉的比例而言，都是很近似的。就鱼而言，其肌肉附着在脊椎骨的两侧，从横断面来看呈同心圆排列。鱼的两侧，从头至尾各具宽阔的纵侧肌，其中横间着许多波浪形的线状横断肌，把肌肉分成不同的区域。侧肌在背部比腹侧部厚，全肌群则以腹腔以后尾部两侧的最为发达。鱼的肌肉有红肌(暗色肉)和白肌(白色肉)之分，红肌中含有丰富的脂肪、维生素和活力很强的酶类，在保存过程中较易腐败变质。

鱼体内的脂肪分布并不均匀一致。有的鱼其脂肪大量积存在肌肉组织间，而皮下或肠系膜、脏器间的结缔组织很少积存脂肪，如鲱、白鲢鱼及鳗；有的鱼类脂肪则集中于肝、胰及其他内脏，肌肉中却很少，如鳕、鲽等。与畜禽一样，鱼的脂肪组织也是由蜕化的结缔组织和大量的脂肪细胞组成的。

鱼肉的结缔组织主要分布于肌束之间，由胶原纤维与弹性纤维组成。鱼体内结缔组织一般不多，少含或不含弹性纤维。胶原纤维加热至30℃开始水解，加热至90℃经1h则全部变成明胶。在酸性条件下则变化更加迅速，故在煮鱼时加醋，除了调味以外，还有助于胶原蛋白的明胶化。

鱼类的骨分软骨与硬骨两种。软骨由软骨黏蛋白、骨胶原蛋白和软骨硬蛋白3种成分组成，并含有

钠、钾、钙、镁、铁、氯、磷、硫等矿物质。硬骨除含有软骨成分外，还有脂肪和卵磷脂，所含无机物则以磷酸钙为主。骨骼的硬度与磷酸钙和碳酸钙的含量成正比，而与氮和粗蛋白质的含量成反比，软骨鱼类中某些鲨鱼的鳍经加工后可制成鱼翅食用。

（二）动物性水产品的主要成分

动物性水产品的成分主要是水，蛋白质、脂肪，此外还有少量的糖类、矿物质、维生素等，其各种成分不仅因水产动物的种类、品种、个体肥瘦、年龄大小而异，而且也因捕获季节和栖息场所、饲料来源等不同而有很大差异，甚至鱼体运动的多少和产卵也能影响到鱼肉的化学成分。常见动物性水产品的主要成分见表17-1。

1. 蛋白质

动物性水产品是富含优质蛋白质的动物性食品，蛋白质含量一般为15%～20%。鱼肉中的蛋白质包括肌原纤维蛋白、肌浆蛋白和基质蛋白，分别占蛋白质总量的70%～80%、17%～25%和3%～5%。鱼肉的氨基酸组成与鱼的种类没有明显的相关性，不同的鱼类其氨基酸组成几乎相同。除了贝类中肌氨酸含量多外，贝类、虾、墨鱼中氨基酸组成也基本相同，与畜肉的氨基酸组成基本相同。不同的是鱼肉的蛋白质中基质蛋白含量比畜禽肉类少，加水煮沸时大部分能胶化，故当煮熟的鱼冷却后，汤汁就形成鱼冻。

表 17-1　常见动物性水产品的主要成分

（以每100 g 可食部计）

名称	水分/g	蛋白质/g	脂肪/g	糖类/g	灰分/g	钙/mg	磷/mg	锌/mg	硒/μg	食部/%
草鱼	76.8	16.6	3.3	1.6	1.7	38	203	0.87	6.66	58
鲢	77.4	17.8	3.6	0	1.2	53	190	1.17	15.68	61
鳙	76.5	15.3	2.2	4.7	1.3	63	217	1.07	26.5	61
鲤	76.7	17.6	4.1	0.5	1.1	50	204	2.08	15.38	54
青鱼	73.9	20.1	4.2	0	2.4	31	184	0.96	37.69	63
鲫	75.4	17.1	2.7	3.8	1.0	79	193	1.94	14.31	54
鲈	76.5	18.6	3.4	0	1.5	138	242	2.83	33.06	58
鳜鱼	74.5	19.9	4.2	0	1.5	63	217	1.07	26.50	61
武昌鱼	73.1	18.3	6.3	1.2	1.1	89	188	0.89	11.59	59
鲮	77.7	18.4	2.1	0.7	1.1	31	176	0.83	48.10	57
黄鳝	78.0	18.0	1.4	1.2	1.4	42	206	1.97	34.56	67
带鱼	73.3	17.7	4.9	3.1	1.0	28	191	0.70	36.57	76
沙丁鱼	78.0	19.8	1.1	0	1.3	184	183	0.16	48.95	67
大黄鱼	77.7	17.7	2.5	0.8	1.3	53	174	0.58	42.57	66
小黄鱼	77.9	17.9	3.0	0.1	1.1	78	188	0.94	55.20	63
海鳗	74.6	18.8	5.0	0	1.1	28	159	0.80	25.85	67
鲐	69.1	19.9	7.4	2.3	1.4	50	247	1.02	57.98	66
鳕	77.0	18.6	2.6	0.2	1.6	34	374	4.30	20.40	57
比目鱼	75.9	20.8	3.2	0	1.9	55	178	0.53	36.97	68
罗非鱼	80.9	16.0	1.0	0	1.1	12	161	0.87	22.60	53
银鱼	76.2	17.2	4.0	0	2.6	46	22	0.16	9.54	100
红螺	68.7	20.4	0.6	7.6	2.6	539	152	3.34	74.78	55
鲜贝	80.3	15.7	0.5	2.5	1.0	28	166	2.08	57.35	100
牡蛎	82.0	5.3	2.1	8.2	2.4	131	115	9.39	86.64	100
对虾	76.5	18.6	0.8	2.8	1.3	62	228	2.38	33.72	61

续表 17-1

名称	水分 /g	蛋白质 /g	脂肪 /g	糖类 /g	灰分 /g	钙 /mg	磷 /mg	锌 /mg	硒 /μg	食部 /%
河虾	78.1	16.4	2.4	0	3.9	325	186	2.24	29.65	86
基围虾	75.2	18.2	1.4	3.9	1.3	83	139	1.18	39.7	60
海蟹	77.1	13.8	2.3	4.7	2.1	126	182	3.68	56.72	55
梭子蟹	77.5	15.9	3.1	0.9	2.6	280	152	5.50	90.96	49
墨鱼	79.2	15.2	0.9	3.4	1.3	15	165	1.34	37.52	69
鲍鱼	77.5	12.6	0.8	6.6	2.5	226	77	1.75	21.38	65
鱿鱼	80.4	17.4	1.6	0	1.1	44	19	2.38	38.18	97
海参(鲜)	77.1	16.5	0.2	2.5	3.7	285	28	0.63	63.93	100
海蜇头	69.0	6.0	0.3	11.8	12.9	120	22	0.42	16.60	100
海蜇皮	76.5	3.7	0.3	3.8	15.7	150	30	0.55	15.54	100

注：引自杨月欣,等. 中国食物成分表. 北京大学出版社,2002。

2. 脂肪

鱼的脂肪含量相差悬殊,一般为 1%～10%。鳕、鳐等少脂鱼类脂肪含量不到 1%,而鳗鲡、鲨鱼、海鲫鱼、大马哈鱼等多脂鱼类的脂肪含量则高达 10%以上。鱼体脂肪是一种贮藏物质,很少由蛋白质生成,几乎完全不能由糖类生成,故其唯一来源是鱼类的饲料,而其化学性质也完全取决于饲料中所含脂肪的性质。脂肪在鱼体内的含量除与营养状况有关外,还受季节、性别、年龄和地域等因素的影响。

鱼的高级脂肪酸熔点低,容易被消化吸收,因其组成中含有大量(约占 84%)高度不饱和脂肪酸,故在保存时极不稳定,很容易与空气中的氧气作用而生成氧化物或过氧化物,甚至进一步分解成低级的醛、酮类和脂肪酸类,使之酸败而产生哈喇味,这会影响多脂鱼类和特多脂鱼类的适口性和卫生质量。此外,鱼类脂肪中还常含有二十二碳五烯酸,具有特殊的鱼油味,是形成鱼油腥臭味的主要成分之一。鱼类脂肪的这些特性使其食用价值不如畜禽脂肪高。

3. 糖类

鱼贝类所含的糖类有多糖(如糖原、黏多糖),也有单糖和二糖,鱼贝类的糖原贮存于肌肉和肝脏中,是其能量的来源。鱼类可将糖原和脂肪共同作为能量的贮存形式,而贝类特别是双壳类主要以糖原作为能量的贮存形式,所以贝肉的糖原含量比鱼类高。

4. 矿物质

动物性水产品中含有钾(K)、钠(Na)、钙(Ca)、镁(Mg)、磷(P)、硫(S)等常量元素和铁(Fe)、铜(Cu)、碘(I)、锌(Zn)、锰(Mn)、硒(Se)等微量元素。

以鱼肉为例,常量元素中以磷含量最多,约占灰分总量的 30%,多以磷酸肌酸、核酸磷酸、甘油卵磷脂、磷酸己糖及类脂质等有机态存在。因此,鱼肉为呈酸性的食物。在微量元素中,碘的含量最为丰富。

5. 维生素

动物性水产品中含有维生素 A、维生素 D、维生素 B_1、维生素 B_2、维生素 B_3、维生素 B_{12} 等维生素。鱼类的肝脏中含有丰富的维生素 A 和维生素 D,可作为膳食及药用鱼肝油维生素 A、维生素 D 的来源。例如,鲨鱼肝占鱼体重的 10%～15%,肝油的含量占肝重的 40%～75%,每千克鱼肝油的维生素 A 含量可达 20 000 μg,鲐鱼肝油中维生素 A 含量高达 40 000～70 000 μg,大黄鱼肝油中维生素 A 含量可高达 50 000～200 000 μg;鳕鱼肝油含维生素 D 200～750 μg,比目鱼肝油含维生素 D 500～1 000 μg,金枪鱼肝油含维生素 D 高达 40 000 μg。鱼类的维生素 B 含量一般比贝类和甲壳类少。

6. 浸出物

浸出物是将鱼肌肉浸入温水中所得的水溶性物质,包括含氮浸出物和无氮浸出物。其含量虽只有鱼肉的 1%左右,但种类较多,是鱼类的呈味物质,形成鱼肉特有的鲜美风味。一般来说,红肉鱼味道浓厚,白肉鱼则以清淡者居多。含氮浸出物主要有肌酸、肌酐、肌肽和鹅肌肽(淡水鱼中不存在这两种物质)、氧化三甲胺、三甲胺、牛磺酸、次黄嘌呤核苷酸、嘌呤碱、各种游离氨基酸及尿素。无氮浸出物主要有糖原、葡萄糖、乳酸、肌醇、琥珀酸等。

7. 水分

动物性水产品含水量一般为 75%～80%,少数为70%以下,比畜禽肉含水量高,故动物性水产品肉质鲜嫩,比畜禽肉更容易发生腐败变质。

三、鱼和鱼制品的加工卫生

为了提高鱼及鱼制品的卫生质量,必须保证原料新鲜度,注意加工卫生,并在足够低的温度条件下尽快地加以处理。鱼类食品中的微生物污染,除了来自原料、辅佐料和生产用水外,也可由空气、器具、机械和操作人员的接触而污染,因此,必须加强鱼与鱼制品加工的卫生监督管理,遵守《水产品危害分析及关键控制点(HACCP)体系及其应用指南》(GB/T 19838—2005)中的有关规定。

1. 原料要求

用于加工鱼制品的鱼要新鲜,其运输工具、存放容器都必须保持洁净、卫生。腐败变质和被有毒、有害、异味物质污染的鱼,不得用于加工鱼制品。

2. 用水卫生

鱼制品加工的生产用水,应符合我国 GB 5749—2006《生活饮用水卫生标准》的规定。

3. 用冰卫生

鱼类保鲜使用的人造冰,必须用符合生活饮用水水质标准的自来水或井水制取。天然冰由于含杂质多,不符合食品卫生要求,不得用于鱼的冷藏保鲜。

4. 食用盐要求

腌鱼制品加工所用的食盐,应符合食用盐卫生标准。罐头生产用的食盐,应为精盐,要求洁白干燥,含氯化钠在98.5%以上。

5. 食品添加剂要求

鱼制品加工所用的食品添加剂必应符合 GB 2760—2014 的要求,并在限量使用范围内使用。

6. 其他要求

河豚的加工必须由有资质的单位和专业人员进行,必须鲜活宰杀,立即去净内脏(肝、卵等)和贴骨血,彻底冲洗干净血污,并及时剥去皮肤和除去其他有毒部分。

四、鱼和鱼制品在保藏时的变化

(一)鲜鱼的变化

鱼类在被捕获之后,除少数淡水鱼尚可存活短时间外,绝大多数很快死亡。活鱼在垂死时,从皮肤腺中分泌出较多的黏液,覆盖在整个体表。新鲜鱼的黏液透明,随着污染微生物对黏液分解作用的加强,而渐变浑浊并有臭味。而后鱼体相继发生僵硬、自溶和腐败等变化。

1. 僵硬

鱼体死后不久,由于肌肉组织中产生了比较复杂的生物化学变化,使其呈现僵硬状态。鱼体僵硬一般发生在死后十几分钟至4～5 h。僵硬先由背部肌肉开始,逐渐遍及整个鱼体,处于僵硬状态的鱼,用手握鱼头时,鱼尾一般不会下弯,指压肌肉时不显现压迹,口紧闭,鳃盖紧合。僵硬持续时间短的几分钟,长的可维持数天之久。僵硬进行的速度,因种类、鱼体大小、捕捞方法、放置温度及处理方式等条件而异。因为畜肉较鱼肉含糖原多,故两者僵硬程度不同。鱼体的温度越低,死后僵硬发生越慢,僵硬保持的时间也越长。处于僵硬阶段的鱼体,鲜度是良好的。

2. 自溶

经过僵硬的鱼体,由于组织中蛋白酶的作用,使蛋白质逐渐分解,这便是自溶过程。引起自溶作用的酶类很多,但在鱼体以蛋白酶为主。鱼体进入自溶阶段后,肌肉组织变软,失去弹性。自溶作用不同于腐败分解,此时蛋白分解产物主要是蛋白胨、多肽和氨基酸,而不是最低产物。但由于鱼体组织中氨基酸、氨态氮等增多,为腐败微生物的繁殖提供了条件,从而加速了腐败的过程,降低了耐藏性,尤其是因鱼富含水分,故处在自溶过程中的鱼类鲜度已下降,不宜保存,应立即食用。

决定自溶过程的主要因素是保存场所的温度、鱼的种类、鱼肉中所含无机盐类及使用的防腐剂等。温度越高,自溶作用进行得越快。低温保存,可使自溶作用延缓,甚至停止自溶过程。一般红肉鱼类(如鲣鱼、鲭鱼等)较白肉鱼类(如鲷、鲈、鲽鱼等)自溶作用强。腌制亦能阻止自溶作用的进行。鱼肉在85℃加热10 min 左右,自溶酶即遭破坏。

3. 腐败变质

鱼体腐败变质是腐败细菌在鱼体内生长繁殖,将鱼体组织分解的结果。由于分解产物氨、胺类、酚类及吲哚等的存在,不仅降低了鱼肉的品质,而且也影响消费者的健康。

细菌的繁殖、分解过程,几乎是与僵硬、自溶过程同时发生和进行的,但在僵硬和自溶初期,细菌的繁殖和蛋白质的分解比较缓慢,到自溶后期,细菌繁殖与分解作用加快、增强。当细菌繁殖到一定数量，低级分解产物增加到一定程度时，鱼体即产生明显的腐败臭味。

由于鱼肉含水量多，肌肉组织的结构比哺乳动物的疏松，天然免疫力低，死后一般呈碱性反应，而且鱼体上的细菌在室温下很容易生长繁殖，所以鱼肉较畜禽肉更容易腐败变质。鱼体微生物有两个来源，一是鱼在水中生活时就黏附在体表的微生物，二是来自捕获后环境的污染。微生物的生长繁殖多从鳃和眼窝开始，其次是皮肤与内脏。因为鱼多数死于窒息，鳃部充血是常有现象，加之鳃盖上黏液分泌物，不仅沾染细菌的机会多，也为细菌的繁殖提供了有利条件，故鱼鳃细菌的繁殖常较鱼体其他部位更早、更快，是腐败初期的标志之一。随着腐败变质的进行，鱼鳃由鲜红色变成褐色乃至土灰色。眼窝的情况和鳃相似，由于眼球是由富含血管的结缔组织与结膜固着于眼眶，也是细菌最易繁殖的环境之一，当眼球周围的组织被细菌分解时，眼球便下陷，且变得浑浊无光泽，有时虹膜及眼眶被血色素红染。鱼鳞的松弛易脱也是鱼体腐败的象征，这是由于体表的细菌在分解体表黏液之后，沿鳞片入侵皮肤，使皮肤与鳞片相连的结缔组织分解的结果。当肠内细菌大量繁殖并产生气体时，腹部便膨胀起来，肛门向外突出，此时如将鱼体置于水中则自动上浮。当脊椎旁大血管组织被分解破坏时，因血液成分外渗而使周围组织变红。由于体表与腹腔的细菌进一步向鱼体深部入侵，肌肉组织最后也被分解，而变得松弛并与鱼骨分离，至此，鱼体已达严重腐败阶段。

影响鱼体死后变化和鲜度质量的因素是复杂的，但主要是鱼的种类、捕获时的气温以及捕获后的保鲜条件。只有十分重视保鲜工作，捕获后立即在低温下保藏，才能防止鱼的腐败变质，保证鲜鱼的质量。

（二）冰冻鱼的变化

鱼体死后腐败的原因主要是由于细菌和自体蛋白酶类的分解作用，而鱼体本身具有含水量多，富有蛋白质等特点，为细菌和酶类活动提供了有利条件，如果再有适宜的温度、湿度，就将大大增强细菌和酶类的活性，从而导致鱼体迅速腐败。冻结、冷藏既可抑制细菌的生长繁殖，也能减弱酶类的活性，所以将鲜鱼在低于－25℃的条件下冻结，再置于－18℃以下的库内冷藏，可基本上抑制腐败菌的生长繁殖和酶类的活性，是一种鱼类保鲜的良好方法。但是，即使将冻鱼保藏在－18℃的条件下，其变质的变化也

并不完全停止，仅仅是变化速度缓慢而已，随着时间延长冷冻鱼品的质量还会有所下降。

鱼体在冰冻过程中变化非常复杂，其中最明显的是体内水分形成结晶，从而使鱼体硬固。冻结得越充分，冻品的硬度越好。冻结速度越快，形成的冰晶越小，冻制品的质量也就越好。

在鱼的冻藏过程中，所发生的最明显的变化为失水干缩和脂肪氧化。

1. 失水干缩

由于水分升华而使鱼体干缩和质量减轻，这在含水分高而个体小的鱼类特别显著。此外，冻结方法和冷藏温度，相对湿度和空气流速等都对其有较大影响。水分散失严重时，可导致冻鱼的外形和风味发生不良变化。

2. 脂肪氧化

冷冻鱼在长期存放中，脂肪还会受嗜冷菌和霉菌产生的脂肪酶的作用分解出脂肪酸。当脂肪酸不断增多并进行分解时，丁酸、乙酸、辛酸等低级脂肪酸就会产生特殊的气味和滋味，形成水解型的酸败变质。如脂肪酸中碳链被裂解而产生一些碳链较短的酮酸、甲基酮等，形成酮化型酸败变质。另一种情况就是鱼体脂肪会因氧化作用使不饱和脂肪酸的双键处发生氧化，然后再分解成醛和醛酸及低级脂肪酸，这就形成氧化型酸败变质，特别是多脂鱼类（如鲐鱼、鲱鱼等），这种现象尤为突出，酸败产物除影响口味外，还有一定的毒性。

为了使上述几种变化所造成的影响尽可能降低，除了要求原料新鲜、冻前处理恰当、设计合理的冷库与设施装置，以及保证快速冻结和低温冷藏外，还必须创造最适宜的冷藏条件，如尽量避免库温波动，要求空气流速为 0.04～0.08 m/s，包冰冷藏和冷藏期间定期包冰，都是有效的措施。这种包冰的做法，既可减少干缩、防止氧化，同时还可减缓小晶体向大晶体转移。根据鱼类特点建造专用冷库，以适应该类食品的特殊要求，已为一些工业发达国家采用。如日本为了保持金枪鱼的新鲜度和色泽，防止脂肪氧化，已建成专用的－45～－50℃超低温冷藏库。

（三）咸鱼的变化

咸鱼是用食盐作为加工和保藏手段的鱼制品。食盐是一种吸水性很强的物质，进入鱼体后，一方面使鱼体脱水，使细菌和酶的活动受到限制；另一方面

当鱼体和卤水中的食盐浓度增大到一定数值时，也使菌体脱水、质壁分离而难以生长繁殖。食盐的脱水作用有一定的限度，经盐腌的鱼制品，组织内仍有一定量的水分，加之食盐杀菌作用较弱，因此，在气温高、卫生条件差、原料新鲜度或原料处理不当，食盐品质差以及用盐量和用盐方法不当等情况下，都容易造成咸鱼在加工贮藏中发生腐败变质。这种情况常发生在鱼体肌肉深处，食盐不容易渗透或用盐不均匀的部位；或因卫生条件不好，鱼体血污未洗净以及鱼体可溶性含氮物渗出到卤水里，结果使卤水发生腐败。这就要求严格掌握原料鲜度，不同的原料分别腌制，原料剖割适当，去净内脏、洗净血污，用盐均匀、合理，腌渍用具干净，注意防晒、防雨，加强管理，定期检查，才能保证咸鱼的卫生质量。咸鱼常见的异常变化如下。

1. 发红

嗜盐菌类如黏质沙雷菌等在腌制的咸鱼上生长繁殖时，会产生一种红色色素（灵杆菌素），使鱼体表呈现红色，俗称发红。我国江南一带，每到梅雨季节，咸鱼常有此变化。最初只发现于体表，继而侵入肌肉深部。

2. 脂肪氧化

脂肪氧化即油酵。其特征是在皮肤表面、切断面和口腔内形成一层褐色薄膜。咸鱼的脂肪氧化比蛋白质分解出现早，食盐不能延缓脂肪氧化的速度。

3. 变质

咸鱼贮存不当而又污染严重时，通常会由于耐盐菌类的生长繁殖而使肌肉组织分解腐败，咸鱼表现皮肤污秽，组织弹性丧失，肉质发红或变暗，有的在头部（鳃附近）等部位出现淡蔷薇色，且可深入到肌肉深层，并散发不良气味。

（四）干鱼的变化

干鱼是利用天然或人工热源加温以及真空冷冻升华，除去鱼体中的部分水分以延长保藏期的制品，其水分含量比咸鱼要少得多。一般咸干品因食盐的增加，导致水分蒸发困难，其含水量大部分在40%左右。淡干品的水分含量为20%左右，故淡干品比咸干品容易保藏。

鱼类干燥过程，是通过热源的辐射或空气作为介质的传导，将热量传递到鱼体，促使水分从鱼体表面蒸发，从而使鱼体内部的水分向表面扩散移动，逐渐失去水分至规定的要求。为此，干燥时的温度、空气的湿度、流速、压力以及鱼体表面积的大小等因素，都能直接影响到干制效果。如在干制过程中遇到阴雨天气而不能及时干燥时，可能引起某些干制品的腐败变质，这种情况在气温高的季节容易发生。干鱼在保藏中可能发生的变化，主要是霉变、发红、脂肪氧化及虫害。

1. 霉变

霉变的发生，多与最初干度不足或者吸水回潮有关。特别是一些小型鱼干制品，因其体型小，表面积大，在潮湿空气中吸湿很快。含盐的制品，更易回潮。干度不足或回潮后的干鱼，水分含量少者霉变，水分含量多者腐败变质，严重影响到产品的质量而不能食用。

2. 发红

干鱼发红是由产生红色素的嗜盐菌引起的，主要见于盐干品。

3. 脂肪氧化

脂肪氧化俗称哈喇，鱼体脂肪因含不饱和脂肪酸多，较一般动物脂肪更易氧化，这在多脂鱼类的制品尤其严重，外观和风味都受到影响。因此，在加工保藏时，注意减少或避免光和热的影响。

4. 虫害

干鱼在贮藏中还常出现虫害，常见的害虫有鲣节虫（*Dermestes frischii*）、红带皮蠹（即火腿鲣节虫）、脯蜱（*Dermestes cadavepinus*）及鲞蠹（*Dermestes chenensis*）。

第二节　鱼的卫生检验

一、感官检验

感官检验在动物性水产品的生产上应用最广，无需仪器与设备，只要了解鱼体的固有特征及其死后的变化规律，再结合实际经验，就能得出比较可靠的判断。

（一）鲜鱼的感官检验

首先观察鱼眼角膜清晰光亮程度和眼球饱满程度，眼球是否下陷及周围有无发红现象。再揭开鳃盖观察鳃丝色泽及黏液性状，并嗅测其气味。然后检查鳞的色泽与完整性及附着是否牢固，同时用手测定体表黏液的性状,必要时可用一块吸水纸印渍鱼体黏液进行嗅测。再以手指按压或将鱼置于手掌,确定肌肉坚实度和弹性。如有必要也可进行剖检,去除一侧体壁观察内脏状况,确定有无印胆及脊柱两旁红染现象。

不同新鲜度鱼的感官特征见表 17-2。这只是大多数鱼类新鲜度发生变化时表现出的一般感官特征,在实践中还应结合品种特点考虑,例如鮜鱼、鱼参鱼、鲱鱼等由于肉嫩、腹壁薄、油脂多,极易产生腹肉离骨和肌肉碎裂现象,因此,在综合评定时,对于这些变化就不能与其他鱼类一样要求,而应当按某些鱼的特点来客观地评价。

表 17-2　不同新鲜度鱼类的感官特征

项目	新鲜鱼	次鲜鱼	不新鲜鱼
体表	具有鲜鱼固有的体色与光泽,黏液透明	体色较暗淡,光泽差,黏液透明度较差	体色暗淡无光,黏液浑浊或污秽并有腥臭味
鳞片	鳞片完整,紧贴鱼体不易剥落	鳞片不完整,较易剥落,光泽较差	鳞片不完整,松弛,极易剥落
鳃部	鳃盖紧闭,鳃丝鲜红或紫红色,结构清晰,黏液透明,无异味	鳃盖较松,鳃丝呈紫红、淡红或暗红色,黏液有酸味或较重的腥味	鳃盖松弛,鳃丝粘连,呈淡红、暗红或灰红色,黏液混浊并有显著腥臭味
眼睛	眼睛饱满,角膜光亮透明,有弹性	眼球平坦或稍凹陷,角膜起皱、暗淡或微浑浊,或有溢血	眼球凹陷,角膜浑浊或发黏
肌肉	肌肉坚实,富有弹性,手指压后凹陷立即消失,无异味,肌纤维清晰有光泽	肌肉组织结构紧密、有弹性,压陷能较快恢复,但肌纤维光泽较差,稍有腥味	肌肉松弛,弹性差,压陷恢复较慢。肌纤维无光泽。有霉味和酸臭味,撕裂时骨与肉易分离
腹部	正常不膨胀,肛门凹陷	膨胀不明显,肛门稍突出	膨胀或变软,表面有暗色或淡绿色斑点,肛门凸出

(二)冰冻鱼的感官检验

1. 活鱼冰冻后的特征

活鱼冰冻后眼睛明亮,角膜透明,眼球隆起填满眼眶甚至略微外突,鳍展平张开,鳞片上覆有冻结的透明黏液层,皮肤天然色泽明显。

2. 死鱼冷冻后的特征

死后冰冻的鱼,鱼鳍紧贴鱼体,眼不突出。中毒和窒息死后冰冻的鱼,口及鳃张开,皮肤颜色较暗。

3. 腐败状态发生后冷冻鱼的特征

腐败状态发生后冰冻的鱼,完全没有活鱼冰冻后的特征。在可疑情况下,可用小刀或竹签穿刺鱼肉嗅气味,或者切取鱼鳃一块,浸于热水后嗅之。

(三)咸鱼的感官检验

观察鱼体外观是否正常,条形是否完整,外表有无脂肪氧化引起的泛油发黄,即所谓油醇及嗜盐细菌大量繁殖引起的发红现象。质次和不新鲜的咸鱼,鱼体多不清洁。注意鱼鳃及肌肉等处有无酪蝇的幼虫和红带皮蠹等害虫活动的残迹。用手触摸鱼体有无黏糊、腐烂现象。为了检查其深层肌肉的色泽以及肌肉与骨骼结合状况,可用刀切鱼体,观察鱼肉断面,鉴定肉的坚实度及气味。好的咸鱼肉质坚实,用手指揉捏时,不呈面团样,肌肉色泽均匀,无陈腐、霉变、发酸、发臭。最后可试煮以测定其气味和滋味。此外,注意有无回潮、析盐或发霉、虫蛀等现象。

二、理化检验和微生物检验

(一)挥发性盐基氮的测定

按挥发性盐基氮的测定方法(GB 5009.44—2016)测定。

(二)组胺的测定

按组胺的测定方法(GB/T 5009.208—2016)测定。

(三)有毒有害物质残留量的测定

《食品安全国家标准　鲜、冻动物性水产品》(GB 2733—2015)中规定的有毒有害物质包括铅、无机砷、甲基汞、镉和多氯联苯。

(四)微生物检验

鱼类的微生物指标包括菌落总数、大肠菌群和致病菌(仅限于沙门氏菌、志贺氏菌、副溶血性弧菌和金黄色葡萄球菌),具体测定方法见 GB 4789.2—2016、GB 4789.3—2016、GB 4789.4—2016、GB 4789.5—2012、GB 4789.7—2012 和 GB 4789.10—2016。

三、寄生虫检验

鱼类常见的寄生虫有 50 多种,是鱼类疾病中的一个大类。病原常寄生于鳃、体表、肌肉和内脏,有些寄生虫终生寄生于鱼体,有些寄生虫则仅以鱼类作为中间宿主或终末宿主。人鱼共患寄生虫病按病原的种类主要是吸虫病、绦虫病、线虫病等,在公共卫生方面有重要意义。

1. 吸虫

复殖吸虫(digenetic flukes)是鱼类常见的寄生虫。吸虫都营寄生生活,中间宿主有腹足类、瓣鳃类、鱼类、多毛类、甲壳动物和水生昆虫等。其中一部分直接引起水产动物发病,有些则以水产动物为中间宿主,危害人类健康。如华支睾吸虫(Clonorchis sinensis)等,多种淡水鱼是其第 2 中间宿主,其囊蚴寄生在鱼、虾体内,而成虫寄生在人及哺乳动物的肝脏、胆管内,引发肝脏疾病。人食入未熟的含囊蚴的鱼肉便可感染。

2. 绦虫

绦虫(tapeworm)都营内寄生生活,虫体一般呈带状,附着器官(吸盘、吸沟、吸槽等)集中在头部,虫卵随终宿主的粪便排入水中,孵出六钩幼虫,被剑水蚤吞食,并在其体内发育成原尾幼虫,当鱼类吞食了带幼虫的剑水蚤后,原尾幼虫从鱼肠进入腹腔,吸收体腔的消化液发育成大型的裂头幼虫,有时数量很多,使病鱼无法保持平衡,漂浮水面,极易被水鸟捕获。裂头幼虫在水鸟肠中,经 24～36 h 即发育成熟。如果终宿主是鱼类,则绦虫的成虫在鱼肠中成熟产卵,如草鱼的九江头槽绦虫。绦虫绝大多数寄生于脊椎动物的消化道和体腔内。以水产动物为中间宿主危害人类健康的主要是阔节裂头绦虫(Diphyllobothrium latum)。该虫长达 3～4 m,节片可有 3 000～4 000 个。人若食入生的或未煮熟的被裂头蚴感染的鱼即被感染,引起贫血、肠道和胆管堵塞、神经紊乱、运动失调等。

3. 线虫

线虫(nematode)种类很多,有独立生活的,有半寄生的,有寄生的,淡水、海水、土壤都存在。寄生于脊椎动物、无脊椎动物、植物的各种器官和组织,淡水鱼、海水鱼都有。寄生的线虫,有的不需中间宿主,有的需要中间宿主,有的在自然界发育一段时间才进入宿主。线虫为雌雄异体,大部分营自由生活,另一部分可寄生在各种动物、植物以及人体内。其中异尖线虫属(Anisakis)和对盲囊线虫属(Contracaecum)的一些种的第三期幼虫寄生于多种海水鱼类的肌肉、肠系膜、胃、肠、肝及腹腔中,人类因食入含有第三期幼虫的鱼肉或鱼内脏而受感染,并引起胃糜烂性溃疡、肠壁增厚,导致肠狭窄和肠梗阻。幼虫还可移行至消化道以外的脏器中,当虫体被肉芽组织包绕形成肿块时,往往被疑为恶性肿瘤。另外,棘颚口线虫(Gnathostoma spinigerum)的第二中间宿主为淡水鱼(乌鳢、泥鳅、黄鳝等),当蛙、蛇、鸡、猪等吞食了被感染的鱼后,其体内的幼虫不能进一步发育而成为转续宿主。人常通过食生鱼片或未熟的转续宿主而受感染,引起皮肤幼虫移行症和内脏幼虫移行症。如进入脊髓和脑可引起嗜酸粒细胞增多性脑脊髓炎,严重者可致死亡。

鱼体寄生虫病原的检查可采用血液涂片法、组织液沉淀离心法等方法在显微镜下观察。本章所述的吸虫、绦虫和线虫可以应用组织直接涂片或者组织中寄生虫卵消化沉淀法进行观察。具体方法是取病原幼虫寄生的组织,滴入适量的 0.85% 生理盐水,直接压片镜检(此法对鳃不适宜),必要时可加滴少许甘油(1:3 浓度)以提高其透明度。也可用含 1% 稀盐酸和 1% 胃蛋白酶的生理盐水,在 37℃ 下消化病鱼组织 24 h 左右,过筛离心后,将其沉淀镜检,发现圆形或卵圆形带吸盘或吸沟的小囊状体即可确诊。

第三节　贝甲类的卫生检验

贝壳类和甲壳类在水产动物中具有很高的经济和食用价值,贝壳类如淡水产的蚌、蚬、田螺和海产的牡蛎(蚝)、蛏、蛤、蚶、贻贝及鲍鱼等,甲壳类如对虾、鹰爪虾、青虾、河虾、龙虾、毛虾、梭子蟹、青蟹、河蟹等,都是富有营养、味鲜可口的水产食品。不仅肉可以鲜食,还可以制成各种加工品和调味品(如蚝油、虾油、蛏油等)。此外,甲壳类外骨骼的壳多糖,在控制条件下局部酸水解后的粉碎品,也可作冷冻食品和室温存放食品的增稠剂和稳定剂。

贝甲类水产动物因其体内组织含水分较多,同时也含相当量的蛋白质,其生活环境多不清洁,体表污染带菌的机会很多,加之捕、运、购、销辗转较多,极易发生腐败变质,故贝甲类水产品以鲜活为佳。除对虾、青虾等在捕获离水或死后应及时加冰保藏加工外,其他各种贝类、河蟹、青蟹死后均不得食用。为此,做好贝甲类的质量检验和卫生管理工作,十分重要。贝甲类的检验,以感官检验为主,必要时进行理化检验和微生物检验。

一、虾及其制品的卫生检验

(一)生虾

1. 新鲜生虾

体形完整,外壳透明、光亮,体表呈青白色或青绿色,清洁无污秽黏性物质。须足无损,蟠足卷体。头节与躯体紧连,肉体硬实,紧密而有韧性。断面半透明,内脏完整,无异常气味。

2. 不新鲜或变质生虾

外壳暗淡无光泽,体色变红,体质柔软,外表被覆黏腻物质,头节与躯体易脱落,甲壳与虾体分离,肉质松软、黏腐,切面呈暗白色或淡红色。内脏溶解,有腥臭味。严重腐败时,有氨臭味。

(二)冻虾仁

1. 良质虾仁

呈淡青色或乳白色,无异味,肉质清洁完整,无脱落的虾头、虾尾、虾壳及杂质。虾仁冻块中心在 -12℃ 以下,冰衣外表整洁。

2. 劣质虾仁

颜色变红,有酸臭气味,肉体不整洁,肌肉组织松软。

(三)虾米

1. 良质虾米

外观整洁,呈淡黄色而有光泽,无搭壳现象,虾尾向下盘曲,肉质紧密坚硬,无异味。

2. 变质虾米

碎末多,表面潮润,暗淡无光,呈灰白至灰褐色,搭壳严重,肉质酥软或如石灰状,有霉味。

(四)虾皮

1. 良质虾皮

外壳清洁,淡黄色有光泽,体型完整,尾弯如钩状,虾眼齐全,头部和躯干紧连。以手紧握一把放松后,能自动散开,无异味,无杂质。

2. 变质虾皮

外表污秽,暗淡无光,体形不完整,碎末较多,呈苍白或淡红色,以手紧握后,黏结而不易散开,有严重霉味。

二、蟹及其制品的卫生检验

(一)鲜蟹

1. 活鲜蟹

蟹灵活,好爬行,善于翻身,腹面甲壳较硬,肉多黄足,腹盖与蟹壳之间突起明显。若肉少黄不足,体重较轻者,则不是上品。

2. 垂死蟹

蟹精神委顿,不愿爬行,如将其仰卧时,不能翻身。

(二)梭子蟹(死鲜蟹)

1. 良质死鲜蟹

有一种新鲜气味,外表纹理清晰有光泽,背壳青褐色或紫色,腹部和螯足内侧呈白色,眼光亮,蟹黄凝固不流动,鳃丝清晰,白色或稍带褐色。肉质致密,有韧性,色泽洁白,无异味。步足和躯体连接紧密,提起蟹体时,步足不松弛下垂。

2. 变质死蟹

外表光泽暗淡,脐前部有褐色或微绿色的印迹。蟹黄发黑或呈液状,螯足褐色。肉质黏糊,并有腐败臭味。步足和躯干连接松弛,提起时,步足下垂甚至脱落。

(三)醉蟹和腌蟹

1. 良质醉蟹和腌蟹

外表清亮,甲壳坚硬,螯足和步足僵硬。蟹黄凝结,深黄或淡黄色,鳃丝清晰呈米色。肉质致密,有韧性,咸度均匀适中并有醉蟹或腌蟹特有之香味和滋味。

2. 变质醉蟹和腌蟹

壳纹浑浊,螯足和步足松弛下垂,甚至经常脱落。蟹黄流动或呈液状。鳃不清洁呈褐色或黑色，肉质发糊，有霉味或臭味。严重者，壳内肉质空虚，质量明显减轻或壳内流出大量发臭卤水，卤水不洁净，甚至飘浮油滴。

三、贝蛤类的卫生检验

(一)贝蛤

活的贝蛤，贝壳紧闭，不易揭开。当两壳张开时，稍加触动就立刻闭合，并有清亮的水自壳内流出。如果触动后不闭合，则表示已经死亡。检查文蛤、蚶子时，还可随便取数枚在手掌中抖动或互相撞击，活的发笃笃的实音，死的则发略略的虚声。对大批贝蛤类进行检验，可以用脚触动包皮，经触动后能听到因其闭合发出的吱吱声，反之其声微弱或完全没有。剖检时，死贝蛤两壳一揭就开，水汁浑浊而稍带微黄色，肉体干瘪，色变黑或红，有腐败臭味。必要时，可以煮熟后进行感官评定。

(二)牡蛎、蚶、蛏

牡蛎、蚶、蛏等都可采用上述方法检查。

(三)螺

1. 田螺

田螺可抽样检查。将样品放在一定容器内，加水至适量，搅动多次，放置 15 min 后，检出浮水螺和死螺。

2. 咸泥螺

良质的贝壳清晰，色泽光亮，呈乌绿色或灰色，并沉于卤水中，卤水浓厚洁净，有黏性，无泡沫，深黄色或淡黄色，无异味；变质的则贝壳暗淡，肉与壳稍有脱离而使壳略显白色，螺体上浮。卤液混浊产气，或呈褐色，有酸败刺鼻的气味。

第四节　有毒鱼贝类的鉴别

鱼贝类所含的自然毒素有的几乎遍布于全身，有的仅存于局部脏器、组织或分泌物中。食用含有毒素的鱼贝类能使食用者发生中毒，毒性剧烈者可引起死亡。分布于我国水域的有毒鱼贝类有170 余种。

一、含固有自然毒素的鱼贝类

(一)河豚

河豚(Tetrodontidae)又名艇鲅鱼、气泡鱼，属鲀形目、鲀亚目、鲀科，是暖水性海洋底栖鱼类，在我国各大海区都有分布，个别品种也进入江河产卵繁殖。河豚的品种很多，在渔业生产中全年都有不同的品种被捕上岸，常见的品种也有数十种，在渤海和东海的品种极大部分属鲀科圆鲀(东方鲀)属，南海的品种比较复杂，除圆鲀属外，还有兔头鲀属、宽吻鲀属、凹鼻鲀属、叉鼻鲀属等多种。河豚的特征：身体浑圆，头胸部大腹尾部小；背上有鲜艳的斑纹或色彩，体表无鳞，光滑或有细刺；有明显的门牙，上下各两枚；在不利环境下腹部能臌气(图 17-3)。

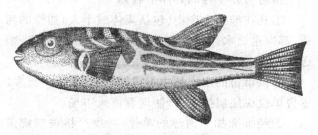

图 17-3　条纹东方鲀

1. 河豚毒素

(1)河豚毒素的性质　河豚体内只含有的毒素称为河豚毒素(tetrodotoxin,TTX)，其分子式为 $C_{11}H_{17}N_3O_8$，相对分子质量为 319 u。TTX 是一种毒性极强的天然毒素，LD_{50} 为 8.7 $\mu g/kg$(小鼠腹腔注射)，人的致死剂量约为 2 mg。TTX 提纯后为白色柱状结晶，无味，微溶于水和乙醇，不溶于油脂和脂溶性有机溶剂，在中性或有机酸存在的环境中相当稳定，但易被碱还原。

(2)河豚毒素的分布　河豚的含毒情况比较复杂，其毒力强弱随鱼体部位、品种、季节、性别以及生长水域等因素而异，概括地说，在鱼体中以卵、卵巢、皮肤、肝脏的毒力最强，肾、肠、眼、鳃、脑髓等次之，肌肉和睾丸毒力较小。在品种中以星点东方鲀(Takifugu niphobles)、斑点东方鲀(Fugu poecilonotus)、双斑东方鲀(Takifugu bimaculatus)、虫纹东方鲀(Takifugu vermicularis)、铅点东方鲀(Takifugu alboplumbeus)、豹纹东方鲀(Fugu pardalis)、红鳍东方鲀(Fugu rubripes)、黄鳍东方鲀(Fugu xanthopterus)等毒力较强，特别是这些品种的肌肉也含有相当强的毒力。在季节上以3月卵巢孕育期间毒力最强,但全年都有毒。在性别上除生殖器官的毒力雌性远较雄性为强外,其他部位的毒力在雌雄间无差异。

(3)河豚毒素的中毒机理　河豚毒素可阻碍钠离子对细胞膜的透过性,使神经轴索膜透过钠离子的作用发生障碍,从而阻断了神经的兴奋传导。

2. 中毒症状

河豚中毒患者一般在食后0.5～3h后出现症状,最初表现为口渴,唇舌和指头等神经末梢分布处发麻,再发展到四肢麻痹、共济失调和全身软瘫,心率由加速而变缓慢,血压下降,瞳孔先收缩而又放大,重症因呼吸困难窒息而死。

3. 预防措施

预防河豚中毒的具体措施如下。

①凡在渔业生产中(包括集体或个人)捕得的河豚,都应送交水产购销部门收购,不得私自出售、赠送或食用。

②供市售的水产品中不得混有河豚,水产批发、零售单位应层层把关,严防河豚流入市场。

③经批准加工河豚的单位,必须严格按照规定进行"三去"加工,即先去尽内脏、皮、头;洗净血污,再盐腌晒干。剖割下来的内脏、皮、头等含毒部分,以及经营中剔除的变质河豚和小河豚等应妥善处理,勿随便抛弃。

④加强河豚毒素检测,具体测定方法参见《食品安全国家标准　水产品中河豚毒素的测定》(GB/T 5009.206—2016)。

⑤向群众宣传河豚中毒的危险性和有关要求,劝导不要自行取食河豚。

(二)湟鱼

湟鱼(Gymnocypris przewalskii)盛产于我国青海湖内,是鲤形目、鲤科、奇鳞鱼亚科、裸裂尻鱼属中几种鱼类的总称。常见的如施氏裸裂尻鱼和花斑裸鲤等,约有50种,这一渔产资源产量颇大,除供应西北各省外,还远销北京等地。

1. 湟鱼的毒性

施氏裸裂尻鱼的内脏、眼和鱼卵含有毒性,其毒素性质尚不清楚;人体中毒的剂量因鱼的品种和体质而有较大的差异,经对小白鼠作腹腔注射试验,其鱼卵毒力的 LD_{50} 为8 063 mg/kg。

2. 中毒症状

人误食其内脏或鱼卵后会出现头痛、恶心和腹痛、腹泻等症状。

3. 预防措施

预防青海湟鱼中毒,应向群众宣传不吃内脏和鱼卵,在产销经营过程中应确保鱼体鲜度,以免鱼卵、内脏中的毒素渗入肌肉内。

(三)胆毒鱼类

我国民间有以鱼胆治疗眼病或作为"凉药"的传统习惯,但因用量、用法不当而发生中毒事故的也不少,近几年来浙江、江西、广东、湖南、上海等省市都有报道,所用鱼胆多取自青、草、鲢、鳙、鲤等淡水鱼,尤以草鱼(鲩)最多。

1. 胆毒鱼类的毒性

上述鱼类的胆汁内含有胆汁毒素(ichthyogall-toxin),能严重损伤人的肝、肾,使肝脏变性、坏死,使肾小管受损、集合管阻塞、肾小球滤过减少、尿液排出受阻,在短时间内即导致肝、肾功能衰竭。也能损伤脑细胞和心肌,造成神经系统和心血管系统的病变。鱼胆汁成分中的胆汁酸也具溶血作用和降低胆固醇的作用,其中尤以脱氧胆酸和鹅胆酸的作用最强,对人体毒害也大。

2. 预防措施

预防鱼胆中毒的唯一方法是教育群众不要滥用鱼胆治病,有必要使用时,应遵医嘱,严格控制剂量,同时也应向民间某些不懂毒理,轻率使用土方的医生普及鱼胆毒性的知识。

二、因食物链等因素而一时带毒的鱼贝类

(一)贝类麻痹毒

海洋浮游生物中的双鞭毛藻类(Dinoflage-llatae),有多种含有剧毒。当某些本来无毒而一贯供食用的贝类摄食了有毒藻类以后,就被毒化。已毒化了的贝体,本身并不中毒,也无生态或外形上的变化,但当人们取食以后,就会因而中毒,重则死亡。导致中毒的贝类品种很多,主要包括多种贻贝、蛤、螺、扇贝、沙蟹、蛎和砂海螂等,我国浙江、广东等地也先后发生过多次食用贝类中毒的情况,导致中毒的贝类有蚶子、香螺、织纹螺等,都是习惯上经常食用的贝类。

1. 毒素

贝类麻痹毒（paralytic shellfish poisoning，PSP）是被毒化的贝类所带毒素的总称，其中包括多种毒素，其中被定名为石房蛤毒素（saxitoxin，STX）的贝类麻痹毒素，是一种四氢嘌呤化合物，分子式为$C_{10}H_{15}N_7O_4$，已从贻贝、石房蛤以及链状膝沟藻体内提纯，在其他有毒双鞭藻类如多边膝沟藻（Gonyaulax polyedra）和外穴膝沟藻体内也能提取到，是 PSP 中较主要的一种毒素。另一种被称为沟膝藻毒素（GTX），是塔玛尔膝沟藻（Gonyaulax tamarensis）和外穴膝沟藻体内提出的毒素，也是 PSP 中较重要的一种毒素。

贝类麻痹毒对人体的毒理作用主要是阻碍钠离子进入神经和肌肉细胞，使神经冲动的传导中断，人体就发生各种神经症状。

2. 中毒症状

中毒症状一般都在吃毒贝后 0.5～3 h 间出现，最初是舌、唇、指端等有神经末梢分布处感觉麻木，继而发展到四肢和颈部，身体各部分的骨骼肌失去控制，并感到头痛、口渴，患者表现语言模糊，流涎，共济失调以及嗳气、呕吐等症状，严重者呼吸困难，窒息而死。但患者直至临死前意识仍很清楚。误食毒贝后的症状轻重一般都与进食量和烹调食用方法有关，人体对 PSP 毒素的敏感性也因体质、性别、年龄等而有差异，一般说来，儿童的敏感性比成年人高，因而更易发生中毒。烹调食用方法与摄入毒素量有较大关系。

3. 预防措施

预防 PSP 中毒应从下列几方面来进行：对 PSP 中毒病例以及"赤潮"等有关情况及时报告，以利于尽早采取措施；建立定期监测制度，对发生过 PSP 中毒地区的贝类作定期抽样监测；对作为商品供应的贝肉进行毒素的测定[贝类中麻痹性贝类毒素的测定（GB 5009.213—2016），贝类中腹泻性贝类毒素的测定（GB/5009.212—2016）]，并规定含 PSP 毒素的限量；大力宣传贝类中毒的知识，指导群众安全食用贝类。

（二）雪卡毒素

有些沿海地区由于环境的影响，植物区系发生变化，有毒藻类或其他浮游生物生长时，可以使附近海域内的许多原来无毒的鱼类在肝脏等内脏器官中带有毒素，鱼类本身并不中毒，但可使进食这种鱼类的人中毒，这种情况已在整个加勒比海地区和许多太平洋地区普遍出现。一般为散发性，涉及的鱼类多至几百种，其中大部分是平时不常食用的鱼类，如暖海珊瑚礁区域的笛鲷科、海鳝科、刺尾鱼科和太平洋暖海区的鲌科等，但也有鲹、鲷、鳗、鲨等常见的鱼类，此外，还有个别品种的蟹类和螺类。

1. 毒素

雪卡毒素（ciguatoxin）的分子式为 $C_{35}H_{65}NO_3$，对小白鼠的最小致死量为 0.5 mg/kg。雪卡毒素对人的毒理作用尚未辨明，有人认为在某种特殊情况下也和其他毒物一样具有抗胆碱酯酶的作用。

2. 中毒症状

最初为唇、舌、咽喉感到刺激，继而感到麻木，部分病例在发病初期有呕吐（吐出物带金属味），口干，腰部痉挛，腹泻，头痛，畏寒，高热，肌肉疼痛等症状。重症可发展到酒醉样不能行动的现象，个别病例可因并发症引起心力衰竭而死亡，一般情况下死亡率不高。

3. 治疗

对雪卡毒素中毒者的治疗，目前尚无特异方法，只能采取对症疗法。

4. 预防措施

预防雪卡类毒素中毒的方法，可参照预防 PSP 中毒的措施，我国虽然尚无这方面的中毒事例报道，但也须注意监测，特别是对南海珊瑚礁地区宜加关注。

三、体内无毒物质可转化为有毒物质的鱼贝类

某些动物原本无毒，也经常供人食用，但当受到某种外界环境影响时，体内某些无毒成分（如氨基酸、脂肪酸等）会分解或转化成有毒物质。

（一）高组胺鱼类

青皮红肉的鱼类肌肉中含肌红蛋白较多，因此组氨酸含量也较高，当受到富含组氨酸脱羧酶的细菌污染，并在适宜的环境条件下，组氨酸就被大量分解脱羧而产生组胺。摄食含有大量组胺的鱼肉，就会发生过敏性（或称类过敏）中毒。青皮红肉的鱼类品种较多，如鲐鱼、鲣鱼、鲹鱼、鲭鱼、金枪鱼、鲱鱼、沙丁鱼、鰤鱼、秋刀鱼、竹荚鱼等，在我国前 3 种鱼类引起组胺中毒事故较多。

1. 组胺形成的因素

鱼体组胺含量与鱼的种类无关，与质量鲜度的变化也并无显著的相关性，其含量多少主要取决于

以下几个因素。

①如鱼体污染摩根变形杆菌、组胺无色杆菌、大肠埃希菌、葡萄球菌、普通变形杆菌等富含组氨酸脱羧酶的细菌,则容易产生大量组胺。

②在 10～30℃特别是 15～20℃温度条件下,最易产生组胺;在含盐分 3%～5%浓度时,最易产生组胺;以 pH 7 或稍低的中性偏酸性环境,最易于产生组胺。

上述细菌为基本因素,其他都是通过影响这些细菌繁殖的快慢而起作用的。鱼体组胺是否使摄食者发生过敏性中毒,除决定于鱼体组胺含量和摄入量多少外,还与是否同时摄入协同作用的物质有关,当鱼体内有秋刀鱼素(saurine,萨啉)、胍基丁胺、甲基亚氨脲、磷酰胆碱、屏风贝碱等物质同时存在时,都能与组胺起协同作用,使食用者发生过敏性中毒。

2．中毒机理

组胺的毒理作用主要是刺激心血管系统和神经系统,促使毛细血管扩张充血,毛细血管通透性增强,血浆大量进入组织,血液浓缩,血压下降,引起反射性的心率加快,刺激平滑肌使之发生痉挛。

3．中毒症状

摄食者的过敏性中毒症状一般都在食后 1～3 h出现,主要表现为头剧痛,面部潮红似酩酊样,血压下降,心动过速,重症者腹痛,喘息,子宫肌痉挛收缩,个别病例有呕吐、腹泻,有慢性病者也常引发旧疾。

4．预防措施

预防鱼体组胺中毒应从下列几方面着手:捕到青皮红肉的鱼类应及时冷藏或加工;向市场供应的鲜鱼应加冰保鲜,凡青皮红肉的鱼类如鲐、鲣、鲹等应有较高的鲜度;对在产运过程中受过严重污染或脱冰受热的鲐、鲣、鲹鱼类,须作必要的组胺含量检测,凡组胺含量超过 100 mg/100 g 的,不得上市销售。

(二)肝毒鱼类

鱼类中以鲅鱼、鲨鱼、鲃魟鱼、旗鱼、鲟鳇鱼和硬磷脂鱼等鱼类的肝脏发生中毒的事故较多,尤以这些鱼类中的各大型品种的肝脏更易使人中毒。

1．毒素的形成

其原因是这些鱼类的肝脏内含有大量油脂,多由高级不饱和脂肪酸组成,其碳原子常多达 20 个以上,在这种脂肪酸的分子结构里有许多双键,有的双键多达 5 个以上,容易受外界因素的影响而形成鱼油毒素,摄食含有毒素的鱼肝,就会发生中毒。

2．中毒症状

进食鱼类肝脏引发中毒者,一般都在食后 1～6 h 发病,主要症状为眩晕,头痛,脸部和四肢浮肿,恶心,呕吐,食欲减退,四肢或全身乏力。鲅鱼肝脏中毒还出现口渴、唇干和剥脱性皮炎,重症者脱发、脱眉,病程可持续 7～30 d;旗鱼肝中毒还出现胸闷、剧烈呕吐,体温升至 38℃左右,病程持续 1～3 d;鲨鱼、魟鱼肝中毒还出现食欲消失,体温也升至 38℃左右,病程持续 1～2 d。

3．预防措施

预防鱼类肝脏中毒最有效的方法是不吃这些鱼类的肝脏。

第五节　动物性水产品的卫生标准

一、鲜、冻动物性水产品卫生标准

《食品安全国家标准　鲜、冻动物性水产品》(GB 2733—2015)规定了鲜、冻动物性水产品安全指标要求,包括海产品和淡水产品。

1．感官要求

海产品和淡水产品色泽、气味和状态均需符合表 17-3 的规定。

表 17-3　鲜、冻动物性水产品感官要求

项目	要求	检验方法
色泽	具有水产品应有色泽	
气味	具有水产品应有气味,无异味	取适量样品置于白色瓷盘上,在自然光下观察色泽和状态,嗅其气味
状态	具有水产品正常的组织状态,肌肉紧密、有弹性	

2. 理化指标

鲜(冻)鱼的理化指标应符合表 17-4 的规定。

表 17-4 鲜(冻)鱼的理化指标

项目	指标	检验方法
挥发性盐基氮[a]/(mg/100 g)		
海水鱼、虾	≤30	
海蟹	≤25	GB 5009.228
淡水鱼、虾	≤20	
冷、冻贝类	≤15	
组胺[a]/(mg/100 g)		
高组胺鱼类[b]	≤40	GB/T 5009.208
其他海水鱼类	≤20	

a. 不适用于活体水产品。

b. 高组胺鱼类:指鲐鱼、鲹鱼、竹荚鱼、鲭鱼、鲣鱼、金枪鱼、秋刀鱼、马鲛鱼、青占鱼、沙丁鱼等青皮红肉海水鱼。

3. 有毒有害物质残留量

鲜(冻)鱼中有毒有害物质残留限量参照 GB 2762—2017 和 GB 2763—2019 标准执行。鱼类产品按表 17-5 的规定。

表 17-5 鲜(冻)鱼的中有毒有害物质残留限量

项目	指标
铅(Pb)/(mg/kg)	≤0.5
无机砷/(mg/kg)	≤0.1
甲基汞[a]/(mg/kg)	
食肉鱼(鲨鱼、旗鱼、金枪鱼、梭子鱼等)	≤1.0
水产动物及其制品	≤0.5
镉(Cd)/(mg/kg)	≤0.1
多氯联苯[b]/(mg/kg)	≤0.5
六六六/(mg/kg)	≤1.0
滴滴涕/(mg/kg)	≤1.0

a. 水产动物及其制品可先测定总汞,当总汞水平不超过甲基汞限量值时,不必测定甲基汞;否则再测定甲基汞。

b. 以 PCB28、PCB52、PCB101、PCB118、PCB138、PCB153 和 PCB180 总和计。

二、其他动物性水产品卫生标准

(一)鱼糜制品卫生标准

《食品安全国家标准 动物性水产制品》(GB 10136—2015)适用于以鲜、(冻)鱼为主要原料,添加辅料,经一定工艺加工制成的鱼糜制品;也适用于鲜(冻)虾为主要原料,添加辅料,经一定工艺加工制成的虾糜制品,其安全卫生指标要求如下。

1. 原料要求

原料应符合 GB 2733—2015 的规定。

2. 感官指标

无异味、无酸败味、无杂质。

3. 有毒有害物质残留量

鱼糜制品中有毒有害物质残留限量应符合表 17-6 的规定。

表 17-6 鱼糜制品中有毒有害物质残留限量

项目	指标
无机砷/(mg/kg)	
鱼糜制品	≤0.1
虾糜制品	≤0.5
甲基汞/(mg/kg)	
食肉鱼(鲨鱼、旗鱼、金枪鱼、梭子鱼等)糜制品	≤1.0
非食肉鱼糜制品	≤0.5
镉(Cd)/(mg/kg)	
鱼糜制品	≤0.1
多氯联苯[a]/(mg/kg)	≤0.5

a. 仅限于海水鱼、虾为原料的鱼糜制品,且以 PCB28、PCB52、PCB101、PCB118、PCB138、PCB153 和 PCB180 总和计。

4. 微生物指标

鱼糜制品中微生物指标应符合表 17-7 的规定。

表 17-7 鱼糜制品微生物指标

项目	指标
菌落总数/(CFU/g)	≤50 000
大肠菌群/(CFU/g)	≤10
沙门氏菌/(CFU/g)	不得检出
金黄色葡萄球菌/(CFU/g)	≤100
副溶血性弧菌/(MPN/100 g)	≤100

5. 食品添加剂

食品添加剂质量符合相应的标准和有关规定。食品添加剂品种及其使用量应符合 GB 2760—2014 的规定。

(二)水产调味品卫生标准

《食品安全国家标准 水产调味品卫生》(GB 10133—2014)适用于以鱼类、虾类、蟹类、贝类为原料,经相应工艺加工制成的水产调味品,其安全卫生指标要求如下。

1. 原料要求

鱼、虾、蟹、贝类原料应符合相关标准的规定。

2. 感官指标

无异味、无杂质。

3. 有毒有害物质残留量

有毒有害物质残留限量应符合表 17-8 的规定。

表 17-8　水产调味品中有毒有害物质残留限量

项目	指标
无机砷/(mg/kg)	
鱼制调味品	≤0.1
其他调味品	≤0.5
铅(Pb)/(mg/kg)	
鱼制调味品	≤0.5
镉(Cd)/(mg/kg)	
鱼制调味品	≤0.1
多氯联苯[a]/(mg/kg)	≤0.5

a. 以 PCB28、PCB52、PCB101、PCB118、PCB138、PCB153 和 PCB180 总和计。

4. 微生物指标

微生物指标应符合表 17-9 的规定。

表 17-9　水产品调味品微生物指标

项目	指标
菌落总数/(CFU/g 或 CFU/mL)	≤10 000
大肠菌群/CFU/g 或 CFU/mL	≤10
沙门氏菌/(CFU/g)	不得检出
金黄色葡萄球菌/(CFU/g)	≤100
副溶血性弧菌/(MPN/100g)	≤100

5. 食品添加剂

食品添加剂质量符合相应的标准和有关规定。食品添加剂品种及其使用量应符合 GB 2760—2014 的规定。

(三)腌制生食动物性水产品卫生标准

《食品安全国家标准　动物性水产制品》(GB 10136—2015)适用于以活的泥螺、河蟹、螃蜞、河虾、贝壳类和新鲜的海蟹为原料,采用食盐盐渍或白酒、黄酒浸泡加工制成的可直接食用的腌制水产品。本标准也适用于以鲜梭子蟹为原料,经水洗净,去蟹壳、鳃条和蟹脚末端,加盐粉碎而制成的可直接食用的腌制品,其安全卫生指标要求如下。

1. 原料和辅料要求

原料应符合 GB 2733—2015 的规定,其中泥螺、河蟹、螃蜞、河虾、贝类应鲜活。辅料应符合相应标准的规定。

2. 感官指标

无异味,无杂质。

3. 理化和卫生指标

理化和卫生指标应符合表 17-10 的规定。

表 17-10　腌制生食动物性水产品理化和卫生指标

项目	指标
挥发性盐基氮/(mg/100 g)	
蟹块、蟹糊	≤25
无机砷/(mg/kg)	≤0.5
甲基汞/(mg/kg)	
食肉鱼类	≤1.0
其他动物性水产品	≤0.5
N-二甲基亚硝胺[a]/(μg/kg)	≤4
多氯联苯/(mg/kg)	≤0.05

a. 仅适用于海品。

4. 寄生虫囊蚴指标

不得检出寄生虫囊蚴。

5. 食品添加剂

食品添加剂质量符合相应的标准和有关规定。食品添加剂品种及其使用量应符合 GB 2760—2014 的规定。

(四)盐渍鱼卫生标准

《食品安全国家标准　动物性水产制品》(GB 10136—2015)适用于鲜、冻鱼经盐腌后加工制成的不可直接食用的盐渍水产制品,其安全卫生指标要求如下。

1. 原料和辅料要求

食盐应符合 GB 2721—2015 的规定。原料鱼应符合 GB 2733—2015 的规定。

2. 感官指标

无异味、无酸败味、无霉变。

3. 理化和卫生指标

理化和卫生指标应符合表 17-11 的规定。

表 17-11　盐渍鱼理化和卫生指标

项目	指标
过氧化值(以脂肪计)/(mg/100 g)	
高脂鱼(鳓鱼、鲅鱼、鲑鱼)	≤4.00
低脂鱼	≤2.50
组胺/(mg/100 g)	
高组胺鱼类(鲐鱼、金枪鱼)	≤40
其他鱼类(不含高组胺鱼类)	≤20
铅(Pb)/(mg/kg)	≤0.5
无机砷/(mg/kg)	≤0.1
甲基汞/(mg/kg)	
食肉鱼类(鲨鱼、旗鱼、金枪鱼、梭子鱼等)	≤1.0
非食肉鱼	≤0.5
镉(Cd)/(mg/kg)	≤0.1
N-二甲基亚硝胺/(μg/kg)	≤4
多氯联苯/(mg/kg)	≤0.5

4. 食品添加剂

食品添加剂质量应符合相应的标准和有关规定。食品添加剂品种及其使用量应符合 GB 2760—2014 的规定。

(五)动物性水产干制品卫生标准

《食品安全国家标准　动物性水产制品》(GB 10136—2015)适用于以鲜、冻动物性水产品为原料,添加或不添加辅料制成的不可直接食用的干制品。其安全卫生指标要求如下。

1. 原料

原料应符合 GB 2733—2015 标准的规定。辅料应符合相应的食品标准和有关规定。

2. 感官指标

无霉变、无蛀虫、无异味、无杂质。

3. 理化和卫生指标

理化指标应符合表 17-12 的要求。干制品中污染物限量以相应新鲜食品中污染物限量结合其脱水率或浓缩率折算,应符合 GB 2762—2017 的规定。

表 17-12　动物性水产干制品理化指标

项目	指标
过氧化值(以脂肪计)/(g/100 g)	≤0.6
挥发性盐基氮/(mg/100 g)	≤30

4. 食品添加剂

食品添加剂质量应符合相应的标准和有关规定。食品添加剂品种及其使用量应符合 GB 2760—2014 的规定。

复习思考题

1. 如何进行鲜鱼的感官检验?

2. 如何鉴别有毒鱼贝类? 如何预防有毒鱼贝类中毒事件的发生?

(梅堃　娄华)

第十八章　蜂产品的加工卫生与检验

蜂产品(bee product)是由蜜蜂从开花植物中采集并加工酿造，并与自身分泌物结合的纯天然食品，可供人们食用，兼有药用、工业和制药原料等多种用途，在人类保健上具有重要意义。蜂产品主要包括蜂蜜、蜂王浆、蜂胶、蜂花粉、蜂毒、蜂蜡、蜂巢等。蜂产品的加工卫生与检验对保证蜂产品的质量，以及消费者的健康具有重要意义。

第一节　蜂蜜的加工卫生与检验

蜂蜜是蜜蜂采集植物的花蜜、蜜露等分泌物，与自身分泌物结合后在巢脾内经过充分酿造的天然食品。由于采集的植物种类不同，蜜蜂所酿制的蜂蜜在感官和品质上有一定差异，因此蜂蜜有不同的分类方法。常见分类方法有按照采集的蜜源植物种类分为单花蜜和混合蜜，按生产的规格与取蜜方法分为分离蜜、压榨蜜与巢蜜，按物理性状分为液态蜜和结晶态蜜。蜂蜜有甜美风味，并具有多种药理功能和生物活性，有较高的营养价值。

一、蜂蜜的化学成分和物理性状

(一)蜂蜜的化学成分

蜂蜜是一种化学成分较为复杂的糖类混合物。不同来源、不同品种的蜂蜜，所含成分不尽相同。即使同一来源或同一品种的蜂蜜，因受多种内外因素的影响，其成分也存在某些差异。

1. 水分

水分指蜂蜜中所含有的自然水，其含量高低是确定蜂蜜成熟度的主要标志。经蜜蜂酿制成熟的纯正蜂蜜，含水量平均为18%，一般不超过21%。蜂蜜自然水分的含量受多种因素制约，如采集的蜜源植物种类、蜜蜂群势强弱、酿蜜的时间长短、大气的温度和湿度以及蜂蜜的贮藏方法等，都会造成水分

含量的变化。如果蜂蜜中水分含量高，蜂蜜中的酵母菌容易生长而发酵变质。

2. 蛋白质

蜂蜜中的蛋白质含量通常为0.29%～1.69%，平均为0.57%。蜂蜜中的蛋白质常以胶体物质的形式存在。蜂蜜中的胶体物质是分散在蜂蜜中的大分子或小分子的集合体，主要由部分蛋白质和戊聚糖类及无机物质等组成。蜂蜜胶体物质决定着蜂蜜的浑浊度、起泡性和颜色。

3. 糖类

糖是蜂蜜的主要成分，约占蜂蜜总含量的3/4，有单糖、双糖和多糖，其中果糖和葡萄糖的总和占总糖量的85%～95%，食用后即可被人体直接吸收。除了果糖、葡萄糖和蔗糖之外，尚有麦芽糖、曲二糖等。蜂蜜中果糖含量越高，其甜味越浓。

4. 氨基酸

蜂蜜中含有0.2%～1%的氨基酸，主要来源于蜂蜜中的花粉。因蜂蜜品种、贮存条件及生产时间的不同，其氨基酸含量比率和种类也不同。一般蜂蜜中含有赖氨酸、组氨酸、精氨酸、天门冬氨酸、苏氨酸、谷氨酸、脯氨酸、甘氨酸、丙氨酸、胱氨酸、缬氨酸、蛋氨酸、亮氨酸、异亮氨酸、酪氨酸、尼古丁氨酸和β-氨基酸等氨基酸。

5. 维生素

蜂蜜中的维生素含量主要是由所含的花粉量决定的，其含量虽少，但种类较多，主要是水溶性维生素，在B族维生素中包括吡哆醇、核黄素、泛酸、硫胺素、叶酸、烟酸、生物素；此外还有抗坏血酸、凝血维生素等。蜂蜜在加工过程中滤除花粉后，其维生素含量明显减少。

6. 矿物质

蜂蜜中的矿物质总含量为0.04%～0.06%，主要有铁、铜、钾、钠、镁、锰、磷、硅、铝、铬、镍等，其含有量和所含种类之比与人体中的血液接近。因此，

将蜂蜜添加到食品中食用，还有利于人体对矿物质的摄取，对促进生长发育以及各组织器官的新陈代谢起着重要的作用。

7. 酶

蜂蜜中的酶类有转化酶、淀粉酶、葡萄糖氧化酶、过氧化氢酶及磷酸酯酶等。其中最重要的是转化酶，可使花蜜甜汁中的蔗糖转化为葡萄糖和果糖。其次是淀粉酶，它的作用是水解淀粉和糖类或糊精和麦芽糖。未经充分酿制的蜂蜜，淀粉酶含量低，在加工时加热的温度过高或加热时间过长，以及存储时间过长，其淀粉酶会受到破坏，酶值降低，所以淀粉酶值是评价天然蜂蜜质量的一个重要指标。

8. 酸

蜂蜜中含有多种酸，主要有葡萄糖酸、柠檬酸、乳酸、醋酸、丁酸、甲酸和苹果酸等。酸的存在对调整蜂蜜的风味和口感起着重要的作用。含水量高或存储时间过长或发酵的蜂蜜，其酸度一般都比较高。

9. 其他成分

蜂蜜中还有一些芳香成分，由醇及其氧化物，还有酯、醛、酮及游离酸等组成，大部分来自蜜源植物的花朵和花蜜。另外，蜂蜜中还有乙酰胆碱、抑菌物质（如苯甲醇、莰烯、桉叶油等）、色素、糊精、蜡质等其他有效物质等。

(二)蜂蜜的物理性状

1. 蜂蜜的颜色、气味和味道

不同蜜源的蜂蜜，其颜色、香味和味道不尽相同。新鲜纯净的成熟蜂蜜，应为水白色至深色、浓稠、均匀的糖浆状液体，在储存时间较长或温度较低时有结晶形成，味甜，具有较浓郁的香味。蜂蜜的香气比较复杂，一般来说蜜香与花香是一致的，例如，荔枝蜜具有荔枝花的清香，枣花蜜有浓郁的枣花气味。这种香气来自蜂蜜中所含的脂类、醇类、酚类和酸类等100多种化合物，其中主要来源于花蜜中的挥发油。如果过度加热，或不适当长期储存，则蜜色加深，香味减退，味道变劣。

2. 蜂蜜的相对密度

在20℃时，含水量17%～23%的蜂蜜其相对密度为1.382～1.423。蜂蜜的比重（相对密度）与其含水量及蜂蜜温度高低有相关，含水量高的蜜比重较小，含水量低的蜜比重大。一般不成熟的蜜，其比重较小。

3. 蜂蜜的吸水性

蜂蜜具有吸水性，又称吸湿性，指蜂蜜从空气中吸收水分的能力。吸水性大小主要由其糖分和水分含量决定，常温下水分为17.4%的蜂蜜与相对湿度为58%的空气相互平衡。因此蜂蜜能够吸收周围空气中的水分，也可以吸收周围空气中的异味，从而对蜂蜜的含水量和风味产生一定的影响。

4. 蜂蜜的黏滞性

蜂蜜具有黏滞性，其强弱主要取决于含水量的高低，蜂蜜中含水量高时，其黏滞性下降。温度升高，蜂蜜的黏滞性也降低。有些蜂蜜在剧烈搅拌下也会降低黏滞性，静置后又恢复原状。黏滞性高的蜂蜜难以从容器中倒出来，或难以从巢脾里分离出来，而延迟过滤和澄清速度，导致气泡和杂质不易清除。

5. 蜂蜜的结晶性

蜂蜜是葡萄糖的饱和溶液，因此在适宜条件下容易形成结晶。蜂蜜结晶的趋向决定于结晶核多少，含水量高低，贮藏温度及蜜源种类。温度在13～14℃时或放置时间过长容易转变为不同程度的结晶体。结晶粒大小不一，有的呈奶酪状，有的呈半固体状。当温度高于27℃时，蜂蜜不容易结晶。将结晶蜜加热到40～60℃时，结晶会重新熔化成液体。蜂蜜的自然结晶对其营养成分和食用价值无影响。但是，盛于小口容器的蜂蜜结晶以后，很难倒出，给蜂蜜质量检验、加工和零售带来不便。

6. 蜂蜜的折射率与旋光性

蜂蜜的浓度越高，其折射率越大。在20℃时含水量17%～23%的蜂蜜折射率为1.4785～1.4941。蜂蜜具有旋光性。蜂蜜中含有一些天然有机化合物，在平面偏振光通过时能使偏振光的振动方向改变。蜂蜜旋光度的大小与其本身成分、结构、浓度、液层厚度、偏振光的波长和测量温度有关。

二、蜂蜜的生产加工卫生

蜂蜜的生产卫生应遵循《无公害食品 蜜蜂饲养管理准则》(NY/T 5139—2002)和《蜂产品加工技术管理规范》(NY/T 1241—2006)等规定。

(一)蜂蜜的生产卫生

1. 蜜源要求

蜜蜂采集的植物花蜜、分泌物或蜜露应安全无毒，不得来源于雷公藤（*Tripterygium wilfordii*）、博落回（*Macleaya cordata*）、狼毒（*Stellera chamae-jasme*）等有毒蜜源植物。

2. 兽药使用

在蜂病防治中，应合理使用兽药，采用综合措施防治蜜蜂的侵染性或侵袭性疾病以及其他病害与敌害，以保证蜂蜜安全。在蜜蜂无公害养殖中，整个流蜜期和流蜜期前1个月内，严禁使用抗生素和其他药物；生产 AA 级绿色食品蜂蜜和有机蜂蜜时，禁止使用药物。

3. 卫生要求

在蜂蜜生产季节应严格执行卫生操作规程。蜂箱内贮蜜的巢脾应使用新脾或半新脾，取蜜前后彻底清洗，对摇蜜机、容器及其他用具进行消毒。由摇蜜机分离出来的蜂蜜，需用双层滤蜜器过滤，以除去杂质。过滤后的蜂蜜应使用瓷缸或不锈钢蜜缸等专用容器存放。蜂蜜盛入容器后应立即密封，以免造成污染。取蜜后，应尽快销售或暂存于 4～7℃ 的仓库。

（二）蜂蜜的收购卫生

收购场所应为专用，应清洁卫生、宽畅、明亮。用具必须清洁卫生。白天进行收购和检验。检验时随机取样，经检验合格者，准予收购。

（三）蜂蜜的加工卫生

蜂蜜加工指原料验收、预热、低温结晶、粗滤、中滤、精滤、杀菌、成品检验、分装、包装等整个连续操作过程。经过加工，可防止蜂蜜发酵，滤除杂质，提高蜂蜜浓度，融化和延缓结晶，脱色、脱味。

1. 生产场所卫生

蜂蜜加工场所周围不得有污染蜂产品的不良环境；工厂生产区和生活区要分开，生产区建筑布局要合理；厂区要绿化，路面应硬化、平坦。工厂污水排放应符合国家环保要求；厂区厕所应有冲水、洗手设备和防蝇、防虫设施；垃圾和下脚废料应当在远离加工车间的地方集中堆放，并必须当天清理出厂。

2. 车间和设备卫生

车间和设备应符合国家相关卫生要求。

3. 加工人员卫生

生产人员应有健康证明，操作中注意卫生要求。

4. 加工卫生要求

将配制好的蜂蜜加热，温度控制在 40～45℃（不得超过 60℃）；不断搅拌，加快热交换。蜂蜜融化后，依次用不同的滤网（40～120 目）进行过滤，其中最后一次滤过目数不得小于 100 目。蜂蜜应进行巴氏消毒，要求充分搅拌，温度不超过 70℃，保持该温度不超过 30 min。经检验合格后，进行灌装，分装时应严格检查，防止碎玻璃等异物进入蜂蜜。应严格按照加工工艺和安全卫生要求进行加工，操作台和用具必须保持清洁卫生，在工作前后必须清洗消毒。

5. 包装、贮存及运输要求

（1）包装　蜂蜜是一种酸性的黏稠液体，对锌、铁、铝等金属类以及塑料有腐蚀作用，应当用玻璃瓶、瓷缸或专用钢桶等贮存。一切包装物料必须清洁卫生、无异味、无霉、符合包装材料的卫生要求。

（2）贮存　产品应贮存于干燥、通风良好的场所。不得与带异味物品、腐蚀性物品、不卫生物品、有毒有害物品同处存放。仓库应专用，库内要阴凉、干燥通风，温度不超过 20℃，相对湿度不超过 75%。产品堆码要整齐，按品种、等级堆放。

（3）运输　运输车、船必须清洁卫生、无异味。不得与有毒、有害、有异味或影响产品质量的物品混装运输，在运输途中要避免日晒、雨淋。

三、蜂蜜的卫生检验

（一）感官检验

通过视觉、嗅觉、味觉、触觉等检查蜂蜜的色、香、味、形状、纯度及浓度，是最普遍的检验方法。

用干净的竹片、木棒或不锈钢棒，将容器中的蜂蜜上下搅拌均匀，用口尝、鼻嗅，检验有无油味、异味，同时观察颜色的深浅和色泽，有无杂质及含杂的程度，是否有结晶。优良的蜂蜜无杂质，无沉淀；颜色浅淡，光亮透明，晃动蜜瓶时，颤动很小，停止晃动后，挂在瓶壁的蜜液缓缓流下；味道甜而微酸，口感绵软细腻，咽喉处感略带麻辣，余味轻悠长久，且独具风格。单花蜜应该具有蜜源花种本身独特的气味，混合蜜也应该具有纯正良好的气味。如果蜂蜜出现酒糟气味，表面有较多泡沫，则表明蜂蜜有发酵现象。对于结晶的蜂蜜，取少许蜜样置于拇指和食指间搓压。如果是自然结晶蜜，手感细腻似奶油；若是掺糖结晶蜜，手感粗糙难化。检查时应注意到蜂蜜中、下层的质量。

（二）实验室检查

1. 蜂蜜浓度的测定

用波美氏比重计（相对密度表）测定蜂蜜的浓度，是目前最简便、最实用的方法。蜂蜜的浓度与相对密度成正比，与室温成反比。纯正的成熟蜂蜜在15℃时，其相对密度为 1.401～1.443。先将要检测的蜂蜜样品倒入到平放的量筒内，待溶液中的气泡消失后，将波美氏相对密度表擦干净，轻轻插入量筒中间，让其自然下沉，不能倾斜，直到相对密度表不再下降自然停留在某一刻度上，记下蜂蜜液面处所显示的刻度数，并用温度计测定此时蜂蜜的温度，即可得到该蜂蜜的波美浓度。室温的高低对波美浓度的测定有影响，应加以换算后才能比较。

2. 蜂蜜含糖量的测定

（1）手持糖量仪测定法　测定之前，按照规定先校正糖量计。在测定蜂蜜时，打开光线板，在镜面上滴 1～2 滴被测蜂蜜，然后合上光线板，将镜面对准光亮处，眼睛对准目镜，用手转动镜头至最清晰处，看到一条明暗面之间的分界线，记下此分界线处的刻度即为蜂蜜含糖百分数。使用测糖仪时，蜂蜜的标准温度应为 20℃。因此测定时需要测定蜂蜜的实际温度，如果蜜温高于或低于 20℃，就应根据温度值进行相应的换算。

（2）蔗糖、还原糖测定　蔗糖的测定，根据《食品安全国家标准　食品中果糖、葡萄糖、蔗糖、麦芽糖、乳糖的测定》（GB 5009.8—2016）中液相色谱示差折光检测法进行。葡萄糖和果糖采用 GB 5009.8—2016 中规定的方法或《食品安全国家标准　食品中还原糖的测定》（GB 5009.7—2016）中方法测定，有直接滴定法和高锰酸钾滴定法两种测定方法。

3. 淀粉酶值的测定

淀粉酶值的高低与蜂蜜的新鲜程度及营养价值成正比，是国际上统一使用的标准。采用《蜂蜜中淀粉酶值的测定方法　分光光度法》（GB/T 18932.16—2003）规定的方法进行检测，其原理是将淀粉物质加入蜂蜜样品液体中，部分淀粉被蜂蜜中所含的淀粉酶水解后，剩余的淀粉与加入的碘发生反应而产生蓝紫色，随着反应的进行，蓝紫色反应逐渐消失。用分光光度计于 660 nm 处测定其达到特定吸光值所需要的试剂，再换算出 1 g 蜂蜜在 1 h 内水解1%淀粉的体积（毫升）。

4. 含水量的测定

用阿贝折光仪和超级恒温器，读取蜂蜜样品折光指数，即可换算出蜂蜜中水分的百分率。也可以通过蒸馏法、干燥法检测。

5. 酸度的测定

通过计算蜂蜜样品所消耗氢氧化钠标准溶液的量，按照指定公式计算出其酸度。

6. 蜂蜜中菌落总数、大肠菌群和致病菌的检验

通过菌落总数的测定、大肠菌群和致病菌的检测，可以判定蜂蜜被污染的程度，从而对蜂蜜样品进行卫生学评价。在蜂蜜中不允许污染致病性微生物。具体检测方法参考 GB 4789《食品微生物检验》系列标准进行。

7. 蜂蜜中重金属含量的测定

蜂蜜受到的重金属污染，主要来自采收或贮存中，蜂蜜直接与无涂料的金属容器接触造成的。造成蜂蜜污染的重金属主要是铁、铅、锌。受污染的蜂蜜常带有金属味，色泽深暗，甚至发黑。

8. 蜂蜜中农药和抗生素残留的测定

在蜂蜜的生产过程中，很容易由于人为原因造成蜂蜜中出现农药残留，如双甲脒、氟胺氰菊酯等，以及在防疫治疗中所使用的抗生素残留，如四环素家族、青霉素类、氯霉素、链霉素、硝基呋喃类代谢物、磺胺类等。具体检测方法参考相关国家标准规定的方法进行。

（三）蜂蜜的掺假检验

在蜂蜜生产加工过程中，可能人为掺杂使假，这样不仅影响其质量，而且也有损于人们的健康。常见掺入蜂蜜中的物质有淀粉、面粉、怡糖、蔗糖、食盐、增稠剂等，主要通过感官检查其物理性状，根据其色泽、甜味、香味、黏稠度、结晶情况、有无杂物等作出判断，还可以结合实验室方法进行检测。

四、蜂蜜的卫生标准

《食品安全国家标准　蜂蜜》（GB 14963—2011）和《进出口蜂蜜检验规程》（SN/T 0852—2012）中规定了蜂蜜指标、技术要求和检验方法。

1. 感官指标

蜂蜜的感官标准可参考《蜂产品感官评价方法》（NYT/ 2792—2015）进行。依据蜜源品种不同，蜂

蜜的色泽呈水白色(近无色)、特白色、白色、特浅琥珀色、浅琥珀色、琥珀色、深色等数种,常温下呈透明或半透明黏稠液体,在较低温度下可出现结晶,具有特有的滋味、气味,无异味,无蜜蜂肢体、幼虫、蜡屑及其他杂质。

2. 理化指标

蜂蜜中理化指标应符合表18-1的规定。

表18-1　蜂蜜的理化指标(GB 14963—2011)

项目	指标	检验方法
果糖和葡萄糖/(g/100 g)	≥60	GB/T 18932.22
蔗糖/(g/100 g)		
桉树蜂蜜、柑橘蜂蜜、紫苜蓿蜂蜜、荔枝蜂蜜、野桂花蜂蜜	≤10	GB/T 18932.22
其他蜂蜜	≤5	
锌(Zn)/(mg/kg)	≤25	GB/T 5009.14

3. 污染物限量

污染物限量应符合 GB 2762 的规定。

4. 兽药残留限量和农药残留限量

兽药残留限量和农药残留限量应符合国家相关标准的规定。

5. 微生物限量

微生物限量应符合表18-2中相关规定。

表18-2　蜂蜜中微生物限量(GB 14963—2011)

项目	指标	检验方法
菌落总数/(CFU/g)	≤1 000	GB 4789.2
大肠菌群/(MPN/g)	≤0.3	GB 4789.3
霉菌计数/(CFU/g)	≤200	GB 4789.15
嗜渗酵母计数/(CFU/g)	≤200	GB 14963—2011
沙门氏菌	0/25 g	GB 4789.4
志贺氏菌	0/25 g	GB/T 4789.5
金黄色葡萄球菌	0/25 g	GB 4789.10

第二节　蜂王浆的加工卫生与检验

蜂王浆(royal jelly)又名蜂皇浆,是由工蜂咽下腺和上颚腺等腺体分泌的,主要用于饲喂蜂王和蜂幼虫的乳白色、淡黄色或浅橙色浆状物质。蜂王浆具有独特的营养价值和药用作用,对人类有极强的营养保健功能和医疗作用。

蜂王浆为黏稠的浆状物,有光泽感,呈半透明状,为半流体,呈朵状形花纹,有光泽,手感细腻微黏,无气泡,无杂质。有独特的气味,味酸涩略带辛辣,但回味甜。蜂王浆对热敏感,在冷冻时则稳定。蜂王浆是极不稳定的天然产物,空气、水、光对其都有影响。

一、蜂王浆的加工卫生

蜂王浆加工是指原料验收、冷冻贮存、解冻、过滤、搅拌、灌装、贴标、包装、入库等操作过程。

(一)蜂王浆的验收

蜂王浆必须来自健康蜂群,新鲜、无杂质。凡感官性状不良,混有陈浆、其他杂质(如幼虫、幼虫碎片、蜡屑等),含有有毒有害物质(如农药、兽药等)者以及微生物超标者拒绝收购。蜂王浆的原料48 h内贮运温度控制在−5℃,长期存放应控制在−18℃。

(二)加工卫生要求

1. 解冻

冻藏的蜂王浆在加工前需在室温或0～4℃解冻,解冻前应将包装容器外表清洁干净,解冻后及时加工,不宜久放,以免被污染或降低蜂王浆品质。

2. 过滤

蜂王浆在采收过程中,由于黏稠性较大,简单的倾倒不能将蜂王浆收集出来,因此人工收集容易混入各种杂质,如台基上的蜂蜡片、幼虫以及老王浆中的颗粒等,在加工、出口、贮存前需要通过过滤除去这些杂质。蜂王浆的过滤一般采用除滤袋挤压过滤和离心过滤。最简便的方法是将蜂王浆装入滤袋,用手攥或夹板挤压过滤。离心过滤设备可以自制,投资少、功率高、操作简便,在离心力的作用下,蜂王浆被甩出,经过容器内壁下流,通过阀门放出。过滤后,取出过滤袋清除留在里面的杂质。一般根据加工目的确定过滤密度,滤网以60～100目为宜。

3. 干燥

蜂王浆的冷冻干燥,就是将新鲜蜂王浆冻结成固态,然后放置在真空环境中,使其中的水分直接由固态升华成气态而除去,达到含水量为2%左右的加工过程。蜂王浆经过冷冻干燥后的制成品,称为蜂王浆冻干粉。将纯净的蜂王浆直接加工成冻干粉后,性状稳定,能最大限度地保持鲜蜂王浆的生物活性,并且有利于长时间贮存和运输。蜂王浆冻干粉加入适量水后又可以融化成半液体状的蜂王浆,与新鲜蜂王浆有相同的色、香、味,完好地保持了原有的有效成分,临床效果证明与鲜王浆有一致的疗效,是一种比较理想的加工产品。

(1)冻干前准备　将新鲜蜂王浆按1∶1的比例加入无菌蒸馏水,充分搅拌混合均匀,经100目的滤网过滤,除去蜡屑、幼虫等杂质,分装入不锈钢盘或小瓶中,厚度为8~10 mm,打开口排放在盒架中,放入-40℃的低温条件下预冻成块,然后送入-15℃的冷库中冷藏备用。为了降低蜂王浆的黏度,保证原料的松散程度,也可以在原料中按比例加入保护剂,如脱脂奶粉、葡萄糖等,然后再预冻。

(2)真空低温干燥　开动冷冻干燥机,将真空干燥室的温度降至-40℃,使蜂王浆快速冻结,然后将真空度掌握在1.3 Pa,浆料温保持在-25℃左右,冷凝器的温度保持在-50℃上下,形成较大的蒸汽压差,促进水蒸气排出。同时给冻干机干燥室部件加热,传给料盘,促进水分升华。经真空低温干燥12 h后,蜂王浆物料的水分已降至10%上下,达到初步干燥。此时需把干燥室的温度提高到30~40℃,持续4~6 h,让水分快速蒸发使其降至2%上下,就达到干燥目的。

蜂王浆冻干粉具有很强的吸湿性,要注意防止污染及水汽侵入。进入操作室的空气必须经过净化处理,其相对湿度要低于20%。在分装和封口操作时应以最快的速度进行,包装封口必须严密。

4. 车间和用具卫生

蜂王浆的生产应该在健康的蜂群中进行,加工车间要保持清洁卫生,使用的各种用具要符合卫生要求,过滤装置及生产工具在使用前须洗净消毒,每天生产结束后,应将工具清洗干净。

5. 人员卫生

从事蜂王浆的养蜂员和加工人员都要经过卫生部门的健康检查,有慢性疾病特别是传染性疾病的人员不得参加生产和加工。

(三)包装与贮存

蜂王浆成品的各项指标要符合卫生标准方能装瓶。包装材料需用无毒材料制成,使用前经灭菌处理,尽量用无菌罐装系统装罐。在包装罐标签上应标明花种、产地、时间、贮存温度和不适宜人群。包

装好的成品应立即送冷藏库贮存,不得超过2h。蜂王浆采收后,应贮藏在-18℃以下的冷库内。不得与有异味、有毒、有害、有腐蚀性和可能产生污染的物品同处贮存。

二、蜂王浆的卫生检验

(一)感官检验

蜂王浆的感官检验采用看、闻、尝等方法,检查蜂王浆的颜色、状态、气味、滋味,有无杂质和气泡等,从而评定其质量优劣,检验方法参照《蜂王浆》(GB 9697—2008)。感官检查要在光线充足,空气流通好,无异味,无污染,清洁的环境中进行。检验人员应先洗手、漱口,所用工具须经消毒处理后才能进行检验。检验冰冻贮存的蜂王浆原料时,应预先在室温放置,等完全融化后进行。

1. 色泽

新鲜蜂王浆应为乳白色、乳黄色或浅黄色,表面有光泽,呈半透明黏状物,无杂质、无幼虫残片。不同花期生产的蜂王浆因含有某种花粉具有各自特有的颜色,但都有明显的光泽,有鲜嫩感。长期存放的蜂王浆,尤其当贮存温度较高时,蜂王浆颜色会变深,呈现灰暗感。

2. 气味

当拿到一个蜂王浆样品时,在打开容器时,就首先要嗅闻蜂王浆的气味。常温下新鲜蜂王浆有一股鲜蛋白的味及特有的香气,略带花蜜香和辛辣味,无腐败、发酵、发臭等异味,香气越浓,品质越好。随着贮存时间的延长,其香味逐渐减弱、改变。质量低劣的蜂王浆,其气味不纯正,有的还夹杂有异味,变质的蜂王浆有酸臭味。

3. 状态和气泡

新鲜蜂王浆为半透明的黏稠乳浆状物质,呈半流体,外观似奶油,无杂色,无气泡,无蜡屑、幼虫残片及幼虫的体液等杂质。用手指捻蜂王浆,应有细腻感和黏滑感,而无坚实感。长时期冷冻贮存的蜂王浆在解冻后会出现蛋白与水的分离状态。以取浆铲、小刮板等工具人工采集的蜂王浆有界限分明的团块(俗称"浆花"),用吸浆器采集的则无团块,呈均一的浆状。蜂王浆过稀,表明水分偏高;如果呈浆水分层现象,则说明蜂王浆贮存时间过长或掺水,已开始变质;如果蜂王浆太黏稠,可能掺有糊精、合成糨糊或乳粉等物质。如果受微生物污染,就会因发酵

产气而使蜂王浆内出现许多气泡,并常伴有异味;向蜂王浆中掺杂使假而剧烈搅动也会使蜂王浆存在大量气泡。

4.滋味

新鲜的蜂王浆具有酸、涩感,吞咽后在舌根及咽喉两侧有刺激性的辛辣感,回味微甜。如果蜂王浆涩、酸、辛辣味浓厚,则有变质的可能;若涩、酸、辛辣味很淡,则有掺杂嫌疑;若口感太甜,说明蜂王浆可能掺入蜂蜜、蔗糖或葡萄糖。纯净的蜂王浆在口中无颗粒感,而不纯的则有颗粒感。

(二)理化检验

蜂王浆的水分、灰分、酸度、蛋白质、总糖、淀粉、10-羟基-2-癸烯酸等含量以及污染物限量、农药残留量、兽药残留量,按照 GB 9697、GB 5009 等规定进行检测。

(三)微生物学检验

蜂王浆中微生物的检测,参照蜂蜜中微生物的检测方法进行,包括菌落总数、大肠菌群和致病菌的检测,检测方法参考《食品微生物检验》(GB 4789)系列标准进行。

三、蜂王浆的卫生标准

蜂王浆的卫生标准包括感官指标、理化指标和卫生指标等,具体标准可以参照国家标准《蜂王浆》(GB 9697—2008)和《蜂 王 浆 冻 干 粉》(GB/T 21532—2008)。

1.感官要求

(1)蜂王浆的感官指标　见表18-3。

表18-3　蜂王浆的感官指标

项目	要求
色泽	无论是黏浆状态还是冰冻状态,都应是乳白色、淡黄色或浅橙色,有光泽。冰冻状态时还有冰晶光泽
气味	黏浆状态时,应有类似花蜜或花粉的香味和辛香味,气味纯正,不得有发酵、酸败气味
滋味和口感	黏浆状态时,有明显的酸、涩、辛辣和甜味感,上腭和咽喉有刺激感。咽下或吐出后,咽喉刺激感仍会存留一些时间,冰冻状态时,初品尝有颗粒感,逐渐消失,并出现与黏浆状态有同样的口感
状态	常温下或解冻后呈黏浆状态,具有流动性,不应有气泡和蜡屑等杂质

(2)冻干蜂王浆的感官指标　见表18-4。

表18-4　冻干蜂王浆的感官指标

项目	要求
色泽	乳白色或淡黄色
状态	粉末状,无肉眼可见黑点
气味	有蜂王浆香气,气味纯正,不得有发酵、发臭等异味
滋味	有明显的酸、涩、辛辣味,回味略甜

2.等级和理化标准

蜂王浆和蜂王浆冻干粉的产品等级和理化标准,见表18-5。

表18-5　蜂王浆和蜂王浆冻干粉的产品等级和理化标准

项目	蜂王浆		蜂王浆冻干粉	
	优等品	合格品	一级品	二级品
水分/%	≤67.5	≤69.0	≤3.0	≤5.0
10-羟基-2-癸烯酸/%	≥1.8	≥1.4	≥5.0	≥4.0
蛋白质/%	11～16		≥33	
总糖(以葡萄糖计)/%	≤15		≤45	

续表 18-5

项目	蜂王浆		蜂王浆冻干粉	
	优等品	合格品	一级品	二级品
灰分/%	≤1.5		≤4.0	
酸度(1 mol/L)/(mL/100 g)	30～53		90～159	
淀粉	不得检出			

3. 卫生安全要求

蜂王浆和蜂王浆冻干粉中的菌落总数、大肠杆菌、霉菌、酵母数，重金属含量、农药和抗生素的残留量都应符合国家相关规定的要求。蜂王浆和蜂王浆冻干粉中不得检出致病菌，不得人为往其中添加或提取任何成分。

复习思考题

1. 蜂蜜的主要加工工艺与卫生要求有哪些？
2. 蜂蜜的卫生检验项目和指标有哪些？
3. 蜂王浆的卫生检验项目和指标有哪些？

（雷红宇　陈明勇）

第十九章　动物性食品安全的认证与监管

第一节　动物性食品的安全生产与认证

动物性食品安全(animal derived food safety)是农业发展与食品政策研究中的重要问题,保障动物性食品安全也是国家政策与管理职能的主要目标之一。我国动物性食品安全问题日益突出,近年来相继发生"瘦肉精"、SARS、禽流感、"红心鸭蛋""多宝鱼""速生鸡"等动物性食品污染和有害物质残留事件,导致消费者缺乏安全感。为了维护消费者的健康,加强对动物性食品安全工作的管理,建立一套有利于我国动物源食品安全的保障体系,加强对动物源性食品安全的认证与监管,尽快解决动物性食品安全方面存在的问题,已成为当前一项十分紧迫的任务。

一、无公害食品的安全生产与认证

(一)无公害食品概述

无公害食品是指产地环境、生产过程和产品质量符合国家有关标准和规范的要求,经认证合格获得认证证书并使用无公害农产品标志的未经加工或初加工的食用农产品。无公害食品是按照相应生产技术标准生产的、符合通用卫生标准并经有关部门认定的安全食品。无公害是食品的一种基本要求,普通食品都应达到这一要求。无公害食品的生产允许限量使用限定的人工合成的化学农药、肥料、兽药,不禁止使用基因工程技术及其产品。无公害食品质量指标主要为食品中重金属、农药和兽药残留量要符合规定的标准。

(二)无公害食品的安全生产

无公害食品标准主要包括无公害食品行业标准和农产品安全质量国家标准。无公害食品行业标准由农业部制定,是无公害农产品认证的主要依据。农产品安全质量国家标准由国家质量监督检验检疫总局制定。无公害食品标准是整个食品生产和质量控制过程中的依据和基础,其质量是依靠一整套质量标准体系来保证的,即农产品安全质量标准体系(GB 18406—2001,GB/T 18407—2001,目前已废止)和无公害食品 NY 5000 系列行业标准,标准内容主要包括产地环境质量标准、生产技术规程、产品标准和检验检测方法等几个方面。农业部 2001 年 9 月发布了首批 73 项无公害食品标准,之后暂停 7 项,2002 年制定了 126 项、修订了 11 项无公害食品标准,2004 年又制定了 112 项无公害食品标准。无公害食品标准涉及 120 多个(类)农产品品种,大多数为蔬菜、水果、茶叶、肉、蛋、乳、鱼等关系城乡居民日常生活的"菜篮子"产品。据统计,截至 2008 年年底,农业部共制定无公害食品标准 419 个,现行使用标准 281 个。其中,产品标准 125 个,产地环境标准 22 个,投入品使用标准 7 个,生产管理技术规程标准 107 个,认证管理技术规范类标准 11 个,加工技术规程 9 个。

2015 年 3 月 1 日已废止农产品安全质量标准体系(GB 18406—2001,GB 18407—2001),2014 年 1 月 1 日已废止 132 项无公害食品农业行业标准。2015 年 5 月 21 日农业部批准 131 项农业行业标准,自 2015 年 8 月 1 日起实施。

1. 无公害食品产地环境质量标准

只有在生态环境良好的农业生产区域内才能生产出优质、安全的无公害食品。因此,无公害食品产地环境质量标准对产地的空气、农田灌溉水质、渔业水质、畜禽养殖用水和土壤等的各项指标以及浓度限值作出规定,一是强调无公害食品必须产自良好的生态环境地域,以保证无公害食品最终产品的安全性;二是促进对无公害食品产地环境的保护和改善。

2. 无公害食品生产技术标准

无公害食品生产技术操作规程是按作物种类、畜禽种类和不同农业区域的生产特性来分别制定的,用于指导无公害食品的生产活动,规范无公害食品生产,内容包括农产品种植、畜禽饲养、水产养殖和食品加工等技术操作规程。

从事无公害农产品生产的单位或者个人,应当严格按规定使用农业投入品。禁止使用国家禁用、淘汰的农业投入品。

3. 无公害食品产品标准

无公害食品产品标准是衡量无公害食品产品质量的指标。它虽然跟普通食品的国家标准一样,规定了食品的外观品质和卫生品质等内容,但重点突出了安全指标,且安全指标的制定与当前生产实际紧密结合。无公害食品产品标准反映了无公害食品生产管理和控制的水平,突出了无公害食品无污染、食用安全的特性,为强制性标准。

(三)无公害食品的认证

无公害食品采取产地认证和产品认证相结合的方式。国家鼓励生产单位和个人申请无公害农产品产地认定和产品认证。实施无公害农产品认证的产品范围由农业部、国家认证认可监督管理委员会共同确定、调整。

产地认定是产品认证的基础,具有一票否决权,不仅可以促进对产地环境的保护和改善,亦有利于生产过程的质量安全控制。良好的生态环境是生产安全优质农产品的前提,从事无公害食品生产必须按规定程序进行申报,接受产地环境监测。生产后由定点的检测机构对最终产品进行监测,确保产品中有害物质的含量符合国家限量标准,由农业部农产品质量安全中心认证。产地认定主要解决对生产环节的质量安全控制。

产品认证主要解决的则是产品安全和市场准入问题,各无公害产品生产企业提出申请后,由认证机构组织专家审查,委托有关部门检测产地环境及检验产品质量,并由专家组在产地对无公害食品生产技术规程和产地环境质量进行审核和评价,合格者颁发证书,许可使用无公害食品标志。无公害农产品认证证书有效期为 3 年。期满需要继续使用的,应当在有效期满 90 d 前按照上述管理办法规定的无公害农产品认证程序,重新办理。在有效期内生产无公害农产品认证证书所标明产品以外的产品

种的,应当向原无公害农产品认证机构办理认证证书的变更手续。

其认定和认证施用的标准有两部分:产地环境标准和产品质量标准(强制标准)。依据《无公害食品产地环境质量调查规范》调查环境质量现状,通过 GB/T 19525.2—2004《畜禽场环境质量评价准则》分析和判定检测数据,得出综合评价报告对符合标准的申报产地给予认定,保障其符合无公害食品生产开发的先决条件。

(四)无公害农产品标志

农业部和国家认证认可监督管理委员会制定并发布了《无公害农产品标志管理办法》。凡获得无公害农产品认证证书的单位和个人,均可以向认证机构申请无公害农产品标志。认证机构应当按照认证证书标明的产品品种和数量发放无公害农产品标志。无公害农产品标志应当在认证的品种、数量等范围内使用。获得无公害农产品认证证书的单位和个人,可以在证书规定的产品或者其包装上加施无公害农产品标志。无公害农产品标志是加施于获得无公害农产品认证的产品或者其包装上的证明性标记,用以证明产品符合无公害农产品标准。使用无公害农产品标志的单位和个人,应当在无公害农产品认证证书规定的产品范围和有效期内使用,不得超范围和逾期使用,不得买卖和转让。使用无公害农产品标志的单位和个人,应当建立无公害农产品标志的使用管理制度,对无公害农产品标志的使用情况如实记录并存档。无公害农产品标志的印制工作应当由经农业部和国家认证认可监督管理委员会(以下简称国家认监委)考核合格的印制单位承担,其他任何单位和个人不得擅自印制。县级以上地方人民政府农业行政主管部门和质量技术监督部门按照职责分工,依法负责本行政区域内无公害农产品标志的监督检查工作。

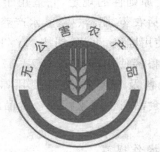

图 19-1　无公害农产品标志

无公害农产品标志图案（图 19-1）由绿色和橙色组成，标志图案由麦穗、对勾和无公害农产品字样构成，麦穗代表农产品，对勾表示合格，金色寓意成熟和丰收，绿色象征环保和安全。

二、绿色食品的安全生产与认证

（一）绿色食品概述

绿色食品是指产自优良生态环境、按照绿色食品标准生产、实行全程质量控制并获得绿色食品标志使用权的安全、优质食用农产品及相关产品。绿色食品是对无污染、安全、优质和营养食品的一种形象的表述，其概念不仅表述了绿色食品产品的基本特性，而且蕴含了绿色食品特定的生产方式、独特的

管理模式和全新的消费观念。

绿色食品又分为 A 级和 AA 级。A 级绿色食品是指在生态环境质量符合规定标准的产地，生产过程中允许限量使用限定的化学合成物质，按特定的生产操作规程生产、加工，产品质量及包装经检测、检查符合特定标准，并经专门机构认定，许可使用 A 级绿色食品标志的产品。AA 级绿色食品是指在生态环境质量符合规定标准的产地，生产过程中不使用任何有害化学合成物质，按特定的生产操作规程生产、加工，产品质量及包装经检测、检查符合特定标准，并经专门机构认定，许可使用 AA 级绿色食品标志的产品。AA 级绿色食品和 A 级绿色食品相关项目比较如表 19-1 所示。

表 19-1　AA 级绿色食品和 A 级绿色食品比较

比较项目	AA 级绿色食品	A 级绿色食品
环境质量标准	采用单项指数法，各项境监测的数据均不得超过有关标准	采用综合指数法，各项境监测的综合污染指数不得超过有关标准
生产过程	生产过程中禁止使用任何有害化学合成肥料、化学农药及化学合成食品添加剂	在生产过程中允许限量使用限定的化学合成物质
产品标准	各种化学合成农药及合成食品添加剂均不得检出，其他指标应达到 AA 级绿色食品产品标准	允许限定使用的化学合成物质的残留量仅为国家标准的 1/2，其他禁止使用的化学物质均不得检出，其他指标应达到 A 级绿色食品产品标准
包装标识	标志与标准字体为绿色，底色为白色，标志编号以双数结尾；防伪标签底色蓝色	标志与标准字体为白色，底色为绿色，标志编号以单数结尾；防伪标签底色为绿色

（二）绿色食品的安全生产

绿色食品质量控制的关键环节是绿色食品生产过程控制，所以，绿色食品生产过程标准是绿色食品质量标准体系的核心。绿色食品生产过程标准包括生产资料使用准则和生产操作规程两部分。

1. 生产资料使用准则

生产资料使用准则是对绿色食品生产过程中物资投入的一个原则性的规定，它适用于所有地区的所有产品，包括农药、肥料、兽药、水产养殖用药和食品添加剂的使用准则。可分别按 NY/T 472—2013《绿色食品　兽药使用准则》、NY/T 471—2018《绿色食品　饲料及饲料添加剂使用准则》和 GB 2760—2014《食品安全国家标准　食品添加剂使用标准》执行。

2. 生产操作规程

生产操作规程是绿色食品生产过程中的技术规

范和管理程序，实质是生产资料使用准则的细化和落实。绿色食品生产操作规程涵盖种植业、畜牧业、水产养殖业和食品加工诸领域。畜牧业生产的操作规程是指畜禽在选种、饲养、防治疾病等环节必须遵守的规定。其主要内容：a. 必须饲养适应当地生长条件的种畜、种禽；b. 饲料的原料应主要来源于无公害区域内的草场和种植基地，饲料添加剂的使用必须符合《绿色食品饲料和饲料添加剂使用准则》；c. 畜、禽圈舍内不得使用毒性杀虫、灭菌和防腐等药物；d. 不可对畜、禽使用各类化学合成激素、化学合成促生长素、有机磷和其他有机药物，兽药的使用必须符合 NY/T 472—2013《绿色食品　兽药使用准则》。

水产养殖过程中的绿色食品生产操作规程要求养殖用水必须达到绿色食品要求的水质标准，鱼虾等水生物饵料的固体成分应主要来源于无公害生产区域。

绿色食品加工品的生产操作规程则要求食品加工过程中，食品添加剂的使用必须符合 NY/T

392—2013《绿色食品　食品添加剂使用标准》,不能使用国家明令禁用的色素、防腐剂、品质改良剂等添加剂,禁止使用糖精及人工合成添加剂,允许使用的添加剂则要严格控制用量。食品生产加工过程、包装材料选用、产品流通媒介等都要具备完全无污染的条件。

(三)绿色食品的认证

1. 绿色食品认证

绿色食品认证是由中国绿色食品发展中心证明产品从原料生产、加工、贮运、包装以及销售等各个环节和终端产品质量均符合绿色食品相关技术标准和管理规范的强制性要求或者标准的合格评定活动。认证有效期为3年。

2. 绿色食品认证体系

该体系包括产地环境监测、生产过程管理、产品质量检测和包装标识的规范。其中,产地环境监测由中国绿色食品发展中心认定的绿色食品定点环境监测机构依据环境质量标准对产品原料的产地环境实行监测、评价。生产过程管理要求企业及其基地农户按照符合绿色食品相应标准要求的生产操作规程和技术标准组织生产。产品质量的检测由中国绿色食品发展中心认定的绿色食品定点检测机构依据产品质量标准对产品实施检测。包装标识的规范要求产品包装标识符合《绿色食品商标标志设计使用设计规范手册》

3. 绿色食品认证程序

2004年,中国绿色食品发展中心根据国家认监委要求,重新制定了规范的《绿色食品认证程序》,该程序紧紧围绕绿色食品技术标准要求,步骤严谨,设计科学,既保证了认证产品的质量安全,又最大限度地缩短了认证时限,提高了认证效率,节约了认证费用。

4. 绿色食品认证的作用

绿色食品认证的作用体现在5个方面:第一,提供绿色食品生产单位质量信誉,带来更多效益;第二,指导需方选择自己认为合适的单位和产品;第三,促进企业健全质量管理体系,保障产品质量安全;第四,增强企业和产品的国际市场竞争力;第五,减少社会重复检查检测费用,节约生产成本;第六,有利于保护使用者和环境安全,促进可持续发展。

5. 绿色食品认证的特点

绿色食品认证的特点有4个:一是绿色食品是我国第一例质量证明商标,受《中华人民共和国商标法》的保护;二是绿色食品借助于认证的形式对产品的质量进行评定,对其生产过程进行控制;三是绿色食品认证受《中华人民共和国认证认可条例》的约束;四是绿色食品认证属于质量认证,具有中国特色。

(四)绿色食品标志

绿色食品标志已由国家工商行政管理总局商标局批准注册,按商标分类法划分的具备条件的食品均可申请使用绿色食品标志。凡具有绿色食品生产条件的单位和个人,出于自愿申请绿色食品标志使用权者,均可成为申请人。随着绿色食品产业的不断发展,绿色食品的开发领域逐步拓宽,不仅会有更多的食品类产品被划入绿色食品标志的涵盖范围,而且为体现绿色食品全程质量控制的思想,一些用于食品类的生产资料,如肥料、农药、食品添加剂以及商店和餐厅也将划入绿色食品的专用范围而被许可申请使用绿色食品标志。

未经中国绿色食品发展中心许可,任何单位和个人不得使用绿色食品标志。禁止将绿色食品标志用于非许可产品及其经营性活动。在证书有效期内,标志使用人的单位名称、产品名称、产品商标等发生变化的,应当经省级工作机构审核后向中国绿色食品发展中心申请协理变更手续。产地环境、生产技术等条件发生变化,导致产品不再符合绿色食品标准要求的,标志使用人应当立即停止标志使用,并通过省级工作机构向中国绿色食品发展中心报告。

为了区别于一般的食品,绿色食品实行标志管理。绿色食品标志(图19-2)由特定的图形来表示。图形由3部分构成,即上方的太阳、下方的叶片和蓓蕾。标志图形为正圆形,意为保护、安全。整个图形描绘了明媚阳光照耀下的和谐生机,告诉人们绿色食品是出自纯净、良好生态环境的安全、无污染食品,能给人们带来蓬勃的生命力。绿色食品标志还提醒人们要保护环境和防止污染,通过改善人与环境的关系,创造自然界新的和谐。

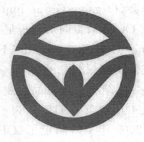

图19-2　绿色食品标志

三、有机食品的安全生产与认证

（一）有机食品概述

有机食品（organic food）指来自有机农业生产体系，根据有机农业生产的规范生产加工，并经独立的认证机构认证的农产品及其加工产品等，也有人称之为生态食品、生物食品、天然食品。有机农业生产体系指在动植物生产过程中不使用化学合成的农药、化肥、生长调节剂、饲料添加剂等物质以及基因工程生物及其产物，而是遵循自然规律和生态学原理，采取一系列可持续发展的农业技术，协调种植业和养殖业的平衡，维持农业生态系统持续稳定的一种农业生产方式。

有机食品的生产遵照一定的有机农业生产标准，符合国家食品卫生标准和有机食品技术规范，在原料生产和产品加工过程中不使用化肥、农药、生长激素、化学添加剂、化学色素和防腐剂等化学物质，不使用基因工程技术，遵循自然规律和生态学原理，协调种植业和养殖业的平衡，采用一系列可持续发展的农业技术以维持持续稳定的农业生产体系。有机食品必须经过生态环境部下属的有机食品发展中心（OFDC）认证。目前，我国有机食品主要包括粮食、蔬菜、水果、乳制品、畜禽产品、水产品及调料等。

（二）有机食品的安全生产

为了推动农村环境保护事业的发展，减少和防止农药、化肥等农用化学品对环境的污染，提高我国有机农业的生产水平，促进有机（天然）食品的开发，保证有机（天然）食品生产和加工的质量，向社会提供纯天然、无污染、高品位的食品，满足我国和国际市场的需求，国家环境保护局（简称 NEPA）委托国家环境保护局有机食品发展中心（简称 OFDC）参考国际有机农业运动联合会（International Federation of Organic Agriculture Movements，简称 IFOAM）有机农业生产和粮食加工的基本标准，参照国际有机作物改良协会（Organic Crops Improvement Association，简称 OCIA）、美国加利福尼亚州有机农民协会（California Certified Organic Farmers，简称 CCOF）以及其他国家（德国、日本等）有机农业和食品生产、加工标准，结合我国食品行业标准和具体情况，于 2002 年 4 月颁布了 HJ/T 80—2001《有机食品技术规范》，2003 年 4 月制定了《OFDC 有机认证标准》（OFDC Organic Certification Standards），

2012 年 3 月实施了新的国家标准 GB/T 19630—2011《有机产品》，该标准成为中国有机产品生产、经营、认证实施的唯一标准，明确了有机产品生产、加工、标识、销售和管理应达到的技术要求，随之发布了《有机产品认证实施细则》（CNCA-N-009：2011），规定了有机产品认证机构开展认证的程序和基本要求。2019 年 8 月，发布了 GB/T 19630—2019《有机产品 生产、加工、标识与管理体系要求》，并于 2020 年 1 月实施。

1. 有机农产品生产的环境控制

①选择符合 GB 3095—2012《环境空气质量标准》的地区进行有机农产品生产。

②有机农产品生产用水（农田灌溉用水、渔业用水、畜禽饮用水及食品加工用水等）水质应符合有关标准。

③在土壤耕性良好、无污染、符合标准的地区进行有机农产品生产。

④避免在废水污染源和固体废弃物处理场所（如废水排放口、污水处理池、排污渠、重金属含量高的污灌区和被污染的河流、湖泊、水库以及冶炼废渣、化工废渣、废化学药品、废溶剂、尾矿粉、煤矸石、炉渣、粉煤炭、污泥、废油及其他工业废料、生活垃圾处理厂等）周围进行有机农产品生产。

⑤严禁未经处理的工业废水、废渣、城市生活垃圾和污水等废弃物进入有机农产品生产用地，采取严格措施防止可能来自系统外的污染。

2. 有机畜产品生产技术规范

①选择适合当地条件、生长健壮的畜禽作为有机畜禽生产系统的主要品种，在繁殖过程中应尽可能减少品种遗传基质的损失，保持遗传基质的多样性。

②可以购买不处于妊娠最后 1/3 时期内的母畜，但是购买的母畜只有在按照有机标准饲养 1 年后，才能作为有机牲畜出售。

③根据牲畜的生活习性和实际需求进行圈养和放养，给动物提供充分的活动空间、充足的阳光、新鲜空气和清洁的水源。

④圈养绵羊、山羊和猪等大牲畜时，应给它们提供天然的垫料，有条件的地区，对需要放牧的动物应经常放牧。

⑤牲畜的饲养环境应清洁和卫生，不在消毒处理区内饲养牲畜，不使用有潜在毒性的材料和有毒的木材防腐剂。

⑥禁止给牲畜预防接种转基因疫苗,需要治疗的牲畜应与畜群隔离。

⑦不干涉畜禽的繁殖行为,通常不允许用人工授精方法繁殖后代;严禁使用基因工程方法育种;不允许有割禽畜的尾巴、拔牙、烧翅膀等损害动物的行为。

⑧屠宰场应符合国家食品卫生的要求和食品加工的规定,宰杀的有机牲畜应标记清楚,并与未颁证的肉类分开。有条件的地方,最好分别屠宰已颁证和未颁证的牲畜,屠宰后分别挂放或存放。

⑨在不可预见的严重自然、人为灾害情况下,允许反刍动物消耗一部分非有机无污染的饲料,但其饲料量不能超过该动物每年所需饲料干重的10%。

⑩人工草场应实行轮作、轮放,天然牧场应避免过度放牧。

⑪禁止使用人工合成的生长激素、生长调节剂和饲料添加剂。

3.有机乳制品生产技术规范

①得到初乳的仔奶牛可以在出生后12～24 h内断乳,断乳后即可售出或用全脂牛乳喂养3个月后出售。禁止在奶牛生长期内使用激素。

②乳处理设备必须达到国家的卫生要求。牛乳中的体细胞年平均含量最大不得超过40万个/mL;乳中细菌总量最大不得超过10万个/mL。建议每月分析一次每头奶牛产乳中体细胞含量。

③采用附录中允许的清洁物质来清洗牛乳设备中的清洁器和奶牛乳房,在完成常规清洗步骤之后,至少再用净水清洗两次。

④在无法用附录中允许的措施医治病奶牛的情况下,可以采用药物对奶牛进行治疗,但所生产的牛乳在12 d内不能作为有机牛乳出售(或以所用药物说明书上药物降解期限的两倍时间作为用药奶牛的非有机牛乳生产期)。

(三)有机食品的认证

我国的有机食品认证属于产品认证的范畴。有机食品认证监管是指在有机食品认证整体程序的每一环节中对有机认证工作进行的监督和管理。它既包括有机认证主管部门对有机认证机构的监管,也包括有机认证机构对有机生产者的监管,还包括在有机认证领域之外的政府部门和公众媒体对有机认证机构认证过程的监管,它要求在有机食品的生产管理过程中将食品安全管理延伸到生产的每一个环节,使原有的产品终端检测模式变成全过程控制,因而有机认证涵盖从农田到餐桌的每一个环节。《中华

人民共和国认证认可条例》《有机产品认证管理办法》和《有机产品认证实施规则》是有机认证机构及其监管部门开展工作的法规依据。有机认证的程序主要包括认证的申请、认证的受理合同的评审、文件书面审核、现场检测(包括采样和分析、检查报告的编写)、作出认证决定、发放有机证书和认证后监督。

任何单位和个人不得伪造、涂改、转让有机食品认证证书。有机食品生产经营单位或个人在有机食品认证证书有效期届满后需要继续使用认证证书的,必须在期满前1个月内向原有机食品认证机构重新提出申请;其经营的有机食品未获得重新认证的单位或个人,不得继续使用有机食品认证证书。

(四)有机食品标志

我国的有机产品标志图案(图19-3)由3部分组成,即外围的圆形、中间的种子图形及种子周围的环形线条。标志外围的圆形似地球,象征和谐、安全,圆形中的"中国有机产品"字样为中英文结合方式,既表示中国有机产品与世界同行,也有利于国内外消费者识别;标志中间类似种子的图形代表生命萌发之际的勃勃生机,象征有机产品是从种子开始的全过程认证,同时昭示出有机产品就如同刚刚萌生的种子,正在中国大地上茁壮成长;种子图形周围圆润的线条象征环形的道路,与种子图形合并构成汉字"中",体现出有机产品植根中国,有机之路越走越宽广;处于平面的环形又是英文字母"C"的变体,种子形状也是"O"的变形,意为"China organic"。同时,获得OFDC有机认证的有机食品拥有一个由有机食品认可委员会统一规定的专门的质量认证标志,已经在国家工商行政管理总局商标局注册。有机认证标志(图19-4)由两个同心圆、图案以及中英文文字组成,内圆表示太阳,其中的既像青菜又像绵羊头的图案泛指自然界的动植物;外圆表示地球。整个图案采用绿色,象征着有机产品是真正无污染、符合健康要求的产品以及有机农业给人类带来了优美、清洁的生态环境。

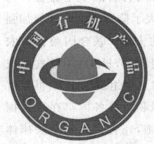
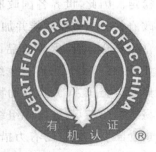

图19-3　中国有机产品标志　　图19-4　有机产品认证标志

取得有机产品认证证书的单位或个人,可以在其有机产品认证证书规定产品的标签、包装、广告、说明书上使用有机产品标志,但必须在限定的范围内使用。使用有机产品标志时,可根据需要等比例放大或缩小,但不得变形、变色,并应在标志图形的下方同时标印该产品的有机产品认证证书号码,地方质检机构应当加强对认证标志的监管,对伪造、冒用、超期、超范围使用认证标志的,应当按照《认证认可条例》《有机产品认证管理办法》和《认证证书和认证标志管理办法》等法规、规章规定处理。根据《中华人民共和国认证认可条例》及《有机产品认证管理办法》的规定,国家认监委负责有机产品认证活动的统一管理和综合协调工作,各省、自治区、直辖市质量技术监督局和各直属出入境检验检疫局按照职责分工,履行对本辖区内有机产品认证活动的监督管理和执法查出职责,各有机产品认证机构对所颁发认证证书的有效性承担法律责任。

第二节 动物性食品安全的监督管理体系

随着市场经济的快速发展、食品生产规模的扩大、食品链的不断延长,食品贸易的国际化发展和消费者对食品质量安全的要求不断提高,食品安全问题日渐成为人们关注的焦点,并已成为一个全球性的公共卫生问题。近年来,在世界范围内,食品安全事件频频发生,造成了巨大的经济损失,同时也使全世界的消费者对食品发生了信任危机,引起了消费者对食品安全的恐慌和忧虑。民以食为天,食以安为先,食品安全不仅关系着广大消费者的身体健康和生命安全,同时还影响到国家的经济发展和社会稳定。因此,世界各国政府均将食品安全监管作为政府的一项重要职能并加大了监管力度。如何加强食品安全监管,保障食品的安全?联合国粮食与农业组织(FAO)、世界卫生组织(WHO)、国际食品法典委员会(CAC)、世界动物卫生组织(OIE)、世界贸易组织(WTO)等国际组织和世界各国都在积极探索食品安全监管的有力措施,完善食品安全法律体系,引入科学的食品安全管理理念和制度。

一、动物性食品安全监督管理概述

(一)食品安全及监管的概念

1. 食品安全

对食品安全的认识是一个随着经济的发展而逐渐深入的过程,由最初的食物安全(食物数量和质量安全)到食品卫生,再到食品安全。1974年,FAO在《世界粮食安全国际约定》中第一次提出了"食物安全"的概念,即食物安全是所有人在任何情况下都能获得维持健康的生活所必需的足够食物,其主要强调的是食物的数量安全。1984年,WHO在题为《食品安全在卫生和发展中的作用》的文献中,将"食品卫生"等同于"食品安全",将其定义为"生产、加工、贮存,分配和制作食品过程中确保食品安全可靠,有益于健康并且适合人消费的种种必要条件和措施",其对食品安全的认识开始注重质量安全。1996年,WHO在其发表的《加强国家级食品安全计划指南》中,把"食品安全"与"食品卫生"明确区分为两个不同的概念。食品安全(food safety)被定义为"对食品按其原定的用途进行制作和食用时不会使消费者健康受到损害的一种担保",食品卫生(food hygiene)界定为"为确保食品安全性在食物链的所有阶段必须采取的所有条件和措施",即食品安全是对最终产品而言,食品卫生则是对食品的生产过程而言。

《中华人民共和国食品安全法》(以下简称《食品安全法》自2015年10月1日起施行;2018年12月29日修正)将食品安全定义为:"食品安全,指食品无毒、无害,符合应当有的营养要求,对人体健康不造成任何急性、亚急性或者慢性危害。"

2. 食品安全监管

食品安全监管是指为了使食品卫生质量达到应有的安全水平,政府监管部门综合运用法律、行政和技术等手段,对食品的生产、加工、包装、贮藏、运输、销售、消费等环节进行监督管理的活动。FAO、WHO认为,食品安全监管是政府对食品在食品链的所有过程中进行监督管理的一种强制性行为。

食品安全监管是一项重要的公共健康职能,旨在保护消费者免受食物中生物、化学和物理危害所引起的健康风险以及其他与食品相关的条件所造成的健康风险。

3. 食品安全监管理念

（1）全过程监管理念　以前人们对食品安全、质量的监管主要以食品的终端产品抽样检验为主。这种监管模式要等到终端产品的检验才发现问题，往往为时已晚，不但造成食品浪费，还可能已对消费者的健康产生了危害。FAO 在 2003 年提出了"从农场到餐桌"（from farm to table）全过程控制食品安全的理念，并在全球进行推广实施。这种以过程监管为主、终产品的抽检为辅的管理模式，强调从农田到餐桌的整个过程的有效控制，监管环节包括生产、收获、加工、包装、运输、贮藏和销售等；监管对象包括化肥、农药、饲料、包装材料、运输工具、食品标签等。通过全程监管，对可能给食品安全构成潜在危害的风险预先加以防范，避免重要环节的缺失，并以此为基础实行问题食品的追溯制度。

（2）风险分析理念　为应对不断发生的食品安全问题，国际上普遍采用食品安全"风险分析"（risk analysis）的方法评估食品中有害因素可能对人体健康造成的风险，并被 WTO 和 CAC 作为制定食品安全监管控制措施和标准的科学手段。我国也施行了食品安全风险监测评估制度，颁布了《食品安全风险评估管理规定（试行）》，成立了国家食品安全风险评估专家委员会，制定并组织实施了国家年度风险评估计划。

（二）食品安全监督管理体系

完善的食品安全监督管理体系是解决食品安全问题的基础和保障。我国目前的食品安全监督管理体系由法律体系、行政组织体系、标准体系、检测系、认证认可体系、风险监测和评估体系、应急管理体系和诚信体系等多个相互独立且紧密联系的体系组成。

1. 我国食品安全监管法律体系

在改革开放以前，我国食品安全管理的职能仅限于食品卫生管理以及粮食安全。《食品卫生管理条例》（1979 年 8 月 27 日起生效）的颁布，标志着我国开始对食品安全依法监管。目前我国食品安全监管的法律体系主要由以下 3 部分构成。

（1）食品安全相关法律　主要有《食品安全法》《产品质量法》《农产品质量安全法》《进出境动植物检疫法》《农业法》《渔业法》《国境卫生检疫法》《动物防疫法》《畜牧法》等与食品安全相关的法律。

《食品安全法》是我国食品安全监管法律体系的核心，其确立了以食品安全风险监测和评估为基础的科学管理制度；进一步落实企业作为食品安全第一责任人的责任，强化事先预防和生产经营过程控制以及食品发生安全事故后的可追溯，建立问题食品的召回制度；进一步强化各部门在食品安全监管方面的职责，完善监管部门在分工负责与统一协调相结合体制中的相互协调、衔接与配合；加大了对食品生产经营违法行为的处罚力度，以切实保障人民群众的生命安全和身体健康。该法还规定建立国家食品安全委员会及建立统一的食品安全国家标准。《食品安全法》的实施，对于保证食品安全，保障公众身体健康和生命安全，具有十分重要的意义。

（2）食品安全相关行政法规　主要有《食品安全法实施条例》《乳品质量安全监督管理条例》《进出境动植物检疫法实施条例》《兽药管理条例》《农药管理条例》《饲料和饲料添加剂管理条例》《畜禽屠宰管理条例（草案）》《农业转基因生物安全管理条例》《国家食品安全事故应急预案（2011 年修订）》等。

（3）食品安全相关部门规章　主要有《食品生产加工企业质量安全监督管理实施细则（试行）》《食品卫生许可证管理办法》《食品添加剂卫生管理办法》《进出境肉类产品检验检疫管理办法》《进出境水产品检验检疫管理办法》《流通环节食品安全监督管理办法》《农产品产地安全管理办法》《农产品包装和标识管理办法》《食品安全风险监测管理规定（试行）》《食品生产许可管理办法》《食品安全信息公布管理办法》《食品动物禁用的兽药及其他化合物清单》《食品生产企业安全生产监督管理暂行规定》《农业转基因生物安全评价管理办法》《动物检疫管理办法》《无公害农产品管理办法》《农产品质量安全监测管理办法》《食品安全国家标准管理办法》《新食品原料安全性审查管理办法》《动物检疫管理办法》和《农业部农产品质量安全风险评估实验室管理规范》等。

2. 我国食品安全监管行政组织体系

食品安全监管行政组织体系是指我国食品安全监管法律法规体系所确立的食品安全监管部门的职责分工与协调关系。

目前，我国食品安全监管是在国务院食品安全委员会协调下的多部门分段监管体制。在国家层面，2010 年 2 月根据《食品安全法》的规定成立了国务院食品安全委员会，作为国务院食品安全工作的高层次议事协调机构；设立国务院食品安全委员会办公室，具体承担委员会的日常工作。2013 年 3 月，根据《国务院机构改革和职能转变方案》和《国务院关于机构设置的通知》(国发〔2013〕14号),决定将卫生部、国家人口和计划生育委员会的职责整合,组建国家卫生和计划生育委员会(以下简称卫生计生委),将国务院食品安全委员会办公室的职责、国家食品药品监督管理局的职责、国家质量监督检验检疫总局(以下简称国家质检总局)的生产环节食品安全监督管理职责、国家工商行政管理总局(以下简称国家工商总局)的流通环节食品安全监督管理职责整合,组建国家食品药品监督管理总局,不再保留原国家食品药品监督管理局和单设的国务院食品安全委员会办公室。在地方层面,设立地方食品安全委员会,协调本级卫生行政、农业行政、质量监督、工商行政管理、食品药品监督管理部门分工监管食品安全。各部门在食品安全监管中的职责如下。

(1)国务院食品安全委员会　主要负责分析食品安全形势,研究部署、统筹指导全国的食品安全工作,提出食品安全监管的重大政策措施,督促落实食品安全监管责任。

(2)农业农村部　主要负责初级农产品生产(包括种植业和养殖业)环节的监管。

(3)国家卫生和计划生育委员会　主要负责组织开展食品安全风险监测、评估,依法制定并公布食品安全标准,负责食品、食品添加剂及相关产品新原料、新品种的安全性审查,参与拟订食品安全检验机构资质认定的条件和检验规范。

(4)国家食品药品监督管理总局　与食品安全有关的职责是负责起草有关食品安全监督管理的法律法规草案,拟定政策规划,制定部门规章,推动建立落实食品安全企业主体责任、地方人民政府负总责的机制,建立食品重大信息直报制度,并组织实施和进行监督检查,着力防范区域性、系统性食品安全风险。负责制定食品行政许可的实施办法并监督实施。建立食品安全隐患排查治理机制,制定全国食品安全检查年度计划、重大整顿治理方案并组织落实。负责建立食品安全信息统一公布制度,公布重大食品安全信息。参与制定食品安全风险监测计划、食品安全标准,根据食品安全风险监测计划开展食品安全风险监测工作。负责制定食品监督管理的稽查制度并组织实施,组织查处重大违法行为。建立问题食品召回和处置制度并监督实施。负责食品安全事故应急体系建设,组织和指导食品安全事故应急处置和调查处理工作,监督事故查处落实情况。承担国务院食品安全委员会日常工作。

(5)国家质量监督检验检疫总局　主要负责进出口食品安全的监管。

3.我国食品安全监管标准体系

食品安全标准(food safety standards)是为了保证食品安全,保障公众身体健康,防止食源性疾病,对食品、食品添加剂、食品相关产品及生产经营过程中的卫生安全要求,依照法定权限作出的统一规定。食品安全标准是保护公众身体健康、保障食品安全的重要措施,是实现食品安全科学管理、强化各环节监管的重要基础,也是规范食品生产经营、促进食品行业健康发展的技术保障。CAC、国际乳品联合会(IDF)、国际辐照食品咨询委员会(ICGFI)、欧盟(EU)等国际组织和绝大多数国家均建立了食品安全标准。

我国《食品安全法》第四条规定:"食品生产经营者对其生产经营食品的安全负责。食品生产经营者应当依照法律、法规和食品安全标准从事生产经营活动,保证食品安全,诚信自律,对社会和公众负责,接受社会监督,承担社会责任。"第二十五条规定:"食品安全标准是强制执行的标准。除食品安全标准外,不得制定其他的食品强制性标准。"第二十六条规定,食品安全标准应当包括下列内容:a.食品、食品添加剂、食品相关产品中的致病性微生物、农药残留、兽药残留、生物毒素、重金属等污染物质以及其他危害人体健康物质的限量规定;b.食品添加剂的品种、使用范围、用量;c.专供婴幼儿和其他特定人群的主辅食品的营养成分要求;d.对与卫生、营养等食品安全要求有关的标签、标志、说明书的要求;e.食品生产经营过程的卫生要求;f.与食品安全有关的质量要求;g.与食品安全有关的食品检验方法与规程;h.其他需要制定为食品安全标准的内容。

《食品安全法》第二十七条规定:"食品安全国家标准由国务院卫生行政部门会同国务院食品药品监督管理部门制定、公布,国务院标准化行政部门提供国家标准编号。食品中农药残留、兽药残留的限量规定及其检验方法与规程由国务院卫生行政部门、国务院农业行政部门会同国务院食品药品监督管理部门制定。屠宰畜、禽的检验规程由国务院农业行政部门会同国务院卫生行政部门制定。"

《食品安全法》公布施行前,我国已有食品、食品添加剂、食品相关产品国家标准2 000余项,行业标准2 900余项,地方标准1 200余项,基本建立了以国家标准为核心,行业标准、地方标准和企业标准为补充的食品标准体系。但是,由于标准的管理部门多,标准的种类和层级多,导致食品安全标准存在交叉、重复、矛盾、标准间的衔接协调程度不高、个别重要标准或者重要指标缺失,不能满足食品安全监管需求等突出问题。因此,为了贯彻《食品安全法》及其实施条例,落实《食品安全国家标准管理办法》《国务院关于加强食品安全工作的决定》(国办发〔2012〕20号)、《国家食品安全监管体系"十二五"规划》(国办发〔2012〕36号)、《食品安全国家标准"十二五"规划》(卫监督发〔2012〕40号)的要求,2010年1月组建了食品安全国家标准审评委员会,并于2013年年底完成了对近5 000项现行食用农产品质量安全标准、食品卫生标准、食品质量标准以及行业标准的清理,2015年年底完成了对各类食品标准中涉及安全内容的整合工作,在此基础上,构建了较完善的食品安全国家标准体系。

4. 我国食品安全监管检测体系

《食品安全法》第五章专门对食品检验作了法律规定。规范了食品检验机构的资质认定、食品检验及出证行为等。第八十七条规定:"县级以上人民政府食品安全监督管理部门应当对食品进行定期或者不定期的抽样检验,并依据有关规定公布检验结果,不得免检。"

到2013年年初我国已初步形成了具有一定规模的食品检测体系,主要分布在卫生、农业、质检(包括进出口)、商务、工商、食药等行政管理部门和粮食、轻工、商业等行业系统,大、中型食品生产企业也建立了具备一定能力的检测实验室。其中获得资质的就有8 000余家。卫生系统的食品检验机构网络依据国家、省、市、县四级行政辖区设置,最为完善而且也最早开展食品安全检验工作。卫生系统共有食品检验机构3 534个,其中,国家级1个、省级31个、市地级390个、县(区、县级市)级2 708个。农业部通过授权方式管理13个国家级质检中心、179个农产品及农业投入品和产地环境类部级质检中心、480多个省级农业投入品和产地环境类质检站、1 200多个地市级和县级农业投入品和产地环境类质检站(室)。质检部门有1个国家级食品综合技术研究院,授权52个涉及农产品、食品国家产品监督检验中心,建立有381个地市级、2 000多个县级质检所。商务部门初步建立了针对食品批发为主体的市场检测体系。工商系统为适应市场监督需要,配备了流通检测车、快速检测仪等快速筛选检测设备。

食品安全检测的内容包括:a. 食品、食品相关产品中的致病性微生物、农药残留、兽药残留、重金属、污染物质以及其他危害人体健康物质的含量;b. 食品添加剂的品种、使用范围、用量;c. 对与食品安全和营养有关的标签、标识、说明书的要求;d. 食品生产经营过程的卫生要求;e. 与食品安全有关的其他质量要求。食品安全检测常用的方法有感官检验法、化学分析法、仪器分析法、微生物分析法和酶分析法等。

5. 我国食品安全监管认证认可体系

我国与食品安全管理有关的认证认可体系包括产品认证和体系认证两方面。产品认证的对象是特定的产品,我国实施了无公害食品认证、绿色食品认证和有机食品认证、农产品地理标志认证等食品认证制度。而体系认证的对象是企业的管理体系,包括HACCP体系认证、GAP体系认证、GMP体系认证和ISO 22000食品安全管理体系认证等。

6. 我国食品安全监管风险监测和评估体系

详见本节"(三)食品安全风险监测和评估"所述。

7. 我国食品安全监管应急管理体系

食品安全应急体系是指以最大限度地减少重大食品安全事故危害为目标,针对突发食品安全事件的预防、预备、响应和恢复4个阶段形成的组织机构、管理体制和运行机制。主要包括法律法规体系、组织管理机构、食品安全信息系统和应急处理机制4部分。

(1)法律法规体系　目前,我国已经初步建立了与食品安全应急处理相关的法律法规体系。2007年,我国颁布了《突发事件应对法》,明确规定了各级政府在自然灾害、事故灾难、公共卫生事件和社会安全事件的预防与应急准备、监测与预警、应急处置与救援、事后恢复与重建等应对工作方面的权利和义务。《食品安全法》第七章专门对食品安全应急管理制度作了法律规定,对食品安全事故处置过程中各级政府部门的工作职责等作出了明确规定。另外,相关的法规规章还有《突发公共卫生事件应急条例》《国家突发公共事件总体应急预案》《国家食品安全事故应急预案(2011年修订)》《国家食品药品监督管理总局食品药品安全事件防范应对规程(试行)》(以下简称《规程》)和《农产品质量安全突发事件应急预案(2014年1月修订)》。

(2)组织管理机构　《国家食品安全事故应急预案(2011年作修订)》等法规规章对食品安全应急组织机构及其职责等作了明确规定。在组织机构建设方面,预案确立了国家重大食品安全事故应急指挥部、地方各级应急指挥部、重大食品安全事故日常管理机构、专家咨询委员会等共同组成的应急处理指挥机构体系。

根据《规程》中有关应急组织机构的设置要求，国家食品药品监督管理总局成立了应急工作领导小组，负责组织领导全国食品监管系统应急体系建设、队伍建设、装备建设和能力建设，以及突发事件防范和应对工作等。

(3)食品安全信息系统　由于我国的食品安全采用分段监管的模式，日前卫生计生委、农业部和国家质检总局分别建立了侧重点不同的食品安全监测和安全预警系统。卫生计生委开展了食品污染物和食源性疾病监测工作；农业部建立了农产品质量安全例行监测制度；国家质检总局建立了全国食品安全风险快速预警与快速反应系统。通过动态收集、监测和分析食品安全信息，初步实现了食品安全问题的早发现、早预警、早控制和早处理。

(4)应急处理机制　在国家预案的指导下，我国各地区也相继出台针对本地区的食品安全应急预案。在预案中，把食品安全事故分为一般、较大、重大、特别重大4个级别，并制定了相应的食品安全事故应急处置程序等制度。

8. 我国食品安全监管诚信体系

我国加强了食品行业诚信体系建设。加大对道德失范、诚信缺失的治理力度，积极开展守法经营宣传教育，完善行业自律机制；制定了《食品工业企业诚信体系建设工作指导意见》及实施方案，发布了《食品工业企业诚信管理体系建立及实施通用要求》和《食品工业企业诚信评价准则》，食品行业诚信体系建设工作已拓展到各省(自治区、直辖市)；启动了乳制品肉类食品、葡萄酒、调味品、罐头、饮料行业诚信建设试点工作；开展了"餐饮服务食品安全百千万示范工程"；实施了食品经营主体信用分级监管，建成了产品质量信用记录发布平台，发布了《信用基本术语》《企业质量信用等级划分通则》等9项国家标准。

(三)食品安全风险监测和评估

国内外实践证明，食品安全不存在零风险。为应对不断暴露的食品安全问题，国际社会普遍采用食品安全风险评估的方法评估食品中有害因素可能对人体健康造成的风险。食品安全风险监测评估制度是我国《食品安全法》确立的一项重要制度。通过食品安全风险监测和评估，可以为制定或者修订食品安全国家标准提供科学依据、确定监督管理的重点领域、发现食品安全隐患。同时，通过将风险监测和评

估结果及时通报各食品安全监管部门，可以预防、控制食品安全事故的发生，提高监督执法的针对性。

1. 食品安全风险监测

食品安全风险监测，是通过系统和持续地收集食源性疾病、食品污染以及食品中有害因素的监测数据及相关信息，并进行综合分析和及时通报的活动。食品安全风险监测是制定及修订国家和地方食品安全标准、开展食品安全风险评估的技术依据，是食品安全监管的重要基础。

我国《食品安全法》第十四条规定："国家建立食品安全风险监测制度，对食源性疾病、食品污染以及食品中的有害因素进行监测。国务院卫生行政部门会同国务院有关部门制定、实施国家食品安全风险监测计划。"2010年1月25日，卫生部、工业和信息化部、国家工商总局、国家质检总局、国家食品药品监督管理局5部门联合制定颁布了《食品安全风险监测管理规定(试行)》，对食品安全风险监测第一次进行了法律界定与约束。目前，我国已开始制定并组织实施国家年度食品安全风险监测计划。

我国原卫生部在全国建立了由1个国家级、31个省级、288个地市级监测技术机构组成的食品污染物和有害因素监测网，1个国家级，31个省级，226个地市级和50个县级监测技术机构组成的食源性致病菌监测网，对食品中农药残留、兽药残留、重金属、生物毒素、食品添加剂、非法添加物质、食源性致病生物等方面的154项指标开展监测，初步掌握了我国主要食品中化学污染物和食源性致病菌污染的基本状况。依托传染病网络直报系统和312个医疗机构建立了食物中毒、食源性疾病监测报告系统。建立了国家农产品质量安全例行监测制度，监测范围覆盖31个省(自治区、直辖市)的144个主要大中城市。定期监督检测蔬菜、畜产品、水产品质量安全状况。建立生产加工环节食品安全风险监测制度，加强对加工食品中法律法规已经明确禁止的非食品原料和滥用食品添加剂的监测。实施进出口食品质量安全风险监测机制，建立了进口食品质量安全监控体系和出口动植物源性食品残留监控、有毒有害物质监控体系。构建国家食物中毒网络直报系统，每季度定期收集、发布食物中毒信息。

2. 食品安全风险评估

1991年，FAO/WHO和关税和贸易总协定(GATT)联合召开了"食品标准、食品中的化学物质残留与食品贸易会议"，建议CAC在制定政策时应

采用风险评估原理。1995 年 FAO/WHO 提出,在国际食品安全评价工作中要应用风险评估。1997 年 CAC 正式决定采用与食品安全有关的风险分析术语的基本定义,并把它们包含在新的 CAC 工作程序手册中。WTO 的《实施卫生和植物卫生措施协定》(SPS)规定,采取的卫生措施必须建立在风险评估的基础上。我国《食品安全法》第十三条规定,国家建立食品安全风险评估制度,对食品、食品添加剂中生物性、化学性和物理性危害进行风险评估。食品安全风险评估应当运用科学方法,根据食品安全风险监测信息、科学数据以及其他有关信息进行。第十四条规定,国务院卫生行政部门通过食品安全风险监测或者接到举报发现食品可能存在安全隐患的,应当立即组织进行检验和食品安全风险评估。目前,我国国家卫生和计划生育委员会正在筹建国家食品安全风险评估委员会和国家食品安全风险评估中心。

　　1995 年 3 月,FAO/WHO 联合专家咨询会议,形成了题为《风险分析在食品标准问题上的应用》的报告,提出风险分析(risk analysis)包括风险评估、风险管理和风险交流 3 个方面。风险评估(risk assessment)指对人体接触食源性危害而产生的已知或潜在的对健康的不良作用的可能性及其严重程度所进行的一个系统的科学评估程序。风险管理(risk management)是指在风险评估的科学基础上,为保护消费者健康、促进国际食品贸易而采取的预防和控制措施。风险交流(risk communication)是指在风险评估者、危险性管理者、消费者、企业、学术团体和其他组织间就危害、风险,与风险相关的因素和理解等进行广泛的信息和意见沟通,包括风险评估的结论和风险管理决策。食品安全风险评估是整个风险分析体系的核心和基础,风险评估的过程包含下列步骤:危害识别,危害描述,暴露评估,危险性描述(图 19-5)。

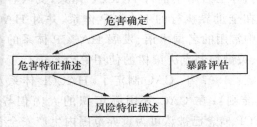

图 19-5　食品安全风险评估程序示意图

　　(1)危害识别(hazard identification)　识别可能产生健康不良效果并且可能存在于某种或某类特别食品中的生物、化学和物理因素。通常按照下列顺序对不同的研究给予不同的重视:流行病学研究、动物毒理学研究、体外试验和定量的结构-活性关系。阳性的流行病资料以及临床资料对于危害的识别十分有用,但是由于流行病学研究的费用较高,对于大多数危害的研究而言提供的数据有限,因此实际工作中,危害识别一般采用动物和体外试验的资料作为依据。通过定量的结构-活性关系研究,对于同一类化学物质(如多环芳烃、多氯联苯、二噁英),可以根据一种或多种化合物已知的毒理学资料,采用毒物当量的方法来预测其他化合物的危害。

　　(2)危害特征描述(hazard characterization)　对与食品中可能存在的生物、化学和物理因素有关的健康不良效果的性质的定性和/或定量评估。对化学因素应进行剂量-反应评估。对生物或物理因素,如数据可得到时,也应进行剂量-反应评估。一般是由毒理学试验获得的数据外推到人,计算人体的 ADI 值。对于食品添加剂、农药和兽药残留,为制定 ADI 值;对于污染物,为制定暂定每周耐受摄入量(PTWI 值,针对蓄积性污染物如铅、镉、汞)或暂定每日耐受摄入量(PTDI 值,针对非蓄积性污染物如砷);对于营养素,为制定每日推荐摄入量(RDI 值)。

　　(3)暴露评估(exposure assessment)　对于通过食品的可能摄入和其他有关途径暴露的生物、化学和物理因素的定性和/或定量评估。主要根据膳食调查和各种食品中化学物质暴露水平调查的数据进行。通过计算,可以得到人体对于该种化学物质的暴露量。

　　(4)风险特征描述(risk characterization)　在危害识别、危害描述和暴露评估的基础上确定事件暴发的概率和严重性,或对健康产生潜在不良影响的定性和/或定量评估的过程。就暴露对人群产生健康不良效果的可能性进行估计,对于有阈值的化学物质,即比较暴露和 ADI 值(或者其他测量值),暴露小于 ADI 值时,健康不良效果的可能性理论上为零;对于无阈值物质,人群的危险性是暴露和效力的综合结果。

二、HACCP 体系

　　HACCP 是危害分析和关键控制点(hazard analysis and critical control point,HACCP)的英文缩写,是对食品安全有显著意义的危害加以识别、评估和控制的体系。HACCP 体系是涉及从农场到餐桌全过程的食品安全预防体系,已成为目前国际上公认的最有效预防和识别产品危害并相应实施预防措施和科学管理的体系。目前,在 HACCP 体系推广应用较好的国家,大部分是强制性推行采用 HACCP 体系。2002 年我国正式启动对 HACCP 体系认证机构的认可试点工作。我国《食品安全法》第四十八条规定:"国家鼓励食品生产经营企业符合良好生产规范要求,实施危害分析与关键控制点体系,提高食品安全管理水平。"

(一)HACCP 的概念和特点

1. HACCP 的概念

《国际推荐操作规范食品卫生总则》1997 年修订 3 版[即 CAC/RCP 1—1997,Rev.3(1997)]对 HACCP 的定义为:鉴别、评价和控制对食品安全至关重要的危害的一种体系,中华人民共和国国家标准 GB/T 15091—1994《食品工业基本术语》对 HACCP 的定义为:生产(加工)安全食品的一种控制手段;对原料、关键生产工序及影响产品安全的人为因素进行分析,确定加工过程中的关键环节,建立、完善监控程序和监控标准,采取规范的纠正措施。在国家认证认可监督管理委员会发布的《食品生产企业危害分析与关键控制点(HACCP)管理体系认证管理规定》中,HACCP 定义为"对食品安全危害予以识别、评估和控制的系统化方法";HACCP 管理体系定义为"企业经过危害分析找出关键控制点,制定科学合理的 HACCP 计划,在食品生产过程中有效地运行并能保证达到预期的目的,保证食品安全的体系"。

2. HACCP 的特点

HACCP 是一种预防性策略,是简便、易行、合理、有效的食品安全保证系统,为实行食品安全管理提供了实际内容和程序。其特点可概括如下。

(1)预防性 是一种用于保护食品防止生物、化学和物理危害的管理工具,它强调企业自身在生产全过程的控制作用,而不是最终的食品检测或者是政府部门的监管作用。

(2)针对性 主要针对食品的安全卫生,是为了保证食品生产系统中任何可能出现的危害或有危害危险的地方得到控制。

(3)经济性 设立关键控制点控制食品的安全卫生,降低了食品安全卫生的检测成本,同以往的食品安全控制体系比较,具有较高的经济效益和社会效益。

(4)实用性 在世界各国得到了广泛的应用和发展,易于推广应用。

(5)动态性 HACCP 中的关键控制点随食品、生产条件等因素改变而改变,企业如果出现设备、检测仪器、人员等的变化,可能导致 HACCP 计划的改变。

(二)HACCP 体系的起源和发展

HACCP 起源于美国,美国是最早应用 HACCP 原理并在食品加工过程中强制实施 HACCP 体系的国家。

1959 年,美国皮东斯伯(Pilsbury)公司与美国国家航空航天局(NASA)、美国军方 Natick 实验室在联合开发航天食品时形成了 HACCP 食品安全管理体系。1971 年,Pilsbury 公司在美国食品保护会议上首次提出 HACCP 概念;1973 年,Pilsbury 公司与 FDA 合作进行了一项试点工作,在酸性及低酸性罐头食品生产中应用 HACCP 体系,并制定了相应的法规,此法规成为一项成功的 HACCP 体系;1974 年以后,HACCP 概念开始大量出现在科技文献中;1989 年 10 月,美国食品安全检验署(FSIS)发布了《食品生产的 HACCP 原理》;1989 年 11 月,美国国家食品微生物标准咨询委员会(NACMCF)起草了《用于食品生产的 HACCP 原理的基本准则》,并将其作为工业部门培训和执行 HACCP 原理的法规。该法规历经修改和完善,形成了 HACCP 7 项基本原理;1991 年 4 月,FSIS 提出了《HACCP 评价程序》;1994 年 3 月,FSIS 公布了《冷冻食品HACCP 一般规则》;1994 年 8 月 FDA 发表了《HACCP 在食品工业中的应用进展》;1995 年 12 月 FDA 颁布了一项食品法规《安全与卫生加工进口海产品的措施》,要求所有海产品加工者必须执行 HACCP。

1993 年,CAC 开始鼓励各国使用 HACCP,其下属机构食品卫生委员会起草了《应用 HACCP 原理的指导书》,用于推行 HACCP 体系,其内容包括目前在全世界执行的 HACCP 体系,并对 HACCP 体系中常用的名词术语、发展 HACCP 体系的基本条件、关键控制点决策树的使用等内容进行了详细的规定。1997 年,CAC 制定了《HACCP 体系及其应用准则》;在 CAC 等国际组织的大力倡导下,HACCP 概念已被认可为世界范围内生产安全食品的准则。

HACCP 概念于 20 世纪 80 年代被引入我国。1988 年,国家检验检疫部门就注意到国际食品微生物标准委员会对 HACCP 体系基本原理所作的详细叙述。1990 年,原国家进出口商品检验局开始进行 HACCP 的应用研究,制定了"在出口食品生产中建立 HACCP 质量管理体系"导则以及一些应用于食品加工业的 HACCP 体系的具体实施方案,并在全国范围内进行广泛讨论。同时,还组织一项"出口食品安全工程的研究和应用"计划,通过这项计划,多数食品加工企业接受了 HACCP 概念。2002 年,卫生部颁布《食品企业 HACCP 实施指南》,国家质检总局发布《出口食品生产企业卫生注册登记管理规定》,列入《卫生注册需评审 HACCP 体系的产品目录》的罐头、水产品类(活品、冰鲜、晾晒、腌制品除外)、肉及肉制品、速冻蔬菜、果蔬汁、含肉和水产品的速冻方便食品 6 类出口食品生产企业,必须按 CAC《HACCP 体系及其应用准则》要求建立和实施 HACCP 体系。2002 年,国家认监委发布《食品生产企业危害分析与关键控制点(HACCP)管理体系认证管理规定》,这是我国第一个指导 HACCP 建立、实施、验证、认证的规范性文件,2004 年我国颁布实施的 GB/T 19538《危害分析与关键控制点(HACCP)体系及其应用指南》,给出了 HACCP 体系的原理及其通用指南,适用于从初级生产到最终消费的整个食品链。2006 年颁布了 GB/T 20551《畜禽屠宰 HACCP 应用规范》。2009 年颁布了 GB/T 27341《危害分析与关键控制点(HACCP)体系食品生产企业通用要求》。

(三)HACCP 体系的基本原理与实施步骤

1. HACCP 体系的基本原理

HACCP 体系是一个系统的、连续性的食品安全预防和控制体系。包括 7 项基本原理:进行危害分析(hazard analysis,HA)、确定关键控制点(critical control point,CCP)、确定关键限值(critical limit,CL)、建立监控关键控制点的程序、建立纠偏措施(corrective actions)、建立验证程序(verification procedures)、建立记录保持程序(record-keeping procedures)。

2. HACCP 体系的建立与实施步骤

实施 HACCP 体系的步骤有 12 个,具体要求如下。

(1)组建 HACCP 小组　食品生产应确保有相应的产品专业知识和技术支持,以便制订有效的 HACCP 计划。最理想的是组成多学科小组来完成该项工作。若现场缺乏这些技术,应该能够从其他途径获得专家的意见,明确 HACCP 计划的范围。该范围应列出食品链中所涉及的环节并说明所强调的危害的总体分类(如是否包括所有危害类型或只是包括特定类型)。

(2)产品描述　应对产品作全面描述,包括相关的安全信息,如成分、物理或化学性质(包括 A_w、pH 等),加工方式(热处理、冷冻、盐渍、烟熏等),包装,保质期,贮存条件和配送方法。

(3)识别预期用途　预期用途应基于最终用户和消费者对产品的使用期望。在特定情况(如团体进餐情况)下,还必须考虑易受伤害的消费群体。

(4)制定流程图　流程图应由 HACCP 小组制定。该流程图应包括操作中的所有步骤。当 HACCP 应用于给定的操作时,还应考虑该特定操作的前后步骤。

(5)流程图的现场确认　HACCP 小组应在所有操作阶段和时间内,按照流程图确认加工操作过程。必要时,应对流程图加以修改。

(6)进行危害分析 HACCP 小组应列出各个步骤中预期可能产生的所有危害,这些步骤包括原料生产、加工、制造、配送直到消费。HACCP 小组下一步应为 HACCP 计划进行危害分析,确定哪些危害具有如下特性:在食品安全生产方面,将它们消除或降低至可接受水平是必须的。在进行危害分析时,只要有可能,应包括下列因素:危害产生的可能性及其影响健康的严重性;危害存在的定量和(或)定性评价;相关微生物的存活或繁殖;食品中产生的毒素、化学或物理因素的产生及其持久性;导致上述因素的条件。

HACCP 小组必须对每个危害提出可应用的控制措施。控制某一特定危害可以采用一个以上的控制措施,而某个特定的控制措施也可能用来控制一个以上的危害。

(7)确定关键控制点　可能有一个以上的关键控制点(CCP)用于控制同一危害。HACCP 体系中关键控制点(CCP)能够通过决策树——逻辑推理法的应用予以确定。决策树应用于生产、屠宰、加工、贮藏、销售等的操作时,应有灵活性,确定关键控制点(CCP)时应使用决策树作为指南,建议对决策树的应用进行培训。决策树并不一定适用于所有情况,也可采用其他方法。

(8)建立每个关键控制点的关键限值　对每个关键控制点,必须规定关键限值,如有可能,还应予以确认。在某些情况下,对某一特定步骤需要建立一个以上的关键限值。通常采用的指标包括温度、时间、湿度、pH、A_w、有效氯以及感官参数等,如外观和组织形态。

(9)建立每个关键控制点的监测系统　监控是有计划地测量或观测关键控制点(CCP)的控制界限是否在要求之内,监控程序必须能够监控出关键控制点(CCP)的失控,能及时提供资讯,当得知关键控制点(CCP)趋向失控时,能给予调整恢复至正常情况。物理及化学方法优于微生物学方法。因其快速且适合连续性监控。

(10)建立纠偏行动　必须制定 HACCP 体系中各个关键控制点(CCP)特定的纠正措施,以便出现偏离时对偏离进行处理。纠正措施必须保证关键控制点(CCP)重新处于受控状态。采取的措施还必须包括受影响的产品的合理处理。偏离和产品处置过程必须记载在 HACCP 体系记录保存档案中。

(11)建立验证程序　可以采用包括随机抽样和分析在内的验证和审核方法、程序来确定 HACCP 体系是否正确地运行。验证的频率足以证实 HACCP 体系运行的有效性。

(12)建立文件和记录保持系统　应用 HACCP 体系必须有效、准确地保存记录。HACCP 程序应文件化。文件和记录的保持应适合生产操作的特性和规模。文件和记录包括:危害分析;关键控制点(CCP)确定;关键限值的确定;关键控制点(CCP)监控活动;偏离和有关的纠正措施;HACCP 体系的改进等。

三、GMP 体系

(一)GMP 体系简介

GMP 是良好操作规范(good manufacturing practices)的英文缩写,是一种具有专业特性的品质保证制度或制造管理体系,特别注重在生产过程实施对食品卫生安全的管理。GMP 是政府强制性对食品生产、包装、贮存卫生制定的法规,保证食品具有安全性的良好生产管理体系,通常以法规、推荐性法案、条例和准则等形式公布。

GMP 是为保障食品安全、质量而制定的贯穿于食品生产加工全过程的一系列措施、方法和技术要求。这种质量保证体系包括 4M 管理要素:人员(man),由适合的人员来生产与管理;原料(materials),选用良好的原材料;设备(machines),采用合适的厂房和机器设备;方法(methods),采用适当的工艺来生产食品。其宗旨在于确保在产品制造、包装和贮藏等过程中的相关人员、建筑、设施和设备均能符合良好的生产条件,防止产品在不卫生的条件下或在可能引起污染的环境中操作,以保证产品安全和质量稳定。

GMP 标志见图 19-6。

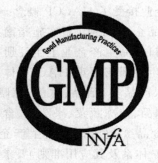

图 19-6　GMP 标志

GMP 的基本内容包括:①加工环境;②卫生设施;③加工用水;④设备与器具;⑤人员卫生;⑥原材料管理;⑦生产管理(加工、包装、消毒、标签、贮藏和运输等);⑧成品管理与实验室检测;⑨卫生和食品安全控制等。GMP 所规定的内容是食品加工企业必须达到的最基本的条件。

(二)GMP 的产生和发展

GMP 管理制度是由美国 FDA 于 1963 年率先建立并应用于药品生产,1969 年又将其运用于食品的加工。20 世纪 70 年代初期,美国 FDA 制定了食品生产的现行良好操作规范(21 CFR part 110),适用于所有食品的加工生产,随之 FDA 制定了各种食品的操作规范。1979 年第 28 届世界卫生大会,WHO 再次向成员国推荐 GMP,并确定为 WHO 的法规。此后 30 年间,日本、英国以及大部分的欧洲、加拿大、澳大利亚等国家都先后建立了本国的 GMP 制度,如欧盟的《欧盟指令》、加拿大的《基础计划》、日本的《日本卫生要求》等。全世界一共有 100 多个国家颁布了有关 GMP 的法规。

(三)我国针对动物性食品质量安全颁布的 GMP 标准

我国参照 CAC《食品卫生通则》,结合国情,于 1988—1998 年颁布了 18 项食品加工厂卫生规范(hygiene specifications food enterprises),并以国家标准的形式列于法规之中,要求在全国范围内加以实施,且经多次修订,目前其中与动物性食品加工有关的标准有《食品安全国家标准　食品生产通用卫生规范》(GB 14881—2013)、《食品安全国家标准　乳制品良好生产规范》(GB 12693—2010)、《食品安全国家标准　畜禽屠宰加工卫生规范》(GB 12694—2016)等。这些规范重点规定了厂房、设备、设施的卫生要求和企业自身卫生管理等内容。

为了与国际标准接轨,1998年国家颁布了首批食品GMP,如GB 17404《膨化食品良好生产规范》(2016年已修订)、GB 17405《保健食品良好生产规范》等。2002年7月3日我国实施《食品添加剂生产企业卫生规范》。2003年颁布了5项食品企业卫生规范标准,与动物性食品生产有关的标准是GB 12693《乳制品企业良好生产规范》(2010年已修订)、GB 19303《熟肉制品企业生产卫生规范》。这些GMP突出特点是增加了质量安全管理,同时对企业人员的素质及资格也提出了具体要求,从而为我国食品步入国际市场创造了有利条件。2006年颁布的GB/T 20575《鲜、冻肉生产良好操作规范》(已于2019年修订)规定了用于生产鲜、冻肉的动物饲养要求,屠宰动物运输要求,屠宰动物要求,屠宰厂、肉品企业设施、设备要求,卫生要求,过程控制,检验检疫的要求等内容。

四、GAP体系

(一)GAP体系简介

从广义上讲,良好农业规范(good agricultural practices,GAP)作为一种适用方法和体系,通过经济的、环境的和社会的可持续发展措施,来保障食品安全和食品质量。

GAP是1997年欧洲零售商农产品工作组(EUREP)在零售商的倡导下提出的,2001年EUREP秘书处首次将EUREPGAP标准对外公开发布。EUREPGAP标准主要针对初级农产品生产的种植业和养殖业,分别制定和执行各自的操作规范,鼓励减少农用化学品和药品的使用,关注动物福利、环境保护、工人的健康、安全和福利,保证初级农产品生产安全的一套规范体系。它是以危害预防(HACCP)、良好卫生规范、可持续发展农业和持续改良农场体系为基础,避免在农产品生产过程中受到外来物质的严重污染和危害。该标准主要涉及大田作物种植、水果和蔬菜种植、畜禽养殖、牛羊养殖、奶牛养殖、生猪养殖、

家禽养殖、畜禽公路运输等农业产业等。

GAP标志见图19-7。

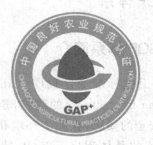

图19-7　GAP标志

(二)我国GAP体系的由来及历史

2003年4月国家认证认可监督管理委员会首次提出在我国食品链源头建立"良好农业规范"体系,并于2004年启动了China GAP标准的编写和制定工作,China GAP标准起草主要参照EUREPGAP标准的控制条款,并结合中国国情和法规要求编写而成,目前China GAP标准为系列标准,包括:术语,农场基础控制点与符合性规范,作物基础控制点与符合性规范,大田作物控制点与符合性规范,水果和蔬菜控制点与符合性规范,畜禽基础控制点与符合性规范,牛、羊控制点与符合性规范,奶牛控制点与符合性规范,生猪控制点与符合性规范,家禽控制点与符合性规范。China GAP标准的发布和实施必将有力地推动我国农业生产的可持续发展,提升我国农产品的安全水平和国际竞争力。

(三)我国针对动物性食品质量安全颁布的GAP标准

1. 畜禽养殖GAP标准

GB/T 20014标准体系中有关畜禽养殖标准包括基础标准和种类标准两大部分,对养殖场选址、畜禽品种、饲料和饮水供应、设施设备、畜禽健康、药物使用、养殖方式、畜禽公路运输、废弃物无害化处理、生产记录、产品追溯以及员工的培训等方面提出要求,适用于牛羊、生猪、奶牛、家禽的GAP管理。

2. 水产养殖GAP标准

2008年颁布的GB/T 20014标准体系中与水产养殖有关的共13个,针对水产品的生产方式和特点,对水产养殖场选址、养殖投入品(菌种、化学品、饲料和渔药)管理、养殖用水、设施设备、渔病防治、捕获与运输、员工培训、生产记录、产品追溯以及体系运转等方面提出了要求,适用于罗非鱼、鳗鲡、对

虾、鲆鲽、大黄鱼和中华绒螯蟹的 GAP 管理。

五、SSOP 体系

(一)SSOP 体系简介

SSOP 是卫生标准操作程序(Sanitation Standard Operation Procedures)的简称,是食品企业为了满足食品安全的要求,在卫生环境和加工过程等方面所需实施的具体程序。SSOP 特点是规定具体,具有可操作性,其具体内容没有强制性。

卫生标准操作程序是食品加工企业为保障食品卫生质量,在食品加工过程中应遵守的卫生操作规范。SSOP 是企业为了保证达到 GMP 所规定的要求,确保加工过程中消除不良的人为因素,使其加工的食品符合卫生要求而制定的指导食品生产加工过程中如何实施清洗、消毒和卫生保持的作业指导文件。SSOP 的正确制定和有效执行,对控制危害是非常有价值的,它是实施 HACCP 的前提条件。该控制程序的目标和频率必须充分保证达到 GMP 的要求,并要求加工者按 8 个主要卫生控制方面来起草一个卫生操作监控文件。

(二)SSOP 体系的起源、发展及现状

20 世纪 90 年代美国的食源性疾病频繁暴发,造成每年大约七百万人次感染,7 000 余人死亡。调查数据显示,其中有大半感染或死亡的原因和肉、禽产品有关。这一结果促使美国农业部(USDA)不得不重视肉、禽生产的状况,决心建立一套包括生产、加工、运输、销售所有环节在内的肉禽产品生产安全措施,从而保障公众的健康。1995 年 2 月颁布的《美国肉、禽类产品 HACCP 法规》(9 CFR part 304)中第一次提出了要求建立一种书面的常规可行的程序——卫生标准操作程序(SSOP),确保生产出安全、无掺杂的食品。但在这一法规中并未对 SSOP 的内容作出具体规定。同年 12 月美国 FDA 颁布的《美国水产品 HACCP 法规》(21 CFR part 123,1240)中进一步明确了 SSOP 必须包括的 8 个方面及验证等相关程序,从而建立了 SSOP 的完整体系。此后 SSOP 一直作为 GMP 或 HACCP 的基础程序加以实施,成为完成 HACCP 体系的重要前提条件。2001 年美国 FDA 发布的《果蔬汁产品 HACCP 法规》(21 CFR Part 120)规定 SSOP 应包括卫生控制、监控、记录及其与 HACCP 计划的关系。我国 2002 年颁布执行的《食品企业 HACCP 实施指南》也采用了 SSOP 体系。

(三)SSOP 体系的基本内容

美国 FDA 推荐的 SSOP 主要包括 8 项内容:①与食品或食品接触物表面接触的水(冰)的安全;②与食品接触的表面(包括设备、手套、工作服)的清洁度;③防止发生交叉污染(防止不卫生的物品与食品、食品包装材料和其他与食品接触的表面,以及未加工原料对已加工产品的交叉污染);④手的清洗与消毒,卫生间设施的维护与卫生保持;⑤防止食品、食品包装材料和食品接触表面被污染物污染(防止混入润滑油、燃料、杀虫剂、清洁剂、消毒剂、冷凝水及其他化学、物理和生物污染物);⑥有毒化学物质的标记、储存和使用;⑦员工的健康与卫生控制(避免对食品、食品包装材料和与食品接触的表面造成微生物污染);⑧虫害的防治。但也可不限于以上8 个方面。每项内容有包括很多具体实施措施,注意监控和纠偏,企业应该对实施 SSOP 的情况进行检查、记录,并将记录结果存档、备查。

国家认监委 2002 年发布的《食品生产企业危害分析与关键控制点(HACCP)管理体系认证管理规定》中的 SSOP 的基本内容也包括 8 个方面:①接触食品(包括原料、半成品、成品)或与食品有接触的物品的水和冰应当符合安全、卫生要求;②接触食品的器具、手套和内外包装材料等必须清洁、卫生和安全;③确保食品免受交叉污染;④保证操作人员手的清洗消毒,保持洗手间设施的清洁;⑤防止润滑油、燃料、清洗消毒用品、冷凝水及其他化学、物理和生物等污染物对食品造成安全危害;⑥正确标注、存放和使用各类有毒化学物质;⑦保证与食品接触的员工的身体健康和卫生;⑧清除和预防鼠害、虫害。

(四)SSOP 与 GMP 及 HACCP 的关系

SSOP 与 GMP(良好操作规范)是 HACCP(危害分析的临界控制点)的前提条件。

SSOP 是食品加工厂为了保证达到 GMP 所规定要求,确保加工过程中消除不良的因素,使其加工的食品符合卫生要求而制定的,用于指导食品生产加工过程中如何实施清洗、消毒和卫生保持。SSOP 的正确制定和有效执行,对控制危害是非常有价值的。企业可根据法规和自身需要建立文件化的 SSOP。

六、ISO 22000 体系

(一)ISO 22000 体系简介

ISO 22000《食品安全管理体系—食品链中各类组织的要求》是国际标准化组织 ISO(International Organization for Standardization)下设的 ISO/TC34 食品技术委员会的工作小组 WG8(负责食品安全管理体系)开发的。ISO 22000 的目的是让食品链中的各类组织执行食品安全管理体系,确保组织将其终产品交付到食品链下一段时,已通过控制将其中确定的危害消除和降低到可接受水平。

ISO 22000 标志见图 19-8。

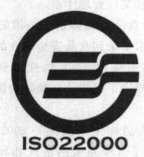

图 19-8　ISO 22000 标志

ISO 22000 适用于整个食品供应链中所有的组织,包括饲料加工、初级产品加工、食品的制造、运输和储存,以及零售商和饮食业。另外,与食品生产紧密关联的其他组织也可以采用该标准,如食品设备的生产、食品包装材料的生产、食品清洁剂的生产、食品添加剂的生产和其他食品配料的生产等。ISO 22000 在一个系统的文件中融合了食品卫生的危害分析与关键控制点 HACCP 原理。

(二)ISO 22000 食品安全管理体系认证 的由来

随着经济全球化的发展、社会文明程度的提高,人们越来越关注食品的安全问题;要求生产、操作和供应食品的组织,证明自己有能力控制食品安全危害和那些影响食品安全的因素。顾客的期望、社会的责任,使食品生产、操作和供应的组织逐渐认识到,应当有标准来指导操作、保障、评价食品安全管理,这种对标准的呼唤,促使 ISO 22000:2005 食品安全管理体系要求标准的产生。

ISO 22000:2005 标准既是描述食品安全管理体系要求的使用指导标准,又是可供食品生产、操作和供应的组织认证和注册的依据。ISO 22000:2005

表达了食品安全管理中的共性要求,而不是针对食品链中任何一类组织的特定要求。该标准适用于在食品链中所有希望建立保证食品安全体系的组织,无论其规模、类型和其所提供的产品。它适用于农产品生产厂商,动物饲料生产厂商,食品生产厂商,批发商和零售商。它也适用于与食品有关的设备供应厂商,物流供应商,包装材料供应厂商,农业化学品和食品添加剂供应厂商,涉及食品的服务供应商和餐厅。

ISO 22000:2005 采用了 ISO 9000 标准体系结构,将 HACCP(Hazard Analysis and Critical Control Point,危害分析和临界控制点)原理作为方法应用于整个体系;明确了危害分析作为安全食品实现策划的核心,并将国际食品法典委员会(CAC)所制定的预备步骤中的产品特性、预期用途、流程图、加工步骤和控制措施和沟通作为危害分析及其更新的输入;同时将 HACCP 计划及其前提条件-前提方案动态、均衡地结合。本标准可以与其他管理标准相整合,如质量管理体系标准和环境管理体系标准等。

ISO 22000 需要运用食品工艺学、微生物学、质量控制和危险性评价等方面的原理和方法,对整个食品链如动物的饲养、屠宰、加工、运输、销售、调制和消费过程中评价危害和风险,对可能造成的各种危害进行系统和全面的分析,确定能有效预防、减轻或消除危害的环节"关键控制点",进而在关键控制点对危害因素进行控制,确保食品安全卫生,能有效达到消除食品污染的目的。

(三)ISO 22000 食品安全管理体系认证 在我国的发展现状及应用

我国 20 世纪 90 年代初以来,HACCP 体系理论逐步被引进,并于 1990 年 3 月实施了"出口食品安全工程的研究和应用计划"。1995 年 12 月 18 日,美国颁布了水产品 HACCP 法规后,我国对美出口的水产品加工企业也逐步按其规定要求实施 HACCP。2002 年 3 月 20 日,国家认证认可监督管理委员会发布了第 3 号公告:《食品生产企业危害分析与关键控制点(HACCP)管理体系认证管理规定》。在国家质量监督检验检疫总局颁布的第 20 号令《出口食品生产企业卫生注册登记管理规定》中就明确提出了《卫生注册需评审 HACCP 体系的产品目录》，目录中的产品涉及 6 大类，即罐头类、水产品类（活品、冰鲜、晾晒、腌制品除外）、肉及肉制品、速冻蔬菜、果蔬汁、含肉或水产品的速冻方便食品。2002 年 12 月中国认证机构国家认可委员会正式启动对 HACCP 体系认证机构的认可试点工作，开始受理 HACCP 认可试点申请。ISO 22000 于 2005 年 9 月 1 日正式发布。这是一个新的国际标准，旨在保证全球的安全食品供应。

ISO 22000 体系已广泛用于熟肉制品生产、家禽生产、应对中国虾产品出口绿色贸易壁垒，水产品加工、蜂产品等动物性食品安全的监管过程中。

七、食品可追溯管理体系

（一）食品追溯体系的概念

1. 食品追溯和食品追溯体系的定义

食品追溯是指在生产、加工和销售的各个关键环节中，对食品、饲料以及有可能成为食品或饲料组成成分的所有物质的追溯或追踪能力。所谓的"追溯"就是一种还原产品生产和应用历史及其发生场所的能力，目的是发现食品链的最终端。通过建立追溯体系，可识别出发生食品安全问题的根本原因，及时实行产品召回或撤销。

食品追溯体系是一种基于风险管理的安全保障体系。一旦危害健康的问题发生后，可按照从原料上市至成品最终消费过程中各个环节所必须记载的信息，追踪食品流向，回收存在危害的尚未被消费的食品，撤销其上市许可，切断源头，以消除危害并减少损失。

2. 食品追溯体系的主要内容

食品追溯体系包括两个层次内容：宏观意义上指便于食品生产和安全监管部门实施不安全食品召回和食品原产地追溯，便于与企业和消费者信息沟通的国家食品追溯体系；微观上指食品企业实施原材料和产成品追溯和跟踪的企业食品安全和质量控制的管理体系。

一个国家的食品追溯体系的建立包含食品追溯技术体系、标准体系和公共信息平台，并在食品企业推广实施等内容，它应该涵盖从初级生产到消费者的食品链的所有环节，不同类型食品，通过国家食品追溯到公共信息平台的共享机制，为政府、企业、消费者提供食品追溯管理、预测分析、风险评估和预警服务。

（二）国内外食品追溯体系的现状

1. 国外主要发达国家食品追溯体系现状

（1）欧盟的食品追溯体系　欧盟技术法规第 178 号（2002）要求从 2004 年起，在欧盟范围内销售的所有食品都能够进行追溯，具体要求包括：追溯应在生产、加工和分销的所有环节建立；食品和饲料的所有经营者应建立能够识别所有参与食品链过程的人和物的体系或程序；食品和饲料的经营者应建立如何与其他经营者发生联系的体系或程序；应建立食品追溯识别和文件管理体系。

（2）美国的食品追溯体系　美国的食品追溯体系分布在从国家安全到食品安全和食品市场管理等各方面的法律法规中。《生物性恐怖主义法案》（2002）中具体规定了保护公众预防美国食品链中恐怖袭击的措施。

在《生物性恐怖主义法案》（2002）的指导下，FDA 新近制定了 3 个重要的法规和导则：《记录建立和保持的规定》《生产设施注册及进口食品运输前通知的规定》《管理性扣留的规定》。根据这些规定，对每件食品，要求除运输者外的所有经营者需记录内容包括：企业的名称；食品接收或送交的责任人；食品种类（含商标名称和特定品种）；批次号码或其他识别号码；包装质量和种类；运输商的名称、地址和电话等。2004 年 5 月美国 FDA 又公布了《食品安全跟踪条例》，要求所有涉及食品运输、配送和进口的企业要建立并保全相关食品流通的全过程记录。该规定不仅适用于美国食品外贸企业，而且适用于美国国外从事食品生产、包装、运输及进口的企业。

（3）日本的食品追溯体系　日本于 2003 年 6 月通过了《牛只个体识别情报管理特别措施法》，于同年 12 月 1 日开始实施。2004 年 12 月开始实施牛肉以外食品的追溯制度。这部法律以动物出生时就赋予的 10 位识别号码为基础，建立了从"农田"到"餐桌"的追溯体系。日本于 2005 年年底以前建立优良农产品认证制度，对进入日本市场的农产品要进行"身份"认证。根据优良农产品认证制度的要求，申请认证的农产品必须正确地标明生产者、产地、收获和上市日期以及使用农药和化肥的名称、数量和日期等,以便消费者能够更加容易地判断农产品的安全性。

2. 我国食品追溯体系现状

我国关于食品追溯体系的研究始于2002年,近年来,逐步制定了一些相关的标准和指南,各有关部门和地方开展了食品追溯试点示范,初步搭建了食品追溯信息体系和网络交换平台。如为了应对欧盟在2005年开始实施水产品贸易追溯制度,加强水产品追溯制度的推广力度,使我国水产品出口贸易尽快适应国际规则,国家质检总局出台了《出境水产品追溯规程(试行)》,要求出口水产品及其原料需按照《出境水产品追溯规程(试行)》的规定标志。中国物品编码中心会同有关专家在借鉴了欧盟国家经验的基础上,编制了《牛肉制品追溯指南》。

(三)食品追溯体系的作用和效益

追溯系统最重要的功能是在整个供应链内,作为沟通工具和提供信息的工具。这些信息具有非常广泛的用途。在追溯系统中,企业可以通过对信息的追溯来找到问题的根源和起因,阻止问题出现并防止其再次发生。

1. 食品追溯向消费者提供真实可靠信息,增强信息的透明度,保护消费者知情权

食品追溯对建立市场信用起着重要的作用,它可以作为保证食品的真实质量属性,为消费者提供可靠信息的工具。食品追溯体系通过向消费者确保产品经过特定的规范操作,因此可用来保证交易的公平,保护消费者免受假冒伪产品的伤害,避免生产经营者不正当竞争。目前世界上有很多用来支持特定品牌标签、声明和认证以满足特定消费者需求的追溯体系,如有机食品的追溯。

2. 提高食品企业的国际竞争力,保护食品贸易

食品系统的国际化使得旨在保护本国公民健康

的食品追溯体系对国际食品贸易的发展产生了重要影响。如果食品的可追溯性已经成为一种市场准入标准,而且相应产品可以获得高价,则出口国在可以弥补成本的基础之上自然愿意实行追溯体系。

3. 提高农产品和食品加工企业管理和食品供应物流链管理的水平

食品追溯包含着食品的某种或某些特性信息在整个产品供应链中的流动。企业对信息的控制是执行竞争战略的有效手段。可追溯体系的建立不仅有利于企业对产品流动和仓储的管理以及对不合格原料和生产过程的控制,而且有利于加强企业与消费者和政府的沟通,增强产品的透明度和可信度。

(四)食品追溯体系的发展趋势

当前世界上对食品追溯的要求,基本上分散在各种食品法规中。为了最大程度地保护消费者的安全,对食品链进行从农田/牧场到餐桌的全链追溯原则已经成为国际社会和大多数国家政府的共识。预计会有越来越多的国家将把追溯列为对农产品和食品的强制性要求,并出台详细具体的规定,这有可能使追溯成为国际市场上一个综合性贸易壁垒。全链追溯能力将成为越来越多的国家和地区、强势企业或行业对农产品和食品的基本要求。在相关法规要求不断增加和行业领先企业要求不断提高的情况下,食品企业的管理能力、人力资源状况、成本及效益掌控能力都将面临更大的挑战。

复习思考题

1. 简述 HACCP 的概念和特点。
2. 食品安全风险评估的过程包含哪些步骤?
3. 动物性食品安全的监督管理体系有哪些?
4. 食品可追溯管理体系的内容和意义是什么?

(郝智慧　沈张奇)

参考文献

[1] 艾志录,鲁茂林.食品标准与法规[M].南京:东南大学出版社,2006.

[2] 陈怀涛,赵德明.兽医病理学[M].2版.北京:中国农业出版社,2013.

[3] 陈怀涛.兽医病理学原色图谱[M].北京:中国农业出版社,2008.

[4] 陈溥言.兽医传染病学[M].5版.北京:中国农业出版社,2008.

[5] 陈明勇.动物性食品检验技术[M].北京:中国农业大学出版社,2014.

[6] 陈曲.我国食品安全监管体制研究[D].郑州:郑州大学,2013.

[7] 陈君石.食品安全风险评估概述[J].中国食品卫生杂志,2011,23(1):4-7.

[8] 陈崇高,和绍禹.蜜蜂产品学[M].北京:中国农业出版社,2010.

[9] 蔡鲁峰,李娜,杜莎,等.N-亚硝基化合物的危害及其在体内外合成和抑制的研究进展[J].食品科学,2016,37(5):271-276.

[10] 常超,伍金娥.辐照技术对食品安全性的影响[J].中国食物与营养,2007(9):10-12.

[11] 刁有祥,张雨梅.动物性食品理化检验[M].北京:中国农业出版社,2010.

[12] 段鑫,欧杰,李柏林.辐照技术在肉制品杀菌保鲜中的应用[J].食品科学,2010,31(1):278-282.

[13] 国家屠宰技术鉴定中心.屠宰加工行业标准汇编[G].2版.北京:中国标准出版社,2004.

[14] 姜秋.肉品中兽药残留的来源、危害及检测技术[J].肉类工业,2012,(3):44-47.

[15] 孔繁瑶.家畜寄生虫病学[M].2版.北京:中国农业大学出版社,2010.

[16] 李凤林,王英臣.食品营养与卫生学[M].2版.北京:化学工业出版社,2012.

[17] 李怀林.食品安全控制体系(HACCP)通用教程[M].北京:中国标准出版社,2002.

[18] 李丽,王怀忠.我国辐照食品现状及发展策略[J].中国辐射卫生,2015,24(3):220-221.

[19] 李俊岭,张东平,余应新.动物性食品中 PCBs 的生物有效性及人体日暴露评估[J].中国环境科学,2011,31(6):1019-1028.

[20] 柳增善.兽医公共卫生学[M].北京:中国轻工业出版社,2010.

[21] 刘皓.ISO 22000 食品安全管理体系在熟肉制品生产中的应用[J].食品安全导刊,2015(6):50-51.

[22] 刘敏霞,杨玉义,李庆孝,等.中国近海海洋环境多氯联苯(PCBs)污染现状及影响因素[J].环境科学,2013,34(8):3309-3314.

[23] 刘慧.现代食品微生物学[M].2版.北京:中国轻工业出版社,2011.

[24] 莫锦辉,徐吉祥.食品追溯体系现状及其发展趋势[J].中国食物与营养,2011,17(1):14-16.

[25] 王桂云,苏庆,王粉琴,等.我国蜂产品食品安全问题及其对策[J].蜜蜂杂志,2013(2):15-16.

[26] 王磊,胡晓飞,邢广旭,等.食品中重金属检测方法研究进展[J].中国公共卫生,2012,28(10):1390-1392.

[27] 王丽,金芬,张雪莲,等.食品中多环芳烃及卤代多环芳烃的研究进展[J].食品科技,2012,33(10):369-377.

[28] 王梓.无公害农产品质量安全监管制度研究[D].南京:南京农业大学,2012.

[29] 王丽芳,杨健,高明.奶牛饲养过程中环境污染和化学性投入品对原料奶安全的风险分析[J].畜牧与饲料科学,2011,32(10):182-183.

[30] 王建华.兽医内科学[M].4版.北京:中国农业出版社,2010.

[31] 夏文水.食品工艺学[M].北京:中国轻工业出版社,2007.

[32] 杨华建. 畜禽屠宰分割加工机械设备[M]. 北京:中国农业出版社,2013.

[33] 叶振生. 蜂产品深加工技术[M]. 北京:中国轻工业出版社,2003.

[34] 赵亚玲. 动物性食品存在的卫生安全问题及对策[J]. 畜产品安全,2015(317):42-43.

[35] 赵荣,乔娟. 中国农产食品追溯体系实施现状与展望[J]. 农业展望,2010(5):44-48.

[36] 张彦明,佘锐萍. 动物性食品卫生学[M]. 5版. 北京:中国农业出版社,2015.

[37] 张彦明,冯忠武,郑增忍. 动物性食品安全生产与检验技术[M]. 北京:中国农业出版社,2014.

[38] 张红城,李海燕. 蜂产品加工指南[M]. 北京:中国农业科学技术出版社,2014.

[39] 张玉,孙伟男. 农业良好规范(GAP)及其在规模奶牛场中的应用[J]. 中国乳业,2013,29(142):34-37.

[40] 朱国强,刘芳. 屠宰过程影响肉品卫生质量的因素分析及对策[J]. 中国畜牧兽医文摘,2013,29(8):185-187.

[41] 张春江. 欧盟委员会修订多环芳烃限量法规对我国的启示[J]. 中国畜牧业,2011(23):66-67.

[42] 张军民. 奶牛良好农业规范生产技术指南[M]. 北京:中国标准出版社,2010.

[43] 张宇涵. 我国有机食品认证与标识[D]. 上海:华东理工大学,2010.

[44] 张彦明,佘锐萍. 动物性食品卫生学[M]. 4版. 北京:中国农业出版社,2009.

[45] 张登沥,沙德银. HACCP 与 GMP、SSOP 的相互关系[J]. 上海水产大学学报,2004,13(3):261-264.

[46] 周祎. 实施 ISO 22000 应对中国虾产品出口绿色贸易壁垒[D]. 无锡:江南大学,2009.

[47] 中国动物疫病预防控制中心. 畜禽屠宰法规标准选编[M]. 北京:中国农业出版社,2016.

[48] 中国食品添加剂生产应用工业协会. 食品添加剂分析检验手册[M]. 北京:中国轻工业出版社,1999.

[49] 朱加虹,袁康培,张永志. 食品安全现状与HACCP 应用前景[J]. 食品科学,2003,24(8):155-159.

[50] 朱蓓蕾. 动物性食品药物残留[M]. 上海:上海科学技术出版社,1994.

[51] 中华人民共和国卫生部,中国国家标准化管理委员会. 中华人民共和国国家标准《食品卫生检验方法　理化部分》(一):GB/T 5009.1~5009.100—2003[S]. 北京:中国标准出版社,2004.

[52] 中华人民共和国卫生部,中国国家标准化管理委员会. 中华人民共和国国家标准《食品卫生检验方法　理化部分》(二):GB/T 5009.101~5009.203—2003[S]. 北京:中国标准出版社,2004.

[53] 卫生部卫生监督中心卫生标准处. 食品卫生标准及相关法规汇编(上)[M]. 北京:中国标准出版社,2005.

[54] 卫生部卫生监督中心卫生标准处. 食品卫生标准及相关法规汇编(下)[M]. 北京:中国标准出版社,2005.

[55] 卫生部卫生监督中心卫生标准处. 食品卫生标准汇编(6)[M]. 北京:中国标准出版社,2004.

[56] 中国标准出版社第一编辑室. 中国食品工业标准汇编　肉、禽、蛋及其制品卷[M]. 2版. 北京:中国标准出版社,2003.

[57] 中国标准出版社第一编辑室. 农兽药残留标准汇编[M]. 北京:中国标准出版社,2004.

[58] 中华人民共和国农业部. 中华人民共和国农业行业标准　无公害食品[S]. 北京:中国标准出版社,2001.

[59] 中华人民共和国农业部. 中华人民共和国农业行业标准　无公害食品(第二批)养殖业部分[S]. 北京:中国标准出版社,2002.

[60] 中华人民共和国国家质量监督检验检疫总局. 中华人民共和国国家标准　农产品安全质量[S]. 北京:中国标准出版社,2001.

[61] 中国标准出版社第一编辑室. 绿色食品标准汇编[M]. 北京:中国标准出版社,2003.

[62] 中国标准出版社第一编辑室. 蜂产品标准汇编[M]. 北京:中国标准出版社,2003.

[63] 中国标准出版社第一编辑室. 中国食品工业标准汇编　肉、禽、蛋及其制品卷[M]. 3版. 北京:中国标准出版社,2006.

[64] 中华人民共和国国家卫生和计划生育委员会,国家食品药品监督管理总局. 中华人民共和国国家标准　食品安全国家标准　鲜(冻)畜、禽

产品:GB 2707—2016[S]. 北京:中国标准出版社,2017.

[65] 中华人民共和国国家卫生和计划生育委员会,国家食品药品监督管理总局. 中华人民共和国国家标准 食品安全国家标准 熟肉制品:GB 2726—2016[S]. 北京:中国标准出版社,2017.

[66] 中华人民共和国国家卫生和计划生育委员会,中华人民共和国国家标准 食品安全国家标准 腌腊肉制品:GB 2730—2015[S]. 北京:中国标准出版社,2016.

[67] 中华人民共和国国家卫生和计划生育委员会,中华人民共和国国家标准 食品安全国家标准 食品添加剂使用标准:GB 2760—2014[S]. 北京:中国标准出版社,2015.

[68] 中华人民共和国国家卫生健康委员会,中华人民共和国农村农业部,国家市场监督管理总局. 中华人民共和国国家标准 食品安全国家标准 食品中农药最大残留限量:GB 2763—2019[S]. 北京:中国标准出版社,2020.

[69] 中华人民共和国国家卫生和计划生育委员会,中华人民共和国国家标准 食品安全国家标准 罐头食品:GB 7098—2015[S]. 北京:中国标准出版社,2016.

[70] 中华人民共和国国家卫生部,中华人民共和国国家标准 食品安全国家标准 预包装食品标签通则:GB 7718—2011[S]. 北京:中国标准出版社,2011.

[71] 中华人民共和国国家卫生和计划生育委员会,国家食品药品监督管理总局. 中华人民共和国国家标准 食品安全国家标准 畜禽屠宰加工卫生规范:GB 12694—2016[S]. 北京:中国标准出版社,2017.

[72] 中华人民共和国国家质量监督检验检疫总局. 中华人民共和国国家标准 分割鲜冻猪瘦肉:GB/T 9959.2—2008[S]. 北京:中国标准出版社,2008.

[73] 中华人民共和国国家质量监督检验检疫总局,中国国家标准化管理委员会. 中华人民共和国国家标准 鲜、冻胴体羊肉:GB/T 9961—2008[S]. 北京:中国标准出版社,2008.

[74] 中华人民共和国国家质量监督检验检疫总局. 中华人民共和国国家标准 鲜、冻分割牛肉:GB/T 17238—2008[S]. 北京:中国标准出版社,2008.

[75] 中华人民共和国国家质量监督检验检疫总局,中国国家标准化管理委员会. 中华人民共和国国家标准 鸡胴体分割:GB/T 24864—2010[S]. 北京:中国标准出版社,2010.

[76] 中华人民共和国农业部. 羔羊肉:NY 1165—2006[S]. 北京:中国标准出版社,2006.

[77] 中华人民共和国农业部. 冷却羊肉:NY/T 633—2002[S]. 北京:中国标准出版社,2003.

[78] 中华人民共和国农业部. 羊肉分割技术规范:NY/T 1564—2007[S]. 北京:中国标准出版社,2008.

[79] 中华人民共和国工业和信息化部. 鱼类罐头:QB/T 1375—2015[S]. 北京:中国标准出版社,2015.

[80] 中华人民共和国国家卫生和计划生育委员会,国家食品药品监督管理总局. 中华人民共和国国家标准 食品安全国家标准 食品微生物学检验 大肠菌群计数:GB 4789.3—2016[S]. 北京:中国标准出版社,2017.

[81] 中华人民共和国国家卫生和计划生育委员会,中华人民共和国国家标准 食品安全国家标准 食品中指示性多氯联苯含量的测定:GB 5009.190—2014[S]. 北京:中国标准出版社,2015.

[82] 中华人民共和国国家卫生和计划生育委员会,国家食品药品监督管理总局. 中华人民共和国国家标准 食品安全国家标准 食品中生物胺的测定:GB 5009.208—2016[S]. 北京:中国标准出版社,2017.

[83] 中华人民共和国国家质量监督检验检疫总局,中国国家标准化管理委员会. 中华人民共和国国家标准 蜂王浆:GB 9697—2008[S]. 北京:中国标准出版社,2008.

[84] 中华人民共和国国家卫生和计划生育委员会,中华人民共和国国家标准 食品安全国家标准 水产调味品:GB 10133—2014[S]. 北京:中国标准出版社,2015.

[85] 中华人民共和国国家卫生和计划生育委员会,中华人民共和国国家标准 食品安全国家标准 动物性水产制品:GB 10136—2015[S]. 北京:中国标准出版社,2016.

[86] 中华人民共和国卫生部,中华人民共和国国家

标准　食品安全国家标准　蜂蜜:GB 14963—2011[S].北京:中国标准出版社,2011.

[87] 中华人民共和国国家卫生和计划生育委员会,中华人民共和国国家标准　食品安全国家标准　食品中致病菌限量:GB 29921—2013[S].北京:中国标准出版社,2014.

[88] 国家质量技术监督局,中华人民共和国国家标准.出入境动物检疫采样:GB/T 18088—2000[S].北京:中国标准出版社,2000.

[89] 中华人民共和国国家质量监督检验检疫总局,中国国家标准化管理委员会.中华人民共和国国家标准　蜂王浆冻干粉:GB/T 21532—2008[S].北京:中国标准出版社,2008.

[90] 中华人民共和国农业部.禽蛋清选消毒分级技术规范:NY/T 1551—2007[S].北京:中国标准出版社,2008.

[91] 中华人民共和国国家质量监督检验检疫总局.进出口鲜蛋及蛋制品检验检疫规程:SN/T 0422—2010[S].北京:中国标准出版社,2011.

[92] 中华人民共和国国家质量监督检验检疫总局,中国国家标准化管理委员会.中华人民共和国国家标准　病害动物和病害动物产品生物安全处理规程:GB 16548—2006[S].北京:中国标准出版社,2006.

[93] 中华人民共和国国家质量监督检验检疫总局,中国国家标准化管理委员会.中华人民共和国国家标准　畜禽屠宰 HACCP 应用规范:GB/T 20551—2006[S].北京:中国标准出版社,2006.

[94] 中华人民共和国国家质量监督检验检疫总局,中国国家标准化管理委员会.中华人民共和国国家标准　畜类屠宰加工通用技术条件:GB/T 17237—2008[S].北京:中国标准出版社,2008.

[95] 国家市场监督管理总局,中国国家标准化管理委员会.中华人民共和国国家标准　畜禽屠宰操作规程 牛:GB/T 19477—2018[S].北京:中国标准出版社,2019.

[96] 国家市场监督管理总局,中国国家标准化管理委员会.中华人民共和国国家标准　畜禽屠宰操作规程 生猪:GB/T 17236—2019[S].北京:中国标准出版社,2019.

[97] 中华人民共和国国家质量监督检验检疫总局,

中国国家标准化管理委员会.中华人民共和国国家标准　禽肉生产企业兽医卫生规范:GB/T 22469—2008[S].北京:中国标准出版社,2008.

[98] 国家市场监督管理总局,中国国家标准化管理委员会.中华人民共和国国家标准　畜禽屠宰操作规程 鸡:GB/T 19478—2018[S].北京:中国标准出版社,2019.

[99] 中华人民共和国农业部.肉鸡屠宰质量管理规范:NY/T 1174—2006[S].北京:中国标准出版社,2006.

[100] 国家环境保护总局,国家技术监督局.中华人民共和国国家标准　肉类加工工业水污染物排放标准:GB 13457—1992[S].北京:中国标准出版社,1992.

[101] 中华人民共和国卫生部.中华人民共和国国家标准　生活饮用水卫生标准:GB 5749—2006[S].北京:中国标准出版社,2007.

[102] 中华人民共和国国家质量监督检验检疫总局,中国国家标准化管理委员会.中华人民共和国国家标准　生猪人道屠宰技术规范:GB/T 22569—2008[S].北京:中国标准出版社,2009.

[103] 国家市场监督管理总局,中国国家标准化管理委员会.中华人民共和国国家标准　鲜、冻肉生产良好操作规范:GB/T 20575—2019[S].北京:中国标准出版社,2019.

[104] 中华人民共和国国家卫生和计划生育委员会.中华人民共和国国家标准　食品安全国家标准　食用盐:GB 2721—2015[S].北京:中国标准出版社,2016.

[105] 中华人民共和国国家卫生和计划生育委员会.中华人民共和国国家标准　食品安全国家标准　鲜、冻动物性水产品:GB 2733—2015[S].北京:中国标准出版社,2016.

[106] 中华人民共和国国家卫生和计划生育委员会.中华人民共和国国家标准　食品安全国家标准　蛋与蛋制品:GB 2749—2015[S].北京:中国标准出版社,2016.

[107] 中华人民共和国国家卫生和计划生育委员会.中华人民共和国国家标准　食品安全国家标准　食品添加剂使用标准:GB 2760—2014[S].北京:中国标准出版社,2015.

[108] 国家食品药品监督管理总局,中华人民共和

国国家卫生和计划生育委员会. 中华人民共
和国国家标准 食品安全国家标准 食品中
真菌毒素限量:GB 2761—2017[S]. 北京:中
国标准出版社,2017.

[109] 国家食品药品监督管理总局,中华人民共和
国国家卫生和计划生育委员会. 中华人民共
和国国家标准 食品安全国家标准 食品中
污染物限量:GB 2762—2017[S]. 北京:中国
标准出版社,2017.

[110] 中华人民共和国农业农村局,国家市场监督
管理总局,中华人民共和国国家卫生健康委
员会. 中华人民共和国国家标准 食品安全
国家标准 食品中农药最大残留限量:GB
2763—2019[S]. 北京:中国标准出版社,
2020.

[111] 国家食品药品监督管理总局,中华人民共和
国国家卫生和计划生育委员会. 中华人民共
和国国家标准 食品安全国家标准 食品微
生物学检验 菌落总数测定:GB 4789.2—
2016[S]. 北京:中国标准出版社,2017.

[112] 国家食品药品监督管理总局,中华人民共和
国国家卫生和计划生育委员会. 中华人民共
和国国家标准 食品安全国家标准 食品微
生物学检验 沙门氏菌检验:GB 4789.4—
2016[S]. 北京:中国标准出版社,2017.

[113] 中华人民共和国卫生部. 中华人民共和国国
家标准 食品安全国家标准 食品微生物学
检验 志贺氏菌检验:GB 4789.5—2012
[S]. 北京:中国标准出版社,2012.

[114] 国家食品药品监督管理总局,中华人民共和
国国家卫生和计划生育委员会. 中华人民共
和国国家标准 食品安全国家标准 食品微
生物学检验 金黄色葡萄球菌检验:GB
4789.10—2016[S]. 北京:中国标准出版
社,2017.

[115] 中华人民共和国卫生部. 中华人民共和国国
家标准 食品安全国家标准 食品微生物学
检验 乳与乳制品检验:GB 4789.18—2010
[S]. 北京:中国标准出版社,2010.

[116] 中华人民共和国国家卫生和计划生育委员
会. 中华人民共和国国家标准 食品安全国
家标准 食品相对密度的测定:GB 5009.2—
2016[S]. 北京:中国标准出版社,2017.

[117] 国家食品药品监督管理总局,中华人民共和

国国家卫生和计划生育委员会. 中华人民共
和国国家标准 食品安全国家标准 食品中
脂肪的测定:GB 5009.6—2016[S]. 北京:中
国标准出版社,2017.

[118] 中华人民共和国国家卫生和计划生育委员
会. 中华人民共和国国家标准 食品安全国
家标准 食品酸度的测定:GB 5009.239—
2016[S]. 北京:中国标准出版社,2017.

[119] 中华人民共和国卫生部. 中华人民共和国国
家标准 食品安全国家标准 干酪:GB
5420—2010[S]. 北京:中国标准出版
社,2010.

[120] 中华人民共和国国家卫生和计划生育委员
会. 中华人民共和国国家标准 食品安全国
家标准 食用动物油脂:GB 10146—2015
[S]. 北京:中国标准出版社,2016.

[121] 中华人民共和国卫生部. 中华人民共和国国
家标准 食品安全国家标准 乳制品良好生
产规范:GB 12693—2010[S]. 北京:中国标
准出版社,2010.

[122] 中华人民共和国国家质量监督检验检疫总
局,中国国家标准化管理委员会. 中华人民
共和国国家标准 饲料卫生标准:GB
13078—2017[S]. 北京:中国标准出版
社,2017.

[123] 中华人民共和国卫生部. 中华人民共和国国
家标准 食品安全国家标准 炼乳:GB
13102—2010[S]. 北京:中国标准出版社,
2010.

[124] 中华人民共和国国家卫生和计划生育委员
会. 中华人民共和国国家标准 食品安全国
家标准 食糖:GB 13104—2014[S]. 北京:
中国标准出版社,2015.

[125] 中华人民共和国国家质量监督检验检疫总
局,中国国家标准化管理委员会. 中华人民
共和国国家标准 奶牛场卫生规范:GB
16568—2006[S]. 北京:中国标准出版社,
2006.

[126] 国家质量监督检验检疫总局 国家环境保护
总局. 中华人民共和国国家标准 畜禽养殖
业污染物排放标准:GB 18596—2001[S]. 北
京:中国标准出版社,2003.

[127] 中华人民共和国卫生部. 中华人民共和国国
家标准 食品安全国家标准 生乳:GB

19301—2010[S]. 北京:中国标准出版社,2010.

[128] 中华人民共和国卫生部. 中华人民共和国国家标准 食品安全国家标准 发酵乳:GB 19302—2010[S]. 北京:中国标准出版社,2010.

[129] 中华人民共和国卫生部. 中华人民共和国国家标准 食品安全国家标准 乳粉:GB 19644—2010[S]. 北京:中国标准出版社,2010.

[130] 中华人民共和国卫生部. 中华人民共和国国家标准 食品安全国家标准 稀奶油、奶油和无水奶油:GB 19646—2010[S]. 北京:中国标准出版社,2010.

[131] 中华人民共和国卫生部. 中华人民共和国国家标准 食品安全国家标准 灭菌乳:GB 25190—2010[S]. 北京:中国标准出版社,2010.

[132] 中华人民共和国国家质量监督检验检疫总局,中国国家标准化管理委员会. 中华人民共和国国家标准 食用猪油:GB/T 8937—2006[S]. 北京:中国标准出版社,2007.

[133] 国家市场监督管理总局 中国国家标准化管理委员会. 中华人民共和国国家标准 天然肠衣生产HACCP应用规范:GB/T 20572—2019[S]. 北京:中国标准出版社,2019.

[134] 中华人民共和国国家质量监督检验检疫总局. 中华人民共和国国家标准 原料乳与乳制品中三聚氰胺检测方法:GB/T 22388—2008[S]. 北京:中国标准出版社,2008.

[135] 中华人民共和国国家质量监督检验检疫总局. 中华人民共和国国家标准 原料乳中三聚氰胺快速检测 液相色谱法:GB/T 22400—2008[S]. 北京:中国标准出版社,2008.

[136] 中华人民共和国农业部. 中华人民共和国农业行业标准 无公害食品 畜禽饮用水水质:NY 5027—2008[S]. 北京:中国标准出版社,2008.

[137] 中华人民共和国农业部. 中华人民共和国农业行业标准 绿色食品 乳制品:NY/T 657—2012[S]. 北京:中国标准出版社,2013.

[138] 中华人民共和国农业部. 中华人民共和国农业行业标准 畜禽粪便无害化处理技术规范:NY/T 1168—2006[S]. 北京:中国标准出版社,2006.

[139] 中华人民共和国农业部. 中华人民共和国农业行业标准 奶牛场HACCP饲养管理规范:NY/T 1242—2006[S]. 北京:中国标准出版社,2007.

[140] 中华人民共和国农业部. 中华人民共和国农业行业标准 乳制品加工HACCP准则:NY/T 1570—2007[S]. 北京:中国标准出版社,2008.

[141] 中华人民共和国国家卫生和计划生育委员会,中华人民共和国国家标准 食品微生物学检验 致泻大肠埃希氏菌检验:GB 4789.6—2016[S]. 北京:中国标准出版社,2017.

[142] 中华人民共和国国家卫生和计划生育委员会,中华人民共和国国家标准 食品微生物学检验 大肠埃希氏菌O157:H7/NM检验:GB 4789.36—2016[S]. 北京:中国标准出版社,2017.

[143] 中华人民共和国国家卫生和计划生育委员会,中华人民共和国国家标准 食品微生物学检验 副溶血性弧菌检验:GB 4789.7—2013[S]. 北京:中国标准出版社,2014.

[144] 中华人民共和国国家卫生和计划生育委员会,中华人民共和国国家标准 食品微生物学检验 空肠弯曲菌检验:GB 4789.9—2014[S]. 北京:中国标准出版社,2015.

[145] 中华人民共和国国家卫生和计划生育委员会,中华人民共和国国家标准 食品微生物学检验 β型溶血性链球菌检验:GB 4789.11—2014[S]. 北京:中国标准出版社,2015.

[146] 中华人民共和国国家卫生和计划生育委员会,中华人民共和国国家标准 食品微生物学检验 蜡样芽胞杆菌检验:GB 4789.14—2014[S]. 北京:中国标准出版社,2015.

[147] 中华人民共和国国家卫生和计划生育委员会,中华人民共和国国家标准 食品微生物学检验 肉毒梭菌及肉毒毒素检验:GB 4789.12—2016[S]. 北京:中国标准出版社,2017.

[148] 中华人民共和国国家卫生部,中华人民共和国国家标准 食品微生物学检验 产气荚膜梭菌检验:GB 4789.13—2012[S]. 北京:中国标准出版社,2012.

[149] 中华人民共和国国家卫生和计划生育委员

会,中华人民共和国国家标准 食品微生物学检验 单核细胞增生李斯特氏菌检验:GB 4789.30—2016[S]. 北京:中国标准出版社, 2017.

[150] 中华人民共和国国家卫生和计划生育委员会,中华人民共和国国家标准 食品安全国家标准 食品中黄曲霉毒素 B 族和 G 族的测定:GB 5009.22—2016[S]. 北京:中国标准出版社,2017.

[151] 中华人民共和国国家卫生和计划生育委员会,中华人民共和国国家标准 食品安全国家标准 食品中黄曲霉毒素 M 族的测定:GB 5009.24—2016[S]. 北京:中国标准出版社,2017.

[152] 中华人民共和国卫生部,中国国家标准化管理委员会. 中华人民共和国国家标准 动物性食品中有机氯农药和拟除虫菊酯农药多组分残留量的测定 GB/T 5009.162—2008[S]. 北京:中国标准出版社,2009.

[153] 中华人民共和国国家质量监督检验检疫总局. 中华人民共和国国家标准 动物肌肉中 478 种农药及相关化学品残留量的测定 气相色谱-质谱法 GB/T 19650—2006[S]. 北京:中国标准出版社,2007.

[154] 中华人民共和国卫生部,中国国家标准化管理委员会. 中华人民共和国国家标准 食品中有机氯农药多组分残留量的测定:GB/T 5009.19—2008[S]. 北京:中国标准出版社,2009.

[155] 中华人民共和国国家卫生健康委员会,中华人民共和国国家标准 食品中农药最大残留限量:GB 2763—2019[S].北京:中国标准出版社,2020.

[156] 中华人民共和国卫生部,中国国家标准化管理委员会. 中华人民共和国国家标准 动物性食品中有机磷农药多组分残留量的测定:GB/T 5009.161—2003[S]. 北京:中国标准出版社,2004.

[157] 中华人民共和国卫生部,中国国家标准化管理委员会. 中华人民共和国国家标准 动物性食品中氨基甲酸酯类农药多组分残留高效液相色谱测定:GB/T 5009.163—2003[S]. 北京:中国标准出版社,2004.

[158] 中华人民共和国国家卫生和计划生育委员

会,中华人民共和国国家标准 食品中总汞及有机汞的测定:GB 5009.17—2014[S].北京:中国标准出版社,2016.

[159] 中华人民共和国国家卫生和计划生育委员会,中华人民共和国国家标准 食品中铅的测定:GB 5009.12—2017[S]. 北京:中国标准出版社,2017.

[160] 中华人民共和国国家卫生和计划生育委员会,中华人民共和国国家标准 食品中总砷及无机砷的测定:GB 5009.11—2014[S]. 北京:中国标准出版社,2016.

[161] 中华人民共和国国家卫生和计划生育委员会,中华人民共和国国家标准 食品中镉的测定:GB 5009.15—2014[S]. 北京:中国标准出版社,2015.

[162] 中华人民共和国国家卫生和计划生育委员会,中华人民共和国国家标准 食品中苯并[a]芘的测定:GB 5009.27—2016[S]. 北京:中国标准出版社,2017.

[163] 中华人民共和国国家卫生和计划生育委员会,中华人民共和国国家标准 食品中 N-亚硝胺类化合物的测定:GB 5009.26—2016[S]. 北京:中国标准出版社,2017.

[164] 中华人民共和国国家卫生和计划生育委员会,中华人民共和国国家标准 食品接触材料及制品用添加剂使用标准:GB 9685—2016[S]. 北京:中国标准出版社,2017.

[165] 中华人民共和国国家质量监督检验检疫总局. 中华人民共和国国家标准 农田灌溉水质标准:GB 5084—2005[S]. 北京:中国标准出版社,2006.

[166] 中华人民共和国农业农村部. 中华人民共和国农业行业标准 无公害食品 畜禽饮用水水质:NY 5027—2008[S].北京:中国标准出版社,2008.

[167] 中华人民共和国环境保护部. 中华人民共和国国家标准 渔业水质标准:GB 11607—1989[S]. 北京:中国标准出版社,1990.

[168] 中华人民共和国国家质量监督检验检疫总局. 中华人民共和国国家标准 动物源性食品中青霉素族抗生素残留量检测方法 液相色谱-质谱/质谱法:GB/T 21315—2007[S]. 北京:中国标准出版社,2008.

[169] 中华人民共和国国家质量监督检验检疫总

局. 中华人民共和国国家标准 动物源性食品中 β-内酰胺类药物残留分析法 放射受体分析法:GB/T 21174—2007[S]. 北京:中国标准出版社,2008.

[170] 中华人民共和国国家质量监督检验检疫总局. 中华人民共和国国家标准 动物组织中氨基糖苷类药物残留量的测定 高效液相色谱-质谱/质谱法:GB/T 21323—2007[S]. 北京:中国标准出版社,2008.

[171] 中华人民共和国国家质量监督检验检疫总局. 中华人民共和国国家标准 动物源性食品中四环素类兽药残留量检测方法 液相色谱-质谱/质谱法与高效液相色谱法:GB/T 21317—2007[S]. 北京:中国标准出版社,2008.

[172] 中华人民共和国国家质量监督检验检疫总局. 中华人民共和国国家标准 动物源性食品中大环内酯类抗生素残留量测定方法:SN/T 1777.1—2006[S]. 北京:中国标准出版社,2006.

[173] 中华人民共和国国家质量监督检验检疫总局. 中华人民共和国国家标准 猪肉、猪肝和猪肾中杆菌肽残留量的测定 液相色谱-串联质谱法:GB/T 20743—2006[S]. 北京:中国标准出版社,2007.

[174] 中华人民共和国国家质量监督检验检疫总局. 中华人民共和国国家标准 动物源性食品中磺胺类药物残留量的测定 液相色谱-质谱/质谱法:GB/T 21316—2007[S]. 北京:中国标准出版社,2008.

[175] 中华人民共和国国家质量监督检验检疫总局. 中华人民共和国国家标准 动物源性食品中 14 种喹诺酮药物残留检测方法 液相色谱-质谱/质谱法:GB/T 21312—2007[S]. 北京:中国标准出版社,2008.

[176] 中华人民共和国国家质量监督检验检疫总局. 中华人民共和国国家标准 动物源性食品中硝基呋喃类药物代谢物残留量检测方法 高效液相色谱/串联质谱法:GB/T 21311—2007[S]. 北京:中国标准出版社,2008.

[177] 中华人民共和国国家质量监督检验检疫总局. 中华人民共和国国家标准 食用动物肌肉和肝脏中苯并咪唑类药物残留量检测方法:GB/T 21324—2007[S]. 北京:中国标准出版社,2008.

[178] 中华人民共和国国家质量监督检验检疫总局. 中华人民共和国国家标准 动物源产品中聚醚类残留量的测定:GB/T 20364—2006[S]. 北京:中国标准出版社,2006.

[179] 中华人民共和国国家质量监督检验检疫总局. 中华人民共和国国家标准 动物源食品中阿维菌素类药物残留量的测定 免疫亲和-液相色谱法:GB/T 21321—2007[S]. 北京:中国标准出版社,2008.

[180] 中华人民共和国国家质量监督检验检疫总局. 中华人民共和国国家标准 鲜、冻禽产品:GB 16869—2005[S]. 北京:中国标准出版社,2006.

[181] 中华人民共和国国家质量监督检验检疫总局. 中华人民共和国国家标准 动物源食品中激素多残留检测方法 液相色谱-质谱/质谱法:GB/T 21981—2008[S]. 北京:中国标准出版社,2008.

[182] 中华人民共和国国家质量监督检验检疫总局. 中华人民共和国国家标准 牛和猪脂肪中醋酸美仑孕酮、醋酸氯地孕酮和醋酸甲地孕酮残留量的测定 液相色谱-紫外检测法:GB/T 20753—2006[S]. 北京:中国标准出版社,2007.

[183] 中华人民共和国国家质量监督检验检疫总局. 中华人民共和国国家标准 牛猪肝肾和肌肉组织中玉米赤霉醇、玉米赤霉酮、己烯雌酚、己烷雌酚、双烯雌酚残留量的测定 液相色谱-串联质谱法:GB/T 20766—2006[S]. 北京:中国标准出版社,2007.

[184] 中华人民共和国国家质量监督检验检疫总局. 中华人民共和国国家标准 牛肝和牛肉中睾酮、表睾酮、孕酮残留量的测定 液相色谱-串联质谱法:GB/T 20758—2006[S]. 北京:中国标准出版社,2007.

[185] 中华人民共和国农业农村部. 中华人民共和国国家标准 动物性食品中醋酸甲地孕酮和醋酸甲羟孕酮残留量的测定 液相色谱-串联质谱法:GB 31660.4—2019[S]. 北京:中国标准出版社,2019.

[186] 中华人民共和国国家质量监督检验检疫总局. 中华人民共和国国家标准 动物源性食品中多种 β-受体激动剂残留量的测定 液相

色谱串联质谱法:GB/T 22286—2008[S].北京:中国标准出版社,2008.

[187] 中华人民共和国卫生部.中华人民共和国国家标准　动物性食品中克伦特罗残留量的测定:GB/T 5009.192—2003[S].北京:中国标准出版社,2004.

[188] 中华人民共和国卫生部.中华人民共和国国家标准　食品中放射性物质限制浓度标准:GB 14882—1994[S].北京:中国标准出版社,1994.

[189] 中华人民共和国农业部.中华人民共和国国家标准　绿色食品　兽药使用准则:NY/T 472—2013[S].北京:中国标准出版社,2014.

[190] 中华人民共和国农业农村部.中华人民共和国国家标准　绿色食品 饲料及饲料添加剂使用标准:NY/T 471—2018[S].北京:中国标准出版社,2019.

[191] 中华人民共和国国家质量监督检验检疫总局.中华人民共和国国家标准　环境空气质量标准:GB 3095—2012[S].北京:中国标准出版社,2013.